U0000004

安德魯・所羅門——著
Andrew Solomon
齊若蘭——翻譯　黃天豪——審校

正午惡魔：憂鬱症的全面圖像

THE NOONDAY DEMON

An Atlas of Depression

下冊

上冊目次

悲傷是與自身境況相稱的憂鬱，憂鬱症則是與自身境況不成比例的憂傷。這種憂傷痛苦有如在虛空中茁壯的風滾草，雖然脫離了滋養它的大地，依然愈滾愈大。

當你告訴急診室人員：我有嚴重的憂鬱症，極度疼痛會導致病情惡化。他們對待你的態度卻彷彿你是在說：開始縫傷口之前，一定要先把泰迪熊拿來給我。

在治療憂鬱症患者這個特定族群時，藥物和心理治療不應互斥，而應互補。至於究竟要混合運用或單獨採用，則視患者情況而定。

我堅信在憂鬱症這個領域，沒有安慰劑這回事。如果你得憂鬱症並嘗試某種怪異的療法，然後覺得好多了，那麼你確實好多了。

憂鬱症有如雪花，永遠獨一無二，雖然都基於相同的基本原理，但每個人的憂鬱症都有無法複製的複雜樣貌。

一般認為，必須先讓患者戒掉成癮物質，才能開始治療憂鬱症，但這個想法有點荒謬，等於要正在設法減輕痛苦的人先放任痛苦壯大，再來著手處理。

有些人試圖找出有自殺傾向的憂鬱症有什麼特色，卻異於尋常地徒勞無功。自殺往往不是在生命最艱困時發生，而是從心靈與意識之外的暗處冒出來。

下冊目次

8
歷史
History

西方的憂鬱症歷史和西方思想史密切相關，且可分成五個主要階段。古代對憂鬱症的看法和今天驚人地相似。希波克拉底宣稱憂鬱症基本上是腦部疾病，應該用口服藥來治療，而追隨他的醫生主要關心腦部體液的性質，以及口服藥的正確配方。到了黑暗時期及中世紀，憂鬱被視為天譴，患者既無法領受神的福音，也得不到救贖。憂鬱症在此時開始被汙名化，而在最極端的情況下，憂鬱症患者會被當成異教徒。到了文藝復興時代，憂鬱症披上浪漫色彩，鬱鬱寡歡的天才在土星符號下誕生[1]，他們的頹喪被視為洞悉世事，他們的脆弱則是為藝術眼光和複雜靈魂所付出的代價。十七世紀到十九世紀是科學的年代，科學家透過實驗來了解大腦的構造及功能，探索如何以生物學和社會學的方法約束失控的心靈。佛洛伊德和卡爾．亞伯拉罕[2]在二十世紀初開啟了現代憂鬱症研究，針對心靈和自我提出精神分析理論，迄今大家仍採用他們的語彙來描述憂鬱症及其病源。克雷佩林也是現代精神醫學的先驅，他提出的現代生物學認為精神疾病是不同於正常心智或外加於正常心智上的痛苦。

長久以來，西方稱為「melancholia」的精神混亂，如今則以「depression」來表示。「depression」這個英文字在一六六〇年首度被用來形容情緒低落，到十九世紀中葉才成為通行的用法。我在本書中也用這個字來描述當代大家使用這個名詞時所指的狀態。今天很流行把憂鬱症看成一種現代文明病，但這是嚴重錯誤。薩謬爾．貝克特[3]曾觀察到：「世上的淚水數量是恆定的。」儘管憂鬱症的樣貌和細節千變萬化，憂鬱症的治療方式有的荒唐可笑，有的卓越出色，但睡太多而吃太少、出現自殺傾向、孤僻不與人往來及無止境的絕望等症狀卻自遠古時代就已存在。自人類懂得自我參照以來，羞恥心來去不絕，醫治身體疾病和心理疾病的療法有時交替，有時交會，對外在神祇與內心惡魔的懇求相互呼應。要了解憂鬱症的歷史，就要了解我們如今所認知及成為的「人」是如何創造出來的。在人類持續了解和控制情緒及性格的漫長過程中，目前這個愛吃百憂解、注重認知、半疏離的後現代社會，只是其中一個階段罷了。

希臘人頌揚的觀念是：有健康的身體才有健康的心靈，這和現代主義的觀念（認為心理不健康反映出身體不健康）不謀而合，所有的心理疾病多少都和身體機能失調有關。希臘醫學以體液說為基礎，認為個人特質會受四種體液影響：黏液、黃膽汁、血液、黑膽汁。恩培多克勒[4]形容憂鬱是黑膽汁過多的結果。希波克拉底的現代主義精神令人驚嘆，早在西元前五世紀末，疾病和醫生的概念剛萌芽之際，他已經想像出一種治病方式。他認為情緒、思考和精神疾病都發生於腦部：「腦子令我們瘋狂或興奮，以害怕和恐懼激發我們，不分晝夜，令我們失眠、犯錯、無故恐慌、心神恍惚，也令我們舉止反常。我們之所以備受這些毛病折磨，是因為腦子不健康，變得異常的冷、熱、乾、濕。」希波克拉底認為，憂鬱症混合了內在因素和環境因素，「靈魂長時間過勞可能造成憂鬱。」他還區分不幸事件引發的疾病和無故生病，認為這兩種情形是同一種疾病的不同面貌，當（冷而乾的）黑膽汁過多，打破黑膽汁與另外三種體液的理想平衡狀態時，就會引發這種疾病。這種失衡可能源自母體子宮，一個人可能天生就有這種傾向，也可能因創傷造成。黑膽汁的希臘文是melaina chole，希

1 在西方文藝復興時期的占星術中，土星通常和陰鬱、憂慮的氣質有關。在土星下誕生則與黑膽汁過多配對，因而具有憂鬱氣質。

2 卡爾·亞伯拉罕（Karl Abraham，1877-1925）為德國精神醫學家，佛洛伊德最親密的合作夥伴之一，著有《夢與神話》（*Dreams and Myths*）。

3 薩謬爾·貝克特（Samuel Beckett, 1906-1989），愛爾蘭作家，後移居法國，為荒謬派戲劇代表人物，一九六九年獲得諾貝爾文學獎。

4 恩培多克勒（Empedocles）為古希臘哲學家，認為萬物皆由水、土、火、氣所構成。

波克拉底認為黑膽汁過多和秋天有關，主要的惡性症狀包括「悲傷、焦慮、沮喪、自殺傾向」以及「厭食、鬱悶、失眠、易怒、不安」，再加上「長期恐懼」。希波克拉底建議，如果想要調節體液，可改變飲食，服用曼陀羅、藜蘆，以及通便和催吐的草藥，以消除過多的黑膽汁和黃膽汁。他也相信忠告和行動的療效，還透過分析波底卡斯王二世[5]的性格，並說服他和所愛的女人結婚，治好他的憂鬱症。

接下來一千五百年，關於黑膽汁的溫度、位置及其他細節的理論變得愈來愈複雜，這種現象頗不尋常，因為實際上並沒有黑膽汁這種東西。膽囊分泌的黃膽汁可能會轉為棕色，但絕不會變成黑色。變色的黃膽汁似乎不可能是所謂的黑膽汁。黑膽汁不管是否出於假設，都令人厭惡。據說黑膽汁不但會引發憂鬱，還會引起癲癇、痔瘡、胃痛、痢疾和皮膚疹。有些學者指出，在希臘文中chole（膽汁）這個字常和cholos並用，而cholos是「憤怒」的意思，所以黑膽汁的觀念可能源自於相信憤怒是黑暗的。其他學者指出，將黑暗和負面或痛苦連結在一起，是人體的內建機制。許多文化都用黑暗來呈現憂鬱，荷馬在作品中大力描繪黑暗的心情，他形容，憂鬱的柏勒洛豐[6]深受「憂傷的烏雲」所折磨，「但那天很快到來／屆時即使柏勒洛豐都為諸神所憎惡。／獨自一人流浪，穿越亞里安平原，／痛心的亡命之徒／逃向人跡罕至之地。」

古代雅典看待憂鬱症的醫學觀點和哲學宗教觀點簡直南轅北轍。希波克拉底譴責那些施展「神聖醫學」的人是藉諸神之名影響醫療的「騙子和江湖郎中」。他說：「哲學家的自然科學論述與醫療的關聯不會比繪畫多。」蘇格拉底和柏拉圖都反對希波克拉底的器質理論，他們聲稱，儘管輕微的病症也許可由醫生診治，重病就得靠哲學家了。他們建構的自我概念深深影響現代精神醫學。柏拉圖首創發展模式，認為童年經驗可能決定一個人成年後的人格特質。他還談到家庭的影響無論好壞，都會決定一個人終身的政治和社會態度。他的靈魂三分說（理性、情慾、精神）和佛洛伊德的主張出奇相似。事實上，希波克拉底可說是百憂解的祖師爺，柏拉圖則是心理動力治療的祖師爺。從他們的時代到現代的兩千五百年間，圍繞著兩個主題的各種論調幾乎都有人提出過，偉大創見和愚蠢看法如活塞般此起彼落。

許多醫生很快開始建議以口服藥治療憂鬱症。比方說，在希波克拉底之後的古代社會，費洛提穆斯（Philotimus）注意到許多憂鬱症患者都抱怨「頭輕飄飄的，乾巴巴的，好像腦袋裡什麼都沒有」。他讓患者戴上鉛製頭盔，如此患者或許可充分意識到自己的腦袋還在。克律西普斯（Chrysippus of Cindus）認為治療憂鬱症的方法是多吃花椰菜，避免吃羅勒，他聲稱羅勒可能引發瘋狂。菲利斯提翁（Philistion）和普利斯托尼克斯（Plistonicus）則反對克律西普斯的療法，他們認為對失去活力的病人而言，羅勒是最佳藥方。費拉葛瑞斯（Philagrius）認為，許多憂鬱症狀源於夢遺中失去太多精子，他用混合了薑、胡椒、植物上皮、蜂蜜的藥方來控制夢遺。當時反對費拉葛瑞斯的人認為憂鬱症是禁慾造成的器質性結果，要病人回到臥室裡。

希波克拉底過世不到七十年，亞里士多德學派已開始深深影響人們對於思考的想法。希波克拉底減低靈魂及哲學家的重要性，柏拉圖將醫生貶為工匠，亞里士多德則不接受他們的看法，另外提出一套理論，認為自我是一體的，「對身體的傷害會影響靈魂，除了源自靈魂本身的疾病之外，靈魂的疾病乃來自身體，而強烈的情感會改變身體。」沒有任何解剖學的技術比得上他對人性的睿智剖析。亞里士多德指出：「大腦是缺乏感覺能力的殘渣。」他認為，心臟有一種調節機制，可以控

5 波底卡斯王二世（King Perdiccas II）為西元五世紀馬其頓王國的國王。

6 柏勒洛豐（Bellerophon）為希臘神話中的英雄，曾騎著飛馬擊敗噴火怪獸。後來因驕傲為神所棄，四處流浪。

制四種體液的平衡，冷或熱都會擾亂平衡。亞里士多德沒有把憂鬱看得全然負面，這點和希波克拉底不同。亞里士多德汲取柏拉圖「神性瘋狂」的觀念，將之與憂鬱症結合，成為可醫療的病症。他雖然試圖了解和紓解這種病症，仍覺得天才體內應含有一定數量的冷黑膽汁：「凡是在哲學、詩詞、藝術、政治上表現卓越的人，包括蘇格拉底和柏拉圖在內，都有憂鬱的習性。的確，有的人甚至得了憂鬱症。」亞里士多德寫道：「我們經常會沒來由的感到憂傷，每個人都會有些微的這類情緒，但會完全深陷哀傷而不可自拔，則往往出於天性。一個人如果性情稍帶陰鬱，算是正常現象，但帶有濃濃的陰鬱就頗不像多數同類了。如果他們是徹底的陰鬱，那是非常憂鬱。但如果他們混合了多種氣質，應該就是天才了。」在罹患黑膽汁病症的典型天才中，最為知名的當數赫拉克勒斯[7]，而埃阿斯[8]也身受其害（《特洛伊陷落記》〔*The Sack of Troy*〕中描述：「埃阿斯閃耀的雙眼怒火熊熊，心直往下沉。」）。西尼卡[9]也認同憂鬱症能豐富靈感的看法，他說：「沒有任何偉大天才不是帶著點瘋狂。」這樣的看法在文藝復興時代再度冒出，從此就經常出現。

西元前四世紀到一世紀，醫學和哲學的發展比肩齊步，對精神病學的描述愈來愈趨於一致。這段時期憂鬱被視為舉世共同的宿命，只是形式不同罷了。西元前四世紀的詩人米南德（Menander）寫道：「我是人，單憑這理由便足以令我痛苦。」懷疑論者認為，應該研究看得見的世界，注意症狀，而不要一味從理論上推斷症狀起源或其深層意涵。他們對希波克拉底和亞里士多德念茲在茲的生理自我和大腦自我的本質之類的難題毫無興趣，只忙著將症狀分門別類，勾勒出疾病的輪廓。

西元前三世紀，埃拉西斯特拉圖斯醫生（Erasistratus of Juli）區分出大腦和小腦，認為智力存在於大腦，動作能力則根植於小腦。西羅菲盧斯醫生（Herophilus of Calcedonius）認為「運動能力會（從大腦）傳到神經」，某個控制器官掌管了神經系統的觀念於焉建立。西元一世紀，孟諾多德斯醫生

（Menodotus of Nicomedia）綜合先人的智慧，將症狀取向的經驗主義派跟哲學大師及早期醫生的看法融合起來。他建議憂鬱症患者服用希波克拉底發現的那種藜蘆，運用亞里士多德發明的自省方法，並提倡以體操、旅遊、按摩、礦泉水來幫助憂鬱症患者。這樣的全方位療程正是我們今天努力想要做到的。

和孟諾多德斯同時代的魯佛斯（Rufus of Ephesus）把憂鬱症的妄想和腦中其他思想分隔開來，他認為憂鬱症是素來堅定可靠的腦子裡發生的個別錯亂，並記下某些病患的妄想。他曾在不同階段治療一名自認是陶鍋的男子，另一名病患覺得自己乾化的皮膚從身體剝落了下來，還有病人認為自己沒有頭。魯佛斯注意到有些症狀和憂鬱症很相似，其實就是今天所謂「甲狀腺機能低下」的症狀，是一種荷爾蒙失調。他認為憂鬱症的主因是吃太多肉、缺乏運動、喝太多紅酒，又用腦過度，他還注意到天才可能特別容易得憂鬱症。有的人得憂鬱症「是天性使然，由他們的先天性情所致」，其他人則是「後天變成那樣」。他也談到憂鬱症的不同程度和類型：一種是全部血液都為黑膽汁所感染，另一種是只有頭部受到感染，還有一種是受黑膽汁影響所生的「慮病」。魯佛斯發現，他的憂鬱症患者也有性液積久未釋的問題，那些性液腐敗後會感染大腦。

魯佛斯認為應該在憂鬱症變得根深柢固之前及早治療。他提議用放血的方式及「用百里香菟絲子及蘆薈來淨化腸胃，因為這兩種物質只要每天服用少許，便有舒腸清便之效」。這麼做時，還可以添加黑藜蘆。他也建議經常散步和旅行，及飯前沖洗。魯佛斯還發明了他的「神聖藥方」，可說

7 赫拉克勒斯（Heracles）是希臘神話中偉大的半神英雄。
8 埃阿斯（Ajax）為希臘神話人物，特洛伊戰爭中的英雄，但有勇無謀。
9 西尼卡（Lucius Annaeus Seneca, c. 4 BC -AD 65）為古羅馬哲學家及政治家。

是當年的百憂解，至少直到文藝復興時代都非常流行，後來仍不時有人採用。那是一種混合了苦西瓜、黃筋骨草、苦草、桂皮、蘑菇、阿魏、荷蘭芹、馬兜鈴、白胡椒、肉桂、甘松、番紅花和沒藥的汁液，再加入蜂蜜，以四打蘭[10]的劑量，混合蜂蜜酒與鹽水服用。當時其他醫生提出了各種治療方式，從用鎖鏈綁住和懲罰病人，到在患者床邊裝管子以滴水聲誘他入睡、讓病人睡吊床，再到給他水分多的淡色食物，例如魚、禽肉、淡酒、人乳等，無奇不有。

羅馬時代後期在這方面累積了大量知識。西元二世紀時，阿萊泰烏斯（Aretaeus of Capidoccia）研究狂躁和憂鬱的問題，視之為兩種相關但不同的疾病。他相信人體內有個具有形體的靈在四處穿梭，並在人憤怒時發熱（所以生氣的人臉會漲紅），恐懼時退縮（所以臉變得蒼白）。他認為憂鬱症患者體內的黑膽汁含量「可能會受沮喪和盛怒的激發」，而體液和情緒之間有一種循環關係，所以當靈的生命能量冷卻下來，可能會造成嚴重憂鬱，而憂鬱也有冷卻膽汁的功效。阿萊泰烏斯是史上第一個對今天所謂「激躁型憂鬱症」提出可信描繪的人。近代盛行的觀念往往誤把這種病症歸咎於後工業時代的生活。激躁型憂鬱症和悲傷同樣具器質性和恆久性。阿萊泰烏斯寫道：「憂鬱症患者孤立自己，唯恐遭到迫害和監禁，並以迷信的觀念來折磨自己，深陷恐懼中，誤把幻想當事實，抱怨想像出來的疾病，詛咒人生，恨不得死去。他也會突然驚醒，感到疲憊不堪。在某些情況下，憂鬱症似乎是某種半狂躁的病症：病人總是執迷於相同的想法，而且可能既鬱鬱寡歡，同時又有用不完的精力。」阿萊泰烏斯強調，重度憂鬱的人往往原本已有憂傷的傾向，尤其是年老、肥胖、虛弱、孤獨的人。他指出「醫生的關愛」在治療憂鬱症時是莫大的力量。他的口服藥方包括定時吃黑莓和韮蔥，他也鼓勵採用心理動力療法，讓病人清楚說明症狀，聲稱他能透過協助病人描述症狀，紓解病人心中的恐懼。

克勞迪斯．蓋倫（Claudius Galen）生於西元二世紀，是馬可．奧里略[11]的御醫，也可能是繼希波克拉底之後最重要的醫生，他試圖整合前人在神經學和心理學上的所有論述。他描述憂鬱症患者的幻想（有個病人深信世界會因為亞特拉斯太過疲累而墜落[12]，另一個病人認為自己是外殼脆弱的蝸牛），並歸因於他們心底深藏的沮喪和恐懼。他目睹「健康的年輕人和青少年因焦慮憂鬱而軟弱消瘦，內心顫抖」。蓋倫的病人經歷了「睡眠少而不安穩，心悸、暈眩、悲傷、焦慮、缺乏自信，自認受到迫害，遭惡魔附身，為神祇所憎」。蓋倫和魯佛斯一樣，認為性液未充分釋放會帶來嚴重後果。他曾經治療一位女病人，相信這名女子的腦子受到體內未釋放的腐敗性液散發的毒氣所滋擾，「用手刺激陰道和陰蒂後，病人從中得到極大快感，排出很多液體，就這樣痊癒了。」蓋倫也有自己的專有配方，許多藥方都包含魯佛斯的藥材，不過在治療焦慮和憂鬱的綜合症狀時，他推薦的藥方包含了芭蕉、風茄、菩提花、鴉片和芝麻菜等成分。蓋倫是在古希臘時期調配他的興奮劑，兩千年後，遠方大陸上另一個早期社會阿茲特克也開始用強效迷幻藥來防止監獄犯人得憂鬱症——他們認為憂鬱症是凶兆。他們會讓即將成為祭品的俘虜喝一種特別調製的藥水，以免他們陷入絕望，冒犯天神。

蓋倫相信大腦中有個實體靈魂，我們或許可稱之為「魂」（psyche），魂必須受自我的控制，而自我主宰我們的身體，就如同上帝主宰整個世界。蓋倫融合四種體液說和氣溫及水氣的觀念，提出九

10 打蘭（dram）為英美藥衡單位，一打蘭為三．八八八公克。

11 馬可．奧里略（Marcus Aurelius Antoninus Augustus, 121-180），為羅馬帝國皇帝，也是著名哲學家、羅馬帝國黃金時代的代表人物，有著作《沉思錄》傳世。

12 亞特拉斯（Atlas）是希臘神話中的擎天神，因戰敗遭宙斯降罪，罰他以雙肩擎天。

種氣質說，每一種氣質都代表一種靈魂類型。其中一種氣質是憂鬱，但非病理學上的憂鬱症，而是自我的一部分：「有的人天生焦慮、憂鬱、痛苦，總是心事重重，這樣的人，醫生能做的很有限。」蓋倫注意到，憂鬱症可能是大腦損傷所致，或大腦雖未受損，卻有外在因素改變了大腦的運作功能，憂鬱症隨之而生。當體液失衡，黑膽汁可能流向大腦，使大腦變乾，而損及自我。「此一體液有如黑暗般，侵襲靈魂與理性之所在。正如孩童懼黑，成人落入黑膽汁之手時，亦惶惶不安。他們的大腦為暗夜所籠罩，陷入無盡恐懼。因此憂鬱症患者既畏死，又求死。他們避光而戀黑。」靈魂可能因而為之黯淡。「黑膽汁包覆著理性，有如晶狀體包覆著眼睛，當眼睛透明清澈時，就能看得清楚。一旦病了，變得不透明，就看不分明。動物靈氣的質性也可能以同一方式變得濁重不清。」蓋倫注重心理生物學甚於哲學，嚴詞批判將憂鬱症歸因於情緒及抽象因素的人，但他也認為這些症狀會讓已因體液失衡而扭曲的心靈症狀加劇。

下個階段的醫療史要追本溯源到斯多葛派哲學家，他們認為精神疾病乃是外在因素所致，這樣的觀念在羅馬帝國滅亡後的黑暗時代成為主流。基督教興起對憂鬱症患者極為不利。雖然蓋倫是中世紀的醫學權威，他的精神藥理學治療觀念卻違反教會的典範。由於他的理念受到教會排斥，愈來愈少人採用他的治療方式。

聖奧古斯丁[13]宣稱，人之所以異於禽獸，在於人類擁有天賦的理性，因此人類一旦失去理性，就淪為禽獸。基於這樣的立場，人們很容易得出一個結論：喪失理性就代表不受上帝眷顧，是上帝對有罪靈魂施加的懲罰。憂鬱症是特別敗德的病症，因為患者的絕望顯示即使他認識了上帝的神聖主愛與慈悲，心中仍未充滿喜悅。由此看來，憂鬱症背離一切聖潔，而且罹患重度憂鬱往往是邪靈附身的證據，這可憐的愚人體內有個魔鬼，如果不能驅除體內邪魔，就必須自行離開。教士很快發現《聖經》也支持這樣的想法。由於猶大最後自殺身亡，按理說他一定得了憂鬱症，所以憂鬱症患者必定都有猶大般的貪欲。他們認為，《聖經》但以理書第四章三十三節對尼布甲尼撒[14]的描述正顯示了精神失常是上帝對罪人的懲罰。西元五世紀時，卡西安[15]寫下「內心疲憊煩憂」的「第六場戰鬥」，他表示：「這是《詩篇》第九十篇提到的『正午惡魔』」，會令人「厭惡他的住所，鄙夷蔑視其他人，變得懶散遲鈍。」上面提到的段落出現在《聖經》詩篇，從《聖經》武加大譯本[16]逐字翻譯過來如下：「他的誠實是大小的盾牌。你不必怕黑夜的驚駭，或是白日飛的箭，也不怕黑夜行的瘟疫：侵擾，或正午惡魔。」——「*ab incrusus, et daemonio meridano*」[17]。卡西安認為「黑夜的驚駭」是指邪惡，「白日飛的箭」是指敵人的襲擊，「黑夜行的瘟疫」是指潛入睡夢的魔鬼，「侵擾」是指附身，「正午惡魔」則是憂鬱症，日正當中時，你可以看得很清楚，儘管如此，它仍會猛力將你的靈魂拉

13 奧古斯丁（Sanctus Aurelius Augustinus, 354-430），曾任北非城市希波的主教，主要作品有《懺悔錄》、《上帝之城》、《三位一體論》等，對基督教神學有極大的貢獻，故被天主教會封為聖人，稱聖奧古斯丁。

14 尼布甲尼撒是西元前六、七世紀位於巴比倫的迦勒底帝國的偉大君主，《聖經》記載了他的諸多事蹟。但以理書第四章三十節到三十一節中尼布甲尼撒與上帝的對話：「有聲音從天降下，說：『尼布甲尼撒王啊，有話對你說：你的國位離開你了！你必被趕出離開世人，與野地的獸同居，吃草如牛，且要經過七期，等你知道至高者在人的國中掌權，要將國賜予誰就賜予誰。』」接著又在三十三節中寫道：「這話立刻就應驗在尼布甲尼撒身上；他被趕逐，離開人群，像牛一樣吃草，身體被天露滴濕，直到他的頭髮長得像鷹毛，指甲像鳥爪。」

15 卡西安（John Cassian, 360-435）是基督教修士、禁欲主義者、神學家，將修道院制度帶進西方教會。

16《聖經》武加大譯本（Vulgate）為西元四世紀由聖經學者耶柔米（St. Jerome Hieronymus）以拉丁文翻譯的通俗版聖經，後來普遍受到承認，為羅馬天主教會採用。

17「*ab incrusus, et daemonio meridano*」為「正午惡魔」的拉丁文。

離上帝身邊。

其他的罪孽或許侵襲夜晚，這膽大妄為的惡魔則日夜肆虐。你可以替未受到上帝的真理盾牌保護的人說什麼好話？要挽救如此無望的情況，懲罰或許有效——卡西安堅持讓憂鬱的人從事體力勞動，而且所有弟兄都應離他而去，拋棄他。伊瓦格里厄斯[18]用相同的語彙表示，憂鬱沮喪是「正午惡魔」，會攻擊和誘惑苦修者，是我們在世上必須抗拒的八大誘惑之一。我以「正午惡魔」為本書命名，因為這個詞精確描繪出憂鬱時的感受，這幅意象喚起憂鬱困境中那股恐怖的入侵感。憂鬱症有一種明目張膽的特質。惡魔（或各種痛苦的形式）泰半以夜色為掩護，唯有擊敗他們，才能逼他們現出原形。憂鬱症卻站在刺眼的陽光下，不怕被認出來。你可能明白所有的來龍去脈，但所受的苦卻和籠罩在無知迷霧中一樣多，幾乎沒有其他心理狀態可以比擬。

到了十三世紀宗教法庭時期，有些憂鬱症患者為此罪孽遭到罰款或監禁。在這段時期，湯瑪斯·阿奎那[19]的理論將靈魂放在身體的上層，斷定靈魂不會屈從於身體的疾病。不過，靈魂的位階仍然在神之下，因此依然聽從上帝或撒旦的干預。在這樣的脈絡下，疾病必然是身體的疾病或靈魂的疾病，而憂鬱症是靈魂的疾病。中世紀教會列出九宗罪（後來濃縮為七宗罪），其中之一是怠惰（*acedia*，十三世紀時這個拉丁文名詞英譯為「sloth」），當時這個字廣泛使用的程度幾乎和現代社會中的「憂鬱」不相上下，形容的症狀對曾感到或見識過憂鬱的人而言也十分熟悉，不過，這些症狀過去並未被視為惡習。喬叟筆下的教區牧師[20]形容這種怠惰會「剝奪罪人一切善的追求。怠惰為人之大敵，因為怠惰反對任何形式的勤勞。怠惰也是生計的大敵，因為懶人絕不為生活必需做準備，甚至因疏忽而浪費、糟蹋、摧毀所有世間財物。怠惰使人活得有如在煉獄中受苦的人，讓人暴躁易怒、不堪重負」。如此這般娓娓描述，一句比一句不堪、批判。怠惰是一種綜合的罪，牧師列出其成分包括：「怠惰非常嬌柔脆弱，正如所羅門所說，吃不了苦，也不知悔改。一味逃避，以至於一事無成。絕望是對神的恩典失去希望，是源於不合理的悔恨，有時則出於過度擔憂，罪人因此以為自己罪孽太深，懺悔也無濟於事。如果罪人至死都是如此，會被算入反聖靈的罪中。再來是貪睡，貪睡會讓一個人肉體和靈魂都變得懶散、遲鈍。最後是厭世的罪，或稱憂傷，憂傷會令靈魂和肉體死去。一個人會因憂傷而對生活感到厭煩，壽命常會因此自然縮短，無法安享天年。」

僧侶尤其容易漸漸變得怠惰，顯現為疲憊不堪、無精打采、悲傷沮喪、煩躁不安，厭惡修道院的斗室及清心寡欲的生活，渴望家庭，懷念以往的生活。怠惰和悲傷（tristia）不同，悲傷能引領一個人重回上帝懷抱，幡然悔悟。中世紀的文獻沒有清楚說明意志在其中扮演的角色。放任自己變得怠惰是一種罪嗎？抑或怠惰是對犯下其他罪行的人施加的懲罰？怠惰最激烈的反對者視怠惰為原罪。能言善道的修女賀德佳．馮賓根[21]寫道：「在亞當違犯天條的那一刻，憂鬱也凝結在他的血液中。」

歐洲中世紀的秩序並不是很穩定，因此心神混亂對中世紀的人而言特別可怕。一旦理智受損，人的運作機制也會崩解，社會秩序也隨之解體。愚蠢是一種罪，精神病則是更嚴重的罪。人必須有理智，才懂得選擇美德。缺乏理智，人就沒有足夠的自制力去做出這個選擇。就古典思想家的理解，

18 伊瓦格里厄斯（Evagrius Ponticus）為基督教僧侶和苦行修道者，是西元四世紀晚期最有影響力的神學家之一。

19 湯瑪斯．阿奎那（Thomas Aquinas, 1225-1274）為神學家和哲學家，研究神學中的亞里士多德形上學。

20 喬叟（Geoffrey Chaucer, 1343-1400）為英國文學家，被譽為中世紀最傑出的英國詩人，牧師的故事是喬叟名作《坎特伯里故事集》中最後一個故事，是一篇反七宗罪的布道。

21 賀德佳．馮賓根（Hildegard von Bingen, 1098-1179），中世紀德國本篤會修女，為創造力豐富的奇女子，除了創辦自己的修道院，還書寫了神學、自然科學、醫學、文學作品，並創作許多宗教音樂。

靈魂不可能脫離身體；而就中世紀基督徒的理解，靈魂僅是勉強與身體一致。

直到今天仍附著於憂鬱症的汙名正是在這樣的傳統下滋長。神賜的靈魂應該完美無瑕，我們也應努力維持靈魂的完美，在現代社會中，靈魂缺陷會帶來恥辱。不誠實、殘酷、貪婪、自大、過失，都是靈魂的缺陷，我們自然會試圖壓制。只要憂鬱症一直和這些「靈魂之苦」連在一起，就始終令人憎惡。許多故事都描述這樣的聯想如何為憂鬱症蒙上最糟的陰影。舉例來說，十五世紀畫家雨果．凡．德．古斯（Hugo van der Goes）在一四八〇年代進入修道院，但才華洋溢的他仍持續和外界往來。根據記載，一天晚上，雨果旅途歸來後，彷彿「因奇異混亂的幻想而飽受折磨，不停大喊著他會遭天譴，永世不得翻身。他甚至自殘，幻覺蒙蔽了他生病的心靈」。同伴試圖用音樂療法為他治療。但「情況沒有改善，他繼續胡言亂語，認為自己萬劫不復」。那裡的僧侶猜想雨果的情況不是藝術家的瘋狂，就是有惡靈附身，他們判斷應該兩者皆是，也許情況還因喝紅酒而加劇。雨果極端擔心之前接下的工作，認為不可能完成對方委託的畫像。隨著時間過去，加上宗教懺悔儀式的威力，有一陣子他終於恢復冷靜，但之後又復發，過世時情況很糟。

如果說中世紀從憂鬱症中引出道德教訓，那麼文藝復興時代就美化了憂鬱症。文藝復興時代的思想家回歸古典哲學家的觀念（甚於回歸古典醫生的主張），他們假定憂鬱象徵深度。人本主義哲學對基督教義的挑戰愈來愈露骨（雖然在其他情況下，也強化了基督教的信念和信條）。中世紀形容為罪孽和詛咒的不理性痛苦，如今被視為一種疾病（愈來愈多人稱之為「憂鬱症」〔melancholia〕），以及人格特質（愈來愈多人形容為「憂鬱」〔melancholy〕）。許多文藝復興時代的作家都討論過憂鬱症，其中馬西里歐．費奇諾（Marsilio Ficino）是最偉大的一位哲學家。他認為人人都有的憂鬱，顯現了我們對偉大與永恆的渴望。他在文章中談到天生憂鬱的人，「令人震驚的是，空閒時我們會如同流亡者般陷入憂傷，雖然我們不知道，當然也不會想過，究竟我們為何傷悲……觀賞歡樂戲劇時，我們偶爾會嘆息，到了劇終，我們甚至更加難過。」此處描繪的憂鬱潛藏在繁忙的日常事務底下，是靈魂的恆常特性。費奇諾重提亞里士多德的觀念：帶著神性瘋狂的憂傷。還進一步指出，哲學家、深刻的思想家或藝術家必然比常人更敏銳察覺到這樣的憂愁，他們對憂鬱的深刻體驗提升了心靈境界，使他們成功超越無聊煩悶的平凡人生。對費奇諾而言，飽受折磨的痛苦心靈由於反映出對上帝的認識仍可悲地不足，因而更有價值。這在他解釋神性憂傷的本質時成為神聖信條：「只要我們仍是上帝在世間的代理人，我們就會繼續懷念天上故園，飽嘗鄉愁之苦。」人類對於所知是不滿足的，而這不滿足引發了憂傷，憂傷則使靈魂脫離俗世，並將之推向純淨。心靈「愈遠離肉體，愈臻完美，所以當心靈完全脫離肉體時，會達到最完美的狀態」。費奇諾對神性憂傷的描繪承認這種狀態非常接近死亡。

費奇諾隨後指出，藝術創作仰賴從天而降的瘋狂女神繆斯：憂鬱是靈感的先決條件。儘管如此，費奇諾也承認，憂鬱症是可怕的疾病，他建議的治療方式包括運動、改變飲食方式、音樂等。費奇諾自己也罹患憂鬱症，他在心情低落時，也無法想出這些支持憂鬱症的動人論點，朋友探望他時，往往需要用他自己的論點來說服他。費奇諾的理念正如後文藝復興時代許多人對憂鬱症的看法，乃奠基於個人經驗——他談到如何在非憂鬱性的黏液和令人絕望的憂鬱症之間找出道路，謀求治療行動，並將第一本書的第六章取名為〈黑膽汁如何讓人變聰明〉。

文藝復興時代的人試圖調和當代對古典思想的理解和中世紀某些可接受的「知識」。在整合古典時代對性格的理解和中世紀對占星術的癡迷時，費奇諾形容土星是主宰憂鬱症的星球，孤獨且矛盾。根據鍊金術士和祕術家亞格瑞帕（Agrippa）的說法，土星「本身就是神祕冥想的發端，不熱衷於公開交際，在星球中有至高無上的地位。土星先從外層將靈魂召喚到自身核心，然後使靈魂從下等物質中向上提升，將靈魂引領至最高處，並授予科學知識。」喬爾吉歐·瓦薩里（Giorgio Vasari）描述當代偉大藝術家的文章，便印證了這些觀點。

文藝復興時代的英國對憂鬱症的看法比義大利更接近中世紀，但南方的影響在十五世紀末悄悄變大。比方說，英國人依然相信憂鬱來自於「邪惡天使的交流或干預」，但他們也同意，因邪惡力量作祟而深受憂鬱之苦的人不該為此負責。在文藝復興時代的英國思想家眼中，憂鬱者感受到負罪意識是危險的不幸，而非不受上帝眷顧的徵象，不能和真正罪人的真實負罪意識相提並論。當然要分辨什麼是真實，什麼是妄想，並不容易。一位「有憂鬱體質、悲傷焦慮」的學生聲稱他確實感覺到「惡靈隨著風灌入他的臀部，慢慢潛入他的身體，直到控制頭部」。雖然他最終痊癒，不再有惡魔附身，但其他人沒那麼幸運。喬治·吉福德（George Gifford）思忖：「在魔鬼眼中，哪一種人最適合作為巫術和魔法的工具。」他發現魔鬼要找的是「不敬神的人，他們盲目、不忠、無力抵抗、完全無知。此外，特別重要的是，假使此人還具備憂鬱的體質，魔鬼就會在他的心靈留下更深的印記」。

歐洲北方認為女巫和憂鬱症相關，這種想法大大挑戰了南方將天才和憂鬱症連結起來的概念。荷蘭宮廷醫生強恩·維耶爾（Jan Wier）極力為女巫辯護，認為女巫是憂鬱症的受害者。佛洛伊德將維耶爾的著作《論魔鬼的法術》（*De praestigiis daemonum*）列入有史以來最偉大的十本書。維耶爾斷定這些不幸婦女乃是腦子有病，許多人因此逃過死刑。他以一件事來證明自己的立場：巫術受害者往往會妄想，尤其北歐有許多男子指控女巫偷走他們的陰莖。維耶爾強調其他人通常可看到被偷的器官仍好端端掛在原位，男人的「那話兒」通常不會棄他們而去。如果這些巫術「受害者」乃是為妄想所苦，那麼自以為是女巫的人顯然有更嚴重的妄想。英國人瑞金諾德・史考特（Reginald Scot）採用維耶爾的模型，在一五八四年關於巫術的書中指出，女巫不過是憂鬱、痴傻的老婦人，遭到惡魔如蚊子般戳刺，因看到周遭的問題而承受不當的責難。她們「呆滯的心靈最為魔鬼所喜，無論發生任何禍害、厄運、災難或殺戮，她們都很容易相信別人的指控，以為是自己所為」。這種觀點（認為過去人們視為宗教真理的，僅僅只是妄想，且和憂鬱症這種精神病相關）遭到中世紀觀點的擁護者大力反對。雖然史考特的書在伊莉莎白女王統治下的英國有很多讀者，詹姆斯國王卻下令全數焚毀，彷彿書本身就是女巫。

疾病的觀點逐漸取代附身的說法，在這段期間法國的一起病例中，醫生察覺女巫「左邊短肋骨有些咕嚕聲，聽起來像是因脾臟而起」，而這導致一五八三年的宗教會議下令牧師在驅魔前必須先「勤勉調查中邪者的生活」，「因憂鬱、瘋狂、中邪之人……往往需要醫生治療甚於作法驅魔。」文藝復興時代的理性主義戰勝了中世紀的迷信。

法國人最先有效治療憂鬱症的症狀，這些症狀可能反映了原發性疾病，也可能是想像出來的痛苦。蒙田（Montaign）自己就深受憂鬱之苦，他篤信哲學可以醫病，並創建了對抗憂鬱的幻想劇場。比方說，蒙田提到有一名女子深信自己吞下一根針，為此驚懼不安。所以蒙田讓這名女子嘔吐，然後放一根針在她的嘔吐物中，治癒了她。

一五九九年，安垂亞・杜羅宏（Andreas Du Laurens）在英國出版《論憂鬱症》（*Discourse of Melancholike Disease*），指出憂鬱症是「大腦乾寒失調」，可能「非先天體質」所致，而是因為患者的「生活方式，以及他們最為沉迷之事」。杜羅宏將心智分為三部分：理智、想像、記憶。他推斷憂鬱症是想像的疾病，認為憂鬱症患者仍保有完整的理智，也就是說，在教會眼中，憂鬱症患者並未喪失人性（「不朽的理性靈魂」），因而也並非受到天譴。他接受的觀念是，憂鬱症有程度之分，他把「尚在健康範圍之內的憂鬱」和超出健康範圍的憂鬱區分開來。和其他探討憂鬱症的作家一樣，他的書充滿個人軼事的描述，包括：「一名男子決心寧死也不再撒尿，因為他想像只要他一小解，鎮上的人都會淹死。」這人顯然因憂鬱性焦慮及感覺自己會毀了一切而不敢行動，也損害了膀胱。最後醫生只好在他家隔壁起火，跟他說小鎮快燒毀了，唯有靠他解尿才能拯救全鎮，這才幫助他度過這起不尋常的焦慮。

杜羅宏最為人所知的，或許是他提出的「向後看」的複雜概念：眼珠朝內轉，注視大腦。他未能清楚說明愉快地往後注視自己的大腦時，可能會看到什麼五彩繽紛的奇觀，但他確實指出憂鬱者的大腦由於滿是黑膽汁，因此眼珠向後轉時，會看到一片漆黑。「精氣和黑水氣持續通過肌腱、靜脈、動脈，從大腦進入眼睛，以至於看到空氣中有許多黑影和虛幻的幽靈，而這些形體會再從眼睛傳到人的想像中。」然後不愉快的感覺便真的出現了，即使眼睛向外看，這些黑色幻象仍持續在眼前閃現，憂鬱症患者會看見「許多身體在飛，還有螞蟻、蒼蠅、長髮，同時也感覺隨時要嘔吐」。

這時候，常見的處理是評估從失落到傷心的適當比例，衡量某些人如何超出了適當比例，藉此來區分正常的悲傷和憂鬱症——佛洛伊德三百年後發展出相同的評量原則，而今日的醫生仍持續用這個原則來診斷憂鬱症。十七世紀初期某位醫生寫道，有個病人在親人過世後嚴重到「凡事都開心不起來」，另外一個人「陷入憂鬱，自從母親三個月前過世後，她不知要如何活下去。她會流淚、哭嚎、神志恍惚，什麼都無法做」。另一位醫生指出，尋常的不滿或難過「會更加讓路給天性的最大敵人——憂鬱」。於是，憂鬱既是正常情緒變得太過火，也是一種異常的狀態，這樣的雙重定義很快就成為標準定義。

從十六世紀末到十七世紀，「尋常的」憂鬱變成常見的痛苦，既折磨人，同時也可以令人樂此不疲。費奇諾和其他英國哲學家的論點在歐洲各地引發愈來愈多回響。荷蘭的列文努斯．雷姆尼歐斯（Levinus Lemnius）、西班牙的胡爾特．梅卡多及盧意斯．梅卡多（Huarte and Luis Mercado）、米蘭的喬安尼斯．巴提斯塔．席瓦提克斯（Joannes Baptista Silvaticus）、法國的杜羅宏都曾為文提及人在憂鬱時，所獲的啟發會比不憂鬱的人還要多、還要出色。亞里士多德學派對憂鬱的浪漫看法似乎席捲歐洲，憂鬱成為時尚。在義大利，費奇諾原本就已斬釘截鐵指出憂鬱等同於天才，於是自認為天才的人都期待自己變得憂鬱。真正才華洋溢的人也許為憂鬱所苦，希望被誤認為天才者也會假裝憂鬱。在佛羅倫斯，費奇諾身邊聚集了一群抑鬱寡歡的都會知識份子。英國人到義大利旅行見到這樣的社會氛圍，回國後也會展現憂鬱氣質，以炫耀自己的世故與閱歷。由於只有富人才能四處旅行，憂鬱症在英國人眼中旋即變成了一種貴族病。上流階級中那些滿腹牢騷之人（黑眼眶、悲傷、沉默寡言、一頭亂髮、暴躁、粗魯、嚴厲）在十六世紀末成為當代文學作品描繪及諷刺的社會原型，尤其以莎士比亞的劇作《皆大歡喜》中「憂鬱的賈克斯」這個角色刻劃得最為出色。

莎士比亞是刻劃憂鬱的大師，這一點在哈姆雷特這個角色上表現得最明顯，永遠改變了我們對憂鬱的理解。沒有任何作者能像莎士比亞般，如此悲憫地以極其複雜的手法描繪這個主題，細密織入笑淚悲歡，呈現智與愚的本質、狡詐和自毀的特性。在莎士比亞之前，憂鬱乃獨立存在；在莎士比亞之後，憂鬱很難再脫離自我的其他部分而單獨存在，就像你無法讓靛光脫離白光的光譜一樣。稜鏡在剎那間揭露的景象，無法改變太陽日日的真實樣貌。

到了《哈姆雷特》演出的年代，憂鬱除了是疾病，也幾乎成了殊榮。在十七世紀中葉的一齣戲中，悶悶不樂的理髮師抱怨自己很憂鬱，結果受到嚴厲斥責：「憂鬱？憂鬱豈是你這剃頭匠嘴巴裡可以吐出來的字？你應該說心情沉重、無聊、呆傻。憂鬱可是宮廷朝臣臂上的袍徽！」根據當時一位醫生的筆記，他治療的憂鬱症患者有四成是貴族階級，儘管他主要的看診對象是農夫農婦。來找他的貴族有三分之二抱怨體內的憂鬱體液，他們不分男女，全都博學多聞，不只提及憂傷的情緒，也會根據科學知識和流行風潮訴說具體病痛。有位病人「希望有什麼東西可以防止怒氣從脾臟湧出」，當時最受歡迎的仍是藜蘆調製的草藥，治療這名病患的醫生開出的處方是biera logadii[22]、青金石、藜蘆、丁香、甘草粉、diambra[23]和神聖散劑（pulvis sancti），全部溶於白酒中，再加入琉璃苣。他也參考占星圖（作為個別資訊，並決定治療的時辰），同時斟酌放血的可能性。當然，宗教上的輔導通常也被認為是好辦法。

正如同百憂解剛興起的時候，幾乎人人都感到憂鬱，都在對抗憂鬱，以及談論如何對抗憂鬱，十七世紀初，不憂鬱的人也開始關注憂鬱的觀念。不論在一六三〇年代或一九九〇年代，「憂鬱」（melancholy或depression）這個與疾病相關的名詞，含意愈來愈混淆不清。在怠惰還被視為罪過的年代，唯有病情嚴重到幾近失能，或有妄想性焦慮的人，才會承認自己有病。既然「憂鬱」二字也可用來表示一個人的深度、豐富感情、複雜甚至天賦，人們會在無病無痛時表現出憂鬱的模樣。他們很快就發現，雖然真正的憂鬱症帶來痛苦，憂鬱的舉止卻可能頗愉快。他們在沙發躺上數小時，凝視月亮，尋思存在問題，表明自己畏懼一切困難，無法回應問題，而這正是當年教會禁止怠惰時力圖防止的情況。然而這種病的基本結構仍然沒變，和今天所謂的憂鬱症並無不同。這種憂鬱症是值得讚賞的疾病，也經常受到分析。真正罹患嚴重憂鬱症的人會備受同情和尊敬，加上醫學的各種進步，憂鬱症患者的處境遠勝過蓋倫的羅馬時代以降的任何時期間。這樣的憂鬱症或許可稱為白色憂鬱症，閃耀著光芒而非蒙上陰影。約翰・密爾頓（John Milton）[24]在詩作《沉思者》（*Il Penseroso*）中優美地描繪這種十七世紀的觀念：

……睿智至善的女神，
神聖的憂鬱，
你聖潔的容顏太明亮
非凡人肉眼所能直視

在頌揚遁世生活的孤寂、沉鬱及老邁時，他的語氣變得歡快：

能覓得寧靜隱修處，
襤褸舊袍，生苔陋室，
……
直至老成練達
終能窺透天機。
此樂乃憂鬱所賜，

22 成分包括：蘆薈、黑嚏根草及苦西瓜。
23 一種綜合香料粉，成分包括：肉桂、當歸、丁香肉豆蔻、高良薑、印度穗甘松、龍涎香等多種香料。
24 約翰・密爾頓（1608-1674）為英國詩人及思想家，因其史詩《失樂園》聞名後世。

吾願選擇與汝同生。

十七世紀出現了憂鬱症最強大的捍衛者，羅伯特．波頓（Robert Burton）在投注畢生心力完成的著作《憂鬱的剖析》（*The Anatomy of Melancholy*）中，融合了千年思想和穩穩湧現的個人直覺。關於憂鬱症，《憂鬱的剖析》是佛洛伊德的《哀悼與憂鬱》（*Mourning and Melancholia*）問世前最常被引用的著作，幽微隱晦、自相矛盾、結構鬆散但充滿智慧，試圖整合亞里士多德和費奇諾的哲學思想、莎士比亞筆下人物的感悟、希波克拉底和蓋倫的醫學洞見、中世紀及文藝復興時代教會的宗教脈動，以及個人罹病的經驗和自省。波頓能實際掌握哲學與醫學、科學與形而上學之間的連結，使我們踏上統合物質與心靈的理論道路。不過，波頓雖能容忍歧異，卻不見得能成功調和衝突的觀點。他可以針對一個現象提出六種不同的說法，卻從未指出這個現象可能受到太多因素影響。現代人閱讀此書有時會覺得很奇怪，但同一位讀者如果最近讀過美國國家心理衛生研究院發布的文章，就會發現，憂鬱症之所以如此複雜，正是因為通常都牽涉到太多可能的病因。各種途徑都可通往共同目的地，任何一個人的某一組症狀都可能是其中一個途徑或多個途徑所致。

波頓為憂鬱症提出生理上的解釋：「我們的身體就像時鐘，只要缺一個輪子，其他機件都會失常，打亂整個結構。」他承認：「哲學家訂出八種不同程度的冷熱，我們也可以訂出八十八種憂鬱，因為患者病況各異，陷入憂鬱深淵的程度也不同。」他後來說：「波諦斯[25]本身沒有這麼多樣貌；認清憂鬱男子的真實性格，無異於為月亮裁製新大衣；查明憂鬱男子的心，就形同查明一縷單絲在空中的飄動。」波頓將憂鬱症大致分為發生在大腦的「頭部憂鬱」、「全身憂鬱」，以及發源於「腸、肝、脾、膜」的憂鬱症，他稱之為「多風的陰鬱」。然後將這三類個別次分類後再細分，形成憂鬱症的分類圖。

波頓將憂鬱症和純粹只是「無聊、悲傷、不耐、愚鈍、不友善、孤獨、難過或不高興」區分開來。他說，人生在世，都會有這些時候，不應視之為罹患憂鬱症的證據。他引用《主禱書》(*Book of Common Prayer*)的話：「人為婦人所生，日子短少，多有患難。」他的意思倒不是大家都有憂鬱症，的確，波頓說：「人生充滿不幸，最可笑的事情莫過於凡人想在此生尋求永恆的快樂。世間荒謬莫此為甚，不明白的人無法忍受苦難，不適合活在世上。因此，即使你無法容忍，也無從逃避，唯有英勇防護自己，別讓自己陷進去，承受苦難，持續忍耐。」

你必須能夠忍受不幸，才有辦法活在世上，而苦難會降臨到每個人身上。但苦難很容易失控。單單咳嗽，你還可以忍受，但「長時間持續不斷的咳嗽會耗損肺部，憂鬱症的刺激也是如此」。波頓提出了極具現代意義的原則，他認為每個人對創傷有不同的容忍度，創傷的多寡與受創者容忍度之間的交互作用決定了疾病的嚴重程度。「某人眼中有如蟲子叮咬般的小事，對另一人而言卻是難以容忍的磨難。前者只要自行調適，並沉著應付，就可高高興興克服問題，但後者卻完全無法忍受，只要出現辱罵、傷害、悲傷、恥辱、失落、惱怒、流言等等，他的臉色就變了，他消化不良，他輾轉難眠，他精神不濟，他心情沉重，……陷入憂鬱。就像因負債而坐牢的人，一旦入了獄，每個債主都會對他採取行動，很可能讓他一直被關。病人只要有任何不滿，其他煩惱也會冒出來，然後他就像跛腳的狗或斷翅的鵝般，垂頭喪氣，形容枯槁，終於得了憂鬱症。」波頓在描述憂鬱症時，也準確地納入焦慮症的經驗：「即使在白天，他們仍然受到可怕的東西驚嚇，因懷疑、恐懼、悲傷、

25 波諦斯(Proteus)為希臘神話中的海神，具有變形能力。

不滿、擔心、羞愧、痛苦，而備受煎熬，就像野馬般時時刻刻都不得安寧。」

波頓用多樣的語彙描述憂鬱症：「充滿懷疑、忌妒、惡意」、「貪婪」、「抱怨、不滿」、「有復仇傾向」。同一個波頓又寫道：「其他的憂鬱者大都非常機智，〔他們的憂鬱傾向〕很多時候會激發某種神性的熱情……讓他們成為卓越的哲學家、詩人、先知等。」他談到有關憂鬱症的宗教議題時十分圓滑，以避開當時的言論審查，但他也斷言過度的宗教狂熱可能是憂鬱症的跡象，可能導致極度絕望，他認為接獲上帝的可怕命令又深覺自己不足的傷心人可能正經歷憂鬱症的妄想。最後他說，憂鬱症其實既是身體的疾病，也是靈魂生病了，然而他和杜羅宏一樣，避免提及喪失理智的說法（這樣等於指稱患者沒有人性，是動物），因此說疾病是「想像的缺失」，而非理智本身出了問題。

波頓將當時的憂鬱症療法分門別類：包括「來自魔鬼、法師、女巫等，借助貼符咒、唸咒語、幻象等」非法治療方式，以及合法的治療方式，「一開始，便由自然居中調和，此事涉及：一、醫生，二、病人，三、草藥。」雖然他漫談了數十種治療類型，但確實在最後指出，「首要」的治療方式包括直接處理「內心的激情和煩惱」，他建議對朋友「坦誠」，追求「歡笑、音樂，及快樂的夥伴」。他還推薦自己的治療方式：金盞花、蒲公英、白楊木、柳木、檉柳、玫瑰、紫羅蘭、甜蘋果、葡萄酒、菸草、罌粟漿、小白菊、聖約翰草（如果能「在星期五早上木星的時辰採集」），並戴上用驢子右前蹄製成的戒指。

波頓也論及自殺的難題。十六世紀末，憂鬱蔚為風尚，但法律和教會仍禁止自殺，更以經濟制裁強化禁令。在當時的英格蘭，自殺者的家人必須放棄所有私人財產，包括犁、耙、貨品和經濟生活必需的其他物質。有個小鎮磨坊主人在致命的自殘後，臨終前哀嘆：「國王沒收了我的財產，我讓妻兒淪為乞丐。」波頓再度小心防範當時的言論審查，他討論自殺的宗教意涵，但承認嚴重焦慮多麼難以忍受，他懷疑「就這個憂鬱的案例，一個人對自己施暴，是否合法？」他後來寫道：「他們在這種墮落、難受而惱人的生活中，得不到任何安慰，無從改善悲慘的人生，唯有以死了結一切……成為自我處決的劊子手。」這是驚人的言論，因為在波頓之前，社會仍把憂鬱問題和違抗上帝的自毀罪行區隔開來，事實上，「自殺」（suicide）這個詞是在波頓的代表作問世後不久出現的。這本書收錄了一些因政治或道德理由而自我了斷的例子，他們不是因為生病，而是出於忿忿不平，在謹慎考量後作此抉擇。書中接著談到不理性的自殺，於是把兩個過去都令人厭惡的問題連結在一起，讓自殺變成單獨討論的議題。

波頓還描述憂鬱症患者妄想的過程——有個人自認是甲殼類水中生物，有的人相信「自己全身都是玻璃做的，無法讓任何人靠近；有的人自認是軟木塞，輕如羽毛，其他人則像鉛那麼重；有的人擔心自己的頭會從肩膀上掉下來，肚子裡有青蛙等等。還有一些人不敢過橋，或害怕走近池塘、岩石、陡峭的山丘，或不敢躺在有橫樑的臥室，因為擔心自己會企圖上吊、溺水、跳崖自殺。」這些都是當時憂鬱症患者常見的幻想，醫學文獻和一般文獻充斥著這類敘述。荷蘭作家卡斯帕・巴雷厄斯（Caspar Barlaeus）在人生不同階段都曾認為自己是玻璃做的，還相信自己是稻草紮的，隨時會著火。塞凡提斯的短篇小說《玻璃碩士》（*The Glass Licentiate*）描述一個人自認是玻璃製的。的確，當時像這樣的擔憂頗為普遍，有些醫生乾脆稱之為「玻璃妄想」。這段時期每個西方國家的通俗文學都提及這個現象。許多荷蘭人深信自己的臀部是玻璃做的，因而極力避免坐下來，唯恐玻璃碎掉；還有個人堅信唯有用稻草把自己打包起來放進箱子裡，才能出外旅行。魯多維克斯・卡薩諾瓦（Ludovicus a Casanova）以一篇長文描述一名麵包師傅相信自己是奶油做的，唯恐自己融化，所以堅持隨時全裸，只用樹葉遮體，以保持涼爽。

這些妄想讓患者害怕日常情況，生活在恐懼中，拒絕任何擁抱，從而引發了一系列憂鬱行為。深受其苦的人似乎都有其他常見症狀，包括沒來由的悲傷、經常感到疲憊、胃口不佳等，今天都被列為憂鬱症相關症狀。這樣的妄想傾向其實在更早的時候就多少已經存在（根據教宗庇護二世的描述，十四世紀時，被稱為「傻子」的法國國王查理六世認定自己是玻璃做的，並在衣服中縫入鐵肋骨，以免跌倒時碎裂；魯佛斯也曾經寫下古代類似的妄想），在十七世紀達到高峰，直到今天仍偶有所聞。近來有媒體報導荷蘭有個婦人相信自己的手臂是玻璃做的，因此不肯換衣服，唯恐手臂破裂。分裂情感疾患的患者經常會聽到一些聲音和看到幻象；強迫症患者同樣有這種非理性的恐懼，例如害怕不乾淨。不過隨著現代社會的進步，憂鬱症的妄想本質不再如過去那麼明確。十七世紀的妄想通常展現出某種偏執狂和對陰謀的恐懼，以及覺得應付一般生活要求已超出自己的能力範圍，這些感覺也正是現代憂鬱症的特性。

我還記得自己陷入憂鬱時，沒辦法應付平時常做的事情。有人試圖為我打氣，邀我一起去看電影。我說：「我沒辦法待在電影院裡面。」又說：「我也沒辦法出門。」沒有什麼明確理由可以解釋我為何會有這些感覺，我沒有預期自己會在看電影時融化，或外面微風一吹，我就變成石頭。基本上，我很清楚自己沒有理由無法出門，但我知道我不能這麼做，就像我現在很確定我沒辦法一跳就躍上高樓。我可以（也確實）將這一切歸咎於體內的血清素。為何在十七世紀，憂鬱症的妄想會以如此具體的形式呈現，我不認為有人提出過任何令人信服的解釋，不過似乎在憂鬱症的科學研究和治療方式出現之前，大家已經為自己的恐懼設計出一套說詞。一個人如果害怕被別人觸摸，或不敢站著或坐著，唯有身處於比較成熟的社會，他才不需要將自己的恐懼具體化，說是因為長了一副玻璃骨架使然。當一個人對於熱度有非理性的恐懼時，也唯有處身在見多識廣的環境時，才不需要實際去描述對融化的恐懼。這些妄想可能令現代執業醫師困惑不已，但如果了解其背景脈絡，就比較容易理解。

笛卡兒大幅改變了十七世紀醫學的面貌，至少從哲學的角度來看是如此。雖然他關於意識的機械論模型和主張身心分離的奧古斯丁傳統觀念相去不遠，卻對醫學，尤其是精神病的治療，衍生一定的影響。笛卡兒非常強調心靈對身體的影響，反之亦然，他在《論靈魂之情》中描述心靈狀態可能立即影響到身體，但他的追隨者卻傾向於研究身心完全分離的假說。事實上，笛卡兒式的生物學主宰了思想界，但這種生物學觀念泰半錯誤。笛卡兒生物學逆轉了憂鬱者的命運。對於什麼是身體，什麼是心靈（憂鬱症究竟是「化學失衡」還是「人類弱點」）展開吹毛求疵、無休無止的討論，是笛卡兒留給後世的遺產。直到近年來，我們才開始解開這個疑惑。但笛卡兒生物學何以有這麼大的影響力？倫敦大學一位心理學家表示：「就我的經驗來看，沒有身體，沒有心靈，就沒有問題。」

湯瑪斯．威利斯（Thomas Willis）致力於證明身體很容易受到心理影響，他在十七世紀中葉出版《關於禽獸靈魂的兩篇論述》（*Two Discourses Concerning the Soul of Brutes*），這是第一個條理清晰的憂鬱症化學理論，而非承襲古代有關黑膽汁和肝脾的體液說。威利斯相信，「含硫磺的食物」和「硝氣」滋養著血液中「燃起的火焰」，而大腦和神經將形成的血氣匯聚起來，引導人的感覺和動作。在威利斯眼中，靈魂是一種身體現象，是有形肉體中「仰賴血液質性」的「暗黑女巫」。威利斯認為，各種環境因素可能導致血液變鹹，從而抑制血液的火焰，減弱腦部的光亮，導致腦中升起憂鬱黑暗。威利斯相信，血液的鹽化作用是由各種外在因素造成的，包括天氣、勞心過度、運動不足等。憂鬱者的大腦執迷於所見到的陰暗面，將之融入自己的性格中。「因此，當生命之火太過微弱時，任何動作都會令它晃動、顫抖，難怪逐漸陷落崩潰的心靈總是充滿悲傷與恐懼。」這類問題引發的效應如果持續，大腦就會產生器質性變化。憂鬱者的血液會「在鄰近的身體組織刻劃出新的孔隙」，「血氣的酸性」和「憂鬱的汙濁」改變了「大腦本身的構造形態」，於是血氣「不再依循過去的路徑和擴展方式，而為自己開闢出不尋常的新空間」。雖然這個原理的來源不明，卻已獲現代科學證實；持續憂鬱的確會改變大腦，刻劃出「不尋常的空間」。

十七世紀末到十八世紀初，科學發展大幅躍進。有關人體的新理論興起，一系列有關心智及其機能失調的生物學新理論隨之出現，影響所及，對憂鬱症的論述也明顯改變。尼可拉斯．羅賓森（Nicholas Robinson）提出人體纖維模型，並在一七二九年表示，憂鬱症乃是由纖維喪失彈性所引起。羅賓森不太相信今天所謂的談話治療，他寫道：「你可以試圖勸說一個人脫離強烈狂熱，透過聲音的銘印，影響他們的身體機能，然而從來沒有人如此能言善道。」等於不再相信憂鬱症患者解釋自己的能力可能有助於治療。

一七四二年，赫爾曼．布耳哈夫[26]探索這個觀念，發展出所謂的醫療力學模型，根據這個模型，人體所有機能都可借用水力學的理論來解釋。在他眼中，人體「是一部活生生、可以活動的機器」。布耳哈夫假設大腦是一種腺體，而大腦腺體分泌的神經液透過血液四處流動。血液乃是由各種不同物質混合而成，布耳哈夫認為，血液失去平衡時，就會出問題。當血液中的油性物質和脂肪漸漸累積，而神經液供給不足，就會引發憂鬱症。在這種情況下，血液就不再流到適當的地方。布耳哈夫主張，會發生這種情況，多半是因為人在思考時耗費了太多神經液（很耗神），而解決辦法是少想多動，如此會促使血液成分有較好的平衡。布耳哈夫和威利斯一樣，有一些重要發現：大腦某些區塊的血液供應量減少，可能引發憂鬱或妄想；老年人之所以罹患憂鬱症，往往是因為腦中血液循環出問題，大腦某些部分的血液變得濃稠（彷彿凝結起來），無法吸收血液中的營養。

上述理論都在去人性化。朱利安・奧佛瑞・拉梅特利[27]是布耳哈夫最堅強的擁護者之一，他在一七四七年出版《人即機器》（*L'Homme Machine*），引起虔誠信徒的憤慨，因此被逐出法國宮廷，移居萊登，後來又被趕出萊登，四十二歲時在遙遠的柏林過世。他認為人不過是一堆忙於各種機械動作的化學物質的集合——我們承襲了這種純科學的理論。他主張，有生命的物質原本就容易受到刺激而變得不穩定，所有的作用都源自刺激。「刺激引發我們所有的感覺、所有的愉悅、所有的熱情、所有的思考。」這樣的觀點乃奠基於一個概念：人性首先是井然有序的，而憂鬱症這類失序會導致這部神奇機器故障，無法發揮正常功能。

從這裡到視憂鬱症為一般精神疾病問題的某道面向，只有短短一步。科學家佛德利希・霍夫曼[28]率先強而有力且條理分明地提出日後將發展為遺傳學的理論。他寫道：「瘋狂是一種遺傳疾病，而且往往會持續終生。有時候病情會長時間中斷，在此期間，患者似乎完全恢復理智，然後又定期復發。」霍夫曼提出一些頗傳統的憂鬱症療法，然後十分討喜地表示：「對於為愛瘋狂的年輕女子而言，最有效的藥方是結婚。」

十八世紀，有關人類身心的科學理論快速發展。但在理性時代，缺乏理性的人在社會上變成極端弱勢。雖然科學大幅躍進，憂鬱症患者的社會地位卻嚴重倒退。十七世紀末，巴魯赫・史賓諾沙[29]說：「我們愈能控制情緒，隨著我們對情緒愈來愈了解，理智也會相應地活躍起來。」以及，「每

26 赫爾曼・布耳哈夫（Hermann Boerhaave, 1668-1738）為荷蘭著名植物學家和醫生。
27 朱利安・奧佛瑞・拉梅特利（Julien Offray de La Mettrie, 1709-1751）為法國哲學家、機械唯物論的代表人物。
28 佛德利希・霍夫曼（Friedrich Hoffman, 1660-1742）為德國醫生及化學家。

個人都有能力清楚了解自我、了解自己的情緒，同時也有能力促使自己愈來愈不受情緒所影響。」他這些說法預示了理性的勝利。所以憂鬱症患者如今的形象不再有如惡魔，而是太過自我放縱，拒絕透過自律來維護心理健康。除了宗教審判時期，對精神病患而言，十八世紀大概是史上最糟糕的年代。在布耳哈夫和拉梅特利建構理論的期間，被親人歸類為嚴重精神病患的人，有半數的待遇就像是實驗品，另一半則像是被當成剛從叢林中竄出的野獸，需要馴服。十八世紀的人一方面執迷於禮儀與習俗，敵視不遵從社會禮俗的人，另一方面看到從殖民地帶回來的異族又感到興奮。十八世紀對於威脅傳統的奇怪行為，往往會不分階級或國籍，一律施以嚴厲懲罰。這些人被安置在英國的貝德蘭瘋人院或法國比塞特（Bicetre）的恐怖醫院，即使最理性的人被關進這些機構都會瘋掉。雖然這些機構存在已久（貝德蘭在一二四七年創立，一五四七年已開始收容貧苦精神病患），但到十八世紀才盛行起來。「理性」的概念暗示著人類之間的自然和諧，且基本上仍是一種遵循既有秩序規範的主張。「理性」乃是靠共識來定義。將極端份子納入社會秩序的想法有違這樣的理性。依照理性時代的標準，精神處於極端狀態的人並非位於邏輯連續體的遠端，而是完全被排除於整個連續體之外。在十八世紀，精神病患是沒有任何權力或地位的局外人。妄想症和憂鬱症患者在社會上備受壓抑，詩人威廉．布雷克（William Blake）就曾怨嘆：「鬼魂並不合法。」

在精神病患中，憂鬱症患者的優勢是相對而言比較溫順，因此所受的虐待跟躁症及思覺失調患者相比稍微不那麼殘暴。在理性時代及攝政時期[30]，汙穢、骯髒、折磨、痛苦，就是憂鬱症患者的全部生活。社會強力壓制嚴重精神病患可能痊癒的觀念，你一旦表現怪異，就會被送進精神病院，在那裡度過餘生，因為你恢復理智的可能性不會大於遭囚禁的犀牛。貝德蘭精神病院的主治醫師約翰．蒙若（John Monro）說憂鬱症是很難對付的疾病，「要治療這種疾患，管理和醫療同樣重要。」深受嚴重憂鬱所苦的人往往需承受最可怕的治療方式。布耳哈夫自己就曾提議讓病人嘗到巨大的肉體痛苦，以分散他對心靈痛苦的注意力。差一步就溺死憂鬱症患者的做法都不算少見，還有人製造波希式[31]複雜機械裝置，讓患者先是頭昏繼而嘔吐。

病情較輕微（但仍嚴重）的憂鬱症患者往往發現自己因為得了憂鬱症，幾乎過著祕密生活。詹姆斯．包斯威爾[32]寫信給朋友時，詳細描述自己的憂鬱症經驗；在他之後，詩人威廉．考伯（William Cowper）也是如此。從他們的描述可以體會到這個時期憂鬱症帶來的痛苦折磨。包斯威爾在一七六三年寫道：「除了你可憐朋友的悲慘遭遇，不要期待你會從這封信得到什麼消息。我一直深陷憂鬱，我的憂鬱已到了最驚人、最痛苦的程度。我已全然覆沒。腦中都是最陰暗的想法，理智完全棄我而去。你相信嗎？我發狂似的在街上來回奔跑，大聲哭喊、流淚，從內心最深處發出痛苦呻吟。喔，老天！我是怎麼了！喔，我的朋友！我多麼堪憐！我能怎麼辦？我對任何事物都缺乏興致，一切似乎都毫無意義，全都沉悶乏味！」那年晚些時候，他寫信給另一個朋友時又說：「我感到一股深沉的憂鬱，認為自己又老又慘，孤單無助。腦子裡反覆出現各種你想像得到的可怕念頭。我對事物有各種猜疑，一切似乎都陰暗而悲傷。」包斯威爾每天寫下十行對自己說的話，他發現在事情發生時描述自己的經歷，可以讓他或多或少保持神智清醒，雖然字裡行間充斥著省略號。所以我們會看

29 巴魯赫．史賓諾沙（Baruch Spinoza, 1632-1677）為十七世紀與笛卡兒齊名的重要理性主義哲學家。

30 攝政時期是指英國在一八一一年到一八二〇年間，由於在位的英王喬治三世精神狀態不適合統理國政，因此由長子威爾斯親王出任攝政王，代理執政。

31 波希（Hieronymus Bosch, 1405-1516）為荷蘭畫家，想像力自由怪誕，以奇幻風格的繪畫而聞名於世，為當時的革命性藝術家。

32 詹姆斯．包斯威爾（James Boswell, 1740-1795）為英國傳記作家。

到這樣的句子：「你極度憂鬱，萌生出最後的、最可怕的念頭。你回家祈禱……」幾天後，「昨天晚餐後你情況很差，為可怖的念頭而戰慄。你猶疑不定，很困惑，談到上床睡覺，幾乎無法讀希臘文……」

包斯威爾曾為山繆．強森[33]作傳，強森也陷入嚴重憂鬱，有一段時間，兩人因憂鬱症的共同經驗而關係緊密。強森說波頓的《憂鬱的剖析》是唯一能讓他「提早兩小時」起床的書。強森隨時都警覺到生命有限，深怕浪費時間（雖然在憂鬱症最嚴重的時候，他有很長一段時間一事無成）。強森寫道：「我總是希望能抗拒黑狗，及時驅趕牠，雖然我幾乎喪失了過去曾能幫助我的一切。早上起床後，我的早餐是孤獨，而那黑狗就在那兒等著分食，從早餐到晚餐，牠一直吠個不停。」包斯威爾借用德萊頓[34]的文句對強森說：「憂鬱和『才智』一樣，可能和瘋狂密切相關；不過在我看來，兩者有明顯分別。」

考伯將自己的哀傷化為詩，他的情況可能比包斯威爾更加絕望。一七七二年，考伯在寫給表親的信中說：「我努力不以悲傷沮喪的語氣回覆你，然而我所有活潑輕快的和絃似乎都已斷了。」第二年，他有一次嚴重崩潰，有一段時間完全失能。他在這段期間完成令人震驚的一系列詩作，其中一首詩的結尾是：「我，受盡審判，囚禁於肉體之墓／埋葬於地面之上。」考伯沒有從寫作中得到太多救贖，每天十行字不太可能舒緩絕望。的確，雖然知道自己是出色的詩人，他感覺自己的文字駕馭能力幾乎和憂鬱經驗毫不相干。他在一七八〇年寫信給約翰．紐曼（John Newman）：「他們將這可怕的祕密自我交付給我，卻沒有賦予我任何力量，為任何目的傳達這個祕密。我背負著無人可一肩挑起的重擔，除非是超凡、出眾的鐵漢，才能如我一般撐起。」差不多同時期的作家愛德華．楊[35]談到「內心的陌生人」，並形容世界的慘淡：「這是大地的憂鬱面容！但更加哀悽！這樣的世界是人類真正的圖像！」托比亞斯・史摩利特[36]寫道：「過去十四年來，我心裡有一所醫院，並以最痛苦的關注，研究自己的病況。」

女性的處境尤其艱辛。德芳侯爵夫人[37]在寫給英國朋友的信中表示：「你不可能明白，終日沉思但無所事事是什麼情況，再加上難以滿足的品味及對真理的熱愛，我寧可我不曾來到世上。」她在另外一封信中寫出對自己的厭惡：「告訴我，我對生活既如此厭煩，為何仍懼怕死亡。」

十八世紀後期，新教的禁欲主義者將憂鬱症歸咎於社會墮落，並指出眷戀過往的貴族階級罹病率特別高。憂鬱症有一度象徵了貴族階級的成熟世故，如今卻象徵道德淪喪及軟弱，而解決之道是消除自滿。強森說，辛勞能防止憂鬱，他還觀察到：「大體而言，蘇格蘭的居民既不炫富，也不奢華，就我所知，極少人精神失常。」約翰・布朗（John Brown）認為「我們頹廢怯懦的生活方式，加上島嶼型氣候，導致心情低落和神經失調的人愈來愈多。」艾德蒙・柏克[38]則主張：「憂鬱、沮喪、絕望，以及經常自戕，是我們在身體鬆懈的狀態下，悲觀看待世事的結果。對付這些惡魔的最佳良方是運動或勞動。」伏爾泰筆下的憨第德即使在麻煩都結束後，仍努力奮鬥，最後沮喪的情人問道：「我很想知道何者比較糟？是遭黑人海盜掠奪上百次，被削掉半邊屁股，被保加利亞軍隊圍堵追擊，在宗教審判儀式中被吊起、毒打，慘遭刀割，淪為在帆船上划槳的奴隸——其實也就是經歷我們所

33 山繆・強森（Samuel Johnson, 1709-1784）為英國詩人、散文家、傳記家，以編纂《強森英文字典》聞名。
34 應是指約翰・德萊頓（John Dryden, 1631-1700），英國著名詩人及文學家。
35 愛德華・楊（Edward Young, 1683-1765）為英國詩人、文學評論家、哲學家。
36 托比亞斯・史摩利特（Tobias Smollett）為蘇格蘭詩人、作家。
37 德芳侯爵夫人（Marquise du Deffand, 1697-1780）為十八世紀法國著名的沙龍主人。
38 艾德蒙・柏克（Edmund Burke, 1729-1797）為愛爾蘭政治家和作家。

經歷過的一切——還是待在這兒無事可做？」當她和憨第德一起照顧果菜園，一切問題都解決了。土地耕作最能有效扭轉心情。不過相反的觀念（上流社會的生活能振奮精神，工作則令人沮喪）依然很流行。霍芮斯・渥波爾[39]為朋友開的處方為「在倫敦待三百六十五天」，以紓解靠鄉下藥水治不好的病。

十八世紀末，浪漫主義精神方興未艾，枯燥乏味的純理性開始幻滅，心靈轉而追求昇華，變得華麗而感傷。憂鬱再度流行起來，比費奇諾以後的任何時期都為人所喜。湯瑪斯・格雷（Thomas Gray）掌握這股時代氛圍——憂鬱重新成為知識泉源，而非無知愚行。他的〈寫於鄉村教堂墓園的輓歌〉（*Elegy Written in a Country Churchyard*）以近似真理的感傷，成為智慧的代表文字，讀者透過詩文領悟到「條條榮耀之路只通往墓地」。他遠眺伊頓公學操場時，看到：

身而為人，皆受折磨，
注定痛苦呻吟。
憐憫他人之苦，
無感於自身之痛。
…………
無知便是福，
智者實為愚人。[40]

柯立芝（T. S. Coleridge）在一七九四年描述他的意志為「悲哀之樂」所麻痺，「黑暗羽翼掩著煩亂之心，孵生出神祕歡愉。」康德認為，「因合理的倦怠而抑鬱寡歡，與世相隔，乃高尚之舉。」「從道德準則出發的真正美德，與憂鬱心態似乎最和諧無間。」十九世紀就以這樣的氛圍迎接憂鬱症。

在離開十八世紀之前，應該看一看北美殖民地的情況，當時北美新教徒的道德力量甚至比在歐洲時更強大。憂鬱症的問題令殖民者十分苦惱，他們在抵達麻薩諸塞後不久，便就這個問題發展出美國的思想學派。當然和歐洲同行相較之下，殖民者通常比較保守，而且由於他們往往代表某種極端的宗教觀點，因此偏好從宗教角度解析憂鬱症。同時，他們需處理許多憂鬱問題。殖民生活備極艱辛，社會依然保有某些刻板的食古不化，死亡率出奇得高，孤立感非常強烈。他們無法使用渥波爾的處方，那裡沒有什麼迷人或有趣的事情可以紓解憂鬱。社會對救贖及救贖之謎的關注，也到了將人逼瘋的程度，原因是這唯一的生活重心充滿了不確定。

在這樣的社會裡，憂鬱症患者或因本身的脆弱，或對能帶來救贖的上帝不夠虔誠，給了惡魔可趁之機，因此幾乎總是魔鬼侵擾的對象。柯登．梅瑟（Cotton Mather）是第一個詳細評論這個問題的人。雖然他早年喜歡作極端的道德評斷，但後來妻子莉迪亞得了憂鬱症，「幾乎遭撒旦完全附身」，他的立場軟化了，開始有些改變。接下來幾年，梅瑟花相當多的時間關注憂鬱症的問題，並開始醞釀他的理論，宗教與生物學、自然與超自然在他的理論中同步交錯運作。

一七二四年，梅瑟出版《畢士大的天使》（*The Angel of Bethesda*），這是美國第一部探討憂鬱症的著作。他把重心放在治療方式，而非邪惡的病因。「這些可憐的憂鬱症患者的友人們，請不要太快

39 霍芮斯．渥波爾（Horace Walpole, 1717-1797）為英國藝術史學家和文學家

40 以上詩句出自格雷詩作〈遠眺伊頓頌〉（*Ode on a Distant Prospect of Eton College*）。

313

對煩人的事感到厭倦，如今我們必須耐心忍受他們，必須耐心忍受他們的胡言和愚行。堅強的我們必須忍受不夠堅定的弱者；耐心而審慎，寬宏大量地憐憫他們，像哄小孩般哄他們，對他們和顏悅色，說好話。如果他們口中吐出的話（如匕首般）很傷人，千萬不要如他們所說的憎恨他們；那些話不是他們說的，而是他們的病造成的。他們仍然只是過去的他們。」梅瑟建議的治療方式是一種古怪的混合療法，融合了驅邪、具生理效用的方法（「紫蘩蔞的紫花熬成的藥汁，加上聖約翰草的頂端，拿來治療瘋病」）及可疑的祕方（「把活燕子切成兩段，用熱氣燻剃掉毛的燕子頭」和「鋼漿，四盎斯，一湯匙的分量，每天在『便捷車』服用兩次」）。

亨利．羅斯（Henry Rose）一七九四年在費城發表論述，認為熱情能「增進或消除生命力或自然機能」。他認為當「熱情超出自身的秩序和限度，就變成放縱，應該避免。不是因為那會擾亂心靈的平靜，而是因為那會傷害體質」。羅斯以清教徒的最佳傳統提出的建議是，要防止自己直直走向瘋狂邊緣，最好的辦法是凡事淡然處之，抑制自己強烈的感覺和欲望。這種清教徒觀念雖然在其他地方早已不流行，卻仍深深影響美國民眾的想像。即使在十九世紀中葉，美國引以自豪的宗教復興都與疾病密切相關。美國是發生「基督教福音派教徒神經性厭食症」的地方，在當時，自認不配獲得上帝恩典的人剝奪自己享用食物（往往還包括睡眠）的權利，直到把自己餓到生病，甚至死亡。當時的人稱這些受苦的人為「飢餓的完美主義者」。

如果對憂鬱症而言，理性時代是特別糟糕的年代，那麼浪漫時期（從十八世紀末到蓬勃發展的維多利亞時代）就是特別美好的年代了。當時憂鬱不只被視為一種洞察世事的狀態，而且還代表了洞察力本身。快樂並非世界的真實面貌；上帝在大自然中顯現，但其確切地位尚有些不確定；而工業興起帶來現代主義的異化壓力，把人和自己生產的東西隔離開來。康德主張，崇高總是「伴隨著些微恐懼和憂鬱」。基本上，在這個年代，絕對的實證主義會被斥為天真，而非視為神聖。顯然人類在過去（頗遙遠的過去）比較親近自然，當我們失去跟荒野的那份緊密關係，也失去了一部分的喜悅，而且無法挽回。這個時期的人公開哀嘆時光流逝，不純然因為日益衰老，也不純然因為喪失青春活力，而是你無法遏止時間消逝。這是歌德寫出《浮士德》的年代，浮士德對時間說：「留下來！你真美！」並為此出賣靈魂給地獄。童年概括了我們的天真與喜樂；童年消逝，墮落後的成年充滿陰影與痛苦。正如同華茲華斯所說：「我們詩人的青春在歡欣中開始；／然而最終卻迎來沮喪與瘋狂。」

濟慈寫道：「我近乎戀上安適的死亡。」——因為活著是難以忍受的痛苦。在詩作〈給憂鬱〉（*Ode on Melancholy*）及〈希臘古瓶頌〉（*Ode to Grecian Urn*）中，他帶著無法忍受的哀傷，談到世事無常，以至於最珍惜的事物也最令人悲痛，所以最後喜悅和悲傷幾乎沒有差別。關於憂鬱本身，濟慈說：

她與美同在——必然消逝之美；
喜悅之手常在唇間
示意道別；痛苦的歡愉接近，
在蜂唇吸吮時化為毒汁。[41]
是的，就在供奉喜樂的那座廟宇，
蒙著紗的憂鬱有了自己的神龕。

41 引自楊牧編譯《英詩漢譯集》第二六五頁，洪範書店二〇〇七年出版。

於是雪萊也刻劃世事變幻無常，時間稍縱即逝，悲傷暫時停息後，更深沉的哀傷卻接踵而至：

今日還微笑的花朵／
明日即凋零；
我們欲留住的一切，
恣意誘惑而後飛逝。
……
趁平靜時光緩緩流，
入夢吧
待夢醒再哭泣。

在義大利，賈科摩・李奧帕迪（Giacomo Leopardi）呼應這樣的情緒，他寫道：「除了死亡／命運沒有為我們留下任何禮物」。這和格雷在鄉村教堂墓地思索美時的感傷大相逕庭。這是最早的虛無主義，眼中所見盡是虛空，更像《傳道書》[42]（「虛空的虛空，萬事萬物盡屬虛空」），而非《失樂園》。德國人給這種感覺另外取了一個名稱：「Weltschmerz」（厭世、悲觀），這種感覺會成為檢視所有其他感覺的鏡片。歌德是最大力鼓吹這種厭世觀的作家，他可能比任何作家花更多心思刻劃存在的狂暴悲劇本質。歌德在《少年維特的煩惱》描述達到真正崇高的境界是多麼的不可能：「在那些日子裡，我在快樂的無知中，渴望踏入陌生世界，期盼為內心尋找養分，帶來喜悅，滿足我熱切渴望的心。

如今我正要回歸廣大世界——喔，我的朋友，卻帶著多大的失望，多少破滅的計畫？……人是否都在最需要力量的時候，感到無能為力？當他歡欣鼓舞、心情飛揚，或沉落谷底、受苦受難時，他是否都未加阻止？當他渴望消失在無盡的永恆時，他不會回到陰暗冰冷的意識之域嗎？」此處憂鬱是真理。波特萊爾（Charles Baudelaire）為法國浪漫主義引進「spleen」這個字來形容憂鬱及伴隨而來的種種情緒。

穹蒼低垂，沉沉如蓋
壓住苦苦渴求光明的心靈
遼闊地平線隱沒於
比黑夜更哀淒的陰暗白晝。
…………
沒有鼓聲，沒有奏樂，
送葬長列緩緩行過我的靈魂；崩潰、哀慟的希望在哭泣，
凶猛且無所不能的悲傷
在我低垂的頭骨，插上他的黑色旗幟。[43]

除了這些詩句之外，他還有哲學性的描述，一路回溯康德的浪漫理性主義、伏爾泰的樂觀主義，

42《傳道書》（*Ecclesiastes*）為舊約聖經詩歌智慧書第四卷，記載傳道者的思想，默想人生的短暫與矛盾及種種不公平。
43 出自波特萊爾的詩集《惡之華》中的詩〈憂鬱〉（*Spleen*）。

還有笛卡兒在面對那深植於哈姆雷特性格中的可怕無力感及無助時，甚至在面對《默觀世界》（*De Contempli Mundi*）[44]時，那種相對的冷靜。黑格爾在十九世紀初期告訴我們：「歷史不是滋養幸福的土壤。人類的幸福時期在歷史書中是一片空白。世界歷史中有某些心滿意足的時刻，但這樣的滿足並不等同於幸福。」他不認為幸福是人類文明理應追求的自然狀態，為現代犬儒主義開啟先河。他的說法在我們聽來幾乎是顯而易見的，但在當時卻被當成隱晦的異端邪說：真相是我們生而受苦，而且會持續受苦，能理解苦難、和苦難親密無間的人，也最了解過去和未來。不過陰鬱的黑格爾在其他地方也提過，對絕望屈服是迷失了自己。

在哲學家中，齊克果是憂鬱的代表人物。齊克果不像黑格爾般竭力抗拒絕望，他遵循所有真理，直到看出其中的不合理才停止，努力避免妥協。他從痛苦中得到奇怪的慰藉，因為他相信痛苦是誠實而真確的。他寫道：「我的悲傷是我的城堡。深陷憂鬱時，我熱愛生命，因為我愛我的憂鬱。」齊克果彷彿認為快樂會使他軟弱。由於他無法愛周遭的人，於是轉而追求信仰，把信仰當成是在表達某種遙遠到超越絕望的事物。他寫道：「我站在這裡，像弓箭手把弓拉到最滿，受命要射中前方五步外的箭靶。弓箭手說，我辦不到，但把箭靶移到兩、三百步遠的地方，你就會見識到了！」雖然之前的詩人與哲學家都談過憂鬱的人，齊克果卻認為人類都是憂鬱的。他寫道：「有人深陷絕望，絕非罕見的事情。不，真正罕見的，極端罕見的情況是，居然有人從未曾真正陷入絕望。」

叔本華是比齊克果更嚴重的悲觀主義者，因為他不相信痛苦能使人高尚。不過他也是諷刺作家、警句家，在他眼中，生命和歷史的延續比悲劇還要荒謬。他寫道：「人生是一門賠本生意，得到的報酬遠不如付出的代價。只要看看窮人的世界，他們唯有靠人吃人暫時活下去，活在焦慮和匱乏之中，經常忍受可怕的折磨，直到終於落入死神的懷抱。」在叔本華看來，憂鬱症患者之所以活著，純粹出於基本的生存本能，「這絕對是所有前提的前提。」對於亞里士多德「天才都很憂鬱」的古老看法，叔本華的回應是，任何真正的聰明人都明白「自身的悲慘處境」。叔本華和史威夫特及伏爾泰一樣，篤信工作的價值——不僅因為工作令人振奮，更因為工作能令人分心，不去注意自身本質上的憂鬱。他寫道：「如果我們的世界是奢華安逸的天堂，那麼人類不是無聊至死，就是自殺。」即使肉體歡愉應能讓人脫離絕望，仍只是大自然為了保存人類命脈而賜予人類的必要消遣。「如果兒童的降世是透過純理性的行為，人類還會持續存在嗎？人們難道不會因過於同情下一代，而免除他們活著的重擔嗎？」

尼采實際嘗試讓這些觀點回歸疾病和洞見的特定問題。「我曾經自問，過去的哲學、道德、宗教等一切至高無上的價值，是否都無法和弱者、精神病患及神經衰弱者的價值相比擬：他們是以較輕微的形式，呈現相同的不幸。古代的醫者、甚至今天某些醫生都假定健康與疾病具有本質的不同。事實上，這兩種存在只是程度上的不同：當正常現象過度誇大、失衡、不協調，就形成病態。」

有精神困擾的人和精神病患在十九世紀重新被當成人來看待。他們過去幾百年來一直像動物般活著，如今不管他們想不想，都得模仿中產階級的得體舉止。菲利普・皮內爾（Philippe Pinel）是率先推動精神病患醫療改革的先驅之一，他在一八〇六年出版《精神失常論》（*Treatise*），提出「精神失常的道德療法」，由於「大腦的解剖學和病理學依然混沌未明」，他似乎認為這是唯一可前進的途徑。皮內爾為自己的醫院建立極嚴格的高標準，要求手下幕僚長「必須如溫柔慈愛的父母般，小心謹慎

44《默觀世界》（英譯書名為 *On Contempt for the World*）是十二世紀法國本篤會修道士，克魯尼的伯納德（Bernard of Cluny）最著名的著作。該著作為拉丁文的長篇諷刺詩。

地管理自己監護下的所有業務，絕不可忘記最真誠的慈善精神。他必須非常關心醫院的膳食，連最挑剔的人都沒有機會抱怨。他要求內部人員嚴守紀律，服務病患是他們應盡的職責，他們對病患犯下的任何一例虐待、每一個暴力行為，都會遭到嚴懲。」

十九世紀的主要成就在於建立精神病院的制度，為精神病患提供住院照護。山繆爾・圖克[45]負責管理一家這類機構，他說：「關於憂鬱症病患，我們發現討論他們的鬱悶是非常不智的。我們反其道而行，想盡辦法引導他們運動、散步、談話、閱讀，從事一些無害的休閒活動，不要老想些不愉快的事情。」根據另一家精神病院院長的說法，（相對於上個世紀懲罰性的鐐銬和怪誕的「馴服」手法）這種做法的成效是，「病患的憂鬱症不再因為渴望安慰而惡化，性格也不再如以往那麼誇張。」

精神病院如雨後春筍般冒出來。一八〇七年，在英格蘭總人口中，每一萬人就有二・二六人遭判定精神失常（包括重度憂鬱症患者）。一八四四年，這數字上升為十二・六六，到一八九〇年則為二九・六三。維多利亞時代後期，瘋子的數目是十九世紀初的十三倍，但只有小部分能歸因於精神病患實際增多。事實上，在英國國會兩次制定精神病患法（一八四五年及一八六二年）的十六年間，貧窮的精神病患人數翻倍。這有一部分是因為人們比較願意指出自己的親戚精神失常，一部分是神智正常的標準變得更嚴格，另一部分則要歸因於維多利亞時代的工業主義帶來破壞。對貝德蘭療養院而言病情不夠嚴重的某個病患，在過去只會安靜躲在廚房裡，如今卻得離開狄更斯筆下愉快的英國家庭，被安置在遠離人群的機構，以免干擾社會互動。精神病院讓他得以在群體中從事日常活動，但也使得他不再有親人為伴，無法享受天倫之樂。治癒率升高和這類精神病院增加息息相關。假如精神病院的療養真的能緩解某些人的病情，那麼把原本可能一輩子受苦的人安置在或許能解救他的地方，就幾乎是一種責任了。

這段時期，精神病院的規範經歷了一系列調整。早在一八〇七年，這已是英國國會特別委員會的辯論主題。國會通過的第一個精神病患法案規定每個郡都需提供精神病院以收容貧窮精神病患，包括嚴重憂鬱症患者。一八六二年的修正法案開啟了自願入院禁閉的可能性，出現症狀的患者得到醫療專家的同意後，就可以住進精神病院。這項條款清楚顯示精神病院走過的漫漫長路：以往你必須極度瘋狂，才能住進十八世紀的精神病院。這個時期郡立醫院的營運乃仰賴公家經費，私立精神病院則是靠利潤來維持，有些收容重症病患、登記有案的醫院（例如貝德蘭療養院在一八五〇年收容了四百餘位病人）的資金則來自政府補助和私人慈善捐款。

十九世紀是分門別類的時代。人人都在辯論疾病的本質和範圍，也重新定義過去被簡單歸為憂鬱症的疾病，並將之分類、再分類。偉大的分類和治療理論家一個接一個出現，每個人都認為將前人理論稍作修正，就可促使治療方式突飛猛進。湯瑪斯·貝多斯[46]早在一八〇一年就提出質疑：「是否毋須將精神失常全都歸為同一類，或細分到幾乎每個病例都自成一類。」

美國的班傑明·羅許[47]相信所有的精神失常都是一時的狂熱演變為慢性病。這種情況乃是受外在因素影響。「從事某些行業的人比其他人更容易陷入瘋狂。詩人、畫家、雕刻家、音樂家最容易有此傾向。他們創作時需要發揮想像力和熱情。」羅許有許多病人出現嚴重的妄想型憂鬱症。比方

45 山繆爾·圖克（Samuel Tuke, 1784-1857）為心理衛生制度改革者，管理約克療養院（York Retreat）期間，他採取道德療法，以人道理性方式對待精神病患。
46 湯瑪斯·貝多斯（Thomas Beddoes, 1760-1808）為英國醫生和科學作家，勇於嘗試非傳統的醫療方式。
47 班傑明·羅許（Benjamin Rush, 1746-1813）為美國醫生、政治家、社會改革者、教育家，曾參與美國獨立宣言簽署。

說，有個船長堅信肝臟裡有一匹狼。另外一個病人認為自己是一株植物，需要有人天天替他澆水；有個愛惡作劇的朋友常在他頭上撒尿，想藉著激怒他而產生療癒作用。雖然羅許不像其他人那麼同情病人，同情到接近皮內爾的程度，但是和前人不同的是，他認為應該聆聽病人說話。「無論病人對病情的看法錯得多離譜，他的病仍是真實的疾病，因此在他敘述有關症狀與病因的種種單調乏味的細節時，醫生必須用心聆聽。」

德國學者威廉·葛利辛格[48]回歸到希波克拉底的理念，斷然宣稱：「精神病是大腦的疾病。」雖然他無法確知這些大腦疾病的起源，卻堅持這種病必有源頭，應該找出大腦出了什麼毛病，並加以醫治，不管是預防或治療都好。他接受一種精神疾病轉變為另一種疾病（我們可能稱之為「雙重診斷」）也屬於單一精神病（Einheitspsychose）——原則是所有的精神病都是單一疾病，當你的腦子失靈時，任何問題都有可能在腦中發生。這個原則促使大家接受躁鬱症，了解到在兩種極端狀態之間擺盪的病患可能得的是單一疾病，而不是兩種疾病交替出現。在這樣的基礎上，腦部解剖變得很普遍，尤其是針對自殺案例。

葛利辛格率先提出一個觀念：有的精神病可以治療，有的則能治癒。大多數的精神病院根據他的理論，開始將病人分成兩類，一類有機會康復並回歸正常生活，另一類則較令人絕望。儘管真正的瘋子依然過著悲慘生活，其他患者的生活已開始變得比較正常。再度把憂鬱症患者當一般人看待，讓他們不至於淪落到需要完全依賴他人的地步。同時，葛利辛格的研究路線開始入侵宗教範疇；維多利亞時代晚期的社會規範開始改變，或多或少和新興的大腦醫療模式有關。

憂鬱症在葛利辛格手中開始徹底醫療化。米歇爾·傅柯[49]在二十世紀最具影響力的精神病史中指出，這些都屬於社會控制的宏大計畫，涉及殖民主義及為了鞏固富裕統治階級對底層賤民的控制。覺得人生太過辛苦的人被歸類為「病人」，並排除在社會之外，統治階級藉此將不人道的社會壓力和困難強加於人民頭上，而有些較不受控制的不幸民眾可能會起身反抗。要有效壓制工業革命下的無產階級，就必須移除瀕臨自毀邊緣的人，以免他們對周遭的人形成警示，從而激起革命。

傅柯的書是很好的讀物，但他造成的影響比他描述的對象更加瘋狂。憂鬱症患者無法發動革命，因為他們幾乎連下床穿鞋襪都很難。我陷入憂鬱時，要我參加改革運動，就跟我登基成為西班牙國王一樣毫無可能。真正的憂鬱症患者不是因為住進精神病院而銷聲匿跡。他們總是幾乎隱形，因為憂鬱症會切斷他們的社會聯繫和旁人的支持。當一個人陷入嚴重憂鬱時，無產階級（或任何階級）其他成員的反應通常是厭惡和不安。本身沒有憂鬱症的人不喜歡看到憂鬱症，因為那會讓他們惶恐不安，並引發焦慮。說嚴重憂鬱症患者「被帶離」原生環境，是在否認事實，事實是原生環境排斥他們，一向以來都盡其所能排斥他們。保守派議員沒有到大街小巷拉患者入院；精神病院人滿為患，裡面都是由家人送來的病人。試圖定義誰是社會陰謀者，就像一本沒完沒了、但其實書中每個人物都是自然死亡的克莉絲蒂推理小說。

精神病院人滿為患，部分肇因於維多利亞時代晚期人民普遍的疏離感，當時的人以不同形式描述過這種現象，從社會秩序的支柱（比方說丁尼生或湯瑪斯．卡萊爾[50]）到狂熱的改革者（狄更

48 威廉．葛利辛格（W. Griesinger, 1817-1868）為德國精神病學家，他認為精神病患應融入社會，曾推動精神病院制度的改革，提議將短期住院和自然支持系統緊密結合。

49 米歇爾．傅柯（Michel Foucault, 1926-1984）為法國哲學家與思想史家，重要著作有《古典時代瘋狂史》、《臨床醫學的誕生》、《知識考古學》、《規訓與懲罰》、《性史》三卷等。

斯或雨果），再到頹廢的社會邊緣人（王爾德或若利斯－卡爾．尤斯曼斯[51]）。卡萊爾的《衣裳哲學》（*Sartor Resartus*）記載了人們在過度擁擠的世界中感到疏離，這是一種舉世共通的憂鬱，預示了布萊克特和卡繆的出現。「對我而言，宇宙中充滿聲音，生命的聲音、意圖的聲音、意志的聲音，甚至敵意的聲音——宇宙是一部廣大無邊、麻木的蒸汽機，漠然地不停轉動，將我的肋骨一根根碾碎。」後來又寫道：「我生活在持續不斷、無邊無際、令人衰弱的恐懼中，不知為何顫抖、膽怯、擔憂，彷彿天上地下的一切都會傷害我，彷彿天與地只是噬人怪獸的無邊大口，而我忐忑不安地等著遭到吞噬。」

在這悲傷的時代，如何忍受生活本身的煎熬重擔？美國哲學家威廉．詹姆斯（William James）直接探討這個問題，並正確指出早期現代主義者之所以感到疏離，顯然是因為信仰崩解了，不再毫不質疑地相信至高無上的仁慈造物主。雖然詹姆斯本身堅信個人信條，但他也能敏銳解讀背棄信仰的過程。他寫道：「身在十九世紀，我們有演化論和機械哲學，對於大自然已有太公正、太透澈的了解，以至於任何神，只要大自然能充分表達出祂的性質，我們都不再毫無保留地崇拜。對於這樣的娼妓，我們無需擁戴。」他對一群哈佛大學學生講話時表示：「你們之中有很多人研究哲學，而且已覺察到自身的懷疑態度及不真實，這是過度挖掘事情的抽象根源所導致。」他還提到科學的勝利，「大自然的物理秩序，純就科學所知，並無法透露出任何和諧的精神意圖，只不過是天氣罷了。」這是維多利亞時期憂鬱症的本質。在人類歷史中，有強烈信仰和較缺乏信仰的時代交互更替，但放棄了上帝的概念，也不再追求意義之後，人類從此開始忍受痛苦的煎熬，比自認遭到全能上帝拋棄的人，感受到更深沉的悲傷。深信自己遭人強烈憎惡，是一大痛苦，但發現自己在巨大虛空中完全無人在意，這樣的孤獨感是更早的年代所無法想像的。馬修．阿諾德（Matthew Arnold）描述這樣的絕望：

這世界，似乎有如夢土
靜臥在我們眼前，
如此多變，如此美麗，如此新奇，
其實，卻沒有喜悅，沒有愛，也沒有光明，
無法預測，無法安寧，無法緩解痛苦；
而我們彷彿置身黑暗平原
陷入奮戰與逃亡的驚恐慌亂，
無知的軍隊在黑夜中交戰。

322

這是現代憂鬱症的形式，失去上帝的危機比受到上帝詛咒的危機更加常見。

若說詹姆斯定義了我們以為的真實和哲學所揭露的真實之間的哲學鴻溝，那麼，名醫亨利．莫斯里（Henry Maudsley）則定義了隨之而來的醫療鴻溝。莫斯里率先描繪了雖能認出卻無法自行消除的憂鬱。他評論道：「哭泣是很自然的事，然而我認識一個憂鬱男子，只因蒼蠅落在額頭上，眼淚就突然奪眶而出，這可就不太自然了。彷彿有一片紗落在他和（物體）之間。的確，他和物體之間最厚的那層紗莫過於了無生趣。他的狀態連自己都大惑不解。宗教帶來的希望及哲學的慰藉，在你

50 湯瑪斯．卡萊爾（Thomas Carlyle，1795-1881）為蘇格蘭哲學家、散文家、歷史學家，代表作有《英雄與英雄崇拜》、《法國革命史》等。

51 若利斯－卡爾．尤斯曼斯（Joris-Karl Huysmans，1848-1907）為法國作家，前期擁護自然主義，之後轉向象徵主義，著名作品為《逆流》（*Rebours*）。

不需要時如此啟發人心，在你最需要時卻無能為力，比毫無意義的言辭好不了多少。沒有真正的發狂這回事，只有因深沉痛苦而心靈麻痺。儘管如此，他們所受的折磨比真正的瘋子更加激烈，因為他們的心靈尚屬完整，足以感受並察覺自身的悲慘狀態，因此更可能透過自殺來自我了結。」

喬治．薩維吉（George H. Savage）論及精神失常和精神官能症，談到至少需要在哲學和醫學間搭起橋樑。他寫道：「將身體和心靈分開治療，區分身體症狀和精神症狀，可能很方便，卻不明智。憂鬱症是一種精神抑鬱寡歡的狀態，無論從其與表面原因的關聯，或從其呈現出來的特殊形式來看，這樣的慘況都不合理，這種精神痛苦取決於身體變化，並非直接與環境相關。悲傷的飽和溶液導致妄想結晶，從此具有明確的形式。」

•　•　•

對憂鬱症的治療和理解，在二十世紀出現了兩個主要運動。一個是精神分析，近年衍生出關於心靈的各種社會科學理論。另一個是心理生物學，已成為更絕對的分類法的基礎。兩股運動都不時根據真實情況提出更令人信服的主張，但有時也出現荒唐可笑的說法。兩方都提出某種程度的真正洞見及從中衍生的謬論。兩個運動都進行一種近似宗教的自我神祕化，這樣的事情如果發生在人類學、心臟病學或古生物學界，大家一定會笑掉大牙。實際情況無疑結合了兩派的要素，儘管兩者相加絕不等於全部的真理，不過每個學派評估另一派學說時的競爭心態，在許多情況下產生的過度論述，比十七世紀波頓的《憂鬱的剖析》還不正確。

關於憂鬱症的現代思維，其實發端於佛洛伊德在一八九五年出版的《給弗里斯的信件》（*Fliess*

Papers）。佛洛伊德提出的無意識取代了靈魂的普遍觀念，為憂鬱症建立了新的病因和新的探討焦點。同時，克雷佩林發表的精神疾病分類，定義了我們今天所知的憂鬱症。兩人各自代表心理學和生化學對精神疾病的解釋，造成精神健康學派的分歧，那是我們今天設法消弭的裂痕。儘管這兩種憂鬱症版本的互不相容危害了現代人對憂鬱症的思考，但這兩種各持己見的觀念本身都有相當的意義，如果沒有這些平行發展的觀念，我們不可能追求整合的智慧。

儘管形式扭曲，精神分析的構想架構已存在多年。精神分析其實和過去流行了一段時間的放血療法十分相似。兩者都基於一個假設：人的內在有些什麼東西阻礙了心智正常運作。放血是透過將有害的體液實際從身體中排出，以去除有害體液；心理動力治療則是將已遺忘或壓抑的創傷記憶從潛意識中挖掘出來，以消除創傷。佛洛伊德指出，憂鬱症是一種哀悼的形式，源於一種喪失了原欲，喪失了食欲或性慾的感受。「原欲強大的人容易有焦慮型精神官能症，原欲薄弱的人則容易得憂鬱症。」他稱憂鬱症的「作用是抽吸鄰近的興奮」，造成「內出血」、「創傷」。

第一個以精神分析方式清楚描述憂鬱症的人並非佛洛伊德，而是亞伯拉罕，他在一九一一年針對這個主題發表的文章迄今仍是權威論述。亞伯拉罕一開始先明確說明焦慮症和憂鬱症乃「彼此相關，就如同恐懼和悲傷也彼此相關。我們害怕即將來臨的災禍，我們悲痛已發生的不幸」。所以焦慮是為即將發生的事憂煩，而憂鬱則是為已發生的事憂煩。在亞伯拉罕看來，一個情況往往伴隨著另一個情況而至，精神的痛苦不可能單純只和過去或未來相關。亞伯拉罕認為，當你明知自己不該擁有某個東西，也不打算設法獲取，卻仍然很想得到，就會出現焦慮；但如果你很想要某個東西，也努力爭取，卻仍然得不到，就會陷入憂鬱。亞伯拉罕說，當恨阻礙了愛的能力時，憂鬱便會發生。當愛遭到拒絕時，人會偏執地認為全世界都反對他，因此也憎恨全世界。但他不願對自己承認心中有這樣的恨意，因此發展出「未完全壓抑的施虐癖」。

根據亞伯拉罕的說法，「只要出現嚴重的施虐癖，通常也會相應地出現嚴重憂鬱。」病人往往因為這種施虐心態，而不自覺地從自己的憂鬱中得到些許快感。亞伯拉罕為許多憂鬱症患者作精神分析，聲稱他們的病情獲得大幅改善，究竟這些病人是因真實洞察而得到救贖，或只是從知識概念得到慰藉，就不得而知了。亞伯拉罕最後承認，引發憂鬱症的創傷也可能帶來其他症狀，「我們目前完全不清楚為何有些人會如此，而其他人的發展又不一樣。」套用他的話來說，這是「治療性虛無主義的僵局」。

六年後，佛洛伊德寫下影響深遠的短文〈哀悼與憂鬱〉，當今對憂鬱症的理解受到這篇文章的影響，可能遠甚於其他任何一篇文章。佛洛伊德質疑所謂憂鬱症的一致性。憂鬱症的定義「即使在描述心理學中都起伏不定」。還有，佛洛伊德問，我們拚命想緩解的許多憂鬱症狀，在哀悼時也會出現，又要怎麼說呢？「我從來不會將之視為病態，把哀傷的人送去治療……我們認為任何介入都是不好的，甚至有害的……只是因為我們……很清楚應該如何解釋，才不會把這樣的態度當作病態。」（今天不見得仍是如此。《新英格蘭醫學期刊》最近刊登的一篇論文主張：「由於正常失親也可能導致重度憂鬱症，哀傷者的憂鬱症狀如已持續兩個月以上，就應施以抗憂鬱劑治療。」）憂鬱症患者的自尊心會下降。佛洛伊德寫道：「悲傷時，世界變得貧乏空虛；憂鬱時，則是自我本身（變得貧乏空虛）。」哀悼者是因真實的死亡而憂傷，憂鬱症患者卻是因不完整的愛造成的矛盾感受而憂傷。

沒有人願意捨棄自己的慾望客體。不甘願的失去往往導致自尊喪失，佛洛伊德假定這也是一種無意識——有意識的失去帶來的痛苦通常會隨時間而逐漸平復。佛洛伊德認為憂鬱者的自責其實是對世界的抱怨，他的自我早已一分為二：發出控訴的自我具有威脅性，被指責的自我則膽小怯懦。佛洛伊德在憂鬱症狀中看到這樣的衝突，比方說，被指責的自我想要睡覺，但具威脅性的自我則用失眠作為懲罰。憂鬱症在此，其實是自我的一致性崩潰了。當所愛的客體搖擺不定時，憤怒的憂鬱患者會展開復仇；然而他把怒氣導向自己，以免傷害愛人。佛洛伊德寫道：「正是這樣的施虐心態，也唯有這樣的施虐心態，解開了謎團。」甚至自殺傾向都是把虐待他人的衝動重新導向自己。自我的分裂是將所愛之人內化的一種方式。如果你指責自己，你情感的客體始終都存在；如果你指責別人，他可能會死亡或離開，只留下你自己，你的情感就失去了客體。佛洛伊德寫道：「藉著逃進自我裡面，避免了愛的灰飛煙滅。」無法忍受失去與背叛會導致自責型的自戀，並引發憂鬱症狀。

亞伯拉罕在回應〈哀悼與憂鬱〉時指出，憂鬱症有兩個階段：失去愛的客體，以及透過內化而重建愛的客體。他形容憂鬱症源自遺傳因素，是原欲固著於失去的母親乳房，是因為曾實際遭母親拒絕或感受到母親排斥的幼年自戀創傷，而這種最初的失望模式往後又不斷重複。「對愛感到失望會導致憂鬱來襲。」他寫道，而憂鬱症患者會「貪得無厭地」渴求關注。

我們很容易在人生中應用佛洛伊德和亞伯拉罕的洞見，雖然是採取有些簡化的方式。我第一次崩潰時，母親過世把我整個擊垮，不管在夢中、在想像中或寫作的時候，都把她融入我的自我中。失去母親的痛苦讓我怒不可遏，我後悔曾帶給母親諸多痛苦，也後悔自己內心錯綜複雜縈繞不去的感覺，她的死亡先發制人地完全結束了我們的關係。我相信衝突和自責的內在系統在我的崩潰過程中扮演重要角色，也是我小說的核心。我後悔破壞了隱私，因為家母十分重視節制。無論如何，我仍然決定出版小說，因此某種程度覺得擺脫了內心的惡魔，但也讓我感覺忤逆了母親，因此十分內疚。到了需要大聲朗讀作品、公開我做的好事時，自責開始將我吞噬。我愈是試圖不去思考母親在相同處境時會怎麼辦，「內化的愛的客體」（母親）就愈來攪局。我第一次崩潰的第二個原因是對愛情的失望，第三次崩潰則由一段失敗的關係所引起，我在裡面投注了全部的信念和希望。這一回，沒有那麼多複雜的因素。當朋友說我該震怒時，我只感到絕望和自我懷疑。我不斷藉由指責自己來指責別人。我把注意力固著在我迫切希望得到關注的對象身上，他雖不在場，卻活在我心中。我的焦慮似乎密切依循我的童年模式以及我失去母親的經驗。喔，這裡絕對不缺內化的施虐狂！

每一位精神分析的重要擁護者都進一步精進了這些理論。梅蘭妮．克萊恩[52]主張，失去哺餵的乳房是每個小孩必然會有的悲傷經驗。小嬰兒渴望乳汁時尖聲呼喚，得到後則完全滿足，有如置身天堂。只要聽過嬰兒肚子餓時的哭喊尖叫，就知道嬰兒在想喝奶而不可得的當下是多麼怒不可遏。我撰寫這本書時，正好姪兒誕生。望著初生不到一個月的姪兒，我看到（或投射出）和我的心情十分相似的掙扎與滿足，而且即使他媽媽只花幾秒鐘就抱起他，把他放在胸前哺乳，我仍在那幾秒間看到近似憂鬱的神情。我快完成本書時，小姪兒開始斷奶，對於需放棄乳房，他顯得一點也不開心。克萊恩寫道：「在我看來，小嬰兒的憂鬱心理位置是兒童發展過程中十分重要的狀態。正常的兒童發展及其愛的能力似乎有很大部分要看自我如何度過這個節點位置。」

法國精神分析家更往前跨出大步。雅克．哈桑（Jacques Hassoun）將憂鬱症的觀念引進雅克．拉康（Jacques Lacan）的人類解構理論，在他看來，憂鬱是第三種激情，和可能引發憂鬱的愛或恨一樣強烈而迫切。對哈桑來說，自主無不帶著焦慮。哈桑說，陷入憂鬱時，我們沒有與他者適度地分開，認為自己與世界無縫相接。原欲的本質是對他者的渴求，既然我們在憂鬱時無法感知到另一個獨立個體，也就失去了欲望的基礎。我們不是因為與渴求的東西迥然相異而憂鬱，而是因為我們與渴求的東西已合而為一。

佛洛伊德是精神分析之父，克雷佩林則是心理生物學之父。克雷佩林將後天罹患的精神病與遺傳性精神病區分開來。他認為所有的精神病都有內在的生化基礎。他說有些病是永久性疾病，有些則是退化性疾病。克雷佩林為精神病的混亂世界帶來秩序。他認為，有些容易定義、各自獨立的特定病症，每一種都有其與眾不同的特性，而且最重要的是，也都能依時間來掌握其可預測的結果。他的基本主張雖不見得正確，卻非常有用，讓精神科醫生有一些基本依據來評估病症。

他把憂鬱症分成三類，三者彼此相關。他寫道，最輕微的憂鬱症「逐漸出現某種心智遲滯，思考變得困難，病人發現自己很難做決定和自我表達。他們在閱讀或平常交談時也要很辛苦才能跟上思路。他們喪失平時對周遭的興趣，聯想過程明顯變得遲緩。他們沒有話要說，缺乏想法，思想貧乏。他們顯得沉悶遲鈍，說自己很疲憊，筋疲力盡。病人只看到人生的陰暗面」，諸如此類。克雷佩林的結論是：「這種憂鬱形式會經歷頗為一致的歷程，沒有太多變化。病情會是漸進的改善，持續時間從幾個月到一年多不等。」第二種形式包括消化不良、皮膚失去光澤、頭腦麻木、作焦慮的夢等。「這類憂鬱症的歷程會出現不同變化，包括部分緩解，以及非常緩的改善，持續時間從六個月到十八個月。」第三種形式包含「不一致、如夢般的妄想和幻覺」。經常都變成長期狀態。

克雷佩林指出，整體而言，「預後情況不佳，只有三分之一的病患順利康復，其餘三分之二的精神狀態每況愈下。」他開出「休息」的處方，「使用鴉片或嗎啡，且劑量逐漸增加。」此外還有各種飲食限制。他列出憂鬱症的起因：「遺傳缺陷是最重要的原因，有七、八成病例都是如此。」他

52 梅蘭妮．克萊恩（Melanie Klein, 1882-1960）為英國精神分析師，被今天的精神分析界譽為客體關係理論及兒童精神分析的創始者。

並推斷：「外在因素除了妊娠之外，飲酒過度可能最重要。其他包括精神受到劇烈衝擊、剝奪感、重病等。」分裂的自我或對乳房的口腔期固著依戀之類的複雜原理在此沒有什麼解釋的空間。克雷佩林讓精神病的診斷變得清晰明確，一位同輩形容為「邏輯和美學上的必要」。雖然這樣的清楚明白令人安心，卻往往是錯的。克雷佩林不得不在一九二〇年承認，他的假設唯有在限定條件下才成立。他開始接受愈來愈多人相信的智慧：疾病都很複雜。加拿大醫生威廉・奧斯勒爵士（Sir William Osler）歸納出新的思考方式，他寫道：「不要告訴我病人得的是哪一種病，只要告訴我生病的是哪種類型的病人！」

阿道夫・麥爾（Adolf Meyer）是移民到美國的瑞士人，深受詹姆斯和杜威等美國哲學家的影響，觀點務實，且調和了各種對立的身心觀點——他對克雷佩林和佛洛伊德都感到不耐。他的原理一說明清楚，就顯得相當合理，合理到像是老生常談。麥爾終究如此評論克雷佩林：「試圖解釋歇斯底里發作或妄想系統是出於假定的細胞變化（我們尚無法理解和證實），這在目前的組織生理學發展階段是無謂之舉。」他稱這類科學的偽精確性乃是「神經學化的套套邏輯」。另一方面，他也認為精神分析的熱潮既過火又愚蠢。他說：「企圖發明一大堆新名詞，很快就會遭到反撲。」又說：「基於常識，我不可能未經思辨就全盤接受人類一定是什麼樣子和應該如何運作的理論。」他觀察到「避開無用的謎團，能釋放出大量的新能量」。最後他問道：「如果那處方只是針對某些模糊的障礙，而患者的機能失調已提供了明顯且可控的實際狀況，可作為治療的依據，我們又何須堅持那是『生理疾病』？」這是精神醫學走向動力治療的開端。麥爾相信人類有無窮的適應力，並具體展現在思想的可塑性上。他不認為每個新病人的經驗都會帶出絕對的定義和偉大的洞見。他認為治療必須奠基於對個別病人的理解，他告訴學生，每個病人「在本質上都是一場實驗」。病人很可能有這樣的遺傳體質，但遺傳來的東西並不表示就不可改變。麥爾後來成為約翰霍普金斯醫院精神醫學部主任，那在當時是美國最卓越的醫學院，而他訓練出整個世代的美國精神科醫師。他的妻子瑪麗．布魯克斯．麥爾（Mary Brooks Meyer）成為全球第一位精神科社工。

麥爾探討佛洛伊德那套嬰兒期經驗決定命運的觀念，以及克雷佩林那套遺傳決定命運的想法，提出美國特有的行為控制學說。他最大的貢獻是，相信人有改變的能力——不但能擺脫錯誤的想法，並靠藥物治療擺脫生物決定論，而且能學會較不容易得精神病的生活方式。他特別關注社會環境。美國這陌生新國度（人們來到這裡並重新發現自我）令他激動不已，他鼓吹一種自我轉化的熱情，那是半帶著自由女神像、半帶著開疆闢土精神的熱情。他稱外科醫生為「手作人」，內科醫生為「藥品使用者」，精神科醫生則是「傳記使用者」。他在晚年表示：「醫療的目標尤其是要讓醫療變得毫無必要：目標是要影響人類生活，讓今天的醫療在明天只不過是常識。」這正是麥爾的成就。閱讀他的論述，你會發現，他在醫學上實現了林肯和傑弗遜等政治家及霍桑和惠特曼等文學家提倡的理想。這是平等單純的理想，剝除外在的修飾，展現每個人的基本人性。

從精神分析和生化領域揭露的憂鬱症真相，加上演化論的詮釋，使人類陷入新的孤立和疏離。麥爾針對美國病患所做的努力極具建設性，然而歐洲人卻沒有輕易接受他的想法，反而在二十世紀中葉產生根植於荒蕪的新哲學，包括卡繆、沙特、貝克特等人的存在主義。卡繆描繪出沒有理由繼續活下去、也沒有理由結束生命的荒謬。沙特一頭栽進更絕望的世界，他在第一本書中談到存在主義絕望的開始時，描述了許多現代憂鬱症的症狀。《嘔吐》的主人翁說：「我不能再懷疑了。我身上發生了一些事，那像疾病一樣發生，不像平常的確定之事，不像任何明顯的事，而是狡猾地一點一點出現，讓我覺得有些奇怪，有點困擾，如此而已。它一旦形成，就不走了，靜靜待著，而我說服自己，不要緊，是假警報。如今它變得強大了。」他稍後又說：「現在我明白：事情完全就是表面看起來那樣——而在後面是一片空無。我存在——這世界存在——我知道這世界存在，如此而已。這對我來說無關緊要。奇怪的是，我覺得什麼都無所謂，這把我嚇壞了。」最後：「我蒼白的倒影在意識中晃動……突然之間，『我』愈來愈蒼白，愈來愈蒼白，漸漸淡出、消失。」這是意義的終結，一個人不再代表任何意義。還有什麼比說「我」消失了，更能夠說明自我正逐漸縮萎？相較於貝克特的重要作品裡，無論工作或任何事情都無法帶來短暫救贖，《嘔吐》算是描繪出一片歡樂景象。對貝克特而言，感覺即是討厭的事物。他在小說中寫道：「但我到底有沒有出生，是否活著，已經死去，或即將死去，有什麼關係呢。我會繼續做我一直在做的事，但不知道自己在做什麼，也不清楚我是誰，我在哪裡，是否存在。」他在另一部作品中描述：「淚水從我睜大的眼睛順著臉頰流下來，我為何不時如此哭泣？沒什麼好傷心的。也許我的腦子液化了。過去的歡樂早已在我的記憶中消失，彷彿一切都不曾發生過。如果我完成了其他自然機能，也是無意識的完成。」還有誰比他更淒涼無望。

二十世紀中葉，憂鬱症的神經科學界深受兩個問題困擾。一個問題是情緒狀態在腦中是以電或是以化學脈衝的方式傳遞。最初的假設是，大腦如果發生化學反應，應是電脈衝的附帶作用，但沒有任何證據支持這種說法。第二個問題是，內因的神經官能性憂鬱症和外因的反應性憂鬱症之間是否真有差異。內因性憂鬱症似乎都有外在的促成因素；反應性憂鬱症則經常源於患者終生對環境情勢的不良反應，意味著患者對此外在因素有其內在的易感性。各種實驗都「顯示」，某種憂鬱症會對某種治療方式有反應，另一種憂鬱症又對另一種治療方式有反應。甚至直到二十世紀最後二十五年，大家才接受所有憂鬱症都涉及基因與環境的交互作用。

雖然這有部分是因為現代思想對此問題原本就有分歧，但也有部分乃肇因於更古老的問題。憂鬱症患者很不喜歡自己在面對別人可忍受的困難時陷入崩潰，所以聲稱憂鬱症乃是由患者無法控制的內在化學反應所引發，符合社會利益。中世紀的人往往因羞愧而隱瞞自己的病情，二十世紀下半葉的憂鬱症患者也是如此——除非他們能聲稱自己得的是內因性憂鬱症，是祖先傳下來的，沒有任何外在因素，純粹是遺傳基因作祟，沒有任何思路可以產生任何作用。抗憂鬱藥正是在這樣的背景下大大流行起來。由於藥效乃是在體內作用，且相對不容易理解，因此藥物一定影響了我們的意識從來無法控制的某種機制。服用這些藥物有如雇用私人司機般奢華舒適，你只需輕輕鬆鬆坐在轎車後座，讓別人去應付交通號誌、警察、糟糕的天氣、交通規則、怎麼繞路等種種挑戰就好。

抗憂鬱藥是在一九五〇年代初期發明的，這個故事最動人的版本是，有一群病人因罹患肺結核而遭隔離，醫生讓他們服用名叫「異菸鹼異丙醯肼」的新藥，原本是要改善肺部，病人卻莫名其妙變得興高采烈。沒多久，醫生就把這種藥物用在非肺結核病患身上（這種藥對肺結核沒什麼效），也就是說，是藥物的發明在先，然後才發現其作用方式。事實上，這偉大的洞見究竟是率先由內森·克萊因（Nathan Kline）提出（克萊因在美國發現了異菸鹼異丙醯肼這種單胺氧化酶抑制劑），還是盧瑞（Max Lurie）與薩爾澤（〔Harry Salzer〕他倆同樣在不清楚藥物機制的情況下，在美國展現異菸鹼醯肼錠的早期良好藥效），抑或羅蘭·孔恩（〔Roland Kuhn〕在德國工作的孔恩發現三環抗憂鬱藥伊米帕明的抗憂鬱特性），這個問題引發由國家主義與自尊心驅動的廣泛爭辯。由於異菸鹼異丙醯肼會引起黃疸，新藥上市後沒多久藥廠就把藥品下架了。異菸鹼醯肼錠從來不曾廣泛流通。今天，伊米帕明已是世界衛生組織正式認可的抗憂鬱藥，在百憂解問世前也一直是第一線的抗憂鬱藥物。孔恩對這些藥物的興趣其實是從分類的角度出發，他認為可以利用這些藥物解決德國精神病學界自克雷佩林以降一直念念不忘的分類問題。另一方面，克萊因從精神分析出發，在試圖證明一個理論（自我能量位於何方）時，發現了這種藥。盧瑞和薩爾澤是務實派。雖然孔恩的藥最成功，他的意圖卻落空了：從病患對這種藥物的反應理不出什麼明顯的邏輯，所以無法藉此定義憂鬱症的類型。另一方面，曾希望幫助病患處理舊日創傷的克萊因訝異地發現，許多病患根本不再在意過去的創傷。盧瑞和薩爾澤只是想讓憂鬱症患者不再那麼憂鬱，他們最接近自己設定的目標。

發現抗憂鬱藥固然令人振奮，但釐清抗憂鬱藥如何運作及為何有效，則是另一回事。神經傳導物質理論在一九〇五年出現，而乙醯膽鹼是一九一四年分離出來，並在一九二一年展示了功效。一九三三年，科學家分離出血清素。一九五四年，學者提出大腦血清素可能和情緒功能相關。一九五五年，《科學》（*Science*）刊登的文章指出，在某些情況下，行為是生物機能的直接結果。可明顯降低大腦血清素濃度的藥物會在動物身上產生鎮靜作用，或令牠抽搐。之後，另一位研究人員在同一年發現，相同的藥物也會降低去甲腎上腺素這種神經傳導物質的濃度。設法提升去甲腎上腺素濃度，似乎能讓動物的行為恢復正常——但結果是去甲腎上腺素仍然處於枯竭，不受藥物影響。事後發現，藥物的增強效果乃是作用於另一種神經傳導物質多巴胺。去甲腎上腺素、腎上腺素、多巴胺、血清素，都屬於化學的「單胺類」（因為化學結構中都有單一胺環，故得此名），業界開始採用的新藥是單胺氧化酶抑制劑，這種藥能有效提高血液中的單胺含量（氧化作用會分解單胺，單胺氧化酶抑制劑則能防止氧化）。

已顯示藥效的三環類抗憂鬱藥原本應有相同的作用，但測試結果顯示，三環類藥物降低了血液中的去甲腎上腺素濃度。進一步的實驗顯示，去甲腎上腺素雖然無法在血液中自由流動，仍然存在於體內。後來任職於美國國家心理衛生研究院的美國科學家朱里亞斯．艾索羅德（Julius Axelrod）提出「再吸收」的概念。去甲腎上腺素釋放出來，在被稱為「突觸間隙」的無主地帶發揮某種作用（有些甚至掉出間隙之外，被代謝掉了），然後再重新被吸回原本釋放它的相同神經中。艾索羅德在一九七〇年得到諾貝爾獎，後來他說，假如他當時懂得更多，就絕不可能提出如此影響深遠的假設。然而他的想法確實奏效。很快就證明三環類藥物能阻斷再吸收機制，增加突觸間隙的去甲腎上腺素，而不會提高人體內及血液中的去甲腎上腺素濃度。

接下來二十年，科學家爭辯的是哪些神經傳導物質才真正重要。最初科學家以為血清素最重要，如今新的見解取而代之，認為去甲腎上腺素會嚴重影響心情。約瑟夫．希爾德克勞特（Joseph Schildkraut）一九六五年發表於《美國精神病學期刊》（*The American Journal of Psychiatry*）的文章整合所有資訊後，提出一個連貫性的理論：情緒乃是由去甲腎上腺素、腎上腺素、多巴胺來調節（三者合稱為「兒茶酚胺」），單胺氧化酶抑制劑可防止這些物質分解，因此提高這些物質在大腦中及在突觸間隙的含量；而三環類抗憂鬱藥藉由抑制再吸收，也能增加突觸間隙中的兒茶酚胺含量。

這個理論的發布，標示精神分析家和神經生物學家從此分道揚鑣。雖然突觸間隙理論事實上和自我昇華理論並非完全不相容，但兩種理論的差異實在太大，兩邊的支持者大都認為不可能兩者都對。近年來學者針對抗憂鬱藥物作用的假設提出令人信服的有效質疑，並檢視希爾德克勞特深具影響力的論點有何漏洞。許多新論點都十分複雜而技術性，但重點在於，雖然有些化合物會影響兒茶酚胺含量，也是有效的抗憂鬱藥，但我們仍然不清楚兩個事實之間的關聯。更廣泛的研究顯示，許多物質雖然會影響大腦的兒茶酚胺含量，卻沒有抗憂鬱的效果。

血清素理論乃直接衍生自希爾德克勞特的理論，兩者十分相似，只是牽涉到不同的神經傳導物質。關於突觸間隙中神經傳導物質數量的再吸收理論孕育了受體理論，受體理論著眼於神經傳導物質的目的地，而非神經傳導物質本身。這些理論指出，如果受體沒有正確運作，即使神經傳導物質仍十分充裕，大腦會表現得好像神經傳導物質已大量耗損。神經傳導物質濃度高時，可能導致受體變得遲鈍。一群蘇格蘭科學家率先在一九七二年提出的受體理論，幾乎像再吸收理論般漏洞百出：有些和受體結合的物質沒有抗憂鬱的特性，有些很有效的抗憂鬱藥（例如米安色林和伊普吲哚）無法和受體結合或影響神經傳導物質濃度。更何況受體並不穩定，並非可讓船隻一再回來停泊的港口。受體會經常變化，而且腦中的受體數量也很容易改變。藥物進入體內不到半小時，就可改變突觸間隙中神經傳導物質的濃度，以及受體的數目和位置。

一九七六年發表的一項理論主張，早期抗憂鬱藥的反應之所以延遲，是因為大多數抗憂鬱藥服用幾個星期後，會令一組受體（β腎上腺素受體）變得遲鈍。這是另外一個既未證實也未證否的理論，事實上，在選擇性血清素回收抑制劑問世，並試圖重新定義憂鬱症為血清素系統的問題後，這類理論大半受到忽視。阿爾維德．卡爾森[53]早在一九六九就主張，現有抗憂鬱藥之所以有效，可能是因為對血清素產生的邊際效應，而不是這些藥物對去甲腎上腺素、腎上腺素、多巴胺發揮的主要功效。他跟抗憂鬱藥的主要生產商之一嘉基公司（Geigy）提出這個想法，但嘉基公司表示，他們對於針對血清素系統的抗憂鬱藥不感興趣。同時，一群瑞典科學家開始進行改變既有抗憂鬱藥結構的實驗，並在一九七一年開發出第一種血清素藥物。經過九年的試驗，新藥於一九八〇年在歐洲上市。不幸的是，就像之前幾種充滿希望的藥物一樣，新藥有嚴重的副作用，儘管臨床表現很好，卻很快就下市了。卡爾森和丹麥研究人員合作，在一九八六年發表西肽普蘭，也就是喜普妙，這是第一個可使用的血清素藥物，而且依然是歐洲最受歡迎的血清素藥物。當更多關於這些藥物作用模式的理論出現又沉沒時，任職於禮來公司的美國科學家汪大衛在一九七二年開發出另外一種叫「氟西汀」的血清素藥物。禮來公司原想要把這種藥當成降血壓藥，但並非特別有效，於是在一九八〇年代開始思考當成抗憂鬱藥的可能性。一九八七年，禮來以百憂解之名推出該藥。其他的選擇性血清素回收抑制劑很快跟進。氟伏沙明（無鬱寧）已在歐洲問世，很快也在美國上市。舍曲林（樂復得）、帕羅西汀（克憂果）、萬拉法辛（速悅）都在十年內問世。這些化合物都能阻斷血清素再吸收，結構各異，具多重功效。

憂鬱症的最新科學發展呼應了希波克拉底的主張：憂鬱症是大腦的疾病，可用口服藥物來治療。二十一世紀的科學家比西元前五世紀的科學家更擅長研製藥物，但基本看法仍回歸原點。在此同時，社會理論也呼應亞里士多德的思考模式，儘管某些心理治療方式日益精進，已經比古早時代老祖先的療法成熟許多。但最令人苦惱的是，這兩派觀點依然爭論不休，彷彿真理不存在於兩者之間，而在他處。

53 卡爾森（Arvid Carlsson, 1923-2018）為瑞典科學家，諾貝爾生理學或醫學獎得主，最著名的成就是對多巴胺之類的神經傳導物質的研究。

9
貧窮
Poverty

憂鬱症會跨越階級界線，但憂鬱症的治療卻不會。也就是說，大多數既窮且憂鬱的人會一直貧窮而憂鬱。事實上，他們又窮又憂鬱的時間愈久，貧窮及憂鬱的程度都會加深。貧窮令人憂鬱，而憂鬱也招致貧窮，引發功能失調和孤立。窮人的謙卑是一種聽天由命，相同狀況換成是有權有勢的人，會要求立即治療。貧窮的憂鬱症患者認為自己極端無助，以至於既不尋求也不接受援助。貧窮的憂鬱症患者被世上其他人遺棄，而他們也會拋棄自己，因而失去最重要的人性：自由意志。

中產階級若是得了憂鬱症，還比較容易察覺。原本你的生活大致上還不錯，突然之間總是心情很糟，無法應付高層次的運作，也不想上班，覺得無法掌控自己的人生。你似乎什麼都做不成，而且經驗本身也變得毫無意義。當你變得愈來愈孤僻，接近木然的地步，你開始引起朋友、同事和家人的注意，他們無法理解你為何放棄這麼多過去總是讓你開心的事物。你的憂鬱不符合個人現實，在外在現實中也找不到合理解釋。

不過，如果你生活在社會階梯的最底層，得憂鬱症的跡象或許就不是那麼明顯了。景況悲慘、飽受壓迫的窮人原本就過得很糟，他們從不覺得生活是美妙的，也始終無法找到或保住像樣的工作。他們從來不會期盼自己會有什麼成就，當然更不覺得自己有辦法掌控人生境遇。這樣的人，正常狀態已和憂鬱症十分類似，他們的症狀也就常伴隨一個問題：難以歸因。哪些是憂鬱症的症狀？哪些其實是理性的行為，與症狀無關？單純只是生活艱辛和有情緒疾患，兩者有極大分別，雖然大家通常會假定生活貧困必然導致憂鬱，但實際情況往往恰好相反。得了憂鬱症後，你無法在人生中有所發揮，困在社會最底層，滿腦子只能想著要如何自救。治好窮人的憂鬱症往往讓他們得以發掘自己的抱負、能力，也找到快樂。

憂鬱症是個龐大的領域，裡面有各種次分類，許多都經過詳細研究，例如女性憂鬱症、藝術家的憂鬱症、運動員的憂鬱症、酗酒者的憂鬱症等等，這份清單可以一直列下去，卻鮮少有人研究窮人的憂鬱症。這現象頗令人好奇，因為生活在貧窮線以下的人罹患憂鬱症的機率高於一般人。的確，美國領社會福利金的人罹患憂鬱症的比率幾乎是一般人的三倍。今日的潮流是探討憂鬱症時不談生活事件，但事實上，大多數貧窮憂鬱症患者都符合憂鬱症最初發作的幾個特徵。經濟窘迫只是問題的開始。他們和父母、子女、男友、女友、丈夫或妻子的關係通常很差。他們沒有受過良好教育，也沒有其他事情可轉移悲傷或痛苦的情緒，例如滿意的工作或有趣的旅遊之類的。他們根本不期待自己能有好心情。當我們對憂鬱醫療化感到憤怒時，似乎在暗示「真正」的憂鬱症和外在物質世界無關，但這不是真的。美國有許多窮人深受憂鬱症之苦，這是一種臨床疾病，症狀包括社會退縮、無法下床、食欲不振、過度恐懼或焦慮、極為易怒、難以捉摸的攻擊行為，沒有能力照顧自己或別人，而不只是為身在底層而感到羞愧、卑賤。事實上，美國所有窮人都因明顯的理由而厭惡自己的處境，但其中有許多人對此特別無能為力，無法找出方法或採取行動去扭轉自己的命運。在高唱福利制度改革的年代，我們要求窮人靠自己的努力脫離泥沼，但許多罹患重度憂鬱症的窮人無法憑自己的力量振作起來。一旦他們開始顯現憂鬱症狀，不論是推動再教育計畫或倡議公民意識，都無濟於事。他們需要的是藥物治療和心理治療的精神醫學介入。美國許多獨立研究都清楚顯示，精神醫學的介入是相對便宜但十分有效的做法，大多數貧窮的憂鬱症患者一旦走出憂鬱，都可望改善自己的狀況。

貧窮容易引發憂鬱，脫貧則能促進康復。美國自由派政治關注的是如何減少窮人生活的外部恐懼，他們假定這會讓窮人更快樂。我們絕對不該忽視這個目標。不過有時候，協助窮人擺脫憂鬱會比解決貧窮問題更可行。一般人總認為，必須先解決失業問題，再來談失業者的心理健康問題。這是很糟糕的推論，因為要讓失業者重返職場，最可靠的方法就是解決他們的心理問題。同時，有些為弱勢族群爭取權益的人士擔心當權者會在自來水中加入百憂解，以協助窮人容忍他們無法忍受的事情。不幸的是，百憂解無法為不幸的人帶來快樂，所以危言聳聽者所勾勒的家父長式極權主義腳本缺乏現實依據。雖然處理社會問題的後果絕不等於解決社會問題，但窮人接受適當治療後，或許能在自由派政策的協助下改變自己的人生，而他們的改變或許也會為整體社會帶來轉變。

治療窮人憂鬱症的人道論點是合理的，而經濟學論點則至少同樣明智。憂鬱的人是社會中一股極大的壓力：罹患嚴重精神病的美國人有八成五到九成五沒有工作。雖然其中許多人辛苦過著社會勉強能接受的生活，另外有些人則沉溺於物質濫用和自毀行為，有時還訴諸暴力。這類人的問題往往影響下一代，他們的子女很容易出現心智遲緩、情緒失調。罹患憂鬱症的窮苦母親若沒有獲得適當治療，子女常會走入社福機構及監獄——如果母親的憂鬱症未獲治療，兒子成為少年犯的機率遠高於一般孩童，女兒則會提早進入青春期，而這幾乎總是涉及濫交、早孕和情緒不穩定。比起不治療憂鬱症所付出的代價，治療貧窮憂鬱症患者的成本實在不算什麼。

在美國，很難找到持續接受憂鬱症治療的窮人，因為美國沒有連貫的計畫來找出或治療貧窮的憂鬱症患者。各州低收入戶健康保險的受益人有權接受多方面治療，但必須請求給付，而憂鬱症患者即使通曉世故，能夠認清自己的處境，仍很少行使或伸張自己的權利。積極一點的外展計畫會主動尋找可能需要治療的患者，即使患者不願求助，仍會有人前去治療他們。這類計畫具備道德正當性，因為受到吸引而接受治療的患者幾乎總是很高興能得到這類照顧。和其他情況相比，此時的抗拒比較可能是疾病的症狀。在美國許多州，貧窮的憂鬱症患者只要前往適當機構、填寫適當表格、

338

在正確的隊伍中排隊、提供三種附照片的身分證明、研讀過並報名參加等等，州政府都會提供還算充分的治療方案。但有能力完成這一切的貧窮憂鬱症患者寥寥無幾。這個族群社會地位低落，又有嚴重問題，幾乎不可能完成如此複雜的手續。要治療這個族群，只能先處理他們的疾病，再來對付他們面對疾病的消極態度。談到心理健康的介入計畫，美國國家心理衛生研究院院長海曼表示：「倒不是像KGB那樣，開輛貨車來把你拉進去。而是你需要設法說服這些人。你可以透過工作福利方案[1]來辦到。如果你希望從領取福利金成功轉變為就業，這個計畫是很好的起點。對這些人而言，居然有人真的關心他們，恐怕是這輩子從未有過的經驗。」大多數人面對這前所未有的經驗，最初都很不自在。不喜歡接受幫助的絕望者通常無法相信別人能協助他們擺脫困境。唯有秉持傳教士的熱忱強力敦促，才救得了他們。

服務這個族群需耗費的成本很難估計，但有十三．七%的美國人生活在貧窮線之下，而近來有項研究顯示，美國領取「撫養未成年子女家庭補助」（AFDC）津貼的戶長有四十二%符合臨床憂鬱症的標準，是全國平均值的兩倍多。領取社福津貼的懷孕母親達到憂鬱症標準的比率更驚人，達五十三%。換個角度看，精神病患領取社福津貼的可能性比非患者高了三十八%。如果無法找出並治療貧窮的憂鬱症患者，不僅殘酷，而且代價高昂。數學政策研究公司（Mathematica Policy Research, Inc.）是蒐集社會議題相關統計數字的組織，他們證實，「接受社會福利救濟的人口有相當大的比率……都有未經診斷且／或未獲治療的精神健康問題。」提供這些人相關服務有助於「提高他們的受雇能力」。美國州政府與聯邦政府每年有近兩百億美元的福利支出直接現金轉帳給非老年的貧困

1 美國的工作福利方案（workfare）乃是要求領取社會福利津貼的人以工作或受訓作為回報，以促進就業。

成年人及其子女，發給這類家庭的食物兌換券也差不多是這個金額。如果保守估計領取社會福利金的人有四分之一罹患憂鬱症，其中半數患者可成功治癒，而痊癒的人有三分之二可以回到職場發揮生產力，至少做兼職工作，那麼，把治療費用計算進去，仍然可以降低八%的社福支出，一年省下三十五億美元左右。由於美國政府也提供這類家庭醫療保險和其他服務，真正省下的花費可能更高。目前，社福人員尚未進行系統化的憂鬱症篩檢，社福計畫基本上都由不太注重社會工作的行政人員來管理。在許多案例中，社福報告所描述的明顯蓄意不遵從，其實經常是精神疾病所致。自由派政治人物常強調悲慘的窮人階級是自由放任經濟不可避免的結果（因此這個問題無法透過精神醫學的介入來改正），右翼人士則往往認為問題是懶惰造成的（因此無需透過精神醫學的介入來改正）。事實上，對許多窮人來說，問題不在於缺乏工作機會或就業動機，而是嚴重的精神健康障礙導致他們無法就業。

目前有些針對窮人憂鬱症的探索性研究正在進行。許多在公衛領域工作的醫生長期關注這群人口，他們的研究顯示，貧窮憂鬱症患者的問題並非無法處理。喬治城大學心理學家吉恩．米蘭達（Jeanne Miranda）二十年來一直主張為貧民區的居民提供健全的心理衛生醫療。她最近完成了華府外圍貧民區馬里蘭州喬治王子郡（Prince George's County）的婦女醫療研究。由於馬里蘭州的貧窮人口只能在家庭計畫診所就醫，所以米蘭達選擇其中一家診所來進行憂鬱症的隨機篩檢。凡經她判斷有憂鬱症的婦女，都會納入治療方案，以處理她們的精神健康需求。維吉尼亞大學教授艾蜜莉．豪恩斯坦（Emily Hauenstein）近來則研究鄉村婦女的憂鬱症治療。她先是研究有困擾的兒童，後來轉而治療他們的母親。她的研究工作主要在維吉尼亞州鄉間的白金漢郡（Buckingham County）進行，當地大部分的就業機會不是在監獄，就是在少數幾家工廠，居民大都不識字，四分之一人口沒有電話可用，許多人的住處粗陋不堪，沒有隔間，沒有室內廁所，常常連自來水都沒有。米蘭達和豪恩斯坦的治療方案都會先篩檢出物質濫用者，再轉介到戒癮中心。約翰霍普金斯大學醫院的葛倫・崔斯曼（Glenn Treisman）數十年來一直在巴爾的摩研究及治療貧窮的愛滋病毒感染者及愛滋病患者的憂鬱症，他們大多數也會濫用物質。崔斯曼既是臨床醫療人員，也公開為這個族群倡議。上述幾位醫生都採緊迫盯人的照護方式。在上述所有計畫中，每個患者每年耗費的醫療成本不到一千美元。

這些研究的成果驚人地一致。我可以自由接觸參與這些研究的患者，令我訝異的是，我碰到的每個人都深信他們的人生在治療期間至少有些微改善。每個走出重度憂鬱的人不管處境多麼艱困，都慢慢恢復正常。他們對生活的感受變好了，日子也比從前好多了。他們被轉介到機構，並開始運用機構的治療服務，即使面對難以克服的障礙，仍然能前進，而且通常是快步前進，有時是大幅前進。他們的人生故事悲慘得超乎我的想像，以至於我不斷詢問醫生，查證他們講的是否屬實。他們如灰姑娘般的康復過程也一樣，彷彿重演南瓜車和玻璃鞋的美妙童話。每次見到正在接受憂鬱症治療的窮苦民眾，我總是一再聽到他們驚嘆：在事事不順時，居然有人伸出援手，徹底改變他們的人生！其中一位婦女說：「我祈求主派天使來救我，祂回應了我的禱告。」

羅莉・華盛頓（Lolly Washington）是米蘭達的研究對象之一。羅莉的酒鬼祖母有個殘障朋友從羅莉六歲就開始性侵她。羅莉七年級時，「覺得找不到活下去的理由。我乖乖做功課，也做好每件事，但我完全得不到快樂。」羅莉開始退縮。「我待在自己的世界裡。有一陣子，每個人都以為我不會說話，因為我有好幾年完全不跟任何人交談。」羅莉就像許多遭性侵的人，認為自己長相醜陋，身材也差。她的第一個男友動作及言語都很粗暴，她十七歲生下第一個孩子後，設法「逃離他身邊，

340

我不知道我是怎麼辦到的」。幾個月後，她和姊姊、堂親、堂親的孩子以及一名家族故交一起外出，那人「一直都是我們家的朋友，真正的好友。我們到他家去，我知道他母親喜歡在衣櫃上擺漂亮的花，而我很愛花，所以我進去瞧瞧。然後突然之間，不知道怎麼回事，屋子裡的人都不見了，而我完全不曉得。他粗暴地強姦我，我大聲叫喊，但沒有人回應。然後我們下樓，坐進我姊姊車裡。我說不出話來，我太害怕了，而且還在流血」。

羅莉生下因性侵而懷的小孩。不久之後，她碰到另一個男人，儘管他也施暴，但她被家人逼著嫁給他。羅莉告訴我：「婚禮那一整天都很不對勁，簡直像參加喪禮一樣，但我別無選擇。」接下來兩年半，她和丈夫又生了三個小孩。「雖然他想要小孩，但是他會虐待小孩，整天為一點點小事又吼又罵，還會打小孩，我實在受不了，我沒辦法保護孩子。」

羅莉開始出現重度憂鬱。「我不得不辭掉原來的工作，因為我實在做不下去。我不想起床，沒有動力做任何事情。我原本已經很矮小，這下子體重愈來愈輕。我不下床吃飯，我什麼都不想做，我根本不在乎。有時候，我會坐在那兒哭了又哭，無緣無故的，只是哭個不停。我只想自己一個人。媽媽的好友不小心開槍射中她的腿，但她即使截肢了，還是來幫我帶小孩。我跟孩子沒有話說。每天他們一走出家門，我就鎖起房門，躺在床上。我害怕他們三點鐘回家的時刻，但時間總是過得那麼快。我先生說我又呆、又笨、又醜。我姊姊吸食快克古柯鹼，而她有六個孩子，我還得幫她照顧最小的兩個孩子，其中一個孩子由於媽媽吸毒，生下來就有病。我很累，我實在太累了。」羅莉開始吃藥，大部分都是止痛藥。「可能是泰諾或其他止痛藥，我服用大量的止痛藥，或任何能讓我入睡的東西。」

最後有一天，羅莉精神特別好，就跑去家庭計畫診所，想動輸卵管結紮手術。她當時二十八歲，負責照顧十一個小孩，會再生一個的念頭嚇壞了她。她走進診所時，吉恩・米蘭達碰巧在篩選研究對象。米蘭達回想：「她絕對有憂鬱症，大概和我看過的任何患者一樣憂鬱。」米蘭達很快就把羅莉加入團體治療。羅莉表示：「他們說我有『憂鬱症』，對我來說，能知道自己確實不對勁是一大解脫。他們要我去參加聚會，但對我來說真是不容易。我在那裡都不說話，只是不停地哭。」精神醫學界認為，唯有真心想得到幫助並能準時赴診的人，你才幫得上忙，但對窮人而言，這種說法錯得離譜。「然後他們不斷打電話叫我去，又纏人又堅持，好像怎麼都不肯放棄。有一次，他們甚至來我家逮我。我不喜歡最初參加的幾次聚會。但我聽了其他女人說的話，明白她們碰到的問題和我一樣，我開始跟她們講一些事，我從來沒有跟別人說過這些。治療師問我們一堆問題，試圖改變我們的想法。我感覺自己在改變，開始變得比較堅強。每個人都注意到我進來的時候態度和從前不一樣。」

兩個月後，羅莉告訴丈夫，她要離開他。她試圖要姊姊去戒毒，姊姊拒絕後，她和姊姊斷絕往來。「我必須擺脫那兩人，他們會把我往下拉。我們沒有什麼爭執，因為我根本不回嘴。我丈夫想叫我離開治療團體，因為他不喜歡我的轉變。我只告訴他：『我要走了。』我很堅強，也很快樂。我到外面散步，這是很久以來我第一次在外面散步，我只是花點時間享受一下自己的快樂。」羅莉又花了兩個月才找到工作，在美國海軍托兒所上班。開始領薪水後，她找到一間新公寓安頓下來，把她負責照顧的兩歲到十五歲的孩子全接過來一起住。「孩子比過去快樂多了。他們現在總是想做很多事情。我們每天都會聊個幾小時，他們是我最好的朋友。我一回到家就放下外套和錢包，然後我們會拿書出來讀，一起做功課和做其他事情。我們會開玩笑，也會聊聊生涯規畫，他們以前根本沒想過這件事。我最大的孩子想當空軍，有個孩子想當消防員，一個想當傳教士，還有個女兒希望成為律師！我跟他們討論毒品，他們都看過我姊姊，所以現在都不碰毒品。他們不再像以前那樣哭，也不像以前那樣打架。我讓他們曉得，他們可以跟我談任何事情，不管什麼都可以。我把姊姊的孩子接過來，受毒品影響的那個孩子正逐漸康復。醫生說他沒料到這孩子那麼快就會講話，還會練習坐便盆，他的發育比他們想像的快多了。

「在新公寓裡，男生住一個房間，女生住一個房間，我自己住一個房間，但他們都喜歡爬到我的床上，和我在一起，我們會整晚坐著閒聊。這就是我現在需要的，和孩子在一起，我從來沒有想過我可以走這麼遠。快樂的感覺真好。我不知道這樣的情況可以維持多久，但希望可以永遠持續下去。事情一直在改變，我的穿著、我的樣子、我的舉止、我的感覺。我不再害怕。我可以走出家門，一點也不覺得害怕。我不認為那些不好的感覺會再回來。」羅莉微笑著，搖搖頭感嘆：「如果不是米蘭達博士，我現在應該還躺在家裡的床上，假如還活著的話。」

羅莉接受的治療不包括精神藥理學方面的治療，也沒有密切依照認知治療的模式，為何能促成這麼大的轉變呢？部分原因是治療師持續給她關愛和注意。正如同柬埔寨的斐莉女士觀察到的，愛與信任是最棒的支持力量，知道有人關心你的遭遇，單單這件事本身就足以深切影響你的行為。聽到羅莉說，知道自己的病名是**憂鬱症**令她得到解脫，我十分驚訝。米蘭達形容羅莉「顯然」有憂鬱症，但儘管羅莉早已深為嚴重憂鬱症狀所苦，卻渾然不知自己得了憂鬱症。為她的病貼上正確的標籤，是幫助她邁向康復的重要一步。能夠說出病名，描述症狀，就能控制疾病：**憂鬱症**三個字將羅莉的疾病和她的性格區隔開來。假如她性格中所有自己不喜歡的部分都可以歸類為疾病的症狀，留下來的良好特質才是「真正」的羅莉，那麼對她而言，要喜歡這個真正的羅莉，並讓這個羅莉去對抗一向折磨她的問題，就容易多了。有了憂鬱症的概念，等於掌握了一種在社會上強而有力的語言工具，能將較好的自我分離出來，並賦以能力，而這正是受苦的人所熱切期盼的。雖然大家普遍都有表達的問題，但窮人特別嚴重，他們渴望這些詞彙。這是為什麼類似團體治療這種基本治療工具可以讓他們徹底改變。

由於窮人很少接觸到精神疾病的語言，他們的憂鬱症通常不會在認知層面顯現出來。他們比較不會有強烈的罪惡感，也不會向自己表達失敗時的個人感受，而個人失敗感在中產階級的憂鬱症中扮演重要角色。窮人的憂鬱症往往透過生理症狀顯現：失眠和疲憊、病懨懨、恐懼、無法體恤別人，因此更容易罹患身體的疾病，而生病往往是壓垮駱駝的稻草，使輕度憂鬱症患者再也無力承受。罹患憂鬱症的窮人到醫院求診時，往往是為了治療身體疾病，然而許多身體疾病其實是精神極度痛苦的症狀。密西根大學的胡安·羅培茲針對西班牙語族群中的貧窮憂鬱症患者作過廣泛的心理健康研究，他說：「如果有個窮苦的拉丁裔婦女看起來很憂鬱，我會讓她試試抗憂鬱劑，跟她說，這是針對她整體身體不適所開的補藥。藥物奏效時，她很開心。她不會感受到自己其實是心理出問題。」羅莉感受到的症狀也不在她原本所理解的發瘋範圍之內，而發瘋（會出現幻覺的急性精神病）是她對精神疾病僅有的認識。她的字典裡完全找不到這種只會令她日益衰弱而不會變得語無倫次的精神病。

露絲·安·簡森（Ruth Ann Janesson）出生於維吉尼亞州鄉下的拖車裡，長大後變成戴眼鏡的胖女孩。十七歲那年，她和一個幾乎不識字的輟學生發生關係並懷孕，只好輟學結婚。兩人的婚姻是場災難，有一陣子露絲出外工作，勉強養活一家人，然而她在生下第二個孩子後離開丈夫。幾年後，她又嫁給一個在工地操作機具的工人。露絲設法考到卡車駕駛執照，但不到六個月，丈夫就跟她說，她應該待在家裡照顧家人和伺候他。兩人有兩個小孩，露絲努力貼補家計。「即使有政府發的食物券，也很難單靠兩百美元的周薪養活一家六口。」

她的情況很快開始惡化，第二段婚姻的第三年，她漸漸失去活力。「我只是決定，好吧，我在這裡，我活著，就這樣。我結婚，也生了小孩，但我毫無人生可言，我幾乎隨時都感覺很糟。」露絲的父親過世時，她「完全失控」。她說：「整個人沉到谷底。爸爸從來不打我們，不是身體上的折磨，而是精神上。即使表現再好，他也絕對不會稱讚一下，而是隨時都在挑毛病。我猜我的感覺是，如果沒辦法討他歡心，我什麼事都做不了。我覺得我從來都沒辦法真的讓他滿意，如今卻再也沒有機會了。」回憶這段人生時，露絲哭了起來，等她說完故事，已經用光整盒面紙。

露絲上床躺下，從此大半時間都躺在床上。「我知道一定有什麼不對勁，但我不知道醫學名詞是什麼。我無精打采，開始變得愈來愈胖，整天在拖車裡假裝有在做事，但從來不出門，也完全斷絕溝通。後來，我領悟到我忽略了孩子，一定要想想辦法。」露絲有克隆氏症[2]，雖然幾乎什麼都沒做，卻開始出現壓力相關症狀。她的醫生得知艾蜜莉．豪恩斯坦的研究，推薦她加入。露絲開始服用克憂果，也開始去看治療師瑪麗安．凱娜（Marian Kyner），她是豪恩斯坦研究計畫的全職治療師。露絲告訴我：「假如不是瑪麗安的話，我可能一直待在那個洞裡面，一直待到我斷氣，不再存在為止。假如不是她，我今天不會在這裡。」她的眼淚又奪眶而出。「瑪麗安要我深入自己的內心世界，徹頭徹尾了解自己，認清楚自己是誰。我不喜歡我的發現，我不喜歡自己。」

露絲撫平情緒後，對我說：「然後情況開始轉變。他們說我的心很寬大。我根本不認為自己有心，但現在我知道我的心在某個地方，我終究會完全找到我的心。」她又開始工作，是一家人力仲介公司的臨時雇員。她很快當上辦公室經理，並開始逐步停藥。一九九八年一月，她和朋友一起買下那家公司，那是取得全國性企業授權的連鎖店。露絲．安開始上夜校修會計課，以便做好簿記的工作。她很快就錄製了一段有線電視廣告。她說：「我們和就業輔導處合作，為失業的人找工作，介紹他們到私人企業上班。我們在自己的辦公室訓練他們，讓他們成為我們的幫手，等到他們具備良好技能，再送他們去其他公司上班。我們目前的業務範圍涵蓋十七個郡。」她最胖的時候達到九十五公斤，現在她定期去健身房運動，並且密集控制飲食，體重已降到六十公斤。

丈夫不管她憂不憂鬱，只是一味要求她待在廚房等他回家，所以她離開丈夫，但還是給他一點時間來適應她的新自我。我上次看到她時，她仍希望能和丈夫重修舊好。她變得容光煥發。她說：「有時候我會突然出現一種新的感覺，那令我很害怕，需要花幾天時間才能弄清楚那感覺。但至少我現在知道我有感覺，我的感覺依然存在。」露絲和孩子建立了全新的關係。「晚上我會看他們做功課。老大覺得電腦很酷，正在教我使用電腦。這對增進他的自信心大有幫助。今年暑假，我們讓他在公司幫忙，他表現很好。不久前他還在抱怨生活無聊，經常不上學，成天只想躺在沙發上看電視。」白天，她把年幼的孩子留給母親照顧，她母親雖然殘障，但還能照顧小孩。露絲很快就貸款買了一棟新房子。「現在我不只擁有一家公司，還有自己的房子。」她微笑著說。訪談快結束時，露絲從口袋裡掏出一個東西。「喔，天哪！」她驚嘆，按下呼叫器，「我坐在這裡的時候，居然來了十六通電話！」我祝她好運，她快步穿過院子去開車，臨上車前，她大聲說：「我們成功了，你知道。我徹頭徹尾變了！」她發動引擎，開車離去。

2 克隆氏症（Crohn's disease）是一種慢性的發炎性腸道疾病。

憂鬱症本身已是可怕的負擔，如果患者有多重身心疾病，則更加痛苦。窮苦的憂鬱症患者大都會出現生理症狀，疲憊的免疫系統也很容易遭到攻擊。如果說，要讓憂鬱的人相信生活悲慘和憂鬱症可以是兩回事，已十分困難，那麼要讓得了絕症的人相信沮喪憂鬱並非無藥可醫，就更是難上加難。事實上，為病痛煩憂，為淒涼的人生處境煩憂，以及沒來由的煩憂，都是可以理清的，其中之一有所改善，就能紓解其他煩憂。

根據醫生的說法，席拉．赫南德茲（Sheila Hernandez）到約翰霍普金斯醫院時，「幾乎已經死去」。她感染愛滋病毒，還得了心內膜炎和肺炎。經常吸食海洛因和古柯鹼對她的循環系統產生巨大影響，導致她無法走路。醫生為她植入希克曼導管[3]，希望透過靜脈注射營養，增強她的體力，讓她有辦法承受感染的治療。我們見面的時候，她回想：「我叫他們把管子拔掉，我不會留在醫院。我說：『必要的話，我會插著管子離開，用管子來注射毒品。』」這時候，葛倫．崔斯曼來看她。她告訴崔斯曼，她不想跟他講話，因為她快死了，而且在死之前就會出院。崔斯曼說：「喔，不行，妳不能出院。妳不能離開這裡，然後愚蠢、毫無價值地死在街頭，妳的想法太瘋狂了。這是我聽過最蠢的事。妳得留在醫院，戒掉毒品，把染上的病治好。如果我非得宣布妳是危險的瘋子，才能把妳留下來，那麼我會這樣做。」

於是席拉留下來。她發出清脆嘲諷的笑聲，對我說：「我在一九九四年四月十五日住進醫院。當時我甚至不把自己當人看。我記得，即使在我很小的時候，我都覺得真的很孤單。當我想要擺脫內心的痛苦時，毒品乘虛而入。我三歲時，母親把我送給一對陌生男女收養。大約在我十四歲時，那男的開始猥褻我。我有很多痛苦的遭遇，只想全部忘掉。我會在早上醒來，然後氣自己為什麼醒來。我覺得好像沒有人會幫我，因為我活在世上只是浪費空間。我活著是為了吸毒，也靠吸毒讓自己活下去，既然毒品讓我變得更憂鬱，我就只想死掉算了。」

席拉在醫院住了三十二天，接受身體復健與戒毒療程，也開始服用抗憂鬱藥。「結果我發現，我進醫院之前的所有感覺都錯了。這些醫生告訴我，我有這個長處、那個長處，我終究還是有一些價值。我好像重獲新生。」席拉放低聲音。「我不是教徒，從來都不是，但這是一種復活，就好像發生在耶穌身上的事情。我生平第一次真正活著。出院那天，我聽到鳥兒在歌唱，你知道我以前從來沒聽過鳥兒歌唱嗎？在那天之前，我從來不知道鳥兒會唱歌。我也生平第一次聞到草香和花香，甚至連抬頭看天空都覺得很新鮮。你知道嗎，我從來不曾注意到天上的雲朵。」

席拉十六歲的小女兒幾年前就已輟學，並生下第一個孩子。席拉說：「我眼看著她走上我熟悉的那條痛苦的老路，我至少要把她救回來。她拿到同等學力證明，現在已經是大二學生，也是有執照的護士助理，在邱吉爾醫院上班。大女兒就比較麻煩，因為已經二十歲，不過她如今也進入大學就讀了。」席拉從此不再吸毒。幾個月後，她回到約翰霍普金斯醫院擔任行政人員。她為肺結核臨床研究作宣導工作，還協助研究計畫的參與者取得永久住屋。「我的人生變得很不一樣。我無時無刻不在做一些幫助別人的事情，我真的很享受這麼做。」如今席拉的身體狀況極佳。雖然她的HIV抗體檢測仍是陽性，但T細胞數量已加倍，也測不出病毒載量。她仍有殘餘的肺氣腫，但經過一年氧氣治療後，已經可以自行呼吸。她開心地宣告：「我現在不覺得身體有什麼不對勁。我四十六歲了，我打算繼續在這裡待很久。人生就是這樣，但我會說，我至少大半時候都覺得很快樂，我每天都感謝上帝和崔斯曼醫生讓我好好活著。」

3 希克曼導管（Hickman catheter）為一種植入人體的中央靜脈導管，為短期內需重複輸注藥品、血品、骨髓或營養劑的病患而設計。

見過席拉後，我和崔斯曼一起上樓去看席拉首度入院的紀錄：「多重疾病，受過創傷，自毀，自殺傾向，憂鬱症或雙極性疾患，身體健康徹底崩壞。不太可能活很久；可能因許多根深柢固的問題而對既有治療方式沒有反應。」他當時寫下的描述和我見到的這個女人似乎完全不相符。他說：「當時看起來沒什麼希望，但我覺得還是應該試試。」

雖然過去十年來，憂鬱症的起因已受到廣泛討論，但顯然憂鬱症通常是外在壓力激發了遺傳易感性所引起。檢查窮人是否得了憂鬱症，就像檢查礦工有沒有肺氣腫一樣。米蘭達解釋：「整個文化的創傷是這麼可怕、這麼頻繁。即使最輕微的易感性，都可能受刺激而引發憂鬱症。這些人經常遭受突如其來的暴力，而他們面對暴力時，手上的資源又非常有限。這些人的人生充滿各種心理社會風險因子，但你進一步檢視時會很訝異地發現，其中至少有四分之一的人並不憂鬱。」《新英格蘭醫學期刊》指出「持續的經濟困境」確實和憂鬱症相關。美國窮人得憂鬱症的比率高於其他任何階級，沒有資源的人比較無法從逆境中翻身。喬治·布朗一直在研究影響心理狀態的社會因子，他說：「憂鬱症和社會對立密切相關。匱乏和窮困會殺死人。」憂鬱症在窮人之間是如此普遍，許多人不會注意到，也不會提出疑問。米蘭達說：「如果你的朋友個個都這樣，就會具有某種可怕的常態性。你把痛苦歸因於外在事物，認為這些外在情況都不會改變，也假定內在因素無法改變。」窮人和其他人一樣，在憂鬱症多次復發後，會出現器質性機能失調，這種失調會按照自己的規則走自己的進程。治療時如果沒有顧及這類患者的實際生活狀況，任何治療方式都不太可能有效。如果患者之後的人生仍會經常承受創傷，那麼，讓他們一再經歷創傷帶來的生理混亂，沒什麼好處。沒有憂鬱問題的人有時能夠集結有限的資源，改變自己的處境，逃離生活中常見的困境，而憂鬱症患者連保住

348

目前在社會秩序中的位置都很難，遑論改善。所以窮人需要有新方法。

美國窮人的創傷大都不是和缺錢直接相關。相對而言，真正挨餓的美國窮人相當少，但許多人深為習得無助所苦，而那是憂鬱症的前兆。根據動物研究，當動物在既不能戰也不能逃的困境中受到痛苦的刺激，就會產生習得無助，進入一種順服狀態，和人類的憂鬱症非常相似。同樣的事情也會發生在意志力薄弱的人身上，而美國窮人最令人憂慮的情況是消極被動。喬治城大學住院部主任喬伊斯・鐘（Joyce Chung）和米蘭達密切合作，他也看到貧窮人口面臨的困境。「我平常看病時，病人至少都能預約看診時間，然後來看診。他們明白自己需要幫助，也會尋求幫助。但我們研究的這群婦女絕對不會自己走進診間。」鐘醫師在喬治王子郡的診所看診，我們就在診所電梯中討論這個現象。我們走到樓下，看到有個病人站在診所玻璃門內等她三個鐘頭前叫的計程車。她沒有想到計程車不會來了，也沒想到應該打電話到計程車公司問，也沒想到要發脾氣或感到沮喪。我們開車送她回家。鐘醫師說：「她和父親住在一起，她父親經常侵犯她，但她必須住在那裡才能勉強維持生計。當你碰到這樣的現實時，你不會有意志力去為了謀求某種改變而戰鬥。我們沒辦法幫她找到其他房子，對於她在生活中面對的現實，我們無能為力。太多問題需要處理了。」

連最單純的現實對窮人而言都困難無比。豪恩斯坦說：「有個女人解釋，每逢星期一她必須來診所看診時，她會請表姊莎蒂幫忙，莎蒂會打電話叫弟弟去接她，帶她去診所，同時她還得請嫂嫂的妹妹來幫忙照顧小孩，但萬一嫂嫂的妹妹那個星期需要打工，而她阿姨又剛好在城裡，就會過來幫忙。等到她看完病，又得另外找人載她回家，因為莎蒂的弟弟載她到診所之後，就去上班了。假如看診時間改到星期四，她得動用另一批人來幫忙。不管是哪一種情況，幫手都有七十五%的機率取消約定，她就得設法作些緊急安排。」即使在城裡也一樣。有一次碰到狂風暴雨，羅莉・華盛頓沒有依約來看診，因為等她找到人照顧十一個孩子，排開所有行程，解決完其他事情後，卻發現手邊沒有雨傘。於是她在傾盆大雨中走了五個街口，又等了十分鐘公車。她全身濕透，冷得發抖，決定掉頭回家。米蘭達和治療師有時候會開車到病人家，接病人參加團體治療。瑪麗安則會設法到女性病患家中看診，省掉她們到診所的麻煩。瑪麗安說：「有時候你看不出他們究竟是抗拒治療（你對中產階級病人大概就會這麼假定），還是下定決心來看診對他們的生活而言，實在是太大的難題。」

鐘醫師說她有個病人，「我打電話去，跟她用電話診療時，她大大鬆了一口氣。不過我問她，如果我沒打去，她會不會打電話給我，她說『不會』。設法聯絡到她，讓她回我電話，是這麼辛苦，我不止一次打算放棄。她的藥吃完了，她卻毫無動靜，我只好去她家，把處方箋送去給她。我花了很長的時間才明白，她的行為不代表她不想來看診。消極被動是她的性格，這在童年不斷受虐的人身上相當典型。」

此處談的病人卡莉塔·路易斯（Carlita Lewis）一直受到可怕的傷害。她三十來歲時，已經無法大幅扭轉自己的人生，治療能做的只是改變她對人生的感覺，但這樣的改變卻對她周遭的人產生很大的影響。從兒時到青春期，卡莉塔飽受父親摧殘，直到她長大有力量反擊為止。她懷孕後輟學，女兒潔思敏生下來就有鐮狀細胞貧血症，卡莉塔自己則可能從小就有情感性疾患。她說：「微不足道的小事就能激怒我。我會暴怒、找別人麻煩。有時候，我只是一直哭，一直哭，哭到頭痛，然後頭痛會厲害到我恨不得殺掉自己。」她的情緒很容易變得十分暴力。有一次吃晚飯時，她用叉子刺進其中一個兄弟的頭部，幾乎令他喪命。她有幾次服藥過量。後來，朋友發現她企圖自殺後表示：「妳知道女兒有多關心妳嗎，潔思敏已經沒有爸爸了，現在又要失去媽媽。妳覺得她會變成什麼樣子？假如妳自殺的話，她會變得和妳一樣。」

米蘭達認為卡莉塔的問題不單是處境的問題，於是要她服用克憂果。接受藥物治療後，卡莉塔開始和姊姊談論父親對她們做的事，兩人之前渾然不知對方也有相同的遭遇。「我姊姊和父親永遠不相往來。」卡莉塔解釋，她也從來不讓女兒和外公獨處。「從前我有時候幾天都不敢看女兒，害怕自己把怒氣宣洩在她身上。我不希望任何人打她，尤其不希望自己打她，但當時我隨時都想揍她。」

悲傷來襲時，卡莉塔倒還應付得來。「潔思敏問：『媽媽，妳怎麼了？』我會說：『沒什麼，我只是覺得很累。』她希望我不要再煩惱，她會說：『媽媽，不會有什麼事的，妳不要擔心。』然後她抱住我，親親我，又拍拍我的背。我們之間現在隨時都充滿愛。」由於潔思敏的先天性格似乎跟卡莉塔很像，卡莉塔能夠收起怒氣教養孩子，是一大進步。「潔思敏說：『我將來要和媽媽一樣。』我說：『我希望妳不要和我一樣。』但我猜她會沒事的。」

人生中可以促成正向改變的機制其實基本到難以置信。大多數人都是在襁褓時期和母親的互動中看到因果關係，因而認識這些機制。我曾觀察五個從三周到九歲大的教子及教女。最小的嬰兒靠哭泣來吸引大人注意，希望得到食物。兩歲大的以不守規矩來查明什麼能做，什麼不能做。父母告訴五歲大的小女孩，只要連續六個月保持房間乾淨，就可以把她的房間漆成綠色。七歲大的已經在蒐集汽車雜誌，學到有關汽車的淵博知識。九歲大的宣稱他不想像爸爸小時候那樣離家求學，對父母說之以理又動之以情，如今他已在本地學校註冊入學。他們個個都有自己的意志，也會在成長過程中意識到自身擁有的力量。孩子小時候若能這樣肯定自身的力量，造成的影響將遠超過富裕家境和聰明才智。他們伸張意志的時候，如果沒有人回應（即使是負面回應），將會釀成災難。瑪麗安說：「我們必須為某些病人列出感覺清單，幫助他們了解感覺是什麼，他們才會明白，不再一味壓抑自己的情緒。然後我們得讓他們相信，這些感覺都可以改變。接著就要設定目標。對某些人而言，單單弄清楚自己想要什麼，然後說給自己聽，已經是革命性的轉變。」我想到斐莉，許多柬埔寨人在赤色高棉統治期間心靈麻痺，而斐莉教導他們如何去感受。我想到無法辨識感受的辛苦，想到她的使命：使他們能和自己的心靈同調。

「我有時候覺得，我們是在新的千禧年推動六〇年代的意識覺醒運動。」米蘭達說，儘管她出身愛達荷州鄉間的「薪貧階級」，卻不像現在每天碰到的「失去自尊的失業族」那樣，陷入「長期意氣消沉」。

丹奎兒．史戴森（Danquille Stetson）從小耳濡目染美國南方鄉下嚴厲的犯罪文化。她是非裔美國人，周遭充滿種族偏見和暴力，感覺四面八方處處都有威脅，所以她隨身攜帶手槍。她是功能性文盲[4]，我們到她住的地方訪談，那是輛破舊的拖車，窗子全部封死，裡面的家具處處散發出腐朽的氣味。我們待在那兒的時候，屋裡唯一的光源是電視，在我們談話過程中，電視一直在播映電影《決戰猩球》（*Planet of the Apes*）。不過，她的住處十分整潔，不會讓人不舒服。

我一進去，她完全省略掉任何介紹，劈頭就說：「好像受傷會痛似的，好像有人把你的心從身體裡挖出來，而且不會停止，好像有人拿把刀子不斷刺你。」丹奎兒童年就遭到祖父性侵，她告訴雙親，但「他們根本不在乎，只是把這件事掃進地毯下面」。性侵持續了很多年。

在丹奎兒心裡，很難分得清哪些是瑪麗安的功勞，哪些是克憂果的藥效，哪些是上帝的恩賜。「我接觸上帝以後，祂引領我進入憂鬱症，又走出憂鬱症。我向上帝禱告，祈求幫助，於是祂派瑪麗安醫生來幫我，她告訴我思考要更正面，按時服藥，我就會得救。」認知治療的要義是以控制負面思考來帶動行為改變。「我不知道為什麼老公總是打我。」丹奎兒一邊說著，一邊捶著自己的手臂。「離開他之後，我換了一個又一個男人，老是在錯誤的地方尋找愛情。」

丹奎兒的孩子現在分別是二十四歲、十九歲和十三歲。她從治療中得到的最大醒悟是很根本的。「我明白父母真的會影響孩子。你知道嗎？我以前不懂，做錯一大堆事情，讓我的兒子活在地獄裡，我自己的孩子。如果從前我懂事一點就好了，但當時我不明白。所以現在我會和孩子一起坐下來，告訴他們，『假如有任何人跑來跟你們說，你媽媽做了這件事，你媽媽做了那件事，我現在告訴你們，他們說的都是真的。千萬不要重蹈我的覆轍。』我還告訴他們：『無論事情有多糟，你們都可以來找我談。』因為我現在明白，如果當初有人肯好好聽我說話，跟我說會沒事的，情況就會大大不同。父母不明白你的問題有很大一部分是他們一手造成，當你開始在錯誤的地方尋找愛情，他們也有責任。我的好友射殺他的姪子時，我替他付保釋金，我知道他過去常看到媽媽和不同男人交往，還當著他的面在汽車裡做愛。這些事情影響了他的人生，而他媽媽至今仍不曉得。你在暗處做的任何事情都會攤在陽光下，只是時間早晚的問題。」

丹奎兒現在成了一種社區資源，她教朋友和陌生人控制憂鬱的方法。「由於我能正向思考，我總是笑聲不斷，總是笑咪咪的，所以許多人一直問我：『妳是怎麼改變的？』現在，上帝開始送人過來要我幫忙。我說：『主啊，能不能告訴我，他們需要聽我說什麼，也幫助我聆聽？』」丹奎兒現在會聆聽孩子說話，也會聆聽認識的教友說話。碰到有人想自殺，「我告訴他，『你並不孤單，我是

4 功能性文盲（functional illiterate）是指個人的讀寫能力或其他重要知識技能不足以在現代社會中有效運作。

過來人。』我說：『但是我已經走出來了，世上沒有過不了的關。』我說：『只要開始正向思考，我敢說，現在嚷著要和你分手的女孩就會打電話給你。』昨天他告訴我，『倘若不是妳的話，我早已不在世上了。』」丹奎兒在家裡也開始扮演新角色。「我多少打破了原本的模式。外甥女會來找我聊，而不去找她們的父母，不聆聽的模式也改變了。她們跟我說，和妳談完以後，我想繼續活下去。我跟每個人說，你有問題，你會得到幫助。上帝派醫生來這裡，就是為了幫助你們。我大聲告訴這些人，他們只是在狗咬狗。任何人都可以得救。有個女人喝酒又抽菸，曾經和我先生在一起，也不跟我道歉，然後又交上我的新朋友，但是如果她過來，我會幫助她，因為要讓她變好，總得有人幫她。」

一貧如洗的憂鬱症患者不會出現在憂鬱症的統計數字中，因為這些數字所反映的研究主要是針對既有健保計畫涵蓋的患者，這些人已是中產階級，或至少都屬於工作人口。提高弱勢族群的期望是個糾結的問題，在民眾腦子裡植入虛假的目標，的確可能帶來危險。有位女性肯定地告訴我：「我絕不會停止去看鐘醫生。」儘管我們已一再跟她解釋研究計畫實際涵蓋的範圍。假如她未來再度崩潰，她可能沒辦法得到當初那樣的幫助，而這令人心碎。雖然參與研究計畫的所有治療師都覺得，不管有沒有酬勞，他們在道義上都有責任繼續為患者提供基本服務。豪恩斯坦說：「只因這樣做會提高患者的期望，就拒絕治療病情嚴重的患者，那等於是為了小問題而忽略更大的倫理議題。我們盡力教導患者一套可以運用在其他情況中的技巧，盡最大努力讓他們不至於沉下去。」持續的藥物治療成本是個大問題。企業界有些計畫會分發抗憂鬱藥給窮人，解決了部分問題，但仍不太夠用。一位果敢的賓州醫生告訴我，她向藥廠業務員拿了「一堆樣品」給貧窮的憂鬱症患者服用。她說：「我告訴他們，我會把他們的產品當成第一線的治療用藥，開給付得起藥費、可能拿一輩子藥的患者。交換條件是，我需要幾乎是無限量供應的藥品，這樣我才能免費提供給低收入患者。我開的處方多得要命，機靈的業務員都會答應。」

低收入族群罹患思覺失調症的比率是中產階級的兩倍。研究人員最初假定逆境有可能引發思覺失調，但近來的研究顯示，思覺失調會造成人生困境：精神疾病既花錢又令人迷惑，年輕時得了這種削弱生產力的慢性疾病，往往將全家人的社會地位往下拉一、兩級。這種「向下流動假設」放在憂鬱症上似乎也成立。崔斯曼談到貧窮的愛滋病毒感染族群時指出：「他們很多人一輩子不曾成功過，也無法談戀愛或長期投入工作。」大家都以為憂鬱症是感染愛滋病毒的後果，但其實經常是憂鬱症發生在先。「如果你有情感疾患，你對性行為及針頭就會比較馬虎。」崔斯曼說：「真正因保險套破裂而感染愛滋病毒的人很少。許多人會感染，是因為他們沒有精力去多加注意。這些人徹底被生活磨到灰心喪志，看不出生命有何意義。如果能讓憂鬱症的治療更加普及，根據我的臨床經驗，我猜美國的愛滋病毒感染率至少會減半，省下大筆公共衛生花費。」這種會助長愛滋病毒感染、令人無法好好照顧自己和家人的疾病，絕對會耗費龐大的公共衛生成本。「愛滋病不但會耗掉你所有的金錢和資產，讓你失去家人朋友，社會還會剝奪你的權益和機會，所以這些人會無法翻身。」我碰到的研究人員都強調治療的必要性，但他們也談到需要有好的治療。豪恩斯坦說：「可以讓我信任，將這群人託付給他們照顧的，真的只有區區幾個人。」除了這些研究計畫之外，只有極少數病情嚴重的貧窮憂鬱症患者能獲得治療，但提供的心理健康照護水準低得可憐。

我採訪到的男性貧窮憂鬱症患者都是HIV陽性帶原者。他們是少數被迫面對憂鬱症現實的人——窮人得了憂鬱症後淪落到監獄或躺在太平間的機率，比接受治療還要高。男性出現情感疾患時，確實比女性更不樂意接受憂鬱症治療。我問了那些接受訪談的女性，她們的丈夫或男友是否也有憂鬱症，許多人都說是，而且她們也全都談到憂鬱的兒子。參與米蘭達研究計畫的一名女子曾被男友打得多處瘀傷，她說男友透露他也想參加治療團體，但再往下想時發現實在「太難為情了」。

某天下午，佛瑞德．威爾森（Fred Wilson）到約翰霍普金斯醫院來找我談話，我看到他時大吃一驚。他身高將近兩公尺，戴著金戒指和一塊大金牌，臉上掛著一副墨鏡，頂著大光頭，肌肉十分發達，龐大的身軀幾乎要占據我五倍的空間。我過馬路時如果看到這樣的人，一定趕緊避開。我們談話時，我明白對他敬而遠之的確是上策。佛瑞德有嚴重毒癮，曾經為了買毒品洗劫路人，闖入商店和住家，撞倒老太太以搶走她們的手提包。他一度淪為街頭遊民，作風強悍。雖然他激起義憤，但這可怕的男子卻充滿絕望與孤獨。

當佛瑞德明白情感疾患可能是他嗑藥的原因，他的人生並非「純粹被海洛因弄得一塌糊塗」，治療就出現突破。我看到他時，他正在尋找有效的抗憂鬱藥物。佛瑞德有他獨特的魅力，咧嘴笑時有種歷盡滄桑的味道。他嘗過站在世界頂端的滋味。「我一向要什麼有什麼。一旦你擁有這樣的能力，就不會踏實工作，直接去拿就好了。我不知道什麼叫耐性。但事情是有極限的。」他說。「我沒有採取任何預防措施，你知道我在說什麼嗎？我只想得到我要的，嗑藥嗑到茫，你知道吧？這樣我好像就多多少少可以接受，可以忘掉所有的責怪和羞恥。」佛瑞德在監禁時作了ＨＩＶ篩檢。不久之後，他發現母親的ＨＩＶ檢測結果也是陽性。母親因愛滋病過世後，「我不再覺得什麼都無所謂了，因為人生的終結都是死亡。我達成一些目標，我開始看看還有什麼該做的事，你知道？不過，不管怎樣，我開始比以前更討厭自己。偶爾，當我被逮的時候，當我在街上遊蕩的時候，我明白我之所以活成這個樣子，完全是自己作的選擇。我開始改變，面對問題，你明白我的意思吧？因為我當時只有孤單一個人，需要嗑藥時，除非你有錢買，否則沒有人會給你毒品。」

醫生開了治療愛滋病毒的藥給佛瑞德，但他不久前停止服藥，因為吃了藥並沒有感覺比較好。藥物副作用很輕微，也沒有帶來什麼不便，但是，「在我離開人世以前，不如好好享受一下。」他跟我說。為他治療愛滋病的醫生很失望，勸他繼續服用抗憂鬱藥，希望這些藥能喚醒他內心的求生欲望，繼續服用蛋白酶抑制劑。

意志力常是對抗憂鬱症的利器，而窮人堅持下去的意志力和對創傷的容忍度往往令人驚嘆。許多貧困的憂鬱症患者性格消極到沒什麼憧憬，這類人可能最難幫助。其他人即使陷入憂鬱，仍對人生保持熱情。

泰瑞莎．摩根（Theresa Morgan）是豪恩斯坦和瑪麗安的病人，天性溫柔，生活中卻不時出現超現實的恐怖遭遇。她家在維吉尼亞州白金漢郡中部，屋子大小相當於一輛雙倍寬的拖車，位在信仰會眾公路（Highway of Faith Congregation）南方八公里、金礦浸信教會（Gold Mine Baptist Church）北方八公里的地方。我們碰面時，她鉅細靡遺地述說她的故事，彷彿她一直在記錄自己的人生。

泰瑞莎的母親十五歲就懷孕，十六歲生下泰瑞莎，十七歲遭泰瑞莎的父親狠狠毆打，不得不爬出屋外。泰瑞莎的祖父叫她母親離開，找個地方躲起來。他說，假如日後看到她又在郡裡出現，假如她試圖聯絡泰瑞莎，就會把她送進監牢。泰瑞莎告訴我：「當時爸爸二十二歲，是個大混球。但他們總是跟我說媽媽是爛貨，說我也會變成像她一樣的爛貨。爸爸以前常說，我光是出生就毀了他的一生。」

不久前，泰瑞莎被診斷出良性血管瘤，就長在陰道和直腸之間，但不宜動手術摘除。她從五歲生日開始，每晚都遭到近親性虐待，一直到她九歲大，其中一個施暴者結婚離家才終止。祖母告訴她，男人是家裡的主宰，叫她嘴巴閉緊一點。泰瑞莎上教堂，也上學，這就是她的生活圈子。她的祖母篤信嚴格體罰，也就是她每天都打泰瑞莎，用隨手拿到的任何東西打。她會用延長線狠狠抽她，拿掃把柄和炒菜鍋打她。她的祖父是專門撲滅害蟲的工人，所以泰瑞莎從七歲起就花很多時間在別人房子底下抓黑蛇。八年級時，泰瑞莎超量吞下祖母的心臟病藥丸。醫院的醫生幫她洗胃，並建議採取適當治療，但她祖父說家裡沒有人需要協助。

泰瑞莎十一年級時，第一次和男孩子約會，那人名叫賴斯特，他「有點觸動我的靈魂，因為我們可以坦誠交談」。賴斯特送她回家後，她父親走進來，暴跳如雷。他只有一百五十幾公分高，體重卻有一百三十六公斤，他坐在泰瑞莎身上（她只有一百四十三公分高，四十八公斤重），抓著她的頭撞地板幾個小時，直到泰瑞莎的血從他指間流下來。至今泰瑞莎的額頭和頭皮上仍布滿疤痕，看起來像曾被燒傷似的。那晚，父親還打斷了她兩條肋骨，還有她的下巴、右臂和四根腳趾。

泰瑞莎對我訴說這些遭遇的時候，她九歲的女兒萊絲莉在一旁和臘腸狗玩。她似乎很熟悉這些情節，就像經常上教堂做禮拜的人對耶穌受難的故事也早已耳熟能詳。但她確實有留意我們：談到真正恐怖的情節時，她逗狗玩的態度會變凶。不過她從來不哭，也從不干擾我們。

在那場痛毆之後，賴斯特邀泰瑞莎搬去他家住。「頭三年很棒。但後來他要我跟他母親一樣，不工作，甚至不開車，每天只待在家裡，幫他把內衣褲洗得乾乾淨淨的，洗到商標褪色。但我可不想。」後來泰瑞莎懷孕了，於是兩人結婚。泰瑞莎照顧嬰兒時，賴斯特會「四處奔波」，以證明他的獨立。「賴斯特以前很喜歡我，因為我很有想法。他喜歡我跟他聊的東西。我曾經帶著他聽美妙的爵士樂，和林納史金納（Lynyrd Skynyrd）那種搖滾樂很不一樣的東西。我也會跟他聊藝術和詩。現在他卻只想要我和她母親一起待在家裡，因為那是她母親的房子。」

一年後，萊絲莉出生後不久，賴斯特嚴重中風，左半腦大部分受損。他才二十二歲，原本是道路工程的重機具操作員，如今卻半身癱瘓，無法說話。過了幾個月，另一次血管阻塞毀了他一條腿，必須截肢，其他血塊還損害他的肺部。後來醫生才發現潛藏的問題：他長了會引發血塊的狼瘡。泰瑞莎說：「我原本大可離開他。」

萊絲莉不再玩耍，抬頭看著泰瑞莎，眼神茫然而好奇。

「但賴斯特是我一生的摯愛，即使我們也有過艱苦的時候，但我不會輕易放棄。我去醫院看他，他一隻眼睛閉著，一隻眼睛睜開。他的臉開始浮腫，五官都擠到一邊。由於他的臉腫得太厲害，他們取出他頭部左側的骨頭，就這麼鋸掉他的頭蓋骨。但是他看到我很開心。」泰瑞莎待在醫院裡，教他使用床上便盆，協助他排尿，並開始學習兩人現在用來溝通的手勢。

泰瑞莎說到這裡停下來。萊絲莉走過來，遞給我一張照片。「那是妳兩歲生日，對不對，寶貝？」泰瑞莎溫柔地對女兒說。照片中有個高大英俊的男人像木乃伊般裹著繃帶，身上連著監視器，正擁抱一個小女孩。泰瑞莎說：「這是他中風後四個月拍的。」萊絲莉嚴肅地取走照片。

賴斯特六個月後出院回家。泰瑞莎在工廠找到一份剪裁童裝的全職工作。她必須在離家近一點的地方工作，才能每隔幾小時回家一趟，查看賴斯特的狀況。考到駕照那天，她拿著駕照給賴斯特看，賴斯特開始落淚，比著手勢：「現在妳可以離開我了。」泰瑞莎講起這段過去時笑了起來。「但他發現他想錯了。」

賴斯特的性格開始崩壞。他會徹夜醒著，每小時都打電話叫泰瑞莎協助他排便。「我回家後，煮晚飯，洗碗，洗衣服，打掃屋子，然後就會睡著，有時就直接倒在廚房裡。賴斯特會打電話給他母親，她聽到電話中傳來他的呼吸聲，就會打電話給我，於是電話鈴聲把我吵醒。他原本拒絕吃晚餐，現在會要我幫他做三明治。我努力保持活潑開朗，不讓他難過。」賴斯特和萊絲莉爭相博取泰瑞莎的注意；兩人會互抓對方，扯對方的頭髮。泰瑞莎說：「我開始控制不了自己。賴斯特甚至不肯試著做做運動，活動力愈來愈差，變得臃腫肥胖。我猜我當時處於比較自私的階段，我應該要體諒他，但當時卻辦不到。」

由於泰瑞莎壓力太大，原本被她忽略了一段時間的血管瘤變大了，開始經由直腸大量流血。此時泰瑞莎已升為領班，但仍需要每天站著工作八到十小時。「工作、流血，加上照顧賴斯特和萊絲莉，我應該有辦法應付壓力，但我有點太激動了。我們有一把雷明登二十二吋手槍，槍管九吋。我坐在臥室地板上，把槍管反轉，放進嘴巴裡，然後扣扳機。接著再重複一次。嘴裡含著槍管的感覺真好。這時候萊絲莉敲敲門說：『媽媽，求求妳不要離開我，求求妳。』於是我把槍放下，承諾我無論到哪裡，都會帶著她。」

萊絲莉自豪地說：「我那時候四歲，從那以後，我每晚都過來和妳一起睡。」

泰瑞莎打電話給自殺防治熱線，在電話上談了四小時。「我只是大聲哭泣。賴斯特當時受到葡萄球菌感染，接著我又有腎結石。腎結石實在太痛了，我告訴醫生，如果他不幫我，我會把他的臉皮撕下來。當你的身體崩壞時，腦子也想暫時停工。大約有一個月的時間，我吃不下也睡不著，我太緊張、太痛了，還因為失血過多而貧血。我每天四處走動時都怨天尤人。」醫生帶她去見瑪麗安。「毫無疑問，瑪麗安救了我。她教我怎麼樣重新思考。」泰瑞莎開始服用克憂果和贊安諾。

瑪麗安告訴泰瑞莎，沒有人逼她做所有這些事情，必須她自己覺得值得，才去做。不久之後，有天晚上賴斯特又失控了，泰瑞莎冷靜地放下煎鍋，跟女兒說：「來，萊絲莉，帶幾件衣服，我們走吧！」賴斯特突然想起泰瑞莎有權拋下他不管，於是他跌坐在地板上哭泣、懇求。泰瑞莎帶著萊絲莉走出去，開車到外面兜風三個小時，「只是給爹地一個教訓」。她們回家後，賴斯特誠心悔過，於是她們展開新生活。泰瑞莎安排賴斯特服用百憂解，並且跟他說明這樣的生活帶給她的沉重負擔。醫生告訴泰瑞莎，如果想預防血管瘤再度出血，她除非必要，否則不要隨意走動、移動或運動。「我現在仍會把賴斯特抬下車，還是把他的輪椅搬來搬去，也繼續清掃屋子。但是賴斯特必須很快學會獨立。」為了健康的緣故，泰瑞莎必須放棄工作。

賴斯特現在找到一份工作，負責在洗衣房摺圍裙。每天會有一輛服務殘障人士的特殊巴士來接他上班。他在家裡會洗碗，有時還會用吸塵器吸地板。雖然肢體殘障，他每星期可有兩百五十美金的收入貼補家用。

泰瑞莎說：「我從來沒拋棄過他。」她突然又恢復昔日的自豪。「他們說，我一定會累垮。但我們現在變得很堅強，我們可以聊任何事情。他以前是糟糕的老粗，現在變得很開明。我除掉了他在成長過程中養成的偏見和仇恨。」賴斯特學會自己排尿，也幾乎能用一隻手自己穿衣服。泰瑞莎說：「我們每個白天和每個晚上都會聊一聊。你知道嗎？他是我一輩子的真愛，即使過去的許多事都讓我很不甘心，但我不會拋棄任何和我們以及這個家有關的一切。不過如果不是瑪麗安，我只會一直等，直到自己流血過多死掉。原本很可能會這樣。」

說到這裡，萊絲莉爬到泰瑞莎大腿上，泰瑞莎抱著她來回搖晃：「今年我找到我媽媽了。」泰瑞莎突然變得興高采烈：「我用她的姓查電話簿，打了五十通左右的電話後，我找到一位表親，又查了一番，她接電話的時候說，這麼多年來，她一直在等我打電話給她，一直希望我會打電話。現在她變成我最好的朋友，我們經常碰面。」

「我們愛外婆。」萊絲莉大聲說。

「是啊，我們愛她。」泰瑞莎同意。「她和我一樣，都受到我爸爸和他家人虐待，所以我們有很多共同點。」泰瑞莎說，她不太可能再在工廠站著工作。「總有一天，等到萊絲莉有辦法晚上在家裡照顧賴斯特，如果他們肯讓我稍微走動一下，如果他們能設法控制住血管瘤，我會去上夜校，把高中念完。我讀高中的時候，從黑人教師威爾森女士那兒學到了藝術和詩和音樂，我要回學校，更深入認識我最愛的作家，包括濟慈、拜倫、愛倫坡等。上個星期，我讀〈安娜貝爾．李〉和〈烏鴉〉[5]給萊絲莉聽，對不對，寶貝，我們從圖書館把書借回來。」我望著她牆上的複製畫。她說：「我很愛雷諾瓦的畫。不要覺得我在裝腔作勢，我真的喜歡這幅畫，我還喜歡那幅畫，一位英國畫家畫的馬。我也喜歡聽音樂，帕華洛帝演出時，我很想去聽。」

「你知道當我還是小女孩，住在那可怕的房子裡時，我想做什麼嗎？我想當考古學家，到埃及和希臘去。和瑪麗安聊過後，我不再緊張不安，那也讓我可以重新思考，我已經錯過太多動腦子的機會！瑪麗安真聰明，而我多年來只有跟萊絲莉以及連九年級都沒讀完的丈夫在一起，沒辦法談……」她恍神了一會兒。「天哪！有這麼多美好的事情在等待我們，我們要找出來。萊絲莉，我們是不是要全部找出來？就好像我們找到這幾首詩。」我開始背誦〈安娜貝爾．李〉，泰瑞莎也一起朗誦這首詩，萊絲莉抬起頭來專注地看著媽媽和我用抑揚頓挫的語調唸出這首美國詩的頭幾行，泰瑞莎唸道：「但我們深深相愛，以一種超越愛情的愛。」彷彿在描繪自己的人生旅程。

如果想為這個族群爭取更好的醫療服務，部分困難在於不相信的態度所形成的阻礙。我曾把本章的初稿當作專題報導，投給一家暢銷新聞雜誌，他們卻提出兩個理由，要我重寫。第一個理由是，我描述的生活太可怕了，令人難以置信。編輯表示：「變得有點滑稽。我的意思是，不可能所有這些事情全發生在一個人身上。如果真是這樣，難怪她們會憂鬱。」另一個問題是，她們康復得太快，過程也太戲劇化了。編輯有點尖刻地說：「像那個有自殺傾向的女街友後來變成避險基金經理人，整個故事都挺荒謬的。」我試圖說明，事實上這正是整個故事的力量，讓我們看到有些人即使陷入絕境，仍能脫胎換骨改變自己的人生，但我無法說服他們。在他們眼中，我挖掘出來的真相比虛構的小說更離奇、更難以接受。

科學家首度觀察到南極洲上空的臭氧層破了大洞時，他們還以為觀察儀器有問題，因為那個破洞太巨大了，難以置信。結果，臭氧層的破洞是真的。美國貧窮憂鬱症患者的破洞同樣真實而巨大，但是和臭氧層破洞不同的是，我們有辦法填補這個破洞。我無法想像羅莉、露絲・安、席拉、卡莉塔、丹奎兒、佛瑞德、泰瑞莎以及其他數十位我詳細訪談過的貧困憂鬱症患者是如何經歷那一切，但我確實知道至少自聖經的年代以降，人類一直努力透過物質救濟來解決貧窮問題，而且過去十年來，我們厭倦了物質干預，明白單靠金錢不足以解決問題。我們徹底改革社會福利制度，開心地以為，如果我們不資助窮人，他們就會更加努力工作。提供藥物及醫療方面的協助，讓他們得以正常生活，擺脫困境，好好過他們的人生，難道不是更值得做的事情嗎？要找到適當的社工來改變這個族群的生活，並不容易，但如果不能推動各種計畫來提升大眾的意識，並分配充足的經費，那麼有才幹也願意奉獻心力協助窮人的社工將面臨巧婦難為無米之炊的困境，於是這種浪費生命、孤獨、可怕的苦難將不斷重演，永無止境。

360

5〈安娜貝爾・李〉（*Annabel Lee*）和〈烏鴉〉（*The Raven*）都是美國作家愛倫坡（Edgar Allen Poe, 1809-1849）的著名詩作。

10
政治
Politics

在當前的憂鬱症描述中，政治的影響力跟科學一樣強烈。誰在研究憂鬱症，針對憂鬱症做了哪些事，誰得到治療，誰得不到治療，誰遭到怪罪，誰備受呵護，哪些項目能獲得給付，哪些部分受到忽略？這些問題全都在權力的聖殿上決定。政治也決定了憂鬱症的治療方式：應該把患者安置在機構中，還是讓他們在社區中接受治療？憂鬱症的治療應該繼續交給醫生，還是由社工承擔？哪些診斷能獲得政府的醫療補助？對無從描述或理解自身經驗的社會邊緣人而言，掌握憂鬱症的語言能賦予他們前所未有的力量，但憂鬱症的語言往往不斷受到操弄。較優渥的階層透過憂鬱症的語言來感受自身的憂鬱症，而這種語言是由美國國會、醫學會和製藥界不約而同編織出來。

憂鬱症的定義會強力影響相關的決策，從而影響患者。假如憂鬱症是「單純的器質性疾病」，那麼對待憂鬱症的方式就應該比照其他器質性疾病，保險公司必須將嚴重憂鬱症納入醫療保險的承保範圍，一如他們會給付癌症治療的費用。但倘若憂鬱症的病因乃源自個人性格，那麼得了這種病就只能怪自己，就像做蠢事得不到社會保護一樣。如果憂鬱症可能在任何時候折磨每個人，那麼就需要好好思考如何預防了；而假如憂鬱症只會打擊貧困、教育程度低的人或政治上的弱勢族群，那麼在我們這不公平的社會裡，預防措施必定不太受重視。假如憂鬱症患者會傷害別人，那麼為了社會安寧，勢必得控制他們的病情；倘若憂鬱症患者只會待在家裡或銷聲匿跡，社會便會因為見不到而忽視他們。

過去十年來，美國政府的憂鬱症政策已然改變，而且仍在持續變動。其他國家也出現重要變化。美國政府對憂鬱症的看法以及連帶的相關政策執行主要受四個因素影響。第一個因素是醫療化。美國人根深柢固的想法是，無需治療咎由自取的疾病或因性格缺陷而生的病，儘管醫療保險至少仍將肝硬化和肺癌納入承保範圍。一般大眾堅定認為，看精神科醫師是一種自我寵溺，比較像去美容院，而不是去看腫瘤科醫生。將情緒疾患當成疾病來治療，牴觸了上述的愚蠢觀念，讓患者擺脫了責任，治療也更容易「正當化」。第二個因素是過度簡化（奇怪的是，這很不符合過去兩千五百年來我們對憂鬱症的模糊概念），尤其是一般人總迷信憂鬱症是血清素過低造成的，一如糖尿病的病因是胰島素過低。製藥業和美國食品藥物管理局大大強化了這個觀念。第三個因素是腦造影。假如你把憂鬱症患者的腦部影像（用顏色顯示新陳代謝率）和（同樣上了色的）正常腦部影像並列，效果會十分驚人：憂鬱症患者的大腦是灰色的，而快樂的人則有五彩繽紛的大腦。兩者的差別一方面令人難過，另一方面又顯得很科學。雖然這完全是人工造影的效果（顏色反映了造影技術，而非真實的色澤及色相），但這樣的影像勝過千言萬語，能說服人們憂鬱症需要立即治療。第四個因素是心理衛生界不擅長政治遊說。「憂鬱者做不到糾纏不休。」民主黨密西根州眾議員林恩．瑞佛斯（Lynn Rivers）表示。想促使政府關注特殊疾病，通常得靠遊說團體共同努力，提升大眾對疾病的意識。愛滋病之所以備受關注，是因為愛滋病患者或愛滋病高風險群深諳戲劇化操作的戰術。不幸的是，憂鬱症患者通常連日常生活都無力負荷，因此無法勝任政治遊說。更何況，許多得過憂鬱症的人即使後來病情改善，仍不想談自己的病——憂鬱症是可恥的祕密，而為憂鬱症進行遊說時，難免會暴露自己的可恥祕密。伊利諾州共和黨眾議員約翰．波特（John Porter）說：「人們向眾議員宣告某個特殊疾病有多嚴重時，總是令我們佩服得五體投地。」他是「勞動、健康及人類服務撥款委員會」的主席，在眾議院主導精神疾病相關預算的討論。「我必須力抗某些議員因為聽到某個故事，而在情緒激動下提出修正案，想將專款撥給某項特殊疾病。國會議員經常這樣，但很少有人是為精神疾病爭取預算。」不過，美國的確有幾個心理衛生遊說團體努力捍衛憂鬱症患者的權益，其中最值得注意的團體是美國全國精神健康聯盟（NAMI, National Alliance for the Mentall）及全國憂鬱症及躁鬱症患者協會（NDMDA, National Depressive and Manic-Depreciation）。

阻礙進步的最大絆腳石或許仍是社會汙名，而憂鬱症的汙名之重，甚於其他疾病，在美國國家心理衛生研究院院長海曼口中，這是「公共衛生的災難」。在我撰寫本書期間跟我談過話的許多人，都要求我不要用他們的真名，不要披露他們的身分。我問他們，若別人發現他們得了憂鬱症，他們覺得會發生什麼事？「大家會知道我很脆弱。」有個人這樣跟我說，但在我看來，即使得了這麼可怕的病，他的事業依然非常成功，足以證明他非常堅強。有的人已經「出櫃」並公開說自己是同志，或坦承自己有酒癮或染上性病，甚至有人會虐待兒童，但他們仍覺得公開自己得了憂鬱症太過難堪。我費了好一番心力才找到願意談的人，並將他們的故事收入書中——不是因為憂鬱症十分罕見，而是因為能坦然面對憂鬱症並向外界坦承的人少之又少。有個得憂鬱症的律師曾經休假一段時間去「規劃未來」，他說「沒有人會再信任我」。他為自己不在的幾個月編造了全套說法，為了讓大家相信他的故事而煞費苦心（包括捏造了一堆度假照片）。我剛結束和他的訪談，在辦公大樓等電梯的時候，有個年輕職員過來跟我搭訕，我假稱來這裡找律師商討合約。他問我從事哪一行，我說我正在撰寫本書。「喔！」他輕呼，然後提到我剛剛採訪的律師，主動說：「有這麼一個人，他經歷了一次真正的、徹底的崩潰。憂鬱症、精神病，隨你怎麼說。有一陣子完全瘋了。其實他到現在還是怪怪的，在辦公室擺了一堆奇怪的海灘照片，有點像是捏造出一堆自己的事？有點瘋瘋癲癲的？但他回來上班了，就專業而言，他的表現無懈可擊。你真該見見他，看看他到底是怎麼回事。」在這個例子中，這位律師對抗憂鬱症的技巧似乎反而為他贏得更多聲望，而未因疾病本身而背負汙名。他的掩飾是一種很不成功的詐欺，和拙劣的植髮不相上下——植髮實在太荒唐了，比自然界製造出來的任何東西都還要荒謬可笑。但這種祕而不宣的情況非常普遍。我為《紐約客》撰寫的文章刊登後，接到許多署名「知名不具」、「姓名暫隱」、「一位教師」的信函。

我這輩子寫過的題材中，沒有任何題目像這次要求這麼高的隱密性。不管在晚宴中、火車上或其他任何地方，人們一聽到我的寫作主題，都會告訴我一些極其驚人的故事。但幾乎每個人都不忘交代：「不過，你千萬不要告訴別人。」有個採訪對象打電話給我，說她母親威脅她，假如書中出現她的名字，就再也不和她說話。心靈在自然狀態下通常是封閉的，深層的感覺通常也祕而不宣。我們唯有透過別人告訴我們的事情來了解他們。沒有人可以突破深不可測的沉默形成的屏障。有個人談到自己的掙扎時說：「我從來不提這件事，因為看不出提了有什麼用。」我們看不清憂鬱症的災情，因為會說出實情的人少之又少，而大家不願說實話的原因是不知道憂鬱症有多普遍。

我有過一次很不尋常的經驗，那時我在英國某人家中參加周末聚會，有人問起我的工作，我照實說我正在寫一本關於憂鬱症的書。晚餐後，有個長髮盤到腦後挽成髻的金髮美女朝花園中的我走過來，溫柔握住我的手臂，問能不能聊一下。接下來那個小時，我們在花園中漫步，她傾訴著自己是多麼不快樂，描述她和憂鬱症奮戰的經過。她當時正在接受藥物治療，病情略有起色，但碰到許多狀況時仍覺得無法應付，她擔心自己的心理狀態終究會摧毀婚姻。談話結束時，她說：「拜託，千萬不要對任何人透露一個字，尤其不能告訴我丈夫，一定不能讓他曉得。他不會明白，也無法容忍這種狀況。」我保證會守密。那是美好的周末假期，白天風和日麗，晚上有溫暖的爐火，一群人全然愉快地打趣逗笑，包括那名跟我談心的女子。星期天午餐後，我和那名憂鬱女子的丈夫一起去騎馬。把馬騎回馬廄的途中，他突然轉過身來，侷促不安地說：「我通常不會說這麼多。」然後就勒住馬，也閉上嘴巴。我以為他要問我關於他太太的事情，因為他在不同場合都看到妻子跟我聊天。「我不認為大家真的有辦法明白。」他期期艾艾地說。我露出鼓勵的笑容。「憂鬱症。」他終於說出來。

「你在寫一本關於憂鬱症的書，呃？」我回答是，然後等了一會兒。「像你這樣的人，怎麼會想到寫這個題目？」他問。我說我自己得了憂鬱症，然後像平常一樣開始解釋，但他打斷我的話。「真的？你有憂鬱症，然後你現在正在寫憂鬱症？因為我的問題就在這裡，但我不想談太多，不過這是事實。我一直很不快樂，我不明白到底為什麼。我有美好的人生，美滿的婚姻，孩子也很好，和每個人都很親密，但其實我得去看精神科醫生，他讓我吃這堆該死的藥丸，所以我現在感覺比較像自己了。但是你說，這真的是我嗎？你明白我的意思嗎？我絕不會告訴太太或孩子這件事，因為他們不會明白，他們不會再把我當成一家之主。我很快就會停藥，只不過，現在的我到底是誰？」小聊一番後，他要我發誓保密。

我沒有告訴這個人，他太太吃的藥和他完全一樣，我也沒告訴他太太，她丈夫其實完全可以理解她的情況。我沒有跟其中任何一人說，守著祕密過活是很辛苦的事，也沒說他們的憂鬱症可能會因為羞恥感而更加惡化。我也沒跟他們說，夫妻如果不能交流基本資訊，婚姻必然很脆弱，但我確實分別告訴他們，憂鬱症通常是遺傳的，他們應該注意小孩的情況。我建議他們對下一代開誠布公。

最近各界名流紛紛發表引人注目的聲明，當然有助於洗刷憂鬱症的汙名。如果連蒂波．高爾[1]、麥可．華萊士[2]和威廉．史岱隆這樣的名人都能坦然談論自己的憂鬱症，或許其他不是那麼有名的人也可以。我為了出版本書而放棄自己的隱私，不過我不得不說，我也因談論自己的憂鬱症而更能忍受憂鬱症並預防復發。我會建議大家坦承自己得了憂鬱症。保密是沉重的負擔，十分累人，決定何時再將密藏的消息公開出去，也是一大難題。

此外，令人震驚但也千真萬確的是，無論你怎麼談你的憂鬱症，大家通常還是半信半疑，除非你在他們注視你、和你談話的時候，顯得十分憂鬱。我很善於掩飾自己的情緒，有位精神科醫師曾說我「過度社會化到惱人的地步」。儘管如此，當有個泛泛之交打電話給我，說他要去參加戒酒無名會，也要為他某些時候的冷淡彌補我，他說他並非自以為高人一等，而是深深忌妒我「看似完美無瑕」的人生，我聽了非常震驚。我沒有詳細訴說我人生中的諸多不完美，只是問他，他怎麼能一方面說他忌妒我的文章能登上《紐約客》雜誌，還詢問本書的進度，另一方面又認為我的人生完美無瑕。他說：「我知道你有一度得了憂鬱症，但看來對你沒什麼影響。」我說其實憂鬱症改變也決定了我往後的人生，但我看得出來，他沒聽進我這番話。他從沒看過我縮在床上的模樣，也不明白這幅畫面的意義。我依然保有隱私，而這令人疑惑。最近《紐約客》的編輯說他覺得我從來不曾真正陷入憂鬱。我不滿地說，從來不曾憂鬱的人不會假裝得了憂鬱症，他仍然不信，說：「少來了，你到底有什麼好憂鬱的？」我的康復吞沒了我。我的憂鬱病史及間歇性的復發似乎都不重要。我曾經公開承認我在吃抗憂鬱藥，他似乎也不放在心上。這是汙名化奇怪的另一面。他對我說：「我不相信憂鬱症這一套。」彷彿我和筆下人物共謀，想從世界博取更多不應得的同情。我一再碰到這種偏執狂，也一再感到驚訝。從來沒有人跟我祖母說，她不是真有心臟病。也不會有人說，皮膚癌罹患率愈來愈高，純粹是大眾的想像。但憂鬱症實在太嚇人、太讓人不愉快了，許多人寧可否定這個病，並譴責患者。

不過，坦率和惹人厭仍是兩回事。談論憂鬱症是令人沮喪的事，沒有什麼比聽別人不停訴說他

1 蒂波．高爾（Tipper Gore）為美國作家及社運份子，也是前美國副總統高爾（Al Gore）的妻子，目前分居。

2 麥克．華萊士（Mike Wallace）為美國知名資深媒體人，曾主持CBS新聞網著名新聞雜誌節目《六十分鐘》（*60 Minutes*）。

受的苦更加煩悶了。憂鬱的時候，你變得有點失控，只感受到自己的憂鬱，但這並不表示你下半輩子只能和別人談憂鬱症。我經常聽到有人說：「我花了好幾年的時間才有辦法對精神科醫生說……」我認為在雞尾酒會中不斷重複你告訴精神科醫生的事情，簡直是瘋了。

偏見依然存在，主要來自不安全感。我最近開車載幾個熟人經過一家知名醫院，其中一人說：「嘿，你們看，那裡就是伊莎貝兒接受電刑的地方。」然後用左手食指在耳邊劃圈圈，示意伊莎貝兒瘋了。我社運份子的血氣湧上心頭，問依莎貝兒到底怎麼了，結果不出所料，伊莎貝兒曾在這家醫院接受電痙攣療法。我說：「她當時一定很辛苦。」試圖不著痕跡地為這可憐的女孩辯護。「想想看，接受電療是多麼嚇人的事。」他卻爆笑。「我有一次想幫太太修吹風機時，幾乎替自己做了一次電擊治療。」我很重視幽默感，我沒有真的不高興，但我確實無法想像假如我們經過的醫院是伊莎貝兒做化療的地方，大家還會不會開類似的玩笑。

美國國會制定「美國身心障礙法案」(ADA, the Americans with Disabilities Act)，用意是讓身心障礙者得以大幅融入社會。法案要求雇主不得汙名化精神病患，這帶來棘手的問題，其中許多問題自《神奇百憂解》出版後就引發大眾思考。如果你的工作績效落後，上司能要求你服用抗憂鬱藥嗎？如果你變得退縮，上司能以不適任為由開除你嗎？當患者的病情受到控制時，的確不該阻止他們從事能力所及的工作；但另一方面，醜陋的現實是，半身不遂的人無法擔任行李搬運工，胖子不可能成為超級模特兒。如果我的員工不時陷入憂鬱，我會相當氣餒。偏見和務實交互作用的結果對憂鬱症患者很不利，這種情況在某些方面很露骨，在其他方面則沒那麼明目張膽。美國聯邦航空總署不准憂鬱症患者駕駛民航機，服用抗憂鬱藥的機師必須去職。這項規定可能導致許多憂鬱的機師不願接受治療，如此一來，我猜搭機的乘客反而更不安全，還不如由服用百憂解的機師來駕駛飛機。雖說再嚴重的危機都有辦法度過，藥物治療能帶給患者力量，但復原力仍有其極限。我不會投票給脆弱的總統。但願不會出現這種情況。如果統治世界的人出於親身經驗，能體會你我經歷的苦難，當然很不錯。我不可能當總統，如果我妄想嘗試，必定搞得天下大亂。只有少數例外（林肯或邱吉爾都曾為憂鬱症所苦）能將焦慮與憂心轉為領導力的基石，但他們必須有非凡的人格，而且得的還必須是不會在關鍵時刻導致失能的特有種憂鬱症。

另一方面，人不會因為得了憂鬱症就變得沒用。我和保羅・貝利・梅森（Paul Bailey Mason）初識時，他大半輩子都飽受憂鬱症折磨。事實上，他早在五十年前就接受了第一次電痙攣治療。他的人生傷痕累累。青少年時期他出現「紀律問題」時，他母親找來熟識的三K黨徒毆打他。後來，他被送進精神病院，幾乎被打死，最後他在病患暴動時趁機逃走。此後他一直領取社會安全殘障福利金，領了將近二十年。那段期間，他拿到兩個碩士學位。近七十歲時他尋求就業協助，但由於年紀大和長期病史形成的雙重包袱，每個層級的公務員都告訴他，沒有工作會用他這樣的人，不要費事了。我很清楚梅森會是高生產力的員工，因為我讀過多封他寫的信，當時他大量寄信給南卡羅萊納州復健服務處和州長辦公室（他住在該州），還有任何他想到的人。他把信件的副本都寄給我看。接受藥物治療時，他大半時候看起來都很正常。信件的字數很嚇人。他們告訴梅森，目前只有勞力工作會雇用他這樣的人，如果他想找到腦力工作，得靠自己。梅森偶爾兼任教職，大部分都需花很長時間通勤。他一方面勉強維持生活，同時寫了數以百計的信函，表明自己的情況，大聲求助，結果只收到幾封制式回函。讀著回函時，我懷疑是否真有人把梅森的信轉給可能提供協助的人。梅森寫信給我：「憂鬱症打造了自身的囚籠。我坐在幾乎負擔不了的公寓裡，拚命求助，希望找到工作。受不了孤獨時，例如去年聖誕節，我就去搭地鐵環繞亞特蘭大。在目前的情況下，這是我最接近他人的時候。」我碰到許多人都有相同的感覺。一位女性由於專業上的失誤而感到被社會孤立，她寫道：「失業的沉重壓力終於讓我窒息。」

理查・拜隆（Richard Baron）曾擔任國際社會心理復健服務協會（IAPSRS）理事，這是為非醫療性質的精神科工作人員設的組織，目前有將近兩千名會員。他寫道：憂鬱症患者本身「已開始表達對空虛的社區生活的深切憂慮——若他們既無法在社區生活中建立自我及社會連結，又無法靠工作創造收入的話。可見在康復過程中，工作是多麼重要的基石」。有項針對目前援助計畫的分析透露了他們的嚴重問題。在美國，憂鬱症患者如能被列為殘疾人士，就有資格領取社會保障殘疾保險（SSDI）和社會安全生活補助金（SSI），他們一般也有資格獲得低收入戶醫療補助，以支付昂貴的持續治療費用。領取社會保障殘疾保險和社會安全生活補助金的人深怕一找到工作，便會失去領取福利金的資格。的確，領取SSDI和SSI的人不到〇・五%會放棄福利金重回職場。拜隆寫道：「嚴重精神疾病的次文化中最不可動搖（也大錯特錯）的『民間智慧』，莫過於認為回去上班就會立刻喪失所有的社會安全生活補助金，而且永遠無法再領取。心理衛生體系承認以受雇為目標非常重要，然而在補助復健服務上，卻依然毫無作為。」

雖然心理衛生領域最實用的研究都是由製藥業完成，然而在美國，真正揭露大腦原始運作機制的機構，仍是國家心理衛生研究院。美國國家心理衛生研究院坐落於馬里蘭州貝塞斯達市（Bethesda）的廣闊園區內。這是美國國家衛生研究院的二十三個預算項目之一，還有一個預算項目是物質濫用與心理衛生服務處（Substance Abuse and Mental Health Services Administration，簡稱SAMHSA），SAMHSA會作一些憂鬱症相關研究，但不隸屬於國家心理衛生研究院。不管在國家心理衛生研究院或SAMHSA，應用研究的立即效益都有助於基礎研究所不斷增進的人類知識。眾議員波特務實地說：「如果能揭開疾病的奧祕，就可以做許多事去預防疾病。只要投入研究經費，最後必能挽救生命，減少苦難。大家會開始明白，比起投入的經費，產生的效益非常大。」

一九九〇年代初期，美國國會請科學領域的六位傑出諾貝爾獎得主每人提出兩個重要的研究主題，結果六位中有五位選擇腦部。於是，美國國會宣布一九九〇年到二〇〇〇年為「大腦年代」，並投注大量資源於腦部研究。西維吉尼亞州民主黨眾議員鮑伯．維斯（Bob Wise）表示：「後世將會記得，這是美國國會為了增進人類對自身的理解所通過的最重要法案之一。」在大腦年代的那十年中，精神疾病的經費大幅躍升，「人們開始了解，精神病和其他疾病沒什麼兩樣。過去大家總是把精神病看成吞錢的無底洞，需要無休無止的治療，計費表一直在跑，進度卻引人疑慮。新藥改變了一切。不過，如今我擔心我們開始忽視那些沒有得到藥物幫助或沒辦法靠藥物改善病情的患者。」

在美國政府內部，明尼蘇達州民主黨參議員保羅．維爾史東（Paul Wellstone）和新墨西哥州共和黨參議員彼特．多門尼西（Pete Domenici）最毫無保留地主張修正心理衛生法。就目前而言，政治角力的焦點在於保險上的平權。許多美國人即使有完善的醫療保險，心理衛生相關的給付項目依然有限。事實上，美國七十五%以上的醫療保險對心理衛生的理賠範圍少於其他疾病。無論終身險或每年更新的定期險，心理衛生的給付上限都比一般疾病少五%。從一九九八年初以來，雇用人數超過五十人的美國企業提供給員工的醫療保險中，若對心理衛生的給付上限低於其他疾病，就屬違法，但這些公司仍可要求針對精神疾病支付高於其他疾病的自付額（就是儘管保險公司會支付醫療費，每次看病時病患仍需自行負擔的費用），所以精神疾病的理賠範圍仍和其他疾病不同。全國精神疾病聯盟（National Alliance for the Mentally Ill）的負責人蘿瑞．佛林（Laurie Flynn）說：「大多數保單提供給我女兒的憂鬱症給付都無法和癲癇症相提並論，真是難以相信。」在美國，全國精神疾病聯盟是這方面首屈一指的倡議團體。「我的類風溼性關節炎拿到的自付額條件就對我很有利，因為那是『真正』的病，難道我女兒的憂鬱症不是病嗎？心理健康非常難定義，心理完全健康的人很少。我們的社會沒有義務承保我個人的快樂，也負擔不起這樣的保險。但精神疾病的情況卻明確多了。權利受剝奪的各種弱勢團體正逐漸興起，爭取平權，我們也加入他們的行列。」美國身心障礙法案為「身體與心理障礙人士」提供保護，然而在找工作時，精神疾病仍然是一大阻礙，蒙受嚴重汙名。佛林說：「大家仍然覺得，假如你真的夠堅強，就不會生這樣的病。假如你生活嚴謹，教養良好，積極向上，就不會發生這種事。」

和所有的政治運動一樣，他們也藉由過度簡化來推行這個運動。佛林表示：「這種病和腎臟或肝臟的情形一樣，是一種化學失衡。」事實上，他們希望在某種程度上達到雙重目的：既得到治療，又受到保護。「我們規劃了五年的宣傳活動，希望讓大家了解，這些病只不過是大腦失調罷了，藉此終結歧視。」但其實不容易，因為精神疾病不只是大腦失調而已。羅伯特．布爾斯汀[3]得了雙極性疾患，在美國，他是願意公開病情的知名精神病患之一，也是精神疾病議題的公開代言人。他說：「這個『運動』中有些人看到『瘋狂』二字遭到誤用，會真的抓狂。」

對憂鬱症患者而言，健康維護組織[4]並不是好事。席薇亞．辛普森在約翰霍普金斯醫院從事臨床醫療工作時，經常需要對抗健康維護組織，她只有恐怖故事可以講。「我得花愈來愈多的時間講電話，跟提供管理式照護服務的公司溝通，證明病患應該留院。當患者病情還非常、非常嚴重時，只要他們那天沒有很想自殺的樣子，就會有人叫我讓病患出院。我說病人還需要再住院一陣子，他們只說：『我不同意。』我叫病患家屬打電話給律師，設法抗爭。患者顯然病得太重，沒辦法自己打電話。我們覺得必須讓患者待在醫院裡，直到確定他們在其他地方也會平安無事。所以，最後的結果是家屬收到醫藥費帳單。假如他們付不出來，我們會勾銷。我們承受不了這樣的保險，而且，這還會讓保險公司白白占便宜，患者也變得更憂鬱，實在太糟糕了。」假使醫院的財力沒那麼雄厚，領導階層也缺乏決心，往往不可能像這樣吸收病人的欠款，然而憂鬱症患者也沒有能力跟保險公司爭辯。佛林堅稱：「我們知道很多這樣的案例，都是患者還沒準備好，就在健康維護組織的要求下出院，結果後來自殺了。有些病人的死亡是這類保單造成的。」

憂鬱症是貴得嚇人的病。我第一次崩潰花了五個月治療，我和保險公司支付的費用包括：看精神藥理師四千美元，談話治療一萬美元，藥物治療三千五百美元。當然，那段時間我也省了很多錢，因為沒有講電話，也不上館子或買衣服，又住在父親的房子裡，省掉電費。但從經濟層面考量，仍然很不容易。布爾斯汀說：「假定你去看精神科醫生，你的保單會支付每年二十次看診費中的一半，再加上藥費超過一千美元時，保險公司會為你付掉八十%，這已經算是很好的保單，但誰付得起這樣的醫藥費呢？我第二次住院時，保險公司說我的醫藥費已經超出上限，我哥哥只好用他的美國運通信用卡刷了一萬八千美元，讓我住進醫院。」布爾斯汀後來告保險公司，並拿到和解金，但是打這類官司可掌握的資源十分稀少。「我現在每年差不多花兩萬美金來維護我的心理健康，不包括住院。即使最單純的憂鬱症，每年至少仍得花掉兩千美元或兩千五百美元，住院三周的費用則從一萬

3 羅伯特．布爾斯汀（Robert Boorstin）擔任谷歌華盛頓辦公室公共政策主管多年，並曾擔任美國政府、財星五百大企業和非營利組織顧問多年，年輕時為《紐約時報》記者。

4 健康維護組織（HMO, Health maintenance organization）是源於美國的一種醫療服務，與醫療機構簽約，在收取投保者預付的固定費用後，提供醫療服務，但也會嚴格限制醫療服務的範圍。——編註

四千美元起跳。」

事實上，《美國醫學會期刊》（*Journal of the American Medical Association*）最近估計美國每年為憂鬱症付出的成本高達四百八十億美元，其中一百二十億為直接成本，三百一十億為間接成本。因原本可發揮生產力的人力英年早逝而損失的成本為八十億美元，因缺勤或生產力流失造成的損失為二百三十億美元。換句話說，每一名憂鬱員工平均每年造成雇主六千美元的損失。《美國醫學會期刊》指出：「由於這項研究採用的模型沒有包含患者所受的痛苦折磨及生活品質問題造成的負面效應，因此低估了真正付出的社會成本。更何況這些估計都過度保守，還有許多重要成本未納入考量，例如家人付出的額外花費，因憂鬱症導致的非精神科症狀而過度住院的花費，以及當憂鬱症才是患者諸多症狀的起因，卻依照一般醫療診斷方式作了過多檢驗的花費等等。」

參議員維爾史東從一九九六年開始推動心理衛生法案後，一直領導這場抗爭，致力於消弭法律對身體與心理疾病的差別待遇。雖然平權法案仍懸而未決，但他們已打破身體與心理疾病有別的舊觀念。堅持生物學觀點，用化學物質減輕個人責任，平等看待精神疾病和重大身體疾病，不但是政治上的權宜之計，或許甚至是必要手段。多門尼西參議員表示：「如果什麼時候能跟拒絕平權的保險公司打一場官司，以心理疾患其實是生理疾患，精神疾病和身體疾病應受到平等保護為由提出控訴，主張保險公司聲稱的承保範圍若涵蓋醫生所定義和描述的所有生理疾病，就不該排除精神疾病，那會很有趣。」最近美國國會通過首件平權法，但俄亥俄州民主黨眾議員瑪西．凱普特（Marcy Kaptur）形容那就像「一罐義大利麵，有很多漏洞」。這項法案不適用於員工少的小公司，允許設定醫療照護金額上限，允許保險公司對精神病患的住院天數或門診服務訂出嚴格限制，保險公司還可要求精神病患支付較高的看診自付額和部分負擔費用。儘管法案的精神令人振奮，卻對改善現狀沒什麼幫助。維爾史東和多明尼西都希望推出更嚴謹的法案。

美國的國會議員幾乎原則上都不反對醫治精神疾病。眾議員波特表示：「對立面是競爭。」雖然許多人的發言都談到自殺的悲劇本質和精神疾病的危險，也見諸《國會紀錄》(Congressional Record)，但與這些統計資料有關的法案卻不容易通過。一旦承保範圍擴大，承保的成本亦隨之上升，以美國目前的制度，這意味著有醫療保險的人會變少。保險成本每上升一%，保險人數就會減少四十萬。所以，如果推動心理衛生平權導致健保成本提高二・五%，就會有一百萬美國人沒有醫療保險。但相關實驗顯示，事實上，平權增加的成本不見得會超過一%，因為心理健康受到良好照顧的人也比較懂得控制飲食、規律運動，並準時就診，讓預防醫學發揮效用，因此心理健康的相關保險通常可以回本。更何況，愈來愈多證據顯示，重度憂鬱症患者比一般人容易罹患各種疾病（包括感染、癌症、心臟病等），因此無論從經濟面或社會面來看，要維護身體健康，心理健康都是不可或缺的一環。在已經推動平權的地方，第一年增加的整體費用不到家庭保費的一%。不過，保險業的遊說團體總是擔心成本會失控，參議院的辯論顯示，許多人心裡仍對心理健康照護的經濟面存疑。

新澤西州的共和黨眾議員瑪爾吉・魯克瑪（Marge Roukema）語重心長地說：「因為保險的限制而遲遲不介入，並不能省錢，這其實是在增加更多成本。」美國眾議院成立心理衛生工作委員會（起先叫「精神疾病工作委員會」，因聽起來太悲慘而改名），由魯克瑪眾議員和凱普特眾議員共同主持。參議院則將平權問題視為民權議題來討論。多門尼西參議員表示：「我自己其實屬於市場派。但是我認為當我們對著這麼一大群人，卻只說：『你們自己去想想辦法吧！』其實違反民權，我們不能把精神病患當怪胎看待。」內華達州民主黨參議員哈利・瑞德（Harry Reid）說：「如果看到年輕女士有月經的問題，我們會立刻讓她去看醫生，氣喘病發作的年輕人也會很快得到醫療照顧。但假如這位女士和那個年輕人不和任何人交談，他們只有一百五十公分高，卻胖到一百三十公斤，那又怎樣？我最近發言表示：『主席先生，我認為應該辦一場關於自殺的聽證會。』我們花了一堆錢來確保民眾安全駕駛，也花大錢保障飛航安全，然而對於每年自殺的三萬一千條生命，我們到底做了什麼？」

美國眾議院把討論焦點放在精神病患很危險的觀念。過去多個與精神病相關的暴力事件都深具代表性：約翰．辛克利刺殺雷根總統[5]；大學炸彈客；小羅塞爾．韋斯頓在國會山莊射殺兩名警察[6]；思覺失調患者安德魯．高德斯坦在列車駛來時將一名女子推下地鐵軌道[7]；郵局槍擊案，以及最重要的，可怕的校園槍擊案，包括在利特頓和亞特蘭大、在肯塔基州和密西西比州和奧勒岡州，還有在丹佛市和加拿大亞伯塔大學。根據最近的新聞稿，一九九八年發生的殺人案中，有超過一千件是精神病患所為。比起躁鬱症或思覺失調症，憂鬱症患者較少涉及這類案件，但激躁型憂鬱症確實會引發暴力行為。雖然特別關注危險的精神病患會加劇汙名化，強化大眾對精神病患的負面觀感，但是對募款卻極有助益。許多人雖不願捐錢幫助陌生人，卻樂意付錢保護自己，而且，用「那類人會殺害我們這種人」的說法也能促成政治行動。近來一項英國研究顯示，雖然只有三%的精神病患可能帶給別人危險，但關於精神病患的新聞報導幾乎有一半將重點放在他們的危險性上。凱普特眾議員說：「才智非凡的國會議員寧可草木皆兵，也不願試著理解這些可怕的暴行是在什麼情況下發生的。所以原本應該藉由提高心理衛生預算解決的問題，如今卻想靠帶刺鐵絲網和增加巡邏警力來解決。我們花數十億美元來保護自己和防範這些人，但其實只要花很少的錢就能幫助他們。」

柯林頓總統一向重視維護精神病患的權利，也很支持蒂波．高爾的白宮精神疾病研討會，他對我說：「我們只能希望利特頓和亞特蘭大的悲劇發生後、國會山莊的警察遭射殺後，大家會注意這個問題的急迫性。這個領域的重大修法，是接二連三的悲劇換來的。」

瑞佛斯眾議員指出：「這裡的人不管正不正派，都不會只因自己的主張從某個抽象道德層次來看是對的，就輕易做決定。你必須讓一般民眾明白這樣做符合他們的最大利益。」她堅定支持魯克瑪和凱普特提出的法案，也和這兩人一樣，都對法案的措辭感到歉疚。這項法案是在韋斯頓的國會山莊槍擊案之後提出的，但並未使用具倫理責任的道德語言，而只談自我保護。魯克瑪說：「我們當然想幫助非暴力型精神病患，就像我們也很想控制暴力型病患一樣。不過我們是局內人，想要贏取眾多局外人支持，必須讓大家明白，設法解決問題攸關他們迫切的自身利益。我們必須討論如何防範隨時可能發生在他們或選民身邊的可怕罪行，而不能單單討論如何讓美國變得更美好、更繁榮、更人道。」經濟面的論辯相對較為少見，讓患者脫離社會援助、投入資本主義體系的概念對國會而言還是太模糊——雖然麻省理工學院最近的研究顯示，陷入重度憂鬱時，工作能力會急遽下降，而接受抗憂鬱劑治療後，又會回到基本水平。其他兩項研究也顯示，處理精神病患的問題時，輔導就業是最具經濟效益的方法。

最近的研究把憂鬱症和其他疾病連結起來，對立法者甚至健康維護組織產生重大影響。如果得

5 約翰・辛克利（John Hinckley）因長期迷戀女星茱蒂・佛斯特（Jodie Foster），試圖引起她的注意，而在一九八一年三月三十日，在華府希爾頓飯店對甫上任六十九天的雷根總統開槍，導致雷根及其他三人受傷。後來辛克利因精神失常被判罪名不成立，並住進精神病院。二〇一六年，辛克利獲准離開精神病院，與高齡母親同住，但行動仍受限制。

6 一九九八年七月二十四日，小羅塞爾・韋斯頓（Russell Weston）走進美國國會大廈開火，導致兩名國會警察死亡。之後韋斯頓因妄想型思覺失調症（paranoid Schizophrenia）被送進精神病院治療。

7 一九九九年一月，有思覺失調病史的高德斯坦（Andrew Goldstein）在地鐵列車疾駛而來時，將在月台上等車的女子推到軌道上，導致她立即死亡。高德斯坦被判入獄服刑二十三年。

了憂鬱症卻不治療，確實比較容易感染疾病、罹患癌症和心臟病，那麼忽視憂鬱症便會付出高昂代價。令人啼笑皆非的政治現象是，因憂鬱症未受治療而付出的代價愈高，投入憂鬱症治療的經費就會愈多。約翰・威爾森（John Wilson）曾競選華府市長，後來自殺了，他曾說：「我相信死於憂鬱症的人數超過死於愛滋病、心臟病、高血壓及其他疾病的人，純粹因為我相信憂鬱症會導致這所有疾病。」

・・・

當我們就保險平權展開激烈爭論時，卻無人討論要為沒有保險的憂鬱症患者做些什麼。美國聯邦醫療保險和低收入戶醫療補助會依不同情況，提供不同程度的醫療服務，卻沒有提供外展式醫療服務，但大多數的貧窮憂鬱症患者都無法打起精神，主動尋求協助。我非常贊同為貧窮的憂鬱症患者提供適當的治療，所以我到國會山莊分享我在上一章談到的經驗。我在那裡的角色頗奇特，是臨時上陣的社運份子兼新聞記者。我想了解政府目前做了哪些事情，也想說服政府進行改革，改革不但符合國家利益，也能造福我接觸過的貧窮憂鬱症患者，他們的故事深深打動我。我希望分享我所了解的內情。瑞德參議員非常了解實際情況：「幾年前，我喬裝成流浪漢，戴著棒球帽，穿得破破爛爛像個乞丐，在拉斯維加斯的遊民庇護所待了一個下午和一個晚上，然後第二天又到雷諾市做了同樣的事情。你盡可寫所有想寫的文章，描述百憂解和其他當代神奇藥物如何讓人不再憂鬱，但這些對這群人毫無幫助。」瑞德在貧窮家庭長大，父親自殺身亡。「我逐漸明白，假如當年有人可和家父談談，有藥可吃，他可能不會自殺。但我們目前沒有推動這類立法。」

我見到心理衛生平權法案的共同提案人多門尼西參議員時，將整理好的故事和統計資料攤在他面前，然後建議他完整記錄這些故事明顯反映出來的趨勢。我說：「假定我們彙整所有無可辯駁的資料，排除所有的偏見、資訊不足、黨派立場等問題。假定我們可以主張，為重度憂鬱的窮人進行完善的精神病治療，對美國經濟、退伍軍人事務處都有好處，也能造福社會——這對納稅人有利，他們現在正因許多憂鬱症患者未獲治療而付出極高代價；同時也造福這項投資的受益人，他們一直過著瀕臨絕望的生活。那麼，應該如何進行改革呢？」

多門尼西說：「如果你問我的話，只要從經濟面或人道面來看，改革都符合每個人的利益，但是否就能期望情況大幅改善，我要很遺憾地回答你，不會。」照顧窮人的聯邦計畫通常受到四個因素阻撓。第一個因素（或許也是最難對付的）是美國政府的預算結構。多門尼西表示：「我們現在是一個蘿蔔一個坑，每個計畫有每個計畫的經費。我們必須面對的問題是，你描述的這些計畫會不會繼續擴大，以至於需要新的經費，而不是單單思考這樣做在整體上能不能替財政部省些錢。」你無法立刻削減其他支出，你不能在某一年從監獄系統或社會福利中突然挪出一筆錢來支付新的心理衛生外展服務，因為那種服務的經濟效益累積得很慢。多門尼西指出：「我們對醫療系統的評估並非以成果為導向。」第二個因素是美國國會的共和黨領袖不喜歡對醫療照護業下指令。多門尼西說：「那會變成一種命令。很多人或多或少願意支持這類立法，但他們在意識形態上不贊成對各州、對保險公司、對任何人下指令。」美國的聯邦法（麥卡倫－佛格森法案）[8]讓各州自行管理醫療保險。第三個因素是，很難要求任期有限的民選公職人員關注社會基礎建設的長程改善，而非能快速見效、改善選民生活的政績。第四個因素是，套用維爾史東參議員帶著嘲諷意味的感慨：「現今的代

8 麥卡倫－弗格森法案（McCarran-Ferguson Act）為美國一九四五年頒布的法案，明訂保險業監管的立法權由各州自行掌控，不適用聯邦反壟斷法。

議政治就是如此。大家捍衛的是選民關心的事情。貧窮的憂鬱症患者投票日當天只會待在家裡，蒙著頭躺在床上，換句話說，這裡沒什麼人為他們代言。貧窮的憂鬱症患者並非我們口中有能力的群體。」

和絕對弱勢的族群深入相處後，再和位高權重的人士密切接觸，感覺總十分怪異。和國會議員談話時，我內心的激動不亞於之前和貧窮憂鬱症患者的訪談。心理衛生平權是超越黨派的議題，套用多門尼西的話，共和黨和民主黨「正在爭相競標，看誰更愛國家心理衛生研究院」。國會議員不斷投票同意撥出更多經費給國家心理衛生研究院，金額已超出預算所提列。一九九九年，柯林頓總統批准了八億一千萬美元的經費，而國會在波特眾議員帶領下，又將金額提高到八億六千一百萬美元。波特是能力超群的撥款委員會主席，大力支持基礎科學研究，而這是他在國會服務的第十一個任期。美國國會還將二〇〇〇年的社區健康服務綜合補助款提高了二十四%，達三億五千九百萬美元。柯林頓總統也要求白宮人事處接受罹患精神病的求職者。魯克瑪說：「如果想當溫情的保守派，不妨從這裡起步。」每個重要的心理衛生法案都得到民主黨和共和黨共同支持。

在國會為精神病患奮戰的人大都有自己的故事，這些經驗促使他們走上這個競技場。瑞德參議員的父親自殺，多門尼西參議員的女兒是重度思覺失調患者，維爾史東參議員有個手足罹患思覺失調症，瑞佛斯眾議員自己罹患嚴重的雙極性疾患，魯克瑪眾議員和精神科醫師結縭近五十年，維斯眾議員大學暑假在精神病院打工時和精神病患建立友誼，這個經驗促使他踏入公職。維爾史東說：「不該是這種方式。但願我是純粹透過研究和道德探究來理解這個問題。但對許多人而言，精神疾病的問題仍然非常抽象，若非透過非自願的密集浸淫洗禮，無法充分明白問題的急迫性。我們需要有個教育計畫來為立法鋪路。」維爾史東談到精神病患時滿懷同情，彷彿他們全是他的親人。參議院在一九九六年舉行平權法案聽證會時，維爾史東站在國會殿堂，滔滔不絕地講述自己的親身經歷。多門尼西絕非濫情的人，當天他也簡短談到自己的經驗。接著還有幾位參議員一一上台述說親戚朋友的故事。那天的參議院比較像心靈成長課程，而不是政治辯論場。維爾史東回想：「很多人在投票前過來對我說：『這件事對你真的、真的很重要，是不是？』我跟他們說：『對，比任何事都重要。』我們就這樣得到足夠的票數。」從一開始這就比較像是象徵性的法案，而不是真能推動重大改革的法案，因為究竟要不要提高整體治療成本，仍然留待保險公司決定，因此並沒有真的改善病人的醫療品質。

由於一九九〇年代後期預算削減，大多數的社區健康計畫也大幅縮減，但仍常因理應受這項計畫照顧的人出現暴力行為，而受到責難。以世上大部分人的標準來看，只要他們能設法讓每個人都安安靜靜的，就算善盡職責。當他們無法保護健康民眾遠離病患的傷害時，就飽受媒體苛責。大家頻頻檢討這些計畫是否符合健康者的利益，卻鮮少討論目標社群是否真的得到幫助。魯克瑪眾議員說：「政府在聯邦稅收中撥出大筆金額來補助這些計畫，但強力的證據顯示，這筆經費到了地方就變更用途，用來支付各式各樣不相干的地方專案。」維斯眾議員形容一九九三年柯林頓健保改革方案的辯論為「令人沮喪的經驗」，他還說美國國家衛生研究院沒有提供具體資訊給地方商會，讓他們明白平權對他們有利。雖然有些地方設立了社區心理衛生診所，但往往把重心放在離婚那類較不複雜的問題上。凱普特眾議員說：「診所應該致力於提供藥物治療，追蹤病患有沒有持續服藥，以及針對各種疾病提供談話諮商。」

法律界支持公民自由，社工界及立法機構則眼看某些民眾發狂痛苦，認為不去介入形同犯罪，機構化的議題成為兩派爭執的焦點。魯克瑪說：「對這個問題採取極端觀點的公民自由派既無能，又前後不一。他們披著公民自由的外衣，對患病的人施加非比尋常的殘酷懲罰，無視於一個事實：科學可以提供更好的辦法。真是殘忍，假如我們這樣對待動物，美國愛護動物協會一定不會放過我們。如果民眾不肯吃藥，不肯好好完成療程，也許應該強制他們再度入院治療。」這類政策已有前例可循，肺結核的治療就是很好的例子。倘若有人得了肺結核，卻缺乏紀律，無法在正確時間服用正確藥物，美國某些州就會出動護士，找到這名患者，每天盯著他吞下異菸鹼醯肼錠。當然，肺結核是傳染病，如果沒有好好控制，可能發生突變，釀成公共衛生危機。但如果精神疾病會為社會帶來危險，那麼不妨借鏡肺結核模式，建立合理的介入措施。

在大型精神病院盛行的一九七〇年代，強制監護與治療的法律成為重要議題。如今大多數想接受治療的人卻很難如願。大型精神病院一一關閉，短期照護設施則在病人還沒準備好獨自面對現實世界時，就將他們推出去。一九九九年春天，《紐約時報雜誌》在報導中指出：「現實狀況是醫院無法以夠快的速度打發病人。」不過在這一切發生的當下，仍然有些人即使不願意，也被迫住院。在可能的情況下，應盡量誘使病人接受治療，而不是強制他們接受治療。我們也應針對究竟可採取哪一種強制力，建立共同標準。能力不足或心懷惡意的人自認有權評斷誰有病及誰沒病，不遵照適當程序任意監禁別人，是最惡劣的暴行。

你可以住進門戶開放的療養院。長期照護機構中大多數病人都可以自由沿著車道走到街上，只有少數病人受到全天候監視或住在司法的機構中。病患乃自願簽約住進照護機構。法律學者通常傾向讓民眾管理自己的生活，即使他們可能因此踏上毀滅之路，而精神科社工及其他實際與精神病患密切接觸的人員則傾向積極介入。誰來決定何時該肯定患者的心靈自由，何時否定？大體而言，右派的觀點是必須把瘋子關起來，才不至於拖累整個社會，即使他們目前還不至於造成威脅也一樣。左派的觀點是，任何人的公民自由，都不該被那些在主要權力結構之外做事的人侵犯。中間派的觀點是，確實需要引導某些人接受治療，但其他人未必需要。由於抗拒診斷和對療法缺乏信心是精神病患的通病，因此強制治療／監護是治療過程中不可或缺的部分。

凱普特解釋：「你必須把這些人當人看，尊重他們的個體性，但又讓他們與主流社會連結。」美國公民自由聯盟採取中庸立場。他們曾發布聲明：「當我們合理推斷治療可能有效時，在街上遊蕩、精神失常、生病、病情惡化、未接受治療的自由就不再是自由，而是拋棄。」問題在於，我們的選擇太常介於完全監管和完全拋棄之間。目前的系統是基於精神病類群所建立，極度缺乏大多數憂鬱症患者需要的中繼照護解決方案。我們必須注意在街上語無倫次、喃喃自語的人，評估他們自殺傾向的起伏，判斷他們對他人的潛在危害程度，然後嘗試預測，等到這個抗拒治療的人康復後，會不會感激別人硬要治好他的病。

沒有人真的想得憂鬱症，但有的人不想被迫恢復到我們所定義的**健康**。這些人可以有什麼選擇呢？應該讓他們縮回自己的疾病中嗎？我們應該為他們的退縮付出社會成本嗎？我們應該透過什麼適當程序來決定這些事情？這一切涉及的官僚作業可能十分驚人，什麼人需要什麼樣的對待需要細密的磋商，永遠不可能完全解決。一旦承認我們永遠達不到完美平衡，就必須假設我們有兩個選項：把一些該得到自由的人監禁起來，還是讓有自毀傾向的人重獲自由。真正的問題不完全是**該不該**強制某些人接受治療，而在於**什麼時候**應該強制他們接受治療，以及應該由**誰**來決定。要探討這個問題，就不能不提到感染愛滋病毒的可憐女子席拉．赫南德茲，約翰霍普金斯醫院強制她住院，而她強力抗拒。她希望自己能自由死去。但赫南德茲如今很高興自己還活著，她的手機每分鐘都不停響著。但我也會想起罹患腦性麻痹的韓國男孩，他得了各種嚴重疾患，由於身體殘障，連自殺都不可得，被迫過著絲毫不快樂的日子，也無法逃脫。儘管再三思考斟酌，對於這個問題，我仍然找不到正確答案。

攻擊的問題催生了防衛性的法令，雖然有暴力傾向的憂鬱症患者不多，但他們都落在思覺失調症的法律範圍內。精神病患的面貌多元，若採大一統的思維來制定相關法令，必定帶來巨大苦難。自從一九七二年劃時代的反威羅布魯克（Willowbrook）運動以來（威羅布魯克州立學校是一所安置心智遲緩者的機構，曾在病患不知情的情況下進行人體實驗），提供「限制最少的安置」就主導了政策方向。雖然精神病患可能因為攻擊行為而喪失某些權利，但也可能因為政府自認擁有國家親權，所以採取保護的立場，剝奪精神病患的某些權利。美國公民自由聯盟不贊同擴張國家親權。在蘇聯之類的國家，國家親權的觀念確實遭到濫用，這個詞彙太常讓人聯想到家長式的警察力量。但是，在捍衛這樣的法律原則時，應該要用多少苦難來買單？

華府的治療倡議中心（Treatment Advocacy Center）是對治療的態度最保守的團體，他們的立場是，即使精神病患不會造成明顯而立即的危險，仍應監禁。該中心副主任強納森·史丹利（Jonathan Stanley）抱怨只有犯罪份子獲得治療。「一個人會被推下地鐵軌道的機率只有兩百萬分之一，大家卻非常關注這個問題，但隨便哪天走進中央公園，都百分之百會遇到二十個精神病患，這問題卻得不到那麼多關注。」在史丹利看來，去機構化是公民自由派在美國政府瘋狂削減預算時，「錯誤」捍衛了不該捍衛的人所導致的結果。去機構化原本應轉型為廣泛多元的社區照護機制，卻沒有發生這樣的事情。去機構化導致多層式的治療體系消失了，而患者原本可藉由這樣的體系漸漸在社區找到容身之處。結果太常出現的情況是，精神病患若非住院受到徹底監禁，就是在外面自生自滅。提供充足的社工人力來舒緩患者的絕望，讓他們恢復高層次功能，這樣的概念在政界還不流行。治療倡議中心大力支持肯德拉法[9]之類的法令，這項紐約州法案准許檢察官起訴未按時服藥的精神病患，將精神疾病定為犯罪。憂鬱症患者被帶上法庭，繳付罰款後，又被放回街頭自謀生路，因為我們的社會沒有空間或預算去提供廣泛治療。如果患者惹了太多麻煩，就會被當成罪犯關起來。所以在很多情況下，去機構化只是把病患從醫院移到監獄裡。他們在監獄中無法獲得充足、適當的治療，造成無數問題。史丹利表示：「沒有人比監獄的獄卒更希望建立良好的心理衛生系統了。」

華府的巴茲倫中心（Bazelon Center）則位於光譜另一端，是最偏自由派的組織。他們認為住院治療均應出於患者自願，並將精神疾病定義為詮釋性的[10]。他們曾說：「很多時候，某人被認為缺乏病識感，其實只不過是他與負責治療的專家看法不同。」有時候的確如此，有時卻不見得。

美國退伍軍人事務部（the Veterans Administration）仍深信堅強的軍人不會得精神病，所以只把不到十二%的研究預算花在精神醫學研究上。事實上，精神困擾可能是退伍軍人最常發生的問題。他們罹患創傷後壓力症、淪為遊民以及濫用物質的比例都相當高。既然納稅人繳的稅中已經有很大部分用來訓練軍人，如此忽視他們的心理問題便特別令人憂心，也進一步顯示美國的心理衛生政策在政治上是多麼天真。美國遊民中，憂鬱老兵（特別是打過越戰的退伍軍人）占了很大部分。這群人接連經歷兩種創傷。第一種是戰爭本身帶來的創傷：殺人的驚恐，滿目瘡痍，身陷險境，還要設法撐過去。另一種創傷是被迫生出的親密感和團體動力。許多退伍軍人幾乎執迷於軍隊的標準體制，

9 肯德拉・韋德爾（Kendra Wendale）於一九九九年一月在紐約地鐵站遭精神病患高德斯坦推下月台，紐約州因此制定肯德拉法（Kendra’s Law），下令有住院史、拒絕接受治療、病情嚴重的精神病患必須經過治療才能回社區生活。

10 也就是認為「精神疾病是一種社會建構」——審訂註

當他們解甲歸鄉，回歸什麼都得自己張羅的生活後，會變得茫然不知所措。退伍軍人委員會曾估計，到醫院看診的退伍軍人大約有四分之一擁有一種精神疾病的主要診斷。由於美國一半以上的醫生曾在榮民醫院受訓，很容易把在這類機構養成的偏見傳到民間醫院和急診室中。

凱普特眾議員談到她在芝加哥附近一所榮民醫院的見聞。她在急診室時，警員送來一名狀況很糟的病人，值班的社工說：「喔，他是這裡的常客。」凱普特問她為何這麼說，她解釋，這人已是第十七次因精神健康問題入院。「我們讓他住進來，把他弄乾淨，開藥給他，然後就放他出去，幾個月後，他又會回來。」到底是什麼樣的心理衛生系統會容許這種事情發生？凱普特說：「入院急診十七次。你知道假如我們能提供充分的社區照護，避免這樣的人入院十七次，我們可以省下多少錢來幫助其他人嗎？我們為不當醫療付出的代價遠遠高於良好醫療耗費的成本。」

我們似乎繞了一大圈，又走回強制治療的老路，治療憂鬱症患者的系統從龐大、惡性的機構變成崩解的、作用有限的體制。紐約公民自由聯盟的貝絲．哈若爾絲（Beth Haroules）指出：「現在的情況好過從前，舊制度把病人鎖在房間裡，任憑他們腐爛。但鑑於我們現在對精神病起源和治療方式的理解比過去多了許多，相較之下，這方面的公共體制甚至比二十年前還要落後。」現實狀況是，有的人沒有能力自己做決定，確實需要強制監護和治療；有的人雖然生病，卻無需採取這類措施。最好能提供分級的醫療照護系統，依據病情嚴重程度提供廣泛的醫療服務，同時積極主動接觸可能不遵守醫囑的門診病人。我們必須設定正當程序的準則，透過相同的檢查，判斷哪些人需要強制治療，並將制衡原則納入這當中。適當程序必須一方面考量精神病患可能為社會帶來的威脅，另一方面也考量病患沒有必要經歷的痛苦。無論是把人關進監獄、強制他住院或接受精神治療，或讓病患自願接受治療，都必須建立標準。有的患者本身擁有充足的資訊，也不會成為別人的負擔，如果他想放棄治療，應該給他一些空間。我們必須建立有效而超然的機制來監督這類事務。

瑞佛斯是美國唯一坦承自己曾罹患精神疾病的國會議員。瑞佛斯十八歲就奉子成婚。她起先從事食品處理和推銷特百惠保鮮盒來補貼家計，大女兒出生後沒多久，她的症狀開始出現。病情加劇時，她去看醫生。瑞佛斯的先生是汽車工人，有藍十字／藍盾的聯合保險。她語帶嘲諷地跟我說：「我相信保險涵蓋了六次精神科門診的給付。」接下來十年，她和先生的薪水有一半都拿去付精神科的帳單。到了二十一歲，她難以工作，很害怕接電話。「情況很可怕，拖了好久。憂鬱症發作會持續幾個月，我躺在床上，每天睡二十二小時。這裡的人常以為憂鬱症就是悲傷，不管我怎麼跟其他議員解釋，他們還是不懂。他們不明白那種空虛、那種無盡的虛無是什麼感覺。」

為了支付高昂的治療費用，瑞佛斯的先生身兼兩份全職工作，大半時候還去做第三份兼差，除了勉力保住汽車工廠的職位，還在大學工作，晚上則去送披薩。他有一陣子還兼差送報，並在玩具店打工。瑞佛斯說：「我不知道他哪兒來的體能。我們只是做我們該做的事。我無法想像如果沒有家人的支持，要怎麼熬過嚴重的精神病。不管怎樣，都太可怕了，如果家人，如果憤怒——」瑞佛斯停頓了一下，「我不知道人要如何熬過去。他還得照顧我。我們有兩個小孩，我可以稍微帶帶他們，但沒辦法做太多。我們不知怎麼居然戰勝了現實問題，度過難關。」瑞佛斯迄今仍對孩子感到歉疚。「即使我出車禍，背骨撞斷，可能都不會那麼沒用。需要花這麼長的時間療養時，自己也心安理得。但事實是，每次孩子在學校惹了麻煩或碰到任何問題，我都會想，全是我的錯，因為我不在那裡，因為我沒這樣做，沒那樣做。我始終無法擺脫愧疚感，為了我沒辦法控制的事情而心懷愧疚。」

她終於在一九九〇年代初期找到「完美的藥物組合」。她現在服用鋰鹽（每天的劑量曾經高達二千二百毫克，現在穩定維持在每天九百毫克）、地昔帕明（desipramine）和布斯帕。等她康復到一定程度，就開始投入公職。「我是心理衛生研究的活廣告，我是明證。如果你願意投資在我身上，未來一定會得到回報。大多數深受憂鬱症所苦的人都是如此，他們只希望有機會貢獻所長。」瑞佛斯一邊照顧家庭，一邊在大學進修，以優異成績畢業，拿到大學文憑後，又進入法學院深造。她將近三十歲時，獲選為安娜堡（Ann Arbor）教育委員會成員，當時她的病情已比較穩定。兩年後，她因為其他原因，動了子宮切除手術，由於她也有貧血問題，休養了六個月沒有上班。她決定出馬競選國會議員時，「對手發現我得過精神病，試圖指稱我有一段時間沒有上班，是因為精神崩潰。」瑞佛斯接受電台叩應節目訪談，一名預先安排好的聽眾打電話進來，問她是不是得過憂鬱症。瑞佛斯立刻承認自己得過，而且花了十年的時間才讓病情穩定下來。上完節目後，她去當地民主黨部開會。她走進會場時，一位地方黨部要角說：「我聽到妳上電台，妳在幹嘛？妳瘋了嗎？」瑞佛斯冷靜地說：「當然，那正是電台節目的作用。」她面對問題時冷靜沉著的態度，讓問題不再是問題。之後她順利當選。

好幾位眾議員都曾向瑞佛斯坦承他們也有憂鬱症，但不敢告訴選民。「有一位同僚說，他很想告訴大家，但又覺得不能那麼做。我不了解他的選民，不過也許他沒辦法對他們坦白。大多數的憂鬱症患者碰到這類問題時，都沒辦法作正確判斷，因為他們深陷於罪惡感之中。憂鬱症是非常孤獨的病。但就像同志朋友所說，出櫃讓他們卸下心頭重擔，我同樣因為坦白而得到解脫：憂鬱症對我來說，再也不是問題了。」維斯眾議員稱精神病為「每個人都有的家庭祕密」。

瑞佛斯表示：「你必須自行轉診，你必須找到社區的心理衛生服務中心。請特別把這寫出來：當你提到『社區心理衛生』時，我冷笑了一下。聽著，如果你是在等某個汽車工人在工廠裡找到工會幹部，告訴他：『我兒子有思覺失調症，太太有躁鬱症，女兒精神病發。』根本不可能發生這樣的事。」她一口咬定，「這個國家還沒有進步到可以讓我們要求我們想要的服務。更何況負責開藥的醫生經常都一知半解，而健康維護組織為了省錢，還限制醫生開出的藥物種類。」她說：「即使你對藥單上的藥物有特異體質的不良反應，也只能將就了！即使病情穩定下來，你還得汰換掉唯有在生病時才有作用、在健康狀態下卻行不通的心理因應機制。」她很訝異持續心理動力治療的經費遭到大幅刪減，她認為如此一來，將導致社會成本全面上升。她說：「真是一團糟。」

東南賓州心理衛生協會（Mental Health Association of Southeastern Pennsylvania）的常務理事喬伊・羅傑斯（Joe Rogers）為人和藹可親，舉止大方，帶著一種不修邊幅的權威氣場，說起話來滔滔不絕，風度迷人。他可以一方面絮絮叨叨、達觀冷靜，但另一方面又精明務實，隨時都盯緊目標。我們初次見面，是在費城一家旅館共進午餐，他穿著藍色西裝，打著條紋領帶，手上提著公事包，一副高階主管的派頭。我瀏覽菜單時，他說他在紐約市住過一段時間。我問：「喔，你當時住哪兒？」他說：「華盛頓廣場。」一邊從桌上的麵包籃中拿條麵包。我闔起菜單，回答他：「我也住華盛頓廣場一帶，那裡是很棒的社區。你家在哪裡？」他露出略帶疲憊的笑容說：「在華盛頓廣場裡面，我在長椅上睡了九個月。我有一段時間是無家可歸的遊民。」

喬伊・羅傑斯和瑞佛斯一樣，從心理衛生網路的「消費」端走到「供應」端。羅傑斯在佛羅里達州長大，家裡有四個兄弟姊妹，他母親是酒鬼，父親總是隨身帶槍，經常不在家，還不時自殺。雖然雙親的出身背景都不錯，卻因功能失調而陷入貧困。羅傑斯回憶：「我們住的房子殘破不堪，到處都看到蟑螂跑來跑去。家裡買日用品的錢不時不翼而飛，後來我發現父親非常沉迷於賭博，所以沒見過他拿薪水回家。雖然我們還不必餓肚子，但以父母的出身背景，我們真的是窮人。」羅傑斯十三歲就輟學。父親經常掏出槍來，告訴兒子他準備自殺。羅傑斯想出一些法子來應付這樣的情況。「我十二歲時，就懂得把槍拿走藏起來。」同時，母親的酒癮愈來愈重，頻頻住院治療。她也曾企圖自殺，雖然羅傑斯說她不是認真的。羅傑斯還不到十六歲，父親就過世了，母親在他二十歲時也走了。

羅傑斯說：「回頭看，我覺得我父親是可以治療的，但母親的情況我就不確定了。」羅傑斯自己從十三歲到十八歲一直渾渾噩噩，但十八歲時，他開始準備同等學力測驗。他認識了喜歡的女子，嘗試建立自己的人生。他參加貴格會的聚會時，認識一位想幫他的心理學家。後來他碰到危機，有一天，他發現自己把車子停在停車標誌前面，茫然不知該前進或後退或往左或往右開。「我只是坐在那兒，感到徹底失落。」沒多久，他就出現嚴重的自殺傾向。貴格會的朋友帶他去醫院就診，醫生診斷後，讓他開始服用鋰鹽。當時是一九七一年，羅傑斯無家可歸。女友離開了，雙親也都過世，自己則靠社會福利金維生。

羅傑斯一再住院。當時的抗憂鬱藥還很粗糙，羅傑斯仰賴有鎮靜作用的精神科藥物，「那些藥讓我覺得自己是死人。」他痛恨醫院。「我的演技進步了，因為我恨不得離開那裡。」羅傑斯至今談起州立醫院時，仍會害怕得打寒顫。「我住院六個月，單是那味道就叫人不敢領教。他們每年花費十二萬五千美元在一個病人身上，至少應該有個像樣的環境。你和另外兩、三個病患住同一間病房，一起被關在小房間裡。醫院的人手不多，也訓練不足，而且不管你說什麼，他們都不聽。他們經常動粗，而且作風非常威權，偏偏我個性叛逆，所以和他們處不好。這些地方是監牢。只要經費到位，沒有人考慮出院——沒有人協助你擺脫醫院的繁瑣手續。在這種地方待太久，會把你徹底毀掉。」醫院為了方便「管理」，讓他服用強效鎮靜劑，但往往無法實質解決問題。不用抗憂鬱藥來治療，只靠鎮靜劑平撫焦慮易怒的情緒，只是讓患者退縮到迷迷糊糊的慘況。羅傑斯認為不應該以患者日後會感激你為由，強迫病患接受治療。他說：「假如你走進酒吧，抓住某個喝太多的醉鬼，送他進戒酒中心，並輔導他的妻子，這個人也許會感激你，但就某種程度而言，這樣做仍然違反我們的社會規範，牴觸他的公民自由。」

對我而言，造訪州立精神病院的經驗十分驚駭。在周遭都是正常人的世界徹底瘋掉，固然令人迷惘且不快，但被隔離在全是瘋子的地方，絕對非常恐怖。我在州立精神病院挖掘到各種病患遭虐待的故事。記者凱文．海德曼（Kevin Heldman）在一次大膽而出色的臥底調查中，聲稱自己有自殺傾向，住進布魯克林的伍赫爾醫院（Woodhull Hospital）。他寫道：「那裡的整體環境是用來監護，而非治療。」然後他引用紐約州心理衛生局局長特助達爾比．潘尼（Darby Penney）的話：「就我個人經驗，萬一我陷入情緒極度不安的狀態，我最不想去的地方就是（州立醫院精神科的）住院病房。」伍赫爾醫院完全不遵守紐約州任何有意義的心理衛生照護官方政策。病人沒有機會和精神科醫生談話或互動，日常活動也缺乏安排，每天只是讓病人看十小時電視。他們的病房很髒，無從得知醫院給他們吃的是什麼藥，他們受到毫不必要的非自願鎮靜和約束。醫院裡有一名護士曾和海德曼談得比較深入，她告訴海德曼，生個小孩可能對他的憂鬱症有幫助。紐約州為這類服務每天支付一千四百美元的費用。

思索這類機構時，我更關注好醫院應有的品質，甚於壞醫院帶來的痛苦。我的目標不是挖掘病患受虐的故事，而是探討州立機構是否採取了錯誤模式。機構化是非常困難的問題，我一直沒有找到解答。收容精神病患的短期設施有好有壞，我花了不少時間研究這些地方的病房。舉例來說，假如我需要這類治療，我會毫不猶豫住進約翰霍普金斯醫院。然而長期收容病患的公共設施，病患一住就是幾年，甚至終身不離開，而這些地方就天差地遠到令人震驚的地步。我幾次長時間造訪費城附近的諾瑞斯城醫院（Norristown Hospital），這家醫院的經營者懷抱強烈使命協助病患。我在那裡遇見的醫生、每天和病患互動的社工以及醫院主管，都讓我留下好印象。我也很喜歡在那裡見到的許多病患。儘管如此，諾瑞斯城醫院仍然讓我很不舒服，很緊張。造訪諾瑞斯城醫院是研究過程中最令我不安也最困難的任務。我寧可經歷內心種種憂鬱絕望，也不願長時間待在諾瑞斯城醫院。機構化或許是目前最好的辦法，諾瑞斯城醫院呈現的問題也許很難完全解決，但如果我們想彌補目前干涉主義法律中的缺失，就必須正視這些問題。

乍看之下，諾瑞斯城醫院的院區很像美國東岸的二級大學校園。醫院坐落在草木蒼翠的山丘，可以俯瞰山下遼闊的景觀。巨大樹影落在維護得宜的草皮上，新聯邦風格的紅磚建築上面爬滿藤蔓，白天大門敞開。從美學觀點而言，病患待在醫院裡會比出院好得多。不過這個地方的實況酷似經典電視影集《密諜》[11]的場景，也像是《愛麗絲漫遊仙境》的無趣版本，在表面覆上一層深奧的邏輯，以掩蓋整個邏輯的崩潰。這個地方有一套自己的語彙，而我學得很慢。病患會偷偷告訴我其他病患的事情：「喔，她的情況不太好。再不注意的話，最後得回去五十號大樓。」問他們「五十號大樓」發生過什麼事也沒用，在病患眼中，五十號大樓（急診服務）是可怕的詛咒。我最後去了五十號大樓，發現那裡其實已經不像他們說的那麼嚇人，但三十號大樓反而真的相當恐怖。裡面的病患大多數都受到身體約束及監視，以防止他們自我傷害。有的人被網子困住，以免他們動不動便嘗試自殺。我沒有看到太多不適當的介入，遭到如此對待的病患通常確實需要如此對待，但親眼目睹實況仍然令人難受，更糟的是，他們被分成一組組聚在一起，就像杜莎夫人地下室中的罪犯蠟像。

院區流傳著各種耳語，內容是建築物層級、編號、恐懼和個人自由的禁令，這都讓飽受憂鬱症所苦的患者病情加劇。

我痛恨待在那裡。那觸到我的痛處。假如我孤苦伶仃，又沒什麼錢，假若我沒能好好治療我的病，我會不會淪落到這樣的地方？那樣的可能性讓我想尖叫逃出那扇精美的大門，回到自己安全的被窩裡。這些病患在外面的世界裡沒有任何可算是家的地方。即使這裡有充足的醫生和社工，精神病患的數目卻更多，我開始產生一種「我們和他們」的可怕感覺。由於情感疾患是州立精神病院中第二普遍的確診疾病，我分不清楚我比較是屬於「我們」，還是屬於「他們」。我們依循著共同的規範過日子，我們堅持理性，因為理性的價值一再得到驗證。但如果你到了某個地方，每樣東西都充滿氮氣，你可能不再相信地心引力，因為那裡看不到多少地心引力的證據。我發現在諾瑞斯城醫院，我愈來愈不確定自己真的掌握了現實。在這樣的地方，你什麼都不能確定，心智健全反而顯得奇怪，正如同在外面的世界裡，精神失常顯得很奇怪。每次我去諾瑞斯城醫院時，都覺得我的心靈變得失重，開始崩解。

在當局的安排下，我在一個美好的春日首次造訪諾瑞斯城醫院。我和一位女性憂鬱症患者一起坐下來，她自願和我聊一聊。我們坐在美麗山丘的涼亭中，用塑膠杯喝著難喝的咖啡，微熱的飲料讓塑膠杯有些融化。接受我採訪的女子能言善道且「大方得體」，但我侷促不安，而那不只是因為帶著塑膠味的咖啡。我們談話時，不諳社會習俗的病人不時走過來，插在我倆中間，或打斷我們的談話，問我是誰，在做什麼。有一次，有人走過來拍拍我的脖子，彷彿我是貝林登梗犬。有一名我

11《密諜》（*The Prisoner*）為一九六七年十月到一九六八年二月在英國ＩＴＶ電視台播出的影集，在台灣則由台視於一九六八年播出。主角原本為倦勤的英國情報員，遭迷昏後被囚禁於一個名為「村莊」的神祕處所拷問，怎麼都逃不出去。

從沒見過的女子站在三公尺外，盯著我們一會兒之後，眼淚突然奪眶而出，儘管我試圖安撫，她仍哭個不停。其他人安慰我：「喔，她只是在引人注意。」進來時沒瘋的人，等到出院時也必然瘋掉了。諾瑞斯城的人口已經比大型精神病院的黃金時期減少許多，院區有一半是廢棄建築物。那些空蕩蕩的大樓有不少是在一九六〇年代建造，帶著市中心貧民區學校那種實用的現代主義語彙，散發出猙獰的威嚇，緊閉的大門上了鐵鏈，多年來一直空無一人，在偌大的樑柱和空洞的死寂間，瀰漫著一種生命腐敗的氣息。

諾瑞斯城醫院裡四處可以看到思覺失調患者站在那裡，和我們看不到的火星人交談。有個憤怒的年輕人用拳頭猛捶牆壁，快得僵直症的病患一臉茫然、呆滯無神，動也不動，鬱鬱寡歡，或者服了鎮靜劑。周遭「不可能拿來自殘」的家具都殘破不堪，和使用者同樣疲憊。大廳裡，過往為節慶裝飾的彩紙早已褪色，彷彿從病人還在讀幼稚園時就已經擺在那裡。大家都忘了這些人早已成年。我造訪諾瑞斯城醫院十餘次，每次都有人堅持我是她母親，連珠炮似的問一堆我不可能曉得答案的問題，有個看來十分焦慮暴躁的人叫我立刻離開，趁著還沒出問題趕緊滾蛋。還有個臉部嚴重畸形的人自認是我朋友，叫我不要在意，不必離開，到了月底，每個人都會習慣我的存在。「你沒那麼糟，也沒那麼醜，留下來吧，你慢慢就會習慣的。」他漫不經心地說著單調的獨白，彷彿談的是和我不相干的事。有個臃腫不堪的女人跟我要錢，還不停抓住我的肩膀，要我注意她。在諾瑞斯城醫院，我無時無刻都無法逃離非語言喧譁的「低音奏鳴」，那被壓在滔滔不絕的談話聲下，聽起來永遠沒完沒了：有人砰砰捶打東西，有人尖叫，有人高聲打呼，有人語無倫次，有人哭泣，有人發出古怪噪音，或毫不在意地放屁，還有以抽菸為唯一樂趣的男男女女撕心裂肺的咳嗽聲。這是充滿憎恨的地方：牆壁和地板間滲出不斷的爭吵、爭吵、爭吵。儘管有多棟封閉的建築物，外面還有遼闊的大草坪，諾瑞斯城醫院卻缺乏足夠的空間。那裡的病患都被悲慘的生活困住了。這類機構收容的病患有四成是因憂鬱症而住院，他們為了康復，竟然住進世上最令人沮喪的地方。

不過，諾瑞斯城醫院仍是我造訪過的公立長期照護機構中最好的一家，我對經營團隊留下深刻印象，因為他們不但全心投入，而且明智而仁慈。病人的健康大都保持在他們可達到的最佳狀態。這地方絕不是貝德蘭瘋人院[12]，每個人都吃得很好，也接受適當的藥物治療，還有專業醫護人員秉持善心悉心看顧。諾瑞斯城的病人很少受傷，每個人的衣著都光潔整齊，大體上也都說得出自己得了什麼病，為什麼會來這裡。這裡的員工都盡心盡力，對病人付出驚人的愛心。整個地方雖然感覺很瘋狂，也給人安全感。他們保護病人不受外在世界和可怕的內在自我所傷害。這裡的缺失是長期照護機構普遍都有的問題。

住院幾年後，羅傑斯離開長期照護機構，住進佛羅里達州的康復之家，在那裡獲得更好的治療及適當的藥物。「但我開始對自己有不同的認識，開始把自己當精神病患。他們說我的病無法痊癒，也不認為我應該去上學。我當時才二十五歲左右。他們說我應該領取社會福利金，繼續待在那兒就好。結果我病得很嚴重，完全喪失自我感。」羅傑斯後來離開，變成遊民，在街頭生活了大半年。「我愈是想讓自己振作起來，就愈是崩解。我試了地理療法。也該是擺脫舊習慣和舊關係的時候了，我決定搬去紐約市。我完全不曉得到那邊要做什麼，結果是在公園找到一張不錯的長凳。當時的紐約還沒有那麼多遊民，而我算是長相還不錯的年輕白人，雖然衣衫不整，卻不邋遢，人們對我還算有

12 貝德蘭瘋人院（Bedlam Royal Hospital）原本是倫敦一所精神病院，後來 Bedlam 這個字成為混亂喧鬧瘋狂的同義詞。

點興趣。」

只要有人給他一毛錢，羅傑斯就會說自己的故事，但他避免透露任何可能把他送回精神病院的訊息。「我覺得我一旦回去，就再也出不來了。我認為他們會把我送回去。我已經放棄所有希望，但我太怕痛了，沒有勇氣自殺。」當時是一九七三年。「我還記得有一次聽到吵鬧聲，很多人在慶祝，我問他們在慶祝什麼，他們告訴我越戰結束了。我說，『喔，太好了！』但我其實不知道越戰是什麼，也不知道當時發生了什麼事，雖然我記得我曾經參加反戰示威遊行。」然後，天氣愈來愈冷，羅傑斯沒有外套可穿。他睡在哈德遜河邊的長堤。「我相信當時的我已經和人類社會太過疏離，倘若我接近別人，可能會把他們嚇壞。我已經很久沒有洗澡或換衣服了，應該滿噁心的。有些人從教會走出來，我知道他們會看到我在這裡晃來晃去，他們說要帶我去東奧蘭治的基督教青年會。假如他們說要帶我去醫院，我會跑一百哩路，逃得不見蹤影。但他們沒有這麼說，他們看著我，耐心等我準備好，然後給了我一些我能做的事情做。反正我也沒什麼好損失的。」

羅傑斯就這樣首度接觸到外展計畫，這也成為他社會政策的基石。羅傑斯說：「孤獨迷惘的人通常極需和別人建立一點點連結。外展計畫可以發揮這樣的功能。你必須願意走出去，再三接觸他們，直到他們準備好，願意跟你走。」羅傑斯很憂鬱，但憂鬱症是一種壓住性格的疾病，而羅傑斯被壓在下方的性格極端頑強。他現在認為：「幽默感或許最重要。在我最瘋狂而憂鬱的時候，我仍然有辦法找些事情來開開玩笑。」羅傑斯搬到東奧蘭治基督教青年會幾個月後，找到洗車的工作。他後來又搬到蒙特克萊爾的基督教青年會，並在那裡認識他太太。婚姻是「一大穩定力量」，於是羅傑斯決定進大學就讀。「我們有點像是輪番上陣。她會有一段時間很憂鬱，由我照顧她，然後我們再互換角色。」羅傑斯開始擔任心理衛生領域的志工，「這是當時我唯一懂些皮毛的領域。」當時他二十六歲。雖然他很不喜歡州立醫院，但他「需要為那些極需幫助的人做點事情，我認為我們可以改革醫院，讓醫院變得更好。我努力了很多年，但我發現你很難改變整個系統」。

東南賓州心理衛生協會是羅傑斯創立的非營利組織，致力於提升精神病患的力量。羅傑斯協助將賓州打造成美國心理衛生最進步的州之一，親自督導賓州多所州立精神病院關閉，並提出卓越的社區心理衛生計畫，目前每年以十四億美元左右的預算運作。如果你瀕臨崩潰，待在賓州可能很不錯，事實上，許多鄰州居民為了充分利用這套制度，都設法搬到賓州。在過去，無家可歸的遊民是費城的一大問題，現任市長當選後，原本想重啟那些已關閉的精神病院，並繼續把病患送進目前仍在營運的病院。羅傑斯說服他關閉這些機構，改採其他醫療照護制度。

目前賓州的制度遵循的指導原則是，不該讓病人待在視發瘋為常態的精神病院，他們應該住在更廣大的社區裡，經常感受到心智健全的益處。賓州為重病患者安排制度化的長期住宿服務。這些地方空間很小，每間可能只容納十五個床位，但他們會提供密集支援、嚴密照護，並強調整合。他們會密切關心每個個案，讓精神科社工和病患建立一對一的關係。羅傑斯說：「會有人一直追蹤你的情況，了解發生什麼事，偶爾稍微介入。我們需要積極的方案。早期有個我輔導的病人威脅著要申請針對我的禁制令，但拒絕我也沒用，我會強勢介入，必要的時候，我會踢開他的門。」這些地方也提供社會心理復健課程，目標是幫助病患適應「正常」生活的實際面。賓州因憂鬱症住院的病患中，大約有八成在這樣的環境下似乎逐漸好轉。當患者會危害他人或自己時，例如在酷寒天氣中待在戶外，就需要完全介入（包括強制庇護和治療）。目前唯有濫用藥物（尤其吸食海洛因）的精神病患會一直抗拒這類治療。這類病人必須先戒掉毒癮，再接受州立心理衛生系統的照護。

羅傑斯也在大街上的一樓建立一系列救助中心，他稱之為「來就辦中心」（drop-in centers），工作人員通常是康復的精神病患。這項服務為開始適應社會秩序的人提供就業機會，也讓狀況不佳的人有地方可以走走，在那裡閒晃一下，得到一些有條理的忠告。害怕更積極介入措施的遊民一來過這樣的地方，就會一再上門。這樣的諮詢中心能幫助患者從心理上的孤立過渡到與人相伴。賓州還建立了龐大的追蹤系統，簡直有點警察國家的味道，但的確有效防止人們墜落深淵，消失不見。賓州資料庫會記錄每個人在賓州州立醫療系統中接受的所有治療，包括每個病患到急診室就診的每一次紀錄。羅傑斯說：「我輸入我的名字，跑出來的資料讓我大吃一驚。」賓州系統中的病患如果突然失蹤，社工會把他找出來，繼續定期追蹤他的狀況。除非你完全康復，否則不可能擺脫如此嚴密的關注。

問題在於，這個計畫依然很脆弱。在最務實的層次上，它的財務狀況很不穩定：大型精神病院的既定成本十分龐大，碰到預算危機的時候，非機構性計畫的經費很容易遭到刪減。更何況，即使在態度開放的富裕社區，想要安置精神病患，也必須看居民是否願意包容。眾議員維斯指出：「每個人都是支持去機構化的自由派，但等到遊民開始出現在自家門口，就不一樣了。」最大的問題是，對某些精神病患而言，獨立自主及融入社區生活都是難以負荷的重擔。有些人脫離完全隔絕的環境之後（例如醫院），在外面世界裡根本無法正常運作。他們被迫踏入自己無法承受的世界，這樣做不但對他們無益，對於幫忙照顧他們的人也沒什麼好處。

但羅傑斯沒有因此感到氣餒。他運用恩威並施的方法，迫使多家醫院關閉，一方面與政府高階官員交好，另一方面也引用美國身心障礙法案，對政府提起集體訴訟。羅傑斯仿效凱薩·查維斯[13]發起聯合農場工人運動（United Farm Workers movement）的模式。事實上，羅傑斯等於試圖為精神病患發起類似工會的組織，讓這個極度分散的弱勢群體擁有集體發聲管道。一九五〇年代是機構化的巔峰時期，費城附近的精神病院收容了大批精神病患，數目達到一萬五千人。羅傑斯設法關閉其中兩所，僅存的諾瑞斯城醫院收容了數百名病患。羅傑斯發起的集體訴訟碰到的反對力量主要來自加入工會的醫院員工（大多由維修人員組成）。而他們之所以能順利關閉醫院，是因為他們讓充分恢復健康的病患出院，加入社區的長期照護體系。羅傑斯說：「我們透過自然縮減，逐步促使醫院關門。」

如果大醫院有虐待問題，那麼社區型計畫的虐待也不會更輕微，甚至更嚴重。在這些計畫中，要保持制衡機制十分不容易。為數眾多的政府官員和心理衛生工作者在精神病患照護領域中各自管轄著小小的領地，各有其內部運作方式。由於督導人員只是偶爾造訪，來去匆匆，怎麼讓這些中心的運作充分透明化，讓督導人員掌握狀況？在管轄權逐漸下放之後，有沒有可能仍維持高度警覺？

究竟是什麼構成了精神病，誰應該得到治療，這個問題端視大眾對心智健全的認知而定。世上既有所謂的心智健全，也有所謂的精神失常，兩者的區別既是類別也是向度的，有種類與程度的差異。這終究是一門政治，涉及每個人如何要求自己的大腦及別人的大腦。這門政治並沒有錯，是我們的自我定義中不可或缺的一部分，是社會秩序的基石。不應該只注意這背後的串謀，除非你深信複雜議題可以在毫無權謀舞弊的情況下達成共識，否則，身為社會動物，就必須接受社會的運作方式是由個人意見及公共歷史構成的奇異混合體所決定，並和這樣的混合體打交道。主要問題不在於憂鬱症的政治，而在於我們沒能認清有憂鬱症的政治。我們無法擺脫這樣的政治操作。比起財力雄厚的人，沒錢的人更沒有避開政治的自由。憂鬱症的政治呼應了人生的其他層面。病情輕微的人比

13 凱薩．查維斯（Cesar Chavez，1927-1993）為墨西哥裔美國農場工人，也是勞工領袖和民權運動份子。他自幼目睹農場工人在惡劣環境下工作，一生致力於為農民爭取權益，發起聯合農場工人運動，促成美國制訂第一個農民權利法案。

嚴重的人擁有更多自由，或許也理應如此。一九七〇年代末期，因捍衛自殺權而聞名於世的湯瑪斯·薩斯（Thomas Szasz）提出反對藥物治療的論點，他聲稱沒有任何自然法則容許精神科醫生開處方干預病患的個人生活。真是有趣，原來個人還擁有憂鬱的權利，而且可以在適當的理性情況下決定不要服藥。不過薩斯逾越了他的分際，且讓他的病人相信，放棄藥物治療可以促進強大的自我實現。這樣算不算一種政治動作？有些薩斯的病患認為如此。我們對精神科醫生「盡責表現」的定義也帶著政治性。由於我們的社會不贊同薩斯的觀點，在薩斯的一名病患以極為殘忍而令人痛心的方式自殺後，薩斯必須賠償遺孀六十五萬美元。

保護某人免於死亡，比讓他享有免於治療的公民權利更重要嗎？大家經常辯論這個問題。華盛頓保守派智庫的精神科學家最近為《紐約時報》寫了一篇特別令人不安的評論來回應最新的美國《衛生署長心理衛生報告》（*Surgeon General's Report on Mental Health*），這篇評論指出，協助輕症病患會剝奪重症病患的治療機會，彷彿精神病的醫療照護是十分有限的資源。她斬釘截鐵地表示，未受監管的精神病患不可能自行服藥，她提議道，有些最後成為囚犯的精神病患（罹患思覺失調或雙極性疾患等令人衰弱的疾病），可能就是需要待在獄中。她同時也指出，美國有五分之一的公民為某種精神病所苦（顯然也包括所有重度憂鬱症患者），但其中有許多人並不需要治療，因此也不應該得到治療。此處的關鍵字是**需要**——因為需要的問題取決於生活的品質，而非生命的存續。的確，許多人即使飽受憂鬱症折磨，依然繼續活著，但他們即使沒有牙齒（這是舉例），也能繼續活下去。雖然現代人只吃優酪乳和香蕉也能度過餘生，但我們不會因此就放著缺牙不管。有內翻足的人也可以活下去，但今天設法重建足部也算是很平常的事。這樣的論點事實上可以歸結為我們在精神疾病之外的世界反覆聽到的同一個說法：唯有會對別人造成立即威脅，或讓別人立刻付出代價的精神病患，才必須治療。

醫生往往從藥廠業務員那兒得知先進的醫學發展，非教學醫院的醫生尤其如此。這種情形好壞參半。一方面確保醫生會獲得繼續教育，在新藥上市時了解其優點，但這樣的繼續教育形式並不適切。製藥業念茲在茲的是藥品，而非其他治療方式。密西根大學心理學與神經科學榮譽教授艾略特·華倫斯坦說：「這種情況促使我們更偏向藥物治療。許多藥都非常有效，我們很感激生產這些藥品的廠商，但教育過程如此失衡是可恥的。」而且，由於藥廠資助許多大規模的完整研究，因此針對可申請專利的物質所作的研究大都比較出色，像聖約翰草之類無法申請專利的物質，則缺乏好的研究。針對新藥療效的研究也比較多，其他新療法如EMDR（眼動減敏與歷程更新療法）則乏人問津。我們沒有國家級計畫可與藥廠贊助的研究計畫抗衡。強納森·瑞斯（Johnathan Rees）教授最近在全球首屈一指的醫學期刊《刺胳針》發表一篇文章，建議重新思考專利程序，讓目前無法申請專利的療法（包括他所謂的「基因體學和資訊學」）也有盈利動機。但就目前而言，這個領域仍極缺乏金錢激勵。

製藥產業深知在自由市場上，最好的藥很可能變成最暢銷的藥。他們對有效療法的追求當然和對利潤的追求密不可分。但我相信，藥廠主管和譁眾取寵的政客不同，他們不像大多數產業那麼恣意剝削社會。許多現代醫藥的重大發現都是因為藥廠願意投資大規模的研發計畫，才得以成真。製藥業花在新產品研發的經費是其他產業的七倍。這些計畫都是基於利潤，但憑藉為病患研發新藥來賺錢，總比發明威力強大的武器或創辦低級趣味的雜誌高尚多了。汪大衛是發明百憂解的三位禮來公司科學家之一，他指出：「研發必須由業界來做。」波特離開美國國家心理衛生研究院之後，也任職於禮來公司，他表示：「這裡的實驗室科學家一手推動了百憂解的開發。重要的研究都是由產業界撥款資助。我們的社會已作出選擇，建立了這個帶動重大進步的制度。」假如製藥業沒有開發出這種救了我一命的藥物，我簡直不敢想像我會變成什麼樣子。

儘管製藥業做了這麼多好事，畢竟仍是產業，無法倖免於現代資本主義的古怪陷阱。藥廠會在研究與物質誘惑之間左右為難，我就參加過許多由這類藥廠舉辦的教育研習會。有個研習會在巴爾的摩水族館舉行，主辦單位讓我們在兩場演講中擇一參加，一場是「神經生物學與雙極性疾患的治療」，另一場是「為貴賓闔家安排的魟魚餵食秀及表演」。我最後參加了某種重要抗憂鬱劑在美國的發表會，這個產品上市後很快就攻下極高市占率。雖然新藥推出受到美國食品藥物管理局嚴格規範（管理局規定哪些產品訊息才可以發布），發表會仍像是融合了激情與精心設計的馬戲表演，連飛人瓦倫達家族（flying Wallendas）也無法企及，甚至也像一場突兀的狂野祭典，充斥著迪斯可派對、烤肉和浪漫氣氛。這是大力炒熱商品的美國企業縮影，藉此激勵產品業務員在激烈競爭的美國市場上推銷藥品。我覺得這種浮華倒是無傷大雅，但是向飽受煎熬的人推銷產品，仍有些不太恰當。

為了聽專題演講，業務員都聚集在巨大的會議中心。聽眾人數十分驚人（兩千多名）。大家全部坐定後，整支樂團就像音樂劇《貓》的群貓般，從舞台上升起，演奏著「忘掉你的煩惱，開心點」，然後是驚懼之淚樂團的歌〈每個人都想統治世界〉（Everybody Wants to Rule the World）。在背景音樂襯托下，有道彷彿奧茲國魔法師的聲音歡迎我們參加為非凡的新產品舉行的發表會。他們把大峽谷和森林溪流的巨幅照片投影在六公尺的銀幕上，燈光亮起，露出有如建築工地的背景。管絃樂隊奏著平克·佛洛伊德專輯《迷牆》（*The Wall*）中的選曲。巨大磚牆緩緩在舞台後方升起，上面寫著競爭產品的名稱。一群踢腿舞者頭戴礦工鋼盔，手持鶴嘴鋤，在電子控制的鷹架上表演各種柔軟體操動作，會場後方的道具太空船射出七彩雷射光，呈現新產品的標誌，並將其他抗憂鬱劑一一擊倒。舞者踢掉工作靴，在顯然由石膏做成的磚塊砰然崩落時，跳著不整齊的愛爾蘭吉格舞。業務部主管踏在殘破碎磚上，高聲歡呼，銀幕上則打出銷售數字。他興奮地談著未來的利潤，彷彿才剛在益智問答節目《家庭大對抗》（*Family Feud*）中獲勝。

這樣的鋪張奢華讓我很不自在，卻似乎鼓舞了在場的每個人，球賽中場的啦啦隊表演都不見得能激起這麼多觀眾的熱情。等到歌舞秀結束時，大家都準備好要一拳擊倒苦難。開幕儀式之後，大會開始嚴肅地呼籲業務人員拿出人道精神。會場燈光變暗，開始放映一段特別為大會拍攝的短片，裡面顯示患者在臨床研究的第三階段實際服用新藥的情形。他們都是曾承受極大痛苦的真實患者，有人因憂鬱症一直治不好而失能大半輩子，如今在服用新藥後得到解脫。他們使用柔焦手法讓畫面變得有些朦朧，但影像都是真實的。我看到很多業務代表目睹患者真實的可怕遭遇後極為難受。大家離開會場時心中的使命感都是真摯的。接下來幾天，產品發表會依然維持矛盾的基調，同時激發銷售人員的衝勁和同理心。不過到最後，每個人都被各種贈品淹沒，我回家時，多了一件T恤、一件馬球衫、一件風衣、一個記事本、一頂棒球帽、一個手提行李箱、二十支筆，以及其他商品，但上面都有如古馳商標般醒目的產品標誌。

英國精神藥理協會（British Association for Psychopharmacology）前祕書長大衛．希利（David Healey）曾經質疑憂鬱症療法的核准過程。在他看來，製藥業用「選擇性血清素回收抑制劑」這個名詞，是錯誤地簡化了功能。希利寫道：「阻斷血清素再吸收的藥物可以作為抗憂鬱劑，選擇性阻斷兒茶酚安再吸收的化合物一樣也可以。的確，有明顯的跡象顯示，在嚴重的憂鬱症案例中，某些在多種系統上作用的舊化合物可能比新化合物有效。電痙攣療法幾乎是最不針對特定神經傳導物質系統的治療方式，但許多醫師認為電痙攣療法是現有療法中最快速見效也最有效的。以上所述顯示憂鬱症並非單一神經傳導物質或某個特定受體的異常，而是眾多生理系統以某種方式受損或關閉或不再同步。」這隱隱指出許多製藥公司宣傳的藥物特性事實上對服用這些藥物的人不見得特別有效。美國在一九六〇年代制定的聯邦法規根據疾病的細菌模型假定每一種疾病都有特定解藥，每一種解藥也都作用於特定疾病。無庸置疑，目前美國食品藥物管理局、國會、藥廠及一般大眾的措辭反映出來的觀念是：人會受到憂鬱症侵襲，而適當的治療可以驅除憂鬱症。那麼，以「憂鬱」這個疾病為前提而制定出的「抗憂鬱劑」類別，真的合理嗎？

如果憂鬱症是一種侵襲了全球四分之一人口的疾病，那麼它真的算一種疾病嗎？它是否已經取代了患者的「真實」性格？假如我每晚只睡四小時也能發揮正常功能，我就可以多出一倍的時間來寫這本書。我需要大量睡眠，那嚴重削弱了我的工作能力。我當不上國務卿，因為這份工作需要的活動量沒辦法把工作時間壓縮到每天十五小時以內。我選擇當作家的原因之一是可以調整自己的時間表，和我共事過的人都很清楚，除非被迫，否則我絕不在早上開會。我偶爾會吃一種名為「咖啡」的成藥，幫助我在睡眠不足時勉強應付。咖啡不是完美藥物，對我的病短期有效，但如果當睡眠替代品長期服用，就會出現焦慮、噁心、頭暈、效率降低等現象。正因如此，即使喝了咖啡，我仍然無法承擔國務卿的繁忙行程。假如世界衛生組織進行一項研究，調查每晚需要睡足六小時以上的人損失了多少有用的工時，那些因睏倦而損失的工時可能比憂鬱症還嚴重。

我見過一些人每晚必須睡足十四小時，他們和重度憂鬱症患者一樣，若想在現代社會和職場上發揮功能，會碰到很大的困難，處境極為不利。那麼，疾病的界線到底在哪裡？如果有比咖啡因更好的藥，那麼誰會被歸為病人？我們會不會擬出國務卿的理想睡眠時數，然後為每晚睡眠超過四小時的人提供藥物治療建議？這樣做很糟糕嗎？假如有人拒絕藥物治療，仍睡足天生需要的睡眠時數呢？他們會沒辦法跟上其他人的腳步，假如大多數人接受這種假設性的藥物治療方式，現代生活的快速節奏會變得更快。

希利寫道：「一九七〇年代把主要精神疾病定義為單一神經傳導物質系統和其受體的疾病。從來沒有證據支持這類主張，但這種用語支持了精神病學的轉變：從一門以向度層面理解自己的學科，轉變為關注類別的學科。」的確，在目前對憂鬱症的見解中，這或許是最大的警訊，因為那無視於憂鬱症是一種連續演變的狀態，而假設患者不是得了憂鬱症，就是沒有憂鬱症，彷彿有一點點憂鬱和有一點點懷孕是同樣的情形。以類別區分的模式十分吸引人。今天每個人都愈來愈疏遠自己的感受，只要驗一下血或做個腦部斷層掃描，醫生就可以告訴我們究竟有沒有憂鬱症，以及得了哪一種憂鬱症，這樣的想法可能會讓我們很安心。憂鬱是每個人都有的情緒，在可控和失控之間起起伏伏，而憂鬱症是常見的事物過了量，而非出現怪異的新事物，而且情況因人而異。如果想知道人為何會憂鬱，不妨也問問，人為何會感到滿足。

醫生或許可協助你調整藥物劑量，但有朝一日，服用選擇性血清素回收抑制劑可能變得像吃抗氧化維他命一樣容易，因為顯然這樣做對身體長期有益，副作用很小，可以安全服用，也很容易控制。服用選擇性血清素回收抑制劑對脆弱的心理健康有好處，有助於維持心靈健全。如果服用的劑量不對，或未能持續服藥，藥物就無法發揮應有的療效，但希利指出，一般人吃成藥時都頗謹慎，不太會服藥過量。我們會在自己身上反覆試驗，找出該服用的劑量（醫生開此一藥物的處方時，多少也是如此）。即使服用極度過量的選擇性血清素回收抑制劑，通常也不會致命或發生危險。希利認為，處方藥的地位會美化藥物，而這種美化在抗憂鬱藥物中特別突出。抗憂鬱藥比較沒副作用，而且用來治療的疾病目前只存在於患者的描述中，沒辦法作任何醫學檢驗，只能仰賴患者的自我報告來診斷。除了詢問患者，我們無從判斷患者是否需要某種抗憂鬱劑，而且負責問診的往往是全科醫生，他們對抗憂鬱藥物的知識其實和知識淵博的門外漢差不了多少。

我服用的藥物如今都經過精細而特意的調整，假如不是和專家密切諮商過，我不可能熬過上一次崩潰。但我認識許多人雖然服用百憂解，卻只是去看醫生，要求醫生開百憂解給他們。他們事前已作了自我診斷，而醫生也覺得沒理由懷疑他們對自己心靈的洞察。不必要地服用百憂解似乎沒有什麼特別效果，覺得吃了沒效的人也許就自動停藥。那麼，何不讓大家自由地自行作決定呢？

我有許多採訪對象都因「輕微憂鬱症」而服用抗憂鬱藥物，因此變得更快樂，生活也有所改善。我也是如此。或許正如同彼得．克拉馬在《神奇百憂解》中所說，他們真正想改變的是自己的性格。將憂鬱症說成是化學或生物學問題的新聞報導其實是一種公關噱頭。至少在理論上，假如我們真的想要，我們可以找出暴力傾向在腦中的化學機制，並拿來瞎搞。認為所有憂鬱症都是侵入性疾病的觀念，憑藉的若不是「疾病」二字的大肆擴張，將各種特質（從嗜睡到可憎到愚蠢）都含括在內，就是一套方便省事的現代虛構敘事。重度憂鬱症是可怕的疾病，但如今已是可治療的疾病。為了讓大家都能在公正的社會中過著充實健康的生活，必須積極治療憂鬱症。憂鬱症應納入保險給付，應受國會法案的保護，應被出色的研究人員當成極其重要的問題來處理。這裡有一個很明顯的弔詭，而這弔詭指向一個存在主義式問題：人是由什麼構成，人的痛苦又是由什麼構成。毋庸置疑，每個人都擁有生存和自由的權利，但是否人人都擁有追求快樂的權利，則一天比一天更令人疑惑。

有個老友曾經跟我說，公開談性毀了性。她說，年輕的時候，她和初戀情人憑著原始本能，發現了新天地。兩人對彼此沒有特殊期望，也沒有設定任何標準。她說：「如今你讀了那麼多篇文章，談到誰應該在什麼時候有多少次高潮，以及應該怎麼做，採取什麼姿勢，應該有什麼感覺。還被告知怎麼做才對，什麼方式是錯誤的，哪還有機會去探索呢？」

儘管大腦機能失調會是非常私密的事情，本章還是講述了憂鬱症的歷史。人們都是突如其來得了憂鬱症，而事情出錯的方式大多很個人，你身邊的人會如何處理憂鬱症也很個人。如今我們根據準則來處理精神痛苦。我們在人工的分類和簡化的公式中茁壯成長。憂鬱症跌跌撞撞從集體的暗櫃走出來後，變成了外顯的有序序列。憂鬱症就在這裡遇到了政治。本書也無奈地捲入憂鬱症的政治裡。如果你仔細閱讀本書，你可以學會憂鬱的方式：有何感覺、想什麼、做什麼。儘管如此，每個人掙扎奮鬥的經驗都有不可毀棄的獨特性。憂鬱症和性一樣，有種擋不住的神祕氣息。每一次經歷，都是嶄新的經驗。

11
演化
Evolution

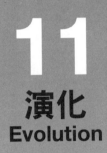

關於憂鬱症的人、事、時、地，我們已經談了很多。演化學家開始把注意力轉移到為何會有憂鬱症。對這問題的關注源於歷史：演化生物學對於事物如何演變為今天的樣子提出了解釋。為何如此龐大的人口都出現這種顯然令人嫌惡、基本上毫無建樹的狀況？憂鬱症曾經有什麼優勢嗎？只是一種人性缺陷嗎？為什麼許久以前沒有在選汰中出局？為什麼某些症狀會一起出現？這種疾病的社會演化和生物演化之間有何關聯？要回答這些，就必須先檢視比憂鬱症更早出現的疑問。從演化的角度來看，我們為何會出現不同的心情？為何有情緒？大自然為何在演化過程中選擇了痛苦絕望、挫折沮喪和焦躁易怒等種種情緒，相對而言，卻選擇了如此稀少的喜悅？檢視與憂鬱症有關的演化問題，等於在探討身而為人的意義。

401

情緒疾患顯然並不是單純、單一、個別的情況。麥克・麥奎爾（Michael McGuire）和艾爾方索・特洛西（Alfonso Troisi）在著作《達爾文主義的精神病學》（*Darwinian Psychiatry*）中指出，憂鬱症「可能有，也可能沒有已知的誘發因子。有時為家族遺傳，有時又不見得如此，在同卵雙胞胎間會顯現不同的共患率，有時會持續終生，有時候又自然緩解」。而且憂鬱症顯然是多種不同原因造成的相同結果，「有的憂鬱症患者在不利的社會環境中長大與生活，其他人卻未必如此。有些病人出身見慣憂鬱症的家庭，其他人則否。與憂鬱症相關的生理系統（例如去甲腎上腺素和血清素），在病人間有顯著的差異。此外，有的人對某類抗憂鬱劑有反應，對其他藥物卻沒有反應。有的人對任何藥物都不起反應，卻對電痙攣療法有反應。有的人則對任何現有的治療方式都毫無反應。」

402

這隱隱指出，我們所說的憂鬱症似乎是一種沒有明確分界、混合各種狀況的奇特狀態。就好比有一種叫「咳嗽」的症狀，有的咳嗽需用抗生素治療（結核病），有的咳嗽對濕度變化有反應（肺氣腫），有的咳嗽用心理治療有效（咳嗽可能是一種精神官能的行為），有的咳嗽需要化療（肺癌），有的咳嗽看來很難治癒。有的咳嗽不治療會致命，有的是慢性，有的只是暫時，有的則是季節性。有的咳嗽會自然痊癒，有的和病毒感染有關。究竟什麼是咳嗽？我們已經決定咳嗽本身不是病，並將咳嗽定義為許多疾病都會有的症狀，雖然咳嗽本身也會引發一些症狀：例如喉嚨痛、睡不好、說話困難、喉嚨發癢、呼吸困難等等。憂鬱症不是合理的疾病類別，而是如咳嗽般會造成症狀的症狀。假如我們不知道哪些疾病會引起咳嗽，可能就無從了解「難治的咳嗽」，而想出各種理由來解釋咳嗽為何老是治不好。目前沒有明確的系統可以整理歸類各種憂鬱症及其併發症，這類疾病不太可能只有單一病因。如果憂鬱症的可能病因有一大堆，就必須用各種不同的系統來檢視病因。目前的模式在本質上有些草率，擷取一點心理分析觀念、一點生物學理論，加上一點外在環境因素，然後全部丟進盤中，混成一盤瘋狂沙拉。我們需要先釐清憂鬱與悲傷、性格和疾病，才能真正理解憂鬱症的心理狀態。

感覺是動物最基本的反應。對生物而言，飢餓的感覺很不舒服，飽足的感覺很愉快，因此我們會努力把自己餵飽。如果飢餓的感覺不是那麼不舒服，我們很可能早就餓死了。本能會引導我們覓食，如果本能受阻（比方說，無法取得食物），我們會覺得極度飢餓，為了紓解這種情況，幾乎什麼都肯做。感覺會觸發情緒：當我因飢餓而不開心，就是對某種感覺產生情緒反應。昆蟲和許多無脊椎動物似乎都有感覺，也會回應感覺。很難說情緒是從哪個等級的動物開始出現。情緒並非最高等的哺乳動物獨有的特性，但用情緒這兩個字來形容變形蟲的行為，同樣並不恰當。我們受這種可悲謬誤的折磨，並且會有一種擬人的傾向，脫口說出水澆得不足的植物垂下頭來，很不開心，或那輛車老是熄火，氣呼呼的。區分哪些是投射，哪些是真實情緒，並不容易。成群湧現的蜜蜂是在生氣嗎？鮭魚逆流而上代表很有決心嗎？備受尊崇的生物學家查爾斯・薛靈頓（Charles Sherrington）在一九四〇年代末期寫道，我們透過顯微鏡看到跳蚤叮咬時，「無論這舉動是不是反射動作，似乎都充滿極其暴烈的情緒。姑且不論跳蚤的小人國尺度，這場景足可比擬小說《薩朗波》[1]中的獅子出沒。我們可從中一窺昆蟲世界中浩瀚的情感之海。」薛靈頓描述了在人類眼中，行動如何反映情緒。

如果情緒比感覺複雜，那麼心情就是更加複雜的概念了。演化生物學家史密斯（C. U. M. Smith）形容情緒就像天氣（現在有沒有下雨），心情則好比氣候（這個地區是否比較潮濕多雨）。情緒狀態顯示出我們對感覺的各種反應，心情則是持續的情緒狀態。心情雖由情緒構成，卻脫離了直接的誘發因素，有了自己的生命。一個人可能因為飢餓而不開心，心情變得焦躁易怒，即使吃完東西，仍不見紓解。心情存在於不同物種身上，一般而言，愈高級的物種，心情就愈不受直接、外在的因素所影響，人類尤其如此。即使沒有憂鬱症的人，偶爾也會心情抑鬱，因為區區小事就想到生命有限，突然感時傷逝，慨嘆人生無常，悲傷不已。有時則會無故感傷。然而當陽光格外明亮，一切感覺美好，處處充滿希望時，過往似乎只是今日的燦爛和明日的輝煌之前的小序曲，即使經常悶悶不樂的人，心情都會因而好轉。人為何會如此，是生化學和演化論的謎團。情緒在天擇上的優勢比較顯而易見，物種為何需要心情則較難看出。

憂鬱症是如癌症般的錯亂嗎？還是像嘔吐一樣，是一種防禦機制？演化學家認為憂鬱症出現的頻率太高，不可能只是失能。或許憂鬱涉及的機制在某些階段是一種繁殖上的優勢，由此可得出四種可能性，每一種都至少有部分真實。第一種可能性是，在人類之前的演化階段，憂鬱確實有其功能，但目前已不再需要。第二個可能性是，現代生活的壓力與人類演化出來的大腦並不相容，由於我們今天所作所為都不符合人類原本演化的目的，因此就出現憂鬱症。第三個可能性是憂鬱在人類社會中有其實用的功能，憂鬱有時是好事。最後一個可能性是，與憂鬱相關的基因及生物構造，也關係到其他更有用的行為或感覺，憂鬱是大腦生理中一種有用的變異所帶來的衍生結果。

憂鬱一度有其實用功能，只是如今失去了作用；也就是憂鬱其實是一種遺跡。這個想法從我們許多殘留的情緒反應中得到印證。心理學家傑克・卡恩（Jack Kahn）指出：「人們對汽車和燈泡插座等真實的危險沒有天生的恐懼，反而浪費時間心力去害怕無害的蜘蛛和蛇。」在我們這個物種不同時期的不同發展階段裡，懼怕這些動物對我們有益。依循相同的模式，我們往往因為無足輕重的小事而憂鬱。安東尼・史帝芬斯（Anthony Stevens）和約翰・普萊斯（John Price）指出，某些憂鬱的形式對於原始階級社會的形成是必要的。雖然低等生物及某些較高等的哺乳類動物（例如紅毛猩猩）喜歡獨來獨往，大多數的高等動物還是會形成社會群體，如此才能更有效地防禦掠食者，順利取得資源，得到更多繁殖機會，還可以合作狩獵。毫無疑問，天擇偏好群集，而且人類有非常強烈的群聚衝動。我們生活在社會裡，而且大多數人都強烈需要歸屬感。能得到別人喜愛是人生一大樂事；遭到排斥、忽視或人緣不佳，是我們可能有的最糟糕的經驗之一。

有的人一向擔任龍頭，而沒有領導者的社會一團混亂，很快就分崩離析。個體在團體中的地位通常會隨時間而改變，面對挑戰時，領導者必須保護自己的地位，直到最終被打敗。在這樣的社會裡，憂鬱對於解決權力衝突非常重要。如果位階較低的動物出面挑戰領導者，而且不會氣餒，他就會不斷挑戰領導者，讓大家不得安寧，團體也無法正常運作。如果挑戰者落敗後喪失自信，退縮到

1《薩朗波》（*Salambo*）為法國作家福樓拜所寫的歷史小說。

某種憂鬱狀態（特點是消沉被動，而非生存危機），他會就此承認贏家勝利，接受他躲不過的統治結構。這個從屬者藉由服從權威，讓贏家不必非得殺他或將他逐出團體。所以適度出現輕微到中度憂鬱，可以讓注重階級的社會達到社會和諧。憂鬱症患者經常復發，也許表示敗戰者應避免再度爭鬥，以降低對自身的傷害。演化學家布區內爾（J. Birtchnell）說，大腦中心經常會檢視一個人的相對地位，我們都是遵循內化的階級觀念在運作。大多數動物都會根據戰鬥的結果，決定如何看待自己的位階，憂鬱的用處是有效防範這些動物在缺乏真正勝算的情況下仍去挑戰較高位階。許多人即使未埋頭致力於改善社會地位，仍遭到別人批評、攻擊。憂鬱會讓他們離開受批鬥的領域。他們脫離了，因而不再受貶抑（我覺得這個理論有點殺雞用牛刀的問題）。憂鬱之所以包含焦慮的成分，和害怕遭到猛烈抨擊以至於受群體排擠息息相關，無論在動物社會或狩獵採集時代的人類社會，這樣的情況都會招致毀滅性的後果。

今天的社會有眾多外部結構性原則，以上述特定論點來說明憂鬱的演化結構，和我們在現代社會中體驗到的憂鬱症並非高度相關。在馱畜的社會裡，群體結構是由體能決定，藉由在打鬥中擊敗或削弱另一方來顯示自己的體能。羅素．葛德納（Russell Gardner）擔任跨物種比較及心理病理學學會（ASCAP）會長多年，他檢視了人類憂鬱症和動物模式的關聯，指出在人類社會中，成功並不取決於貶抑別人，而取決於自己的作為。一個人沒辦法單憑阻止別人成功而成功，而是因為自己的成就而成功。這倒不是說一個人可以完全免於競爭，也不會再傷害別人，但在大多數的人類社會體系中，競爭的建設性大於毀滅性。在動物社會裡，成功的本質是「我比你強壯」，但在人類社會中，成功的本質比較是「我實在太厲害了」。

葛德納認為，禁得起考驗的實力決定了動物的社會秩序，弱者會出現類似憂鬱症的狀態。在人類社會中，則是輿論決定了社會秩序。所以狒狒可能會因為其他狒狒都可以（也都會）欺負牠，而舉止憂鬱；人類可能因為無人欣賞，而感到憂鬱。不過，現代經驗仍支持基本的階級假設：失去階級的人的確會變得抑鬱寡歡，有時候，他們因此更能接受較低的階級。儘管如此，需要注意的是，一個人即使不願接受較低階級，通常也不會被逐出當代社會。的確，有些人是變成可敬的革命家。

憂鬱是冬眠的焦躁表親。冬眠則是一種可節省能量的安靜退縮，把所有的系統都放慢，這似乎也支持憂鬱症是一種遺跡的說法。憂鬱的人渴望回到自己的被窩，不想出門，令人想到冬眠。動物不會在田野中冬眠，而會在相對安全溫暖的巢穴中冬眠。根據假設，憂鬱是一種退縮的自然形式，必須在安全的環境中進行。美國心理衛生研究院的「睡人」湯瑪斯．維爾表示：「憂鬱可能和睡眠相關，因為憂鬱症確實和睡覺的地方、和待在家裡有關。」憂鬱可能伴隨著泌乳素濃度改變，而鳥兒會甘心坐著孵蛋幾個星期，也與泌乳素這種荷爾蒙有關。孵蛋也是一種退縮與靜止的形式。至於較輕微的憂鬱，維爾指出：「因太過焦慮而無法面對群眾的物種成員，既不會去登高，也避免進入隧道。他們不凸顯自己，避免接觸陌生人，覺得危險逼近時會趕緊回家。他們可能會很長壽，生一大堆小孩。」

很重要的是，別忘了我們假定演化目的有其獨一性。天擇不會淘汰疾病或追求完美。天擇偏好某些基因的表現甚於其他基因。大腦的演化速度追不上生活方式演化的速度。麥奎爾和特洛西稱之為「基因體延滯假說」。毋庸置疑，現代生活造成的負荷與我們演化出來的大腦不相容。憂鬱症很可能是因為我們的所作所為不符合人類當初演化的目的而導致的後果。演化心理學界首屈一指的學者藍道夫．內斯（Randolph Nesse）說：「我想，如果一支物種原本是設計成生活在五十人到七十人的群體中，要讓他們生活在數十億人的群體中，對每個人而言都很困難。但誰知道？也許是飲食，也許是運動率，也許是家庭結構改變，也許是求偶型態和性愛途徑改變，也許是睡眠，也許因為必須有意識地面對死亡，也可能以上皆非。」南卡羅萊納醫科大學教授巴林傑表示：「過去沒有這些會激發焦慮的刺激。從前你會待在離家不遠的地方，大多數人都學會應付一個地方的生活。現代社會很容易激發焦慮。」演化開創的典範是，某種特殊反應在某些特殊情況下有其用處。現代生活往往激發這樣的反應，帶來一堆症狀，而這些症狀在許多情況下都毫無用處。在狩獵採集社會或純粹農業社會中，憂鬱症發生率都很低，到了工業社會，憂鬱症發生率升高了，在轉型中的社會則變得更高。這種現象正好支持麥奎爾及特洛西的假說。現代社會中人類必須面對上千種過去在傳統社會不必面對的困難。由於沒有時間學習如何因應，幾乎不可能適應這些困難。其中最糟糕的問題可能是長期壓力。荒野中的動物通常會碰到短暫的惡劣處境，熬過倖存或死亡的關頭，問題也就解決了。除了持續飢餓外，牠們沒有長期壓力。野生動物不會在承擔工作後懊悔，不會強迫自己年復一年和不喜歡的人打交道，也不會爭奪孩子的監護權。

也許在我們的社會中，高壓力的主要來源不是這些顯而易見的折磨，而是我們擁有的自由，在資訊不足的情況下面對無數選擇的自由。荷蘭心理學家范丹伯（J. H. van den Berg）的著作《變化的人性》（*The Changing Nature of Man*）於一九六一年問世，他主張不同社會有不同的動機系統，每個時代都必須推出新一輪的理論，所以佛洛伊德的論述或許正確說明了十九世紀末和二十世紀初的維也納人和倫敦市民的情況，卻不見得適用於二十世紀中葉的人類，也不能完全適用於北京市民。范丹伯認為，就現代文化的生活方式而言，根本沒有知情的選擇這回事。他談到現代職業的不可見性，由於各種職業不斷多樣化發展，帶來一大堆難以理解的職業選擇。在工業化之前的社會，孩童在村子裡走來走去，看到工作中的大人，充分了解每一種可選擇的職業究竟在做什麼，當鐵匠、磨坊工人或麵包師傅意味著什麼，並通常會據以選擇自己的工作（在所有選擇都是可行的情況下）。也許一般人不是那麼清楚牧師生活的種種細節，但仍然可觀察到牧師平常的生活方式。但後工業化的社會顯然就不是如此了。沒幾個人從孩提時代就明白避險基金經理人或醫療保健行政人員或副教授究竟在做什麼，也很難想像自己從事這個行業會是什麼樣子。

私人領域也是同樣情形。一直到十九世紀，大家的社交選擇仍十分有限。除了少數探險家和異教徒，每個人都在同一個地方出生和過世，受僵化的階級結構所控制。施羅普郡的佃農找對象時選擇不多，只能在當地門當戶對又值適婚年齡的女子中挑選。也許他終究無法和真愛共結連理，只能和其他女子結婚，但至少他評估過可選擇的對象，知道自己原本可能怎麼做，也知道自己現在在做什麼。上流階級雖比較不受地理限制，可選擇的對象卻減少了。他們通常也認識所有可能聯姻的對象，知道自己有哪些選擇。倒不是說，絕不會出現跨階級的婚姻，或人們不會從一地遷移到另一地，但這種情形不常發生，而且代表刻意否定傳統。在結構嚴謹的社會中看不到無窮的機會，可能使個人更容易接受自己的命運，至少這種人在人口中占了相當高的比例。當然，有的人是在省思後完全接受自身處境，但這種情況無論在任何時代的任何社會中，都十分罕見。隨著交通愈來愈便利，城市興起，開始出現階級流動，可能的伴侶範圍突然膨脹到無法估量的程度。十八世紀中葉的人可能聲稱他評估了所有可能的異性對象後，挑選其中最美的女子為妻，而到了近代，大家已經無法這麼信心十足了，只能說他們已在迄今碰巧認識的異性中，挑出最好的對象。我們大多數人一生都會遇見幾千人。喪失基本把握（不再那麼清楚自己是否選對職業或挑對配偶）令我們倍感失落。我們無法接受自己竟不知該如何是好，而一味堅持一個人應本著知識做決定。

從政治的角度來看，自由往往是沉重的負擔，因此脫離獨裁統治的轉型過程經常引發憂鬱。從個人角度來看，受到奴役和過度自由都會帶來壓迫感。世界上有些地區的人民深陷貧窮絕望的泥沼，難以自拔，但已開發國家的人民也因人口高度流動、二十一世紀的新游牧現象（經常需要連根拔起，重新適應不同的工作和人際關係，甚至不同的夢想）而陷入癱瘓。有一位探討這個問題的作家說了一個故事：有個男孩在短時間內搬了五次家，他後來在自家後院的橡樹上吊自殺，留下一封遺書釘在樹幹上，上面寫著：「這是附近唯一有根的東西。」無論是不斷搭飛機出差、每年平均造訪三十個國家的企業主管，或因公司一再轉手而不斷改變工作內容、年年都不曉得會碰上什麼部屬和上司的都會中產階級，或獨自居住、每次去購買日用品都碰到不同結帳員的人，都有一股擺脫不掉的深切崩解感。一九五七年，美國超市陳列的蔬果有六十五種，顧客對每一種蔬果都很清楚，而且以前都吃過。到了一九九七年，美國超市陳列的蔬果已有三百多個品項，許多超市甚至邁向一千種。即使你仍可選擇晚餐要吃什麼，卻已陷入不確定的情況。選擇遽增不但沒有帶來方便，反而令人頭暈目眩。無論住什麼地方、做什麼事情、買什麼東西、和誰結婚，各方面都出現許多類似的眾多選擇，在我看來，結果造成的集體不安，正是工業化國家憂鬱症罹患率上升的重要原因。

更何況在我們生活的年代，科技令人目眩神迷，我們再也無法清楚掌握周遭事物運作的方式。微波爐是怎麼回事？矽晶片是什麼？如何用基因工程技術改造玉米？我用手機講電話時，聲音傳輸方式和一般電話有什麼不同？科威特銀行的機器從我的紐約帳戶扣款時，扣的是真正的錢嗎？你盡可針對上述問題進行研究，但要解答生活中所有這些科學小問題，是令人難以負荷的龐大工程。即使了解汽車馬達如何運作及電從哪兒來的人，也愈來愈不清楚今天日常生活的實際運作機制。

對於生活中諸多的具體壓力，我們沒有充足準備。家庭崩解當然是其中之一，獨居時代來臨是其二。職業婦女和子女不再交流，有時還關係疏離，是另外一個問題。過著不需要運動或鍛鍊的工作生活也是問題。此外，生活在人工照明的環境是問題，失去宗教慰藉是問題，到了我們這年紀還要適應資訊爆炸的社會也是問題。這份清單可以無止境地列下去。我們的腦子怎麼有辦法處理這麼多問題，容忍所有這些狀況？哪有可能沒有壓力？

許多科學家都認同憂鬱症在今天的社會中有其用處。演化學家希望看到憂鬱症的存在有利於某些基因的繁衍，然而實際檢視憂鬱症患者的生育率就會發現，憂鬱症其實會降低生育率。憂鬱有如肉體疼痛，用意是警告我們，讓我們遠離某些危險的活動或行為，覺得那太令人厭惡，無法忍受，所以最明顯有用的其實是憂鬱的能力。演化精神病學家保羅・沃森（Paul J. Watson）和保羅・安德魯斯（Paul Andrews）主張憂鬱其實是一種溝通手段，根據他們模擬的演化情境，憂鬱症是一種社會病，因人際角色而存在。他們認為，輕度憂鬱會引發強烈內省和自我檢討，並以此為基礎，作出關乎人生改變的複雜決定，選擇更符合自己性格的生活。這樣的憂鬱往往保持私密，只對個人發揮效用。焦慮（事情還未發生就先煩惱）往往是憂鬱的一部分，可能有預防麻煩上身的作用。輕度憂鬱（即使脫離了觸發的環境仍持續心情低落）可能促使我們回頭去看我們愚蠢捨棄、只有失去後才懂得珍惜的事物，也可能令我們痛悔真正的錯誤，避免重蹈覆轍。我們作人生抉擇時往往遵循傳統投資定律：高風險可能帶來高報酬，但代價對大多數人而言可能都太高了。當一個人無法快刀斬亂麻，放棄無望的目標時，或許憂鬱能迫使他放下，從而解決問題。有的人太過頑固，執意追求目標，或無法放棄顯然不智的依戀，這種人特別容易得憂鬱症。內斯說：「他們試圖維繫不可能成功的人際關係，他們之所以無法放棄，是因為已投入太多感情。」心情低落可以劃出堅持的界線。

憂鬱當然可以防止一些會帶來負面效應的行為，否則我們可能會容忍這些負面效應。舉例來說，壓力過大會引發憂鬱，憂鬱可促使我們避開壓力。睡眠太少可能引發憂鬱，憂鬱可促使我們睡飽一點。改變毫無建設性的行為，是憂鬱的主要功能之一。憂鬱發出的訊息往往是資源投入錯誤，需要重新聚焦。現代生活中這樣的例子比比皆是。我聽過有個女子不顧老師和同行勸阻，一直努力不懈，希望成為職業小提琴家。她得了嚴重憂鬱症，對藥物治療和其他療法都沒什麼反應。等到她放棄音樂，轉而將心力投入她較能勝任的領域，憂鬱症就不藥而癒了。憂鬱雖會令人喪失活力，卻也可能是一股驅動力。

比較嚴重的憂鬱症可能會喚起旁人的關注和支持。沃森和安德魯斯認為，裝出需要別人伸援的樣子，不見得能得到幫助——大家都太精明，不會輕信虛假的艱苦。憂鬱症提供了可信的現實狀況，因此是很方便的機制：如果你很憂鬱，那麼你的確很無助；如果你真的很無助，那麼也許會迫使別人伸出援手。憂鬱是一種需付出高成本的溝通方式，但正因為要付出極高的代價，因此更具說服力。沃森和安德魯斯表示，這種發自內心的恐懼會激發旁人的行動，憂鬱症發作所造成的機能失調或許成為「引發利他情懷」的有效手段，令你陷入困境的人也可能因此不再煩你。

罹患憂鬱症讓我在親友間得到各式各樣的幫助。我受到許多意想不到的深切關注，周遭的人紛紛想辦法減輕我在財務、情緒、行為上的負擔。我無需再對朋友盡任何義務，因為我病得太重，根本辦不到。我毫無選擇，唯有停止工作。我甚至以生病為由，申請延後付帳單，好幾個討厭鬼也被迫不再煩我。的確，我第三次憂鬱症發作時，堅決要求將本書完成時間延後，儘管當時的我可能比較脆弱，我仍然以極其明確的口吻表示，不行，我沒辦法繼續工作，必須考量我的特殊狀況。

演化心理學家愛德華．海根（Edward Hagen）認為憂鬱症是一種權力操作，操作的內容包含撤回服務，直到別人滿足你的需求。我不同意他的說法。憂鬱症患者對周遭的人提出許多要求，但倘若不是憂鬱纏身，他們就無需提出這些要求。這些要求可以完全得到滿足的機會微乎其微。憂鬱症可能是有用的勒索工具，但對勒索者而言太難受了，成效也太不穩定，不是達到特定目標的妙計。雖然心情很糟時，別人的支持會令你心滿意足，也確實有助於建立過去難以想像的厚實的愛，但最好還是不要這麼痛苦，也最好無需得到這麼多支持。不，我相信心情低落和疼痛的功能類似，由於會帶來令人難受的後果，因而促使我們避免某些行為，但目前盛行的觀念是，憂鬱症是一種達到社會目標的手段，而我不太認同這樣的觀念。假如嚴重憂鬱是大自然促使獨立生命向外求助的策略，那麼這個策略的風險很高。事實上，憂鬱症令大多數人心驚膽寒。雖然有的人愈來愈能以同情和無私的態度面對憂鬱症，更多人的反應仍然是反感和厭惡。罹患憂鬱症時，你常會發現你以為可靠的人其實並不值得信賴——這是你寧可不知道的寶貴資訊。憂鬱症幫助我篩選朋友，然而付出的代價有多高？真的要放棄快樂的友誼，只因朋友無法共患難嗎？我在他們面前，應該當哪一種朋友？友誼究竟有多大成分牽涉到可不可靠？朋友在危機中是否值得信賴，和他是否仁慈、慷慨、善良有什麼關係嗎？

•
•
•

在所有的演化理論中，最有說服力的或許是：憂鬱症是一種機制失靈，但仍有其作用。憂鬱最常來自悲傷，也代表悲傷的一種反常形式。我們不可能將憂鬱症與哀慟分開來理解，憂鬱最基本的型態存在於悲傷中。憂鬱症可能是某種有用的機制卡住了。不同的心跳率能幫助我們在不同的環境和氣候中運作。真正的憂鬱症是沒有任何潛在好處的極端狀況，就如同心臟不再將血液打進手指和腳趾。

悲傷非常重要，我相信悲傷最重要的功能是形成依附。如果我們沒有因為失去的痛苦而害怕失去，就不可能激發出強烈的愛。愛的經驗中包含了強烈而廣泛的悲傷。你希望不要傷害自己所愛的人（甚至還要幫助他們），而這也有保護物種的作用。當我們體認到世道艱險時，愛能讓我們活下去。假如我們在發展自我意識時，沒有同時培養愛的能力，將無法忍受生命中的種種磨難。我還未見到這方面的對照研究，不過我相信有最強大的能力去愛的人，會比沒有這種能力的人更能堅持活下去，也比較可能被愛，而這也能讓他們活下去。傑米森說：「許多人認為天堂是強度無比又變化無窮的所在，而不是完全沒有煩惱的地方。你會想去除某些極端狀況，但並非將光譜切成兩半。想讓人們受苦和不希望他們被剝奪情緒起伏，幾乎只有一線之隔。」愛會讓你變得脆弱，拒絕脆弱或譴責脆弱，不啻在拒絕愛。

重要的是，愛能防止我們太過輕易放棄依附。離開自己真心所愛，我們必然痛徹心扉。也許在形成情感依戀時，對悲傷的預期是必要的。預想失去，會讓我們珍惜所有。假如失去所愛時，並不感到絕望，那麼人就只會在一種情況下將時間和感情能量投注某人身上：這樣的付出是開心的；此外，他連一分鐘都不會多花。內斯說：「一般認為演化論很憤世嫉俗。演化生物學家在解釋複雜的道德行為時，說得彷彿這只是一套為了自私地圖利自己的基因而存在的系統。當然每個人的行為泰半很明確是為了這個目的，但一個人的作為往往超出這個範圍。」內斯的研究領域是承諾。「動物不會就彼此的未來許下複雜且有條件的承諾。他們不可能討價還價，然後說：『如果你將來為我做這件事，我就會為你做那件事。』承諾就表示你現在答應未來要做某件事，而這樣做屆時不見得符合你最大利益。我們大多數人都遵循這樣的承諾。霍布斯深知此理，他明白人之所以為人，正是因為我們有能力許下這類承諾。」

有能力承諾，對個人基因而言是一種演化優勢。在穩定的家庭單位中，承諾是基石，讓這樣的家庭能為下一代提供理想的成長環境。我們一旦擁有這種可發揮演化優勢的能力，就可以選擇以任何方式運用這樣的能力，而選擇何種方式，蘊含著人類這種動物的道德感。內斯說：「我們會基於簡化的科學觀念，認為人與人之間的關係是相互操控和彼此利用。但其實愛與恨的情感往往會延伸至不切實際的程度，完全不符合我們的理智系統。愛的能力或許具備演化上的優勢，但我們面對愛時會有何表現，則取決於自己。我們會受到超我的驅使，為了利他，不惜犧牲自己的快樂。」這引領我們進入道德選擇的範疇，而若我們試圖消除悲傷，以及悲傷較溫和的表親——懊悔，這片範疇就會失去意義。

有些昆蟲乃是從無需看顧的卵囊中誕生，一輩子食物都供應無虞。這些昆蟲需要性衝動，但不需要愛。不過即使在爬蟲動物和鳥類的世界裡，仍然出現依附的先兆。牠們出於本能，會坐在蛋上面，讓蛋保持溫暖，而不是下了蛋後就四處閒晃，任憑蛋冷掉，或被壓碎，或遭路過的動物吞食。顯然這樣的舉動可以促進繁殖。大多數的後爬蟲類物種中，如果母親能像鳥兒般好好哺餵幼崽，就能提高下一代的存活率，於是有更多小鳥能長為成鳥，並繼續繁殖。親子之間我們稱之為「愛」的情感，是最先出現的情感，也是天擇偏好的情感。看起來愛似乎是在最早的哺乳動物中萌芽，以促使這些動物關心沒有蛋殼保護而相對無助的新生後代來到這個危機四伏的世界。和後代關係緊密的母親，會保護後代不受其他動物獵食，會悉心照顧、哺育後代，因此將遺傳物質傳到後代的機率，會比任憑幼崽遭到攻擊和吞食的母親大得多。備受母親呵護的幼崽發育成熟的機率也比母親漠不關心的幼崽大得多。天擇偏好慈愛的母親。

其他各種情緒也各有不同的特定優勢。心懷怒氣和恨意的雄性動物更能有效擊退其他雄性。他會試圖摧毀對手，因此有利於自己的繁衍。能保護配偶的雄性也具有優勢，如果他能阻止其他雄性動物接觸自己的配偶，每逢雌性配偶的受孕期，他就能保住機會，將基因傳下去。對於只產下少數幼崽的動物而言，推廣遺傳物質最有力的一搏，就是讓滿懷母愛、關心孩子的母親和善妒、具保護欲的父親結合（或反之亦然）。熱情的動物更有可能更常生育，受憤怒激發的動物則更容易在競爭環境下勝出。愛，不管情慾之愛、博愛、友情、子女對父母的愛、母愛，以及各種無法遏止的情感，都是以獎懲模式運作。我們表達愛，是因為愛讓我們感到無比滿足，而我們不斷表達愛和提供保護，是因為失去愛會帶來巨大傷痛。假如不會感受到失去所愛的痛苦，假如我們享受到愛的喜悅，但在愛毀壞時卻毫無感覺，我們的保護心會遠遠不如現在這麼強烈。悲傷讓愛有了自我保護的能力：我們會照顧所愛，以避免自己嘗到無法忍受的痛苦。

對我而言，這是最可信的論點：憂鬱本身沒什麼用處，但情緒廣度是無價之寶，足以證明我們所知的一切極端情緒都有存在的理由。

憂鬱症的社會演化和生化演化彼此相關，卻又互不相同。目前我們的基因圖譜還不夠明確，不足以讓我們了解可能導致憂鬱症的基因有何確切功能，但似乎和情緒敏感度這種有用的特質相關，也可能是意識的結構開啟了通往憂鬱的途徑。現代演化學家致力於研究三重腦的概念。大腦最核心的部分是爬蟲腦，和低等動物的大腦十分相似，是本能之所在。中間那層是邊緣腦，存在於較高等動物的腦部，是情緒的所在。最外層的認知腦則只有靈長類動物和人類等高級哺乳動物才有，涉及推理、高層次的思維、語言功能。大多數的人類行為都包含這三重腦。傑出的演化學家保羅・麥克林（Paul MacLean）認為，憂鬱很明顯是人類特有的，是大腦這三個層次的處理出現分裂所致，即本能、情緒、認知不斷同時運作不可避免的結果。三重腦在面對社會逆境時，有時會無法協調彼此的反應。當一個人本能地退縮時，理想狀況是，他應該體驗到消極情緒及認知調整。如果三種層次的反應同步發生，他或許能正常退出令本能腦失去活力的活動或處境，而不會感到憂鬱。但有時候較高層次的大腦會抗拒本能反應。比方說，你或許本能上退縮，但情緒卻非常激動、憤怒，因此引發激躁型憂鬱症。你也可能在本能的層次退縮，卻有意識地決定繼續爭取你想要的東西，所以為自己帶來極大壓力。我們都經歷過這類內心衝突，也似乎確實會導致憂鬱症或帶來其他困擾。麥克林的理論完全切合一個概念：人類大腦所做的事已超乎大腦演化出來的功能。

牛津大學的提莫西・克羅（Timothy Crow）超越三重腦的原理，提出自己的理論。不管他的論點是否正確，對於被某些主流演化心智理論家可疑的說法弄得疲憊不堪的心靈而言，他的說法是提振精神的頭腦體操。克羅提出一個語言演化模式，認為語言是自我意識的起源，自我意識則是精神疾病的起源。他一開始先駁斥現代精神病分類系統，而將精神病置於一道連續光譜上。在他看來，平常的悶悶不樂和憂鬱症、躁鬱症、思覺失調，其實只是程度上的差距，而非不同的疾病——是向度的差異，而非類別的差異。他認為所有的精神疾病都有共同的起因。

克羅認為（雖然生理學家對此仍有爭論），靈長類動物的大腦是對稱的，但從物種演變的觀點，人之所以為人，是因為大腦不對稱（他基於某些頗複雜的遺傳學論點，主張大腦不對稱是因男性的X染色體突變所致）。在靈長類及後來人類的演化過程中，大腦的體積會隨著體型變大而增長，而基因突變讓大腦的左右半邊在某種程度上得以各自獨立發展。結果是，靈長類無法從大腦一部分看到另一部分，人類卻可以，於是開啟了自我意識，也就是能覺知到自我為自我。許多演化學家都說，可能是和左右腦成長因子相關的單純突變在演化過程中逐漸演變為有意義的大腦不對稱。

不對稱的大腦是語言的基礎，也就是讓左腦來表達或處理右腦的概念與感知。中風病患者提供的證據似乎也支持語言能力乃位於大腦兩側的概念。左腦局部中風的病患可以理解概念、感知物體，卻無法叫出物體名稱，也沒辦法運用語言或提取語言記憶。這不單單是發聲的問題。左腦中風的聽障人士能運用手勢或動作來表達情緒（和其他人及靈長類動物一樣），但無法使用手語，也無法理解我們用來將字彙組成句子、句子組成段落的複雜文法。另一方面，右腦中風的病患仍保有心智能力，卻喪失了我們通常用心智能力來表達的概念和感覺。他們無法處理複雜的抽象概念，情感能力也大大降低。

我們之所以容易出現情緒疾患，究竟是什麼樣的解剖結構所致？克羅指出，思覺失調和情感疾患可能是我們為不對稱的大腦而付出的代價——他將人類的練達、認知、語言能力，都歸功於同一套神經系統的發展。他指出，所有的精神疾病都是左右腦正常互動受到干擾的結果。他解釋：「左右腦之間可能溝通太多或溝通不足。如果兩個半腦的運作不一致，就會引發精神疾病。」克羅認為，不對稱會「增加互動的彈性」，並且「促進學習能力」及「提高與相同物種溝通的能力」。不過，這些發展會拖慢大腦成熟的速度，而人類的成熟所花的時間比其他物種更長。比起其他物種，人類成年後仍維持較高的大腦可塑性——要教老狗學會新把戲，不是那麼容易，但老人家仍能學會全新的肌肉活動技巧，以適應晚年的失能。

我們的彈性讓我們得以獲得新的洞見和理解。不過，這也表示我們有可能彎曲過度。在克羅看來，這樣的彈性會導致我們的性格變化太過劇烈，超出正常幅度，並演變成精神病。這樣的變化很可能是外在因素所致。在這個模型中，演化選擇的並非可塑性帶來的特殊表現，而是可塑性本身。

大腦不對稱是目前的熱門研究題目，而美國最令人印象深刻的是威斯康辛大學麥迪遜校區的神經科學家理查．戴維森（Richard Davidson）所作的研究。戴維森之所以能進行這樣的研究，要感謝日益精良的腦部掃描設備。科學家如今能看到五年前還看不到的各種腦部影像，五年後，他們看到的東西可能會更多。腦部影像專家結合正子電腦斷層掃描和核磁造影技術，幾乎每隔二．五秒，就可以拍出一張整個大腦的3D快照，空間資訊準確到三．五公釐之內。核磁造影的時間與空間解析度較佳，正子電腦斷層掃描則更能描繪出大腦中的神經化學反應。

戴維森已經開始標示出大腦受到「正常」刺激時，哪些位置會出現神經與化學反應——當受測者看到色情照片或聽到可怕噪音時，哪個區塊會做什麼事。他說：「我們想要看看情緒反應的參數。」一旦釐清受測者對某種影像的反應是發生在大腦哪個區塊，就可以衡量大腦的反應會持續多久，事實證明，結果因人而異。有的人看到恐怖照片後會產生一陣強烈的神經化學反應，但很快就消退；其他人雖產生相同的化學反應，卻需要很長的時間才能恢復正常。任何患者在這方面都很一致：有些人的腦子反應敏捷，有些人的腦子則很緩慢。戴維森認為恢復慢的人比恢復快的人容易得精神病。他在威斯康辛的研究團隊已證明，接受抗憂鬱藥物治療六周後，已可偵測到恢復速度的改變。

這些改變似乎都發生在前額葉皮質，而且並不對稱——憂鬱症患者逐漸康復時，前額葉左邊活化和去活化的速度會提升。我們已經知道抗憂鬱藥物會改變神經傳導物質的濃度，而神經傳導物質可能控制了通往大腦不同區塊的血流。大衛森解釋，無論機制為何，「大腦前額葉皮質的不對稱活化」——左右腦出現不同的活動——「和一個人的先天特質、心情，以及焦慮和憂鬱的症狀都相關。右腦活化作用較強的人更可能出現憂鬱和焦慮。」戴維森和克羅一樣，最終都質疑憂鬱症不是一種純粹的疾病類別。「人類行為之所以有別於其他物種，是因為我們比較有能力調節自己的情緒。我們當然也有不好的一面，也就是我們更有能力讓情緒失控。我想兩種機制都和前額葉皮質的活動相關。」換句話說，我們的長處為自己製造了麻煩。

這類研究除了顯示情緒疾患的遺傳可能是如何發展之外，也有莫大的實用意義。如果研究人員能明確指出憂鬱症患者的大腦究竟是哪個部位的活動改變了，就能設法開發出刺激或抑制該區塊活動的裝置。最近的研究發現，憂鬱症患者的前額葉皮質會發生血清素代謝異常。可能就是因為這樣，所以大腦出現了非對稱的刺激，或在某些大腦中有生理上的不對稱，例如大腦微血管的分布可能不對稱，因此影響血流。

有些大腦活動模式在兒時就已確立，有些則會改變。我們發現，成人的腦部細胞會繼續繁殖。我們罹患憂鬱症時，有些區塊的腦細胞可能會增加，有些區塊的腦細胞會耗損。新科技終究可能讓我們得以刺激大腦某些部位的成長，或減少其他部位的腦細胞。重複穿顱磁刺激術用密集聚焦的磁力來提升大腦某些特定部位的活動，某些早期研究顯示，如將磁力瞄準左前額葉皮質，或許能改善憂鬱症狀。或許透過外力介入或自己的努力，患者能學會如何活化左腦。我們可以經由學習來提高復原力，年輕人更是如此。藉由腦部掃描，及早發現鈍化的左前額葉皮質，並採取預防措施（戴維森提議：「比方說，可能包括靜坐冥想。」）或許可防止人們陷入憂鬱深淵。

有些人有高度活化的左前額葉皮質，有的人則有高度活化的右前額葉皮質（這和決定你是左撇子還是右撇子的優勢半腦問題毫不相干，慣用左手或右手是由其他腦區決定）。大多數人都是左腦的活化程度較高。右腦活化程度較高的人通常會有更多負面情緒。右腦活化程度也能預測一個人的免疫力會不會降低，並和皮質醇（一種壓力荷爾蒙）的高基礎濃度相關。雖然活化型態要到成年以後才會穩定下來，右腦較活化的嬰兒在母親離開房間時會哭鬧，左腦較活化的嬰兒比較可能探索房間，而不會顯得很苦惱。不過，嬰兒的平衡會改變。戴維森說：「或許在嬰幼兒時期，系統的可塑性比較高，給環境更多機會來形塑迴路。」

這樣的思維和克羅對語言的某些看法結合後，衍生出許多有趣的觀念。戴維森表示：「正在學步的幼兒開始發出單字的字音時，你會先看到他們指東指西。他們發出的聲音是在為某個物體貼標籤，而且幾乎毫無例外，他們起初都用右手來指著東西。幼兒正在享受正面的經驗，他們顯然對那物體很感興趣，而且朝著那個方向移動。對大多數幼兒來說，最早運用語言的經驗非常有趣。雖然還未出現系統性的研究，我的直覺是，大腦左半球語言功能偏側化其實是左腦正面情緒功能偏側化的副產品。」

這個直覺看來是情緒宣洩的神經解剖學基礎。說話是有益的，也始終很有益。說話是人生最大樂趣之一，每個人都有強烈的溝通意願（包括無法發出連貫聲音，只能用手語、手勢或寫作來表達自己的人）。憂鬱的人不想說話，狂躁的人則講個不停。在各種不同文化中，說話都是最能提振心情的良方。念念不忘負面經驗可能很痛苦，但談論目前的痛苦卻有助於紓解痛苦。經常有人問我，治療憂鬱最好的方法是什麼，我告訴他們，答案是談論憂鬱——不是要激發痛苦的情緒，變得歇斯底里，純粹是不斷清楚表達自己的感受。如果家人願意傾聽，就跟家人訴說。和朋友談，也和治療師談。戴維森和克羅研究的機制可能正是談話派得上用場的地方：精神疾病很可能和左腦某些區塊表現不佳有關，而某類談話會活化這些區塊。透過談話來紓解憂鬱，絕對是人類社會的根本概念。哈姆雷特泣訴自己「如今竟像娼婦般空言洩憤」——經過長期演化，我們除了演化出罹患精神疾病的可能性，也演化出用話語解開心中（或看情形應該說是左前額葉皮質）鬱結的能力。

目前有些疾病即使我們尚未開始了解，仍然能有效治療，儘管如此，了解疾病各要素之間的關聯，仍有助於找出直接病因，並針對病因尋求解方，幫助我們掌握一系列症狀，並了解一種症狀會如何影響另一種症狀。大多數的疾病解釋系統，無論以生化學、精神分析理論、行為科學還是社會文化研究為基礎，都很零碎，留下許多未解的謎團，即使現在流行的綜合取向，也非常不穩定，且缺乏系統。為何某些特殊的感覺和行為在生病時彼此相關，在健康時卻不然？「精神病學最迫切需要做的，是接受演化論，開始檢視演化論的重要資料，並檢驗演化論者對疾病提出的新解釋。試圖解釋行為時（無論是正常行為或不正常的行為），如果不先深入了解你研究的物種，很容易形成誤解。」

我並不認為了解憂鬱症的演化會格外有助於憂鬱症的治療，但這樣的理解對於治療方式的選擇卻至關重要。我們都知道扁桃腺功能很有限，我們了解扁桃腺在人體中的角色，也明白對抗扁桃腺感染比切除扁桃腺更麻煩，而且切除扁桃腺不會對人體造成什麼傷害。我們知道闌尾出問題時，寧可切除闌尾，而無需治療闌尾。另一方面，我們知道肝臟一旦受感染，就必須治好，因為如果切除肝臟，病人必死無疑。我們知道皮膚若發生癌變，必須盡快切除，但面皰不會引發系統性發炎。我們了解人體不同部位的生理運作機制，我們大致上也曉得萬一身體機能失調了，需要採取哪一種介入措施，治療到什麼地步。

我們很清楚，今天大家對於憂鬱症該從哪個階段開始治療仍缺乏共識。我們應該像割掉扁桃腺般，徹底消除憂鬱症嗎？或是該像治療肝臟疾病？還是把憂鬱症當成面皰，置之不理？你的憂鬱症是輕度或重度，這是否重要？想要正確回答上述問題，我們必須先了解憂鬱症為何存在。假如憂鬱症在漁獵採集時代有其重要用途，在現代社會中卻毫無用處，那麼或許應該完全消滅憂鬱症。假如憂鬱症是大腦功能失調，牽涉到大腦其他重要功能所需的迴路，就應該好好治療。如果某些較輕微的憂鬱症屬於人體自我調節機制的一部分，就可不必理會。演化論或許提供了某種統一場論，揭露了憂鬱症研究採用的思想學派彼此間的結構關係，我們因此得以決定是否要治療憂鬱症，以及何時展開治療，又如何治療。

12

希望

Hope

安琪兒・史塔基（Angel Starkey）一生艱苦困頓。她在七個小孩中排行老么，成長過程中家人極少碰觸或擁抱她，後來她被學校清潔工性侵，十三歲那年又遭到強暴。她說：「我好像從三歲起就陷入憂鬱。」小時候，她經常將自己關在樓梯底下的櫥櫃裡，在牆壁上畫墓碑。七歲那年，她父親因胰臟癌過世。到了三十八歲，「許多時候，我還聽得見他的吼聲，比如躺在床上或只是坐在房間內，我就會聽到，把我嚇得半死。」她小時候最親密的朋友是她鄰居，那人後來上吊自殺，還是安琪兒敲她家大門時發現的。十七年前念完中學後，安琪兒差不多是全職的住院病患，只短暫搬出去一下，住進有監控設備的社區住宅。她有情感思覺失調症，意思是，她除了嚴重憂鬱，還會出現幻覺，聽到聲音教唆她毀滅自己。恐慌阻礙了她和世界的日常互動。無人記得她曾企圖自殺多少次，但由於她成年後差不多都待在機構裡，因此一次次被救回來，甚至包括她衝到汽車前面那次。她的手臂割傷過無數次，傷疤糾結成一團團。醫生最近告訴她，她手臂上的柔韌肌肉越來越少，繼續這樣割下去，傷口會無法癒合。她肚皮上的皮膚像一塊拼布，因為她不知放火燒自己多少次。她試過勒死自己（用塑膠袋、鞋帶、量血壓的袖帶），直到「整個頭發紫」——她脖子上的勒痕可為明證。她也拿菸燙自己的眼皮，以至於眼皮上皺摺處處。她頭髮稀疏，因為大多被自己拔光了，牙齒則因藥物副作用而有部分腐爛——長期口乾可能引發牙齦炎。目前她服用的藥物包括：可致律錠（Clozaril）一百毫克，一天五粒；可致律錠二十五毫克，一天五粒；普利樂（Prilosec）二十毫克，一天一粒；思樂康（Seroquel）兩百毫克，一天兩粒；達多幫（Ditropan）五毫克，一天四粒；益脂可（Lescol）二十毫克，一天一粒；布斯帕十毫克，一天六粒；百憂解二十毫克，一天四粒；鎮頑癲三百毫克，一天三粒；妥泰二十五毫克，一天一粒；以及可捷錠（Cogentin）二毫克，一天兩粒。

我第一次看到安琪兒，是在諾瑞斯城醫院，那是賓州的州立精神病院，而她是院裡的病人。她那些疤痕、因藥物而變得臃腫的身體，甚至只是她的身體狀況，都令我大吃一驚。但在這多數人目光都淺薄如玻璃的地方，她似乎特別吸引人。一名護士告訴我：「她很需要別人關懷，但她本性溫和、討人喜歡。她很特別。」每個人無疑都很特別，可是安琪兒還懷抱著希望，這是令人心動的特質，就她這樣背景的人來說，極不尋常。在受苦和受苦所帶來的結果底下，她是溫暖、慷慨、富想像力的人，那股魅力終究足以把你的注意力從殘酷表面引開。安琪兒的性格雖然被疾病遮蔽，但並沒有被完全摧毀。

往後我和安琪兒愈來愈熟，對她的自殘模式瞭若指掌。她最喜愛使用的利器是罐頭蓋。有一次，她將手臂割得太厲害，縫了四百針。她告訴我：「只有割自己能給我帶來一點快感。」手邊沒有罐頭時，她設法將捲起來的牙膏管底部扳開，用來將肌肉割成一條條。有一次她燒傷了自己，在醫院進行清創手術（清除死去的組織）期間，她甚至繼續割。她告訴我，在諾瑞斯城精神病院的小小世界，「我不斷進出第五十號大樓，也就是急救中心。如果我割傷自己，就要到那裡報到。以前是第十六號大樓，現在則是五十號大樓。我住在一號大樓，已經是常客了。有時候為了放鬆一下，我會跑到三十三號大樓參加卡拉OK之夜。這次進醫院，是因為我身體不停經歷恐慌發作。我的心智沒辦法好好運作，你知道嗎？就像我不斷在跳，這讓我害怕極了。結果我不停跑廁所——真古怪，我整個身體會為了這一點點恐慌而有這些反應！昨天我們去逛商場，真是恐怖，連一些小商店都叫我害怕。我吃了一大堆安定文，但還是不夠。我緊張兮兮，害怕自己失控。昨天我在那些店鋪不停快速走進走出，另外大概去了十趟廁所。我沒辦法吞嚥。離開醫院去那裡時，我很害怕。但等到該回來的時候，我又害怕回醫院。」

她不能沒有肉體的疼痛。她說：「我告訴他們，不要幫我縫合，不要讓傷口變得好受。弄糟一點，越糟我感覺越好。如果一定要痛，我寧可是身體上的痛，那比情緒上的痛好些。對我來說，疲憊到無法呼吸是一種淨化。釘書針的效果又比縫線好，因為比較痛，可是釘書針的痛不夠持久。當我割自己時，我很想死去——等我碎成一片片、燒成灰燼或其他什麼的，誰會來照顧我？看到沒？我不是好人。」在病情特別劇烈的三年期間，她受到全天候一對一監視，甚至連上廁所也沒有隱私，有時候還被綁在床上。她曾經被關在上了鎖的病房內，也曾全身罩著大網度過不少時光，那種大網是用來裹住病情激烈的病人，令病人無法動彈。她形容那種經驗，聽起來極端恐怖。她對自己吃的藥一清二楚，是見多識廣的病人。她說：「只要再多想一點可致律錠，我就會開始把它全吐出來，你知道嗎？」醫院還對她施行電痙攣療法。

最近一次住進諾瑞斯城醫院，安琪兒告訴我，她天天打電話給母親，每個月回家兩次，和母親共度周末。「我愛媽媽，勝過世界上任何事物，我愛她多於愛自己，你曉得，我讓她很不好過。有時我會想，她有七個小孩，也許剩下六個對她來說也沒什麼。不會說我一離開她，她就變得孤伶伶。我折磨她夠久了，不需要再去搞砸她的生活。我的體重，體重，還有難堪，都傷害了她。我的憂鬱症，她的憂鬱症，姊姊的憂鬱症，哥哥的憂鬱症，你知道嗎？沒完沒了，我想，要直到我們全死掉吧。我只希望可以找個工作，給她一點錢。他們說我太擔心媽媽了，但你知道的，她已經七十三歲了。我在家裡會幫她清東西，我一回家就很瘋狂，清東清西，清洗清洗再清洗，像個瘋子。我喜歡清洗東西，而媽媽的確很喜歡我這樣做。」

我們第一次會面時，安琪兒顯然十分緊張。由於接受了很長一段時間的電痙攣療法（共三十輪療程），她有種特有的記憶問題，而高劑量的藥物也會特別使人失能。有時候，她話講到一半就變得茫茫然。她講到在她小小世界裡的小確幸。她說：「我不明白為什麼大家對我這麼好，我從前恨透了自己，痛恨自己一切所作所為。上帝一定對我有什麼想法，我是說，我被車子撞過兩次，把自己割到血都流光了，而我還活著。我很醜，胖得要命。我無法——我的腦袋太亂了，有時連思考都做不到。醫院，那就是我的人生，你知道嗎？那些症狀，是不會停下來的。憂鬱和孤獨的感覺是不會停下來的。」

她敏銳察覺到我們之間溝通有困難，幾星期後寫了封信給我。信中她寫道，「先說清楚，我做了這麼多殘害自己的事情，一切愈來愈令人厭倦，我想，我已經沒剩多少腦子了。有時候，我只要一開始哭，就會害怕停不下來。我很迷惘，沒完沒了地迷惘。我很想幫許多人的忙，就算只是抱一下。單單那樣，我都會很開心。有時我會寫詩。詩會告訴我、也告訴其他人我病得多嚴重。但詩也顯示出希望。愛你的安琪兒上。」

接下來那年，安琪兒搬離諾瑞斯城醫院，起先搬到一個提供密集支援性照護的環境，後來再搬到賓州波茨鎮（Pottstown）一處沒那麼密集監護的地方。連續十四個月，她都沒有再割傷自己的手臂，那一長串藥物似乎也成功擋掉那些恐怖聲音。離開諾瑞斯城之前她告訴我，「我真正害怕的是，我沒辦法好好振作精神，去從事購物之類的事情，還有爬樓梯，三層樓的樓梯，以及跟別人互動，所有這些。」然而她的轉變出乎意料地從容。搬家約莫一個月後她告訴我：「此時此刻，我的狀況比從前任何時候都好。」隨後她繼續一點一滴地進步，獲得她從沒料到的自信。她依然會聽見有道聲音在呼叫她的名字，但不再是從前那種惡毒的聲音。「基本上，我沒有任何傷害自己的跡象了。當時那像某種強迫症，現在呢，我會想到這件事，但不像從前那樣。完全是兩回事，那時候就像有人打個噴嚏，我就會割傷自己。現在我覺得我想跟人在一起，但願下半輩子都能這樣！」她告訴我說。

令我驚訝的是，安琪兒和許多有自毀傾向的病人不一樣，她從來不會試圖傷害別人。住在醫院的那些歲月，她從沒出手打過任何人。她說有一次她點燃身上的睡衣，想要自焚，但一燒起來，她卻恐慌了，生怕會燒掉整座建築。「一想到可能燒到別人，我便立刻撲滅身上的火。」她參與諾瑞斯城醫院顧客滿意團隊的事務，那是醫院內部推動病人權利的組織。她跟醫生一同外出（雖然發現那很可怕），到不同學校演講，介紹醫院裡的生活實況。我到監管住宅跟她訪談時，觀察到她會教導其他人如何處理事情：她示範怎樣料理食物（花生醬香蕉三明治），非常有耐性。她告訴我：「我決心好好過日子，我就是很想幫助別人。也許慢慢的，我覺得，我也會為自己做些什麼。我現在跟一個女生同住一間房，她心地真好。你打電話來的時候是她接的電話，她是不是像個小甜心？她有很多問題，甚至不煮飯，不清掃。她根本什麼都不做。但她很甜，你沒辦法凶她。兩個月以來，我一直試著教她怎麼削掉該死的小黃瓜皮，但她就是學不會。」

安琪兒會寫詩，而且她全心全意試圖表達自己的經歷：

但願我能哭泣
一如天空落下雨滴般輕易。
眼淚如今不再輕易流下，
而哽在我靈魂深處。

一切十分空虛而我為之戰慄
你感覺得到那空虛嗎？我猜，
這是我內心的恐懼。我應該

勇敢與那恐懼博弈，
但我累了，在這場曠日持久的戰役。

孩子不斷成長
而我的淚水涓涓不息。
我錯過他們的成長正如我錯過季節更替，
錯過春天玫瑰盛開，
也錯過了冬天雪花飄徙。
我還要錯過多少年？
歲月不會為我留步或為他們停息
又為什麼要停息？
他們會繼續盛開和盛開
而我的生命只會繼續停滯
如一潭湖水死寂。

就在安琪兒從監管住宅搬到監管較鬆散的地方之前，我跑去看她。她送我一個自製的禮物：漆上燦爛藍色的鳥舍，背後貼了張字條，寫著「房租到期」。我們到波茨鎮商場的中國餐館吃午飯。我們聊到《皮平》（*Pippin*），那是她有次到紐約旅行時觀賞的音樂劇。我們也談到她的求職，在熟食店幫忙做三明治的兼差工作。她沒有被錄用，為此而氣餒。原先她想到工作就興奮不已，儘管她很怕操作收銀機及計算該找多少零錢給顧客。她坦承：「我的數學只有小學三年級程度，那很糟糕！同樣糟糕的是我的注意力維持不了很久，就像三歲小孩一樣。我想是因為吃藥的關係。」接著我們討論她最喜愛的書《麥田捕手》，也討論她做的夢。她說：「我不停夢到大海，那就像這房間，有一面牆，牆後面是大海。我永遠沒辦法走到那片海灘，走到水中。我努力再努力，拚命想走到水中，但就是辦不到。有時候，我夢到炙熱。陽光開始灼傷我，頭髮也燒得微焦。我很害怕太陽的熱。你知道，即使在現實生活中，我都盡量去一些沒有窗口可以看到夕陽的地方。當太陽變得通紅，會嚇到我。」我們稍微談了一下她受損的記憶。「我記得我是某個姪女的教母，但不記得是哪個姪女了，又不好意思開口問。」

之後六個月，我們保持斷斷續續的連繫，再次見面時，安琪兒問我這段日子過得如何。我告訴她，我經歷了一次輕微復發，當時離我肩膀脫臼和第三次崩潰沒有多久。我們再度去那家中國餐館吃飯。安琪兒撥弄著盤中蔫蔫的白菜，沉吟了一會兒，說：「你知道，我真的很替你擔心，我是說，我覺得你可能會自殺什麼的。」

我試著安慰她：「喔，情況真的不是那樣，安琪兒。是很可怕沒錯，不過也許沒那麼危險。或至少事實證明並不是真那麼危險。妳知道，我服用金普薩，還試了一堆不同的藥，結果真的很快好轉。」我露出笑容，張開雙臂，「妳看，我現在好得很。」

安琪兒抬起頭來，也綻開笑靨。「太棒了，我原本好擔心。」於是我倆開始吃東西。她堅強地表示：「我永遠不會好起來。」我告訴她，一步步慢慢來，她一直表現很好。她的情況比我們兩年前初次見面時好了一千倍。我跟她說，妳瞧，妳一年前甚至都沒辦法想像可以出門走走、住在妳即將搬去的地方。她說：「是啊！」她有片刻露出羞怯的自豪。「有時候，我真痛恨那些藥，但確實對我有幫助。」

我們買了冰淇淋，走到餐廳旁邊的一元商店逛逛。安琪兒買了咖啡和一些她需要的東西。我們坐上車，回到她現在的住處。她對我說：「真高興你來看我。我沒想到你今天會來。我希望你不會覺得像是被我拖來的。」我說，看到她現在的樣子，我覺得很興奮，也很開心自己能來。她說：「你知道，只要我康復到可以做點事情，我想去參加那些有名的電視脫口秀，也許像《歐普拉》。那是我的夢想。」

我問她為什麼想去上電視脫口秀。

「我只是想把我的訊息傳達出去。」走回車上時，她說：「我想告訴每個人：不要割自己，不要傷害自己，不要恨自己。你知道嗎？這真的很重要，但願我也能早一點明白。我想告訴大家。」我們在沉默中上路，開了一段時間。「你寫書的時候，會設法告訴大家這件事嗎？」她問我，然後有點緊張地笑起來。

我回答：「我會設法把妳剛剛的話講給大家聽。」

「一言為定？這真的很重要。」

「一言為定。」

然後我們去她的新住處，那是監管比較鬆散的住房，我們四處參觀，從窗口向外望。我還爬了一段戶外階梯，到後陽台觀景。這裡和她過去所住略顯破敗的地方很不一樣，大樓才剛翻修過，看起來就像旅館：每戶兩房的公寓都鋪上新地毯，有大電視機、搖椅和沙發，還有大小適中的廚房。我說：「安琪兒，這裡很棒。」她說：「是啊，真的很不錯，比以前好多了。」

我們開車回到她很快要搬離開的地方。我們兩人都下車，我給安琪兒一個大大的擁抱，祝她幸運。她再度謝謝我來看她，說我的探訪對她而言多麼重要。我謝謝她送我鳥舍。她說：「我的老天，外面真冷。」我回到車子裡，目送她慢慢從停車場費力地往住處門口走去。我準備開車離開。「再見，安琪兒。」我說，她轉身揮手，在我離開時大喊：「要記住，你答應過。」

這幅畫面看起來很快樂，在我腦海中也依然如此——但不到半年，安琪兒割傷了自己的手腕和腹部，被送回醫院，在精神科接受特殊照護。我開車去諾瑞斯城醫院看她的時候，她手臂上布滿火山般的充血水泡，因為她把滾燙的咖啡倒在傷口上，以紓解高漲的焦慮感。我們談話的時候，她在椅子上來回搖晃，不停地說：「我只是完全不想活了。」我絞盡腦汁回想本書提過的每一句有幫助的話：「情況不會一直都像這樣。」我對她說，儘管連我自己都懷疑這個說法，因為對她而言，情況大多數都將如此。在憂鬱症的世界，單靠英勇精神和眼中的光芒是不夠的。

有個思覺失調的女人不斷加入我們的談話，抗議說她殺的是隻瓢蟲（ladybug），而不是女士（lady），但家人強姦了她，因為他們誤以為那是女士，她希望我們澄清這件事。有個腳大得出奇的男子一直在我耳邊咕噥著陰謀論。安琪兒最後對他們大嚷：「走開。」然後她用傷痕累累的雙臂環抱自己，又憤怒又悲傷又淒苦地說：「我永遠也沒法脫離這個地方，你知道嗎？我只想拿頭去撞牆，直到腦袋迸裂、腦漿溢出為止。」

離開前，一名看護人員說：「你覺得樂觀嗎？」我搖搖頭。他說：「我和你一樣。有一陣子感到樂觀，因為她的舉止不像大多數人那麼瘋狂。但我錯了。也許她在這一刻很融入現實，但她同時仍是病人。」

安琪兒跟我說：「他們一度讓我脫離最糟糕的情況，所以我猜他們會再這麼做。」

不到六個月，這場風暴已平息，安琪兒重獲自由，回到舒適的公寓。她非常開心，終於找到工作（把食品雜貨裝進袋子），為此深感自豪。中國餐館的人似乎也很高興見到我們。聊天的時候，我們都避免提到「總是」或「永遠不會」之類的字眼。

不斷有人問我，你為什麼要寫一本關於憂鬱症的書？他們似乎很難理解我為何要沉浸在這不愉快的題目中，我必須承認，展開研究之後，我也常覺得自己的選擇很愚蠢。我想出幾個似乎合適的答案。我說，我有一些話想說，想談一些別人沒談過的事情。我說寫作也肩負社會責任，我想幫助大家了解憂鬱症，明白怎麼樣照顧憂鬱症患者最好。我承認我拿到豐厚的預付版稅，我認為這個題目能吸引大眾的想像，我想成名，希望受到喜愛。但直到我寫了四分之三的內容，我寫書的目的才豁然開朗。

我沒料到憂鬱症患者是如此脆弱，脆弱得令人不安。我原先也不明白某些特殊的脆弱性和性格會以如此複雜的方式相互影響。撰寫本書時，我有個好友訂婚了，她的未婚夫以憂鬱症為藉口，在情緒上大肆自我放縱。他排斥性生活，而且對她很冷淡。他要求未婚妻提供食物和金錢來照料他、安排他的個人生活，因為承擔責任對他而言太過痛苦了。我朋友會在他憂心煩惱時花幾個小時溫柔地安慰他，但他卻不記得未婚妻的任何生活細節，也不會和她聊聊她的事情。很長一段時間，我都鼓勵她容忍，認為等他病情好轉，自然會撥雲見日。我沒有領悟到，世上沒有任何藥方可以把他變成正直高尚的人。後來，另外有個女性友人說她遭丈夫家暴，把她的頭打到撞地板。他連續幾個星期都舉止怪異，連接個日常電話都疑神疑鬼，還憎恨狗。遭丈夫凶狠攻擊後，她在極度恐懼下打電話報警，他被送進精神病院。他的確罹患了某種情感思覺失調症，但仍應受到譴責。精神疾病往往讓人展露最惡劣的一面，而不是真的完全改變一個人。有時候，這糟糕的一面十分可悲，需要別人關懷，渴望愛，這些特質雖令人難過，卻也觸動人心。有時候，這糟糕的一面粗暴而殘忍。大多數人隱藏在黑暗中的痛苦現實會因疾病而再度浮現。憂鬱症會放大性格，長期而言，會讓好人更好，壞人更壞。憂鬱症會讓人失去分寸，充滿偏執幻想和虛假的無助感，但也開啟了透視真相的一扇窗。

我第一個朋友的未婚夫和第二個朋友的丈夫在本書中只占很小的篇幅。我為本書斷斷續續作研究時，見過許多我不喜歡或沒有特殊感覺的憂鬱症患者，我大體上決定不描繪這些人。我選擇只書寫我欽佩的人。本書提到的人大都堅強或開朗或強悍或在某些方面很獨特。我不相信有一般人這回事，也不相信我們可透過述說典型現實來傳達無上真理。探索非個別性的人類普遍心理是大眾心理學書籍的通病。然而當我們看到還有這麼多人類韌性、堅強和想像力的各種樣貌等待我們發掘，我們不但能理解憂鬱症的恐怖，也體會到人類生命力的複雜性。我曾和一位罹患嚴重憂鬱症的老人家談話，他告訴我：「憂鬱的人沒有故事，我們無話可說。」我們都有故事，而且真正存活下來的人都有扣人心弦的故事。在真實人生中，心情必得存在於烤箱和原子彈及豐美麥田等一片亂哄哄之中。本書提供了一個保護周全的環境，讓一群了不起的人可以談談自己，也披露他們成功的故事，這些故事幫助過我，我相信也能幫助別人。

有的人得了輕度憂鬱症就完全失能；有的人雖有嚴重憂鬱症，卻仍在人生中有所成就。在哥倫比亞大學研究物質濫用問題的大衛．麥克道威爾說：「有的人不管經歷任何事情，仍可正常運作，但並不表示他們的痛苦就比較少。」很難找到絕對的衡量指標。倫敦大學學院兒童心理學家黛博拉．克莉絲蒂的觀察是：「不幸的是，沒有自殺測量儀或痛苦測量儀或悲傷測量儀這種東西。我們沒辦法客觀衡量人們病得多重或他們有何症狀。你只能傾聽他們怎麼說，並接受那就是他們的感覺。」疾病和性格會互相影響，有的人可以忍受某些症狀，其他人卻受不了，更有些人幾乎什麼都無法忍受。有的人似乎任憑憂鬱症擺布，有的人則奮力對抗。由於憂鬱症會讓人變得非常消沉，需要有某種生存動力，才能熬過憂鬱症，不輕易屈服。幽默感是顯示你將康復的最佳指標，通常也是大家愛你的最佳指標。保持幽默，就會有希望。

當然，當你的經歷其實不是真那麼有趣的時候，要保持幽默並不容易。但這樣做有其迫切的必要性。陷入憂鬱時，最重要的是切記：逝去的時光不會再回來，不會在你的人生終點為你增添幾年的壽命，以彌補那些受苦的日子。無論憂鬱症吞掉了你多少時間，這些時間已永遠逝去。你生病時流逝的分分秒秒，你未來再也無法擁有。無論感覺多糟，你必須盡你所能活下去，即使你當下能做的只有呼吸。等待憂鬱症過去，並且在等候的期間，盡可能過著充實的生活，是我對憂鬱症患者的一大忠告。好好珍惜時光，不要希望生命消逝。即使在你感覺快爆炸的時候，那分分秒秒都是你人生的分分秒秒，你永遠也無法重新擁有的分分秒秒。

我們以驚人的狂熱篤信憂鬱症的化學作用。為了從憂鬱的人身上探尋理解憂鬱症，我們陷入古老爭辯，探討先天本質和人為製造的界限何在。在試圖將憂鬱症與人、憂鬱症的治療與人都區分開來時，我們把人拆解至一片空無。湯瑪斯．內格爾（Thomas Nagel）在《利他主義的可能性》（*The Possibility of Altruism*）中寫道：「人類生活的主要組成，不是被動接受刺激，無論這刺激是否令人愉快、能否帶來滿足。人類生活有很大程度包含了種種活動和追求。每個人都必須過自己的人生，沒有人能代替他過他的人生，他也無法過別人的人生。」怎樣才叫自然，或什麼是真實？與其探索情緒、道德、痛苦、信仰和正義的真實化學作用，還不如去尋找賢者之石或青春之泉。

這不是新的問題。在莎士比亞的晚期劇作《冬天的故事》中，珀蒂妲和波利克西尼斯在花園中爭辯真與假的界限——何為真實，何為人為。珀蒂妲懷疑植物嫁接為「一門巧奪天工的技術」。波利克西尼斯回答：

那種改進大自然的工具
正為大自然所創造，因此
妳所說的為大自然增添的技術，
亦是大自然的創作。
妳瞧，好姑娘……這技術的確修補大自然
或可說是改變大自然，然而
這技術本身就是大自然。

我真高興我們懂得所有改良自然的方法：我們研究食物烹調，構思怎麼把五大洲的食材組合成一盤料理；我們繁殖狗和馬的現代品種；我們從礦石中冶煉出鋼鐵；我們讓野果雜交，育種出我們今天所知的桃子和蘋果。我也很高興人類已經懂得安裝中央暖氣系統及室內水管，建造大樓和船艦、飛機。我為快速的通訊方式而興奮，難為情地仰賴電話、傳真及電子郵件。我很高興人類發明了各種技術保護牙齒免於蛀壞，以預防某些身體疾病，延長廣大人口的壽命。我不否認這些技術都會產生負面後果，包括汙染和全球暖化、人口過多、戰爭和大量毀滅性武器。但持平而言，我們的技術為人類帶來進步，而當我們適應新的發展後，這一切就變得相當稀鬆平常。我們忘了深受喜愛的多瓣玫瑰花原本是在向大自然提出挑戰，令大自然難堪——世界上沒有任何樹林有這樣的花朵，直到園藝家插手。海狸第一次打造水壩，或猴子用可相對拇指[1]剝香蕉時，究竟算是大自然抑或技術？只因上帝讓葡萄能發酵成酒精，酒醉就算是自然狀態嗎？我們喝醉時，或飢餓時，或吃太多時，是否已不再是原本的自己？那麼我們又是誰呢？

如果嫁接技術具體而微地反映了十七世紀人類對大自然的侵犯，那麼抗憂鬱劑和基因操控更可能是二十一世紀人類侵犯大自然的縮影。四百年前提出的定律依然適用於今天的新科技，因為今天的新科技同樣改變了大自然原有的秩序。如果人屬於自然，那麼我們的發明亦復如是。無論是什麼原始生命力創造出第一個阿米巴變形蟲，這股生命力也打造出會受化學物質影響的人類大腦，並終究使人類得以搞清楚應該合成哪些化學物質、產生哪些化學效應。當我們修補自然或改變自然時，我們運用的技術乃是人類結合了源於自然界的種種概念才得以發明出來的。那麼，誰才是真正的我？真正的我活在一個可能有各式各樣操控的世界裡，而且真正的我也接受其中某些操控。這就是我。生病的我不會更像或更不像真實的自我，接受治療的我也不會更像或更不像真實的自我。

當個好人是持續的挑戰。或許我朋友的未婚夫別無選擇，唯有表現得像混球，也許道德淪喪乃內建在他的大腦中。也許另一個朋友的丈夫天性殘酷。但我不認為事情這麼單純。我認為我們所有人都從大自然那裡得到一個東西：意志。我拒絕接受化學命定論的觀念，也反對這種觀念開啟的道德漏洞。世上有種統合性，那包含了我們是誰、我們如何努力成為好人、我們如何崩潰又如何重新癒合，也包括接受藥物治療、施行電休克療法、墮入愛河、崇拜上帝和科學。安琪兒．史塔克以一股堅定的樂觀，在公開演說中描述她在諾瑞斯城醫院生活的經驗。她不知花了多少個鐘頭，耐心教導室友削黃瓜。她也花時間寫下自己的想法，協助我撰寫本書。她從上到下刷洗母親的房子。憂鬱

1　可相對拇指（opposable thumb）是指拇指可越過掌心與其他四指完全相對（也就是手指與手指相接）的解剖結構，這讓手得以做出許多精巧的操作。——編註

症雖令她無法正常運作，卻沒有影響她的人格。

有的人希望在自我的四周畫出清楚界線。事實上，在經驗和化學構成的混亂底下，並沒有如金礦脈般純淨的自我。人類有機體是一連串的自我，而且自我之間會彼此屈從或相互選擇。我們每個人都是某些選擇和境遇加總的結果。自我就存在於世界和我們的選擇交會的狹小空間裡。我想到我的父親，或我第三次憂鬱症發作時陪伴我的朋友，我們有可能走進醫生的診間接受治療，出來就變得如此寬容、懂得愛人嗎？寬容與愛都需要耗費龐大心力和意志。你能想像有朝一日，我們可以不費吹灰之力就擁有這些特質，可經由注射而獲得某種性格，每個人都輕而易舉就成為眾多甘地和泰瑞莎修女之一？這些了不起的人物乃是憑自己的資格贏得自己的榮耀，抑或榮耀也不過是隨機的化學作用？

我滿懷希望地閱讀報紙科學版。抗憂鬱劑將會被其他神奇藥劑所取代。人類未來將描繪出腦部化學地圖，那不再是無法想像的事情。新技術可以讓人接受治療後，在指定情境下瘋狂愛上某個指定對象。在不久的將來，你或許可選擇究竟要因糟糕的婚姻接受談話治療，還是要在精神藥理學家的干預下更新你的痴情。如果我們能破解老化之謎，揭開人類一切弱點背後的祕密，培養出新品種的神，而非人，他們長生不老，完全不帶邪念，沒有憤怒忌妒的情緒，秉持著道德熱誠行事，為宇宙和平的理想獻身，將會是何等景象？也許上述情形都會發生，但在我的經驗裡，世間一切藥物所能提供的不外乎幫助你自我改造。藥物無法將你改頭換面。我們永遠無法逃避選擇。每個人的自我都存在於選擇之中，每天所作的每一個選擇。選擇每天服藥兩次的人是我。選擇和父親說話的人是我。選擇打電話給弟弟的人是我，選擇要養狗的也是我，選擇鬧鐘停止之後要起床（或不起床）的人還是我，那個也會時而殘酷、時而自我中心、經常忘東忘西的我。我撰寫本書的背後有某種化學機制在運作，也許我若能精通這樣的化學，我可以利用這種化學動力再寫一本書，但這也是一種選擇。對我而言，要證明一個人的存在，選擇是比思考更令人信服的證據。人性不在於我們的化學作用，也不在於境遇，而在於我們發揮意志去善用可取得的技術，戰勝我們生活的時代、我們的性格、我們的處境和年紀。

有時候，我真希望能看到自己的腦子，想知道裡面刻有什麼印記。在我的想像中，我的腦子應該是灰色、溼答答的，複雜精密。想到大腦靜靜坐在我的頭殼中，有時我會覺得裡頭似乎有個我，一個鮮活的生命，這個卡在我頭殼裡的怪東西有時運轉，有時失靈。真是古怪。這是我，這是我的腦子，這是住在我腦中的痛苦。看著這腦子，你可以看到哪裡受到痛苦刮刻，哪裡糾結成團，哪裡閃閃發亮。

可以說，比起不憂鬱的人，憂鬱的人更能把周遭世界看得一清二楚。自認不怎麼討喜的人可能比深信自己廣受歡迎的人更能準確料事。憂鬱症患者的判斷可能比健康的人更高明。研究顯示，憂鬱的人和不憂鬱的人同樣擅長回答抽象問題。然而，當問到對事情的掌控時，毫無例外，不憂鬱的人總是超乎實際狀況高估自己的掌控力，憂鬱的人對自己的評估則比較準確。在一項針對電玩的研究中，憂鬱的人玩了半小時後，很清楚自己殺了多少小怪獸，不憂鬱的人估計的數字卻是實際數字的四到六倍。佛洛伊德的觀察是，憂鬱症患者「比非憂鬱症患者更能以敏銳目光看出真相」。一絲不差地理解世界和自己，不是演化上的優先要務，無助於實現物種保育的目標。過度樂觀的看法會導致愚蠢的冒險，但適度樂觀卻是強大的天擇優勢。雪莉．泰勒（Shelly Taylor）在極具震撼力的近作《正向錯覺》（*Positive Illusion*）中寫道：「人類正常思維與知覺的特徵並不在於正確性，而是在面對自我、世界和未來時，都有自我提升的正向錯覺。不僅如此，這些錯覺似乎具有適應性，能促進心理健康，而非破壞心理健康……和正常人相較，輕度憂鬱的人對自己、對世界、對未來的看法似乎更正確……〔他們〕顯然缺乏正常人那種能促進心理健康、緩和挫敗打擊的錯覺。」

事實是，存在主義和抑鬱寡歡同樣真實。人生是場徒勞。我們無從知道自己為何存在。愛總是不完美。你永遠無法打破肉身內個體的孤絕。無論你做了什麼，終究難逃一死。能忍受這樣的現實，找到其他期望，繼續往下走——去努力、去追求、去發現，不屈不撓，這是一種天擇優勢。在描繪盧安達大屠殺或孟加拉飢民的影片中，我看到許多人失去所有家人及認識的人，在金錢上毫無前景可言，沒有辦法找到食物，還惡疾纏身。他們的情況幾乎沒有改善的可能。然而，他們仍繼續活下去！他們要不是太過盲目，才會繼續奮鬥求生，否則就是有些我無法理解的想法。憂鬱症患者往往把世界看得太清楚，因此失去了盲目這項天擇優勢。

重度憂鬱症是太過嚴厲的老師：要避免凍瘡，你毋需遠赴撒哈拉沙漠。世上大多數的精神痛苦都是不必要的痛苦，重度憂鬱症患者經歷的痛苦若能受到控制，當然再好不過。不過我也相信，我們是否要完全掌控情緒狀態這個問題必然會有答案，完美的情緒止痛藥將可像消除頭痛般消除悲傷。但設法消除憂傷，不啻准許駭人的行徑：如果我們永遠不會懊悔所作所為造成的後果，我們很快就會毀滅彼此及整個世界。憂鬱症是大腦運作失靈，如果你的皮質醇失控了，就應該讓皮質醇恢復正常。但不要忘其所以。我們想做的事和實際做的事之間有根本的衝突，放棄這樣的衝突，消除能反映衝突和困難的陰鬱情緒，無異於放棄身而為人的本質，放棄身而為人的好處。有的人或許正因為沒有足夠的焦慮及憂傷，因此不懂得避開麻煩，而看來他們很可能不是一帆風順。他們太過開

434

心、無所懼怕，也不會善待別人。這樣的人又怎麼會需要仁慈呢？

經歷過憂鬱症折磨的人在病情穩定後，往往特別能領會每天活在世上的喜悅。他們很容易欣喜若狂，非常珍惜人生中一切美好。如果他們原本就為人正派，很可能變得更極度寬厚。我們可能會說熬過其他疾病的人也是如此，但即使奇蹟般走出惡性癌症的人都不會感受到這種關於喜悅的喜悅，也就是能夠體驗或給予喜悅的喜悅，這樣的喜悅豐富了飽受重度憂鬱煎熬的人生。艾美．高特（Emmy Gut）在著作《建設性與非建設性的憂鬱症》（*Productive and Unproductive Depression*）詳細闡述了這個概念，她認為憂鬱症造成的長期停頓，以及在停頓期間的反覆思考，往往促使人們以有益的方式改變生活，尤其在經歷失去後更是如此。

對人類而言，現實狀況不代表我們的正常狀態。開發出可以緩解憂鬱症、且最終甚至可能影響悲傷情緒的藥物和技術，代表什麼？演化心理學家藍道夫．內斯觀察到：「我們如今大半時候都能控制身體疼痛，我們所感受的身體疼痛究竟有多少是我們真正需要的？也許五％？我們需要疼痛來警告我們免於受傷，但我們真的需要持續疼痛嗎？可以問問有慢性類風濕性關節炎或結腸炎或偏頭痛的人！這只是個比喻，但我們感受到的心理痛苦，究竟有多少是我們真正需要的？超過五％嗎？如果你在母親過世的隔天，只要吃顆事後藥就可以擺脫折磨人且毫無建設性的悲痛，又代表什麼？」法國精神病學家茱莉亞．克莉斯蒂娃發現憂鬱有一種深層心理功能。「令我們不堪負荷的哀傷、讓我們陷入癱瘓的遲鈍，都只是在防止我們陷入瘋狂——有時是在提供最後一層防護。」也許簡單地說就是，我們對悲傷的依賴遠超乎我們所知。

當人們試圖矯正新近被歸為「反常」的情況時，抗憂鬱劑的使用也與日俱增，「愈來愈大眾化和平凡化」，瑪莎．曼寧指出，她曾以流暢文筆描述自己的極端憂鬱症。一九九八年開出的處方箋共有六千萬份是SSRI，更別說還有大量非SSRI的抗憂鬱劑。如今醫生會為思鄉病、飲食障礙、經前症候群、慢性關節痛的人開SSRI，為不斷抓癢的家中寵物開SSRI，甚至為輕微的難過和尋常的悲傷開SSRI抗憂鬱劑。不但精神科醫生開SSRI，家醫科醫生、婦產科醫生也開SSRI。我還認識一個人，他的百憂解是他的足科醫生開給他的。當年環球航空八〇〇號班機失事時，有關單位就像發枕頭和毛毯一樣，也發抗憂鬱劑給等待消息的家屬，表達撫慰之意。我對於這類廣泛使用沒什麼意見，但我認為應該在充分知情且經過深思熟慮的情況下，才可這樣做。

有人說過，擁有缺點是一個人的美德。如果除去缺點，是否美德也隨之消失？內斯說：「我們今天正處於精神藥理學蓬勃發展的開端。正在開發的新藥或許能輕易、快速、便宜、安全地阻擋掉任何我們不想要的情緒，應該下個世代就辦得到。我預測人類仍會努力追求這個目標，因為大家通常都想讓自己感覺更好。我們可以想像，幾十年後世界會變成藥理學的烏托邦，也可輕易預見，大家由於太無憂無慮，都忽略了自己的社會責任和個人責任。」哥倫比亞大學的羅伯特·克利茲曼說：「自從哥白尼以來，我們從未面臨如此急劇的轉變。數百年以後的新社會回顧過往時，會視我們為飽受無法駕馭的情緒奴役和傷害的生物。」若果真如此，人類會失去很多，無疑也會得到許多。

如果你憂鬱過，你會不再畏懼某些危機。我有一百萬個缺點，但比起病發前的我，我現在是比較好的人。我必須先經歷憂鬱症，才會想要寫這本書。有些朋友想勸我不要和我書中描述的人物來往，我很想說，憂鬱症讓我變得更無私，我逐漸愛上這群窮苦又受壓迫的人，但實際情況並非如此。假如你曾經歷過這樣的事情，你不可能眼看著這種事發生在別人身上，而不感到驚駭。從許多方面來看，對我而言，投入別人的哀傷中，遠比眼看著別人悲痛卻只能旁觀要容易多了。我痛恨無法伸出援手的感覺。善並不盡然有善報，但當你拉開和別人的距離時，你也失去了一些因愛人而得到的內心平靜。目睹憂鬱症患者受折磨，總是令我想要做些事。我想我幫得上忙。不介入就像眼睜睜看著某人把好酒灑得滿桌都是。把酒瓶扶正，擦乾桌上的酒漬，比視若無睹容易多了。

憂鬱症最糟糕的是最可怕的孤寂感，我從中學到親密關係的可貴。家母和癌症奮戰時說過：「大家為我做的每一件事都很美好，但孤伶伶困在這具與我為敵的軀體中，感覺仍然很糟。」至少和孤伶伶困在跟你作對的腦子裡一樣糟。看到別人也困在自己的心靈中，你可以怎麼辦？你無法用愛把一個人拉出困境（雖然有時候可以用愛來分散憂鬱者的注意力）。有時候，你可以設法在他駐留的地方陪伴他。要靜靜待在別人心靈的黑暗角落並不是愉快的事，雖然在外面眼睜睜看著他心靈腐蝕的感覺幾乎更糟。你可以保持距離，在一旁發愁，或你也可以靠近再靠近，直到最接近他為止。有時候，保持沉默或甚至保持距離是接近他的方法，這由不得你這旁人來決定，但你可從旁觀察判斷。憂鬱症是最孤寂的經驗，但也會滋生出孤寂的反面。因為憂鬱症，我付出更多愛，也得到更多愛，許多書中人物也是如此。許多人都曾問我，應該為罹患憂鬱症的親朋好友做什麼，我的回答很簡單：減輕他們的孤獨。你可以為他倒杯茶，或跟他促膝長談，或安靜地待在隔壁房間相伴，或任何你覺得適合的方式都好，去做就是了，而且要心甘情願地做。

深為雙極性疾患所苦的瑪姬．羅賓森說：「我從前總是緊張兮兮，只是不停講話，講啊講。然後我開始在愛滋病療養院擔任志工。他們準備了茶，而我要做的就是幫愛滋病人端茶和蛋糕和果汁，坐在旁邊陪他們聊天，因為許多病患都無人探訪，十分寂寞。我還記得我剛開始當志工時，有一天，我和幾個人坐下來，為了找到話題聊聊，就問他們國慶日都在做什麼。他們雖然回答了，卻絲毫無意往下多談，我心想，他們真是不太友善，不太願意配合。然後我突然領悟，這些人不想閒聊。事實上，他們只在剛開始時簡短回答，然後就一言不發，但他們不希望我走開，所以我決定，既然來了，就一直待在這裡陪他們。那場面不過就是：我是那裡沒有得愛滋病且看起來不那麼病懨懨的人，生命也還沒開始倒數，但又能容忍他們得了愛滋病且生命開始倒數的事實。於是，那天下午我就默默坐在那裡陪他們。你對他們的愛就表現在你待在那兒，毫無條件地，只是關心他們。假如當時這個人在做的是受苦，他就是在受苦。你接受這個情況，不會發瘋似地設法做點什麼。我學會如何做到這點。」

倖存者繼續吃藥、等待。有的人接受心理動力治療，有的人接受電痙攣療法，或動手術。我們繼續走下去。你無法選擇要不要得憂鬱症，也無法選擇何時好轉及如何好轉，但你可以選擇如何對待憂鬱症，尤其當你走出憂鬱時更是如此。有的人雖暫時康復，卻明白之後會時常復發。但他們康復時，試圖善用自己罹患憂鬱症的經驗，讓自己的人生更豐富、更美好。對其他人而言，罹患憂鬱症只是徹頭徹尾的不幸，他們永遠不會從中學到任何東西。憂鬱症患者可以在事後好好找出方法從憂鬱的經驗中汲取智慧。喬治．艾略特在小說《丹尼爾．戴隆達》（*Daniel Deronda*）中描述憂鬱症好轉時神奇的感覺。米拉原本已準備自殺，但被丹尼爾救了回來。她說：「然後在最後一刻——昨天，當我渴望被水淹沒之時，我心想，死亡是慈悲的最佳化身。然後，世間的善活生生在我眼前展現，讓我相信生命。」人生完全平靜無波的人見識不到如此活生生的善。

我第三次崩潰，也就是那次小型崩潰的時候，本書的寫作已進行到後期。由於我在這段期間沒辦法應付任何型態的溝通，所以我在電子郵件系統中設定自動回覆，說明我暫時無法回信，同時也在電話答錄機錄下類似的留言。得過憂鬱症的熟人知道這些開朗的留言代表什麼，他們沒有浪費任何時間。我接到數十通來電，熱心提供他們所能提供的一切。蘿拉．安德森寫道：「只要你打電話給我，我會立刻過來陪你。」還送蘭花給我。「我會一直陪著你，直到你康復。假如你寧可來我家，當然永遠歡迎。如果你需要搬進來住一年，我會在這裡陪你。我希望你曉得，我隨時都在。」克勞蒂亞．薇佛則在信上問了一堆問題：「你覺得怎麼樣比較好，有人天天去看看你的情況，還是對你來說，回信是太大的負擔？假如信件會造成你的負擔，你不必回這封信，但不管你需要什麼，儘管打電話給我，不管白天晚上，隨時都可以打來。」安琪兒．史塔克經常利用醫院的投幣式電話打電話給我，看我是否安好。她說：「我不知道你需要什麼，但我總是擔心你的情況。請務必好好照顧自己。如果你真的感覺很糟，就來找我，隨時都可以。我真的很喜歡見到你。如果有什麼需要，我會想辦法拿給你。答應我，你不會傷害自己。」法蘭克．魯薩科夫寫了一封動人的信，提醒我希望的可貴。他寫著：「很盼望聽到你已經康復、再度出發探險的消息。」同時在後面署名「你的朋友法蘭克」。我過去總覺得我必須為這些人做許多事，如今他們自然流露的心意令我震驚。婷娜．索能葛說，假如我需要她，她會跟公司請病假，替我買張票，帶我去什麼地方放鬆一下。她說：「而且我很會做菜。」珍妮特．班修芙來看我的時候，一手捧著水仙花，另一手拿著她手寫的樂觀詩句，字跡清晰，取自她最愛的詩，此外還有一個袋子，準備睡在我家沙發上，以免我太孤單。我得到驚人的熱烈回應。

即使憂鬱症患者最絕望的懇求——「為什麼？」或「為什麼是我？」也都埋下自我檢視的種子，都是一段成果豐盛的旅程。詩人艾蜜莉．狄金蓀曾談到「那白色的養分——絕望」，而憂鬱確實證明了生命的正當性，也支撐起生命。對憂鬱症患者而言，未經檢視的人生乃不可得。也許，這是我得到的最大啟示：並非憂鬱症具有如此撼動人心的力量，而是身受憂鬱之苦的人們因此擁有了撼動人心的力量。我希望這個基本事實能為受苦受難的人提供支持，也能激發目睹他們受苦的人付出耐心和關愛。我和安琪兒一樣身懷使命，希望為不愛自己的人帶來自愛的藥方。我希望他們從本書的諸多故事中，不只學會懷抱希望，或許還能學到多愛自己一點。

人生某些特殊橫逆深具價值，但沒有人會選擇用這種方式來學習：困難總是令人厭惡。我渴望安逸的生活，我願意為了追求這樣的生活而做出相當多妥協，而且也作了妥協。然而我發現生命中這段磨難有其意義，至少在我沒有深陷憂鬱魔掌時，我可以從中找到某些價值。

約翰·密爾頓在《論出版自由》[2]中談到我們不可能只知善，不知惡。「因此，那樣的善在惡的面前不過是幼童，不明白惡已給追隨者許下最大的好處，就拒絕了惡，這樣的善是無知的善，而非真純的善。它的白，只是汙濁的白。」所以，深入了解憂傷，乃是充分體會喜悅的基礎，會強化我們對喜悅的感受。三十年後，更加睿智的密爾頓在《失樂園》中寫到亞當和夏娃在墮落後領悟的智慧，那時兩人完全已洞悉完整人性：

……自從我們的眼睛張開，
的確發現，我們懂得了
善與惡，卻失去善，得到了惡，
知識的惡果。

有些知識所教導的一切，不懂還比較好。憂鬱症不但教我們更懂得喜悅，也會抹滅喜悅，這就是我寧可未曾嘗到的知識惡果。不過一旦具備了知識，仍可尋求救贖。亞當和夏娃發現：

從上天來的力量，
從絕望中迸出一股新的希望及喜悅。

有了另一種新的、另一種屬於人類的喜悅，兩人展開短暫而甜蜜的人生：

他們回首，望著樂園東側，
原本的幸福居所。
……………
自然的淚水汩汩滴落，又很快拭去；
世界在他們面前開展，選擇何處
為安身之地，依循神的旨意：
他們攜手緩緩漫步，
告別伊甸園，踏上孤獨的旅程。

於是，世界在我們面前開展，我們就以這樣的步伐，踏上孤獨旅程，我們是經歷了令人心力交瘁的寶貴知識洗禮的倖存者。我們懷著勇氣與過多的見識向前邁進，決心發掘美的事物。杜斯妥也夫斯基說：「然而，美將會拯救世界。」從信仰憂傷的國度返回的那一刻總是非常神奇，美得不

2 英國著名詩人及思想家約翰．密爾頓於一六四四年出版的《論出版自由》（*Areopagitica*）為反對出版審查制度的小冊子，最初為密爾頓向英國國會發表的演說，他的思想對後世捍衛言論自由，產生巨大影響。

440

可思議，幾乎值得這趟絕望的旅程。沒有人會在上帝的摸彩箱中挑選憂鬱，但既然被賦予這樣的特質，我們這些倖存者堅持從中找到些什麼。這就是我們。海德格相信，痛苦是思想的起源。謝林認為，痛苦是人類自由的本質。克莉斯蒂娃向痛苦鞠躬致敬：「我那最清明的、玄妙的洞察，乃是拜憂鬱之賜……在悲傷及哀慟中淬鍊出來的人當然不是得意洋洋的，而是敏感、願意奮戰、又富有創造力。」

我經常測量自己的精神起伏。我改變了睡眠習慣，更容易放下，也更懂得包容他人。我痛下決心，不浪擲我尋得的快樂時光。我的自我起了一些更微薄、更美好的變化，不會像從前那樣承受重擊，有小小的窗口可以穿透，還有一些如蛋殼般細緻脆弱且散發幽光的通道。倘若我遺憾自己得了憂鬱症，等於在懊悔自己最根本的部分。我仍然很容易生氣，也太常發火，隨隨便便就要別人承受我的脆弱，但我覺得我也比過去更懂得寬以待人。

有個終其一生都在和憂鬱症搏鬥的女士對我說：「屋子變得髒亂不堪，我讀不下任何東西。它什麼時候會捲土重來？什麼時候會再度打擊我？讓我活下去的，只有我的孩子。我現在穩定下來了，但它永遠不會離開你。無論你在某個時刻有多開心，你永遠不會忘記。」

「我已經接受自己得一輩子吃藥了。」瑪莎・曼寧在某次談話中突然熱切起來。「我很感恩，很慶幸有藥物。有時我看著那些藥丸，心想，站在我和痛苦折磨之間的，就是這些東西嗎？我還記得，我小時候並不是不快樂，但我忍不住會想，我一輩子，也許八十年的時間，都要過著這樣的生活。那實在是沉重的負擔。我最近很想再生個孩子，但流產兩次後，我明白自己沒辦法承受這樣的壓力。

我已經減少社交活動。你不是打敗憂鬱症，而是要學會應付憂鬱症，學會妥協。你努力留在緩解期。你必須痛下決心，投入大量時間，不向病魔屈服。當你差一步就要結束自己生命時，如果能懸崖勒馬，你最好牢牢把握住，知道嗎？」

我們努力把握，堅持建設性憂鬱症的概念，這很重要。「如果我必須重來一次，我不會這樣做。」法蘭克．魯薩科夫如此表示，幾個月前，他為了達到治療效果，腦部受到了損傷。那天整個下午，我都和魯薩科夫及他的父母和精神科醫生在一起，討論嚴峻的現實狀況：他的扣帶迴手術尚未見效，也許需要再動一次手術。不過，魯薩科夫以他溫和無畏的方式，已在計畫半年後恢復運作。「不過，我因為這個病，得到很多，也成長很多。我和我的父母、弟弟、朋友的關係，都變得更親密。我跟醫生之間也有相同的體驗，我們的關係一直非常好。」這份得來不易的沉著聽來真切動人。「憂鬱症確實也有正面意義，只是當你身在其中，很難看清楚。」後來手術的效果開始顯現，他寫道：「我說過，如果必須重來一次，我不會這樣做。不過，我猜我還是會。但現在我覺得最壞的情況已經過去，我很感恩曾有過這樣的經驗。我真的相信，我在進出醫院三十次且動過腦部手術後，變得更好。這一路上，我碰到太多好人。」

凱．傑米森聳聳肩表示：「當我明白，我這輩子和我的腦子都沒辦法和睦相處的時候，我失去了大量的純真。我沒法告訴你，我有多麼厭倦這段人格建立的過程，不過我很珍惜這部分的自己，任何愛我的人也都愛這樣的我。」

羅伯特．布爾斯汀說：「我和太太才結婚幾年，她從來沒有看過我憂鬱症發作，從來沒有。我帶著她了解狀況。我讓其他人告訴她那是什麼情況。我盡最大的努力讓她有心理準備，因為毫無疑問，我的憂鬱症一定會復發。未來四十年的某個時候，我會再度倒在房間裡艱難爬行。我想到就很害怕。如果有人告訴我，『如果你讓我把你的腿砍掉，我就幫你除掉你的精神病。』我不知道會怎麼辦。然而，在生病之前，我褊狹到無人能比，傲慢到難以置信，對脆弱一無所知。結果，因為經歷了所有這些事情，我變成更好的人。」

比爾．史坦說：「我工作最重要的主題就是救贖。我仍然不清楚自己該扮演什麼角色，我被聖人和烈士的故事所吸引，我不認為我有辦法忍受他們經歷的苦難，我也沒準備好要在印度建立安寧照護，但憂鬱症讓我走上了正確的道路。但我見到很多人，我知道他們欠缺我這樣的經驗。事實上當我熬過了疾病帶來的巨大苦難，那永遠改變我的人生觀。我一向都受到信仰和善念的吸引，但如果不是經歷過精神崩潰，我不會產生這樣的動力和道德目的。」

婷娜．索能葛說：「我們走過地獄，找到天堂。我得到的獎賞很簡單，我現在可以理解我過去無法理解的事情，而我現在不明白的事情，如果是重要的，我終究會明白。憂鬱症讓我成為今天的我，我們的收穫雖如此安靜，卻又如此響亮。」

瑪姬．羅賓森說：「我們的需求是我們最大的資產。」如果我們是經由我們的需要來了解自己，對別人敞開心房，那麼需求就能促進親密感。「我因為對別人有所求，所以能夠和別人相處。我猜我學會的是，想要什麼，就先付出。」

克勞蒂亞．薇佛說：「情緒是——另一片疆域，就像深海或外太空。有這麼多低落的心情會激起你的鬥志。我想我比大多數人都更懂得應付艱難的失落，因為我有這麼多經驗，很明白失去帶來的感受。憂鬱症不是我人生道路的絆腳石，而是我的一部分，我一路帶著它，而且我相信很多時候，它應該會幫助我。怎麼幫？我也不曉得。但我相信我的憂鬱症，相信它有救贖的力量。我是非常堅強的女人，部分是因為我有憂鬱症。」

蘿拉・安德森則寫道:「在其他人還不懂展現仁慈與寬恕時,憂鬱症讓我懂得仁慈與寬恕,我會去接近因錯誤舉動或不當譏刺或顯然愚蠢的判斷而招致反感的人。今天晚上,我和別人爭辯死刑的問題,我試圖解釋,只要不太過自我指涉,我們就有辦法理解可怕的行為,理解情緒和工作和關係和其他一切都有著可怕的關聯。我從來不想讓憂鬱症成為大眾的藉口或政治上的託辭,但我認為一旦你了解人有時會因一時不察而表現得這麼糟糕,或許你甚至會懂得容忍世間的邪惡。」

在快樂的日子裡,我們擺脫了憂鬱,但同時也失去很多。倘若大地即使沒有雨水,也能養活自己及我們,倘若我們征服了天氣,宣稱一年到頭都陽光普照,那麼我們會不會反而懷念起陰天和夏日風暴?就好像英國一連十個月天空都陰沉沉的,之後卻難得在某個夏日看到比熱帶更燦爛晴朗的太陽,感覺上,我近來所感受的快樂情緒也格外廣大、包容,超乎我的一切想像。奇怪的是,我愛我的憂鬱症。我不喜歡經歷憂鬱症,但我喜愛憂鬱症本身。我喜歡走出憂鬱症的我。叔本華說:「一個人有多知足,要看他有多遲鈍和多不敏感而定。」有人請田納西・威廉斯(Tennessee Williams)為快樂下定義,他說:「無感。」我不同意他們的說法。由於我曾經飽受折磨,但存活下來,所以我知道即使再度受苦,我依然能熬過來。就某個程度而言,我變得比過去更有自信,超乎想像的自信。罹患憂鬱症幾乎因此有了價值。我不認為我會再度嘗試自殺,即使發現自己困在戰場,或在沙漠中墜機,我也不會隨便放棄生命。我會為了求生而全力以赴。那就像是,我和我的生命面對面坐著,相互憎恨,亟欲逃離彼此,如今卻一輩子形影不離。

憂鬱症的反面不是快樂,而是生命力。撰寫本書的時候,即使在憂傷的時刻,我的人生都充滿生機。明年我哪天醒來,或許又失去理智,我不可能一直保持穩定。不過,我同時也找到我稱之為靈魂的東西,這部分的我,是我過去從來不曾想像過的,直到七年前某一天,惡魔出其不意地造訪。

這是很珍貴的發現。我幾乎每天腦海中都會短暫閃過沒有希望的感覺，每次都會懷疑我是否又逐漸滑落谷底。在不時出現的駭人片刻，那快如閃電的瞬間，我想要有輛車從身上輾過，那時我必須咬緊牙關，停在人行道不動，直到紅燈轉綠；或我會想像割腕是多麼容易；或把槍管放進嘴裡，飢渴地品嘗金屬的滋味；或想像自己進入夢鄉，永遠不再醒過來。我痛恨這些感覺，但我知道這些感覺會驅使我更深入探索生命，找到活下去的理由，並且緊緊抓住不放。我不會完全懊悔人生走過的歷程。日復一日，我選擇活著，有時頑強，有時違反當下的理智。但這不就是貴重稀有的喜悅嗎？

13

此後

Since

我首次罹患嚴重憂鬱症，是在二十年前。我幾乎半輩子都患有精神疾病，已經無從想像自己沒病時的模樣。憂鬱症似乎更像是我的一部分，而不僅僅是我生的病。某些時候，憂鬱症就等同於我，但無論什麼時候，憂鬱症至少都是一部分的我。我不再盤算什麼時候可以擺脫治療，正如同我從不去想什麼時候可以不吃不睡。憂鬱症成為我的特點，而要釐清這有多少是由於我和憂鬱症打交道的經驗，又有多少是源於我公開談論憂鬱症的態度所建立的身分，其實並不容易。我因為撰寫《正午惡魔》而變成職業憂鬱症患者，這件事很詭異。我的母校有門課指定學生閱讀這本書，並邀請我擔任客座講師。我大學時代的夢想是成為功成名就的作家，大學生都閱讀我的作品。但是當年我做夢時，並沒有想像著要寫出一部變態心理學課程指定閱讀的回憶錄。

關於我的憂鬱症的任何思考，都已成為辯證問題。一方面，我的人生不再像從前那麼受憂鬱症所苦，有時候，最初幾次發病的慘況似乎就像遙遠的夢境。另一方面，感到安心幾乎總成為我偶爾幾次復發的序曲。憂鬱症一復發，我就會再度陷入黑暗，感覺永遠無法逃離。我一方面比過去更習慣這樣的陷落，可以感覺到憂鬱蠢蠢欲動，就好像關節炎患者能察覺大雨將至。另一方面，憂鬱症每次復發都很糟糕，而我已忘卻那有多激烈、感覺是多麼萬劫不復——胸口緊悶、遲緩。我也忘了碎裂的自尊，忘了自己如何掙扎著不把每個扭曲的想法當成深刻的頓悟。不憂鬱的時候，我從憂鬱中汲取力與美；等到陷入憂鬱，這一切再也遍尋不著。我比過去更懂得掩飾病情，即使覺得自己似乎已在垂死邊緣，或似乎不如死去算了，仍能表現得驚人地正常。但焦慮始終是最大的敵人，我會不時一覺醒來，覺得自己根本熬不過那一天。只要遵循治療和用藥方案就能得到相對的平靜，似乎還滿划得來的，但我痛恨自己必須耗費時間和精力在這上面，厭惡自己腦子這麼脆弱，厭惡自己做任何計畫時都知道要為心智隨時可能背叛我做好準備。我並沒有真的甩掉憂鬱症，只不過不讓憂鬱症靠近罷了。

過去二十年來，我很受幸運之神眷顧。我和外子約翰相識並結婚，他是我所見過最寬容的人。我也有了孩子，我必須讓孩子開心，孩子也帶給我極大的快樂。我們可以為自己創造某些層面的穩定，但安穩也可由別人提供，而約翰就是讓我穩定的力量。我情緒低落時，他總是耐著性子，溫柔陪伴我。我憂鬱時不再感到孤單，這是十分關鍵的轉變。我在主觀上或許覺得生活難以忍受，但在理智上我通常很清楚，我的感受有違實際狀況——我的人生十分美好。我找到優秀的精神藥理學家，他的藥方大半時候都很有效，副作用相對很小。每當問題逼近時，我們會一起想出方法來解決。我也接受談話治療，我的精神分析師既聰明又風趣，這兩種特質都很重要，不可或缺。我一度對憂鬱症的一些早期警訊漫不經心，他對我說：「安德魯，在這個診間裡，我們永遠不能忘記，你絕對有辦法搭著高速電梯直達心理健康的地下室拍賣區。」

我生活規律，沒有一天不服藥。只要察覺到舊病復發的蛛絲馬跡，就會遵從兩位醫生的指示調整藥量，同時也努力修正自己的行為。當我特別焦慮時，普潘奈（Propranolol）這種乙型阻斷劑可以放慢我的心跳，讓我正常呼吸，但又沒有苯二氮平類藥物的鎮靜效果。二〇一二年，我提高了金普薩的劑量（過去十五年來，我一直靠金普薩來抑制焦慮症），幾個月後再把劑量降到一定程度。接著我花了將近兩年的時間，才把劑量降回原本的水準。當焦慮的狀況可能惡化時，要找到適當時機去處理真是難如登天。每當臨床症狀似乎正在逼近時，我都會把劑量往上調。我非常重視睡眠，為了確保睡得夠久，我幾乎願意把任何事情往後延。夜裡小孩需要有人起床陪伴時，約翰往往是那個下床的人。我規律運動，既為了身體健康，也同等程度為了心理健康。我很少喝酒，更少飲用咖啡因飲料（不過巧克力是我的罩門，可悲的是，感到焦慮時，我不能吃巧克力）。

同時，我也有不願妥協之處。我的生活充滿壓力，但也令人著迷，我不打算過得更簡單。我四處跑，為太多人付出。我沉迷於自己的想法，也渴求別人的想法。我笨手笨腳地周旋在家人、朋友和工作之間，但樂此不疲。我寧可服藥，擁抱世界，也不要降低劑量，把世界關在門外。情況好的時候，我做任何能做的事，有時看起來就像第二型雙極性疾患。但我的行為跟輕躁症無關，而是反映出我深知自己隨時可能喪失運作功能，因此在功能正常的時期，應該好好利用，盡情發揮。

孩子有時是我的抗憂鬱藥。我向自己承諾，一當上父親，就絕不再有輕生的念頭，而且只要能避免，就不在孩子面前露出消沉的樣子。和孩子在一起，強化了這些良性義務。每當我陷入輕微到中度憂鬱，孩子的聲音會發揮神奇的效果。縱使他們有時會讓我生氣和操心（當然了），但他們總讓我在世上多了很多牽掛。然而，我不但要設法保護他們不受我的憂鬱影響，也要盡力不利用他們來紓解我的憂鬱，我不希望他們把這當成自己的責任。我每次情緒低落，約翰都能幫上很大的忙。和他一起待在我們的房間裡，比以往孤伶伶一個人在自己房裡安心多了。我不太會對他隱瞞真實情況。在憂鬱症的初期，愛是種助力，但等憂鬱症真正惡化之後，愛的力量大半會消散。每當我焦慮到對孩子的笑聲充耳不聞時，我就知道情況變得危急了。這時候，我的職責是保護孩子，不讓他們感受到我的疏離，讓自己表現得像感覺正常的人。那無疑是世上最累的差事了，雖然我也在成功做到時得到一些苦澀的滿足感。

我廿一世紀的人生都在周期性復發中度過。二〇〇二年，我為了避免樂復得在性功能上的副作用而停藥一陣子。突然之間，我的性能量旺盛得不得了，多到匪夷所思的地步，還對自身魅力充滿妄想。我和約翰的關係增添了不少情趣，同時，我覺得我和郵差或雜貨店店員的互動也似乎都帶著性暗示。我和遛狗的人交談，覺得有股性意味；連逗狗時，都帶著點性意味。很快的，我又開始被抵禦許久的絕望湧流給淹沒。六個星期之後，我才明白我快瘋了。我恢復服用樂復得，一切也回歸正常。

二〇〇三年聖誕節，約翰從明尼亞波里斯市搬到紐約來和我同居。我已經纏了他許久，一直要求他搬來，但等到他真的搬來，卻激發我各種焦慮情緒。我的上個同居人以極傷人的方式走出我的生命，消逝無蹤，而約翰住在我家裡引發的焦慮超出我的負荷。我還做了錯誤的決定：由於金普薩會令我發胖、行動遲緩，我在約一個月前停止服用，所以不管我體內的化學成分或我的情緒，都變得很不穩定。得償宿願後依然悶悶不樂，似乎說不過去，我擔心這件事會破壞我倆的關係，我得想辦法找個說詞來解釋我沮喪的情緒是由別的事情引發。這回憂鬱症充分發威，我幾乎沒辦法開口說話。一個月前，我曾經觀賞一齣可愛但愚蠢的音樂劇，如今我一遍又一遍又一遍聆聽原聲帶，彷彿那些無腦歡樂歌曲的討喜節奏是把我拉往快樂的救生索。

我原本應在聖誕節後立刻搭軍機飛到南極洲進行三天的採訪報導。我一直、一直很想去南極洲，而且早已買好所有必要的衣物和裝備。然而我很快就明白，我無法成行，投下去的所有錢都白費了，這件蠢事讓我十分氣餒，近乎抓狂。等情況好轉之後，我看不出那趟旅程有多困難，只消把一些衣服丟進行李箱，坐在飛機上一段時間，就可在熱誠專家的陪同下，欣賞美麗的風景，之後再好好下筆描繪這段經驗。不過才一年多前，我還不屈不撓遠赴戰爭中的阿富汗，為《紐約時報》採訪報導，如今卻覺得彷彿要窒息了，像喘不過氣來。正當我以為自己已脫離這種擺明了很荒唐的舉動時，我卻再度令我的編輯失望，也令自己失望了。狀況良好時，我認為憂鬱症開始讓步、變得懶散了，不想再為麻煩的事情費心。接著憂鬱症就再度來襲，然後，砰的一聲重擊——我辦不到。那年冬天，我實在沒法搭軍機飛到南極洲，那簡直就像要我從紐約游過去一樣困難。所以我又回頭服

448

用金普薩，約翰和我也適應了新的親密關係。於是，我又重新一點一滴逐漸呼吸到生命的氧氣。

最近一次嚴重發作是二〇一二年末《背離親緣》出版的時候。那種赤裸裸無所遁形的感受再度浮現：我投入十餘年的時間撰寫此書，新書可能失敗的憂慮榨乾了我。我首度憂鬱症發作是在一九九四年推出小說《石船》（*A Stone Boat*）時。兩件事同時發生，也影響了我此後每次新書出版的經驗。我害怕沒人注意我的新書，擔心採訪過的人可能會挑剔我的描述，憂心我的論點有什麼可怕的瑕疵或疏漏，我卻沒檢查出來。但大半時候，我都說不出自己究竟在擔心什麼，只是一味的憂慮。我無時無刻不覺得自己彷彿被插入電插座中，無法拔開。人們不停跟我說，我一定無比興奮，而我就盡全力配合演出。我宣稱自己很興奮，也表現得很興奮。我上電視和廣播電台宣傳，興高采烈地談話，但我自始至終都覺得彷彿世界末日即將來臨，彷彿我所愛的人正步上悲慘終點，彷彿自己快忘掉該怎麼吞嚥或呼吸。我覺得，我一旦收回承諾，即使是最無關痛癢的承諾，我都會驟然墜落，無法活命。我覺得，如果繼續目前的飛快步調，我就會爆炸，活不下去。

我開始發表演講，宣傳新書。我知道自己講得不夠好，想法還是一團混亂。我覺得自己瞬間老了，人生無望。我的壓力指數竄升，再度經歷熟悉的恐慌，覺得自己熬不過這一天。晚上無法入睡時，我滿腦袋想著疲憊會損害我的運作，然而等到我終於開始漸漸入睡時，又唯恐自己睡過頭，誤了早上的任務。我在旅館醒來時，會沒辦法把衣服摺好收進行李箱，還一直擔心行李不見或忘記該去哪裡赴約。

但另一方面，出版這本書也很令人激動。不那麼想哭時，我會開心向自己道賀。這是一種異乎尋常的混合發作，我總是一方面欣喜若狂，同時又覺得糟透了。似乎唯有孩子能打斷我的亢奮激動。有他們相伴時，我覺得神智清明而快樂。然而一旦他們走出房間，或一旦我走出房間（有鑑於我正試圖做的一切，這種情形更常發生)，就破功了，而且離開他們的罪惡感更加深了我的絕望。

精神疾病的問題之一，是永遠不確定什麼是「真實的」，什麼「只存在你的腦子裡」。從新書巡迴宣傳的第一天開始，我就覺得耳朵受到感染，不確定該不該搭飛機，但新書巡迴宣傳都得搭飛機，而且我們是費盡心力才排好行程。所以，我不斷上下飛機，同時想著耳朵該怎麼辦。我聽不到聽眾提問。我打電話問醫生，他建議我使用高劑量的鼻噴劑Afrin，這是一種非處方藥。或許因為耳朵塞住，我失去平衡感，覺得站不穩。有一回，我要搭的班機改了登機門，由於沒聽到機場不斷重複的廣播，我差一點錯過班機。我開始耳鳴，左耳中彷彿沒完沒了地響著尖銳的剎車聲。

結果我參加邁阿密書展時，終於被送進急救護理診所，旁邊盡是些大聲哭鬧的孩子。一位年輕醫生向我保證，我的耳朵看來沒事，但我可以滴幾滴抗生素。耳朵不適分散了我的注意力，我不再滿腦子想著書評，我開始揣測，說不定我的症狀只是歇斯底里。我懷疑，喪失聽力是否若非憂鬱症的因，就是果。那天晚上，我應朋友之邀到他們的海濱公寓共進晚餐，其中一位朋友是精神科醫生，他替我開了更強的抗生素處方，我服用了一個星期。

回紐約過感恩節的時候，我跟耳鼻喉科醫生預約看診。他幫我檢查後宣布：「你得了感覺神經性聽損。」他解釋，我一邊耳朵似乎已喪失大半聽力，而且可能無法恢復。他開了類固醇，要我幾個星期後回去做另一種檢查。他說我另一邊耳朵喪失聽力的機率和這邊耳朵差不多，並提出我可能曾經感染病毒，破壞了內耳毛細胞。他又說，我也應該去檢查聽覺神經是否長了腫瘤。

感恩節那一天，餐桌上很熱鬧，我卻聽不見大家在談什麼。儘管和親友在一起，我卻感到全然的孤獨。我決定取消剩下的新書宣傳行程，於是開始取消，然後又決定不要取消。我的編輯認識一位西雅圖的醫生，等我在感恩節周末結束前抵達西雅圖時，可以為我檢查耳朵。我飛到西雅圖，錄了幾場電台訪談，然後去看神經科，醫生開的處方是一連串的類固醇注射，直接射入耳中。於是我展開新的固定行程：抵達新的城市，到新的醫院看診，重新填一堆表格，接受耳內注射，然後又趕去接受媒體採訪或發表演說。我不斷自問，我真的喪失聽力了嗎？我一直想像，我不知怎地跟自己的憂鬱症聯手對自己做了這些事，似乎憂鬱症是我自找的。我很快就明白為何大家需要立體聽覺。我完全喪失平衡感，幾度跌倒。我沒辦法用左耳聽聲音，彷彿有顆網球塞住了我的左耳道，雖然醫生再三向我保證，我的耳朵裡沒有任何東西。

我的左耳已永遠喪失部分聽力，而且顯然一直都會耳鳴，這是令人極度惱恨的生理症狀。我的感覺不像最初那麼糟糕，或許是因為一部分聽力漸漸恢復了，或許是我對聽力不再那麼焦慮。我可以應付機場的廣播，雖然有時在吵雜的餐廳裡會碰到一些麻煩，不過反正多年來一向如此。我戴上助聽器，不過只戴了幾個月，就明白不戴也成——我的聽覺毛細胞康復了，因為繼發性發炎的問題解決了，或者，因為抑鬱的心情過去了。我再度正常，不再無緣無故跌倒。當時我的身體一定出了什麼問題，心理也一樣，我仍然不清楚兩者之間是否有關聯或如何相互影響。

所以，憂鬱症遺留下來的諸多影響之一是，我常常不清楚我的心理和身體健康如何相互影響。我很希望自己對肉體與心靈能有一種笛卡兒式的篤定，但我做不到。每回肚子痛，我總懷疑擾亂消化功能的究竟是食物中毒還是非理性的恐懼。睡不著覺的時候，我納悶自己是思緒翻騰（就如同每個人會不時出現的狀況），還是臨床焦慮症發作。我想確切知道什麼時候別人是真的對我有敵意，什麼時候又是我過度偏執。我謹防自己對憂鬱症豎白旗，我除了對數學、土風舞和團體運動不在行，幾乎沒對任何事認輸過。我勇於完成各種壯舉，例如玩滑翔翼或遠赴戰區旅行，我很頑固，絕不願因憂鬱症而錯過人生任何經驗。友誼受損時，我總是設法修復。我把損害歸咎於我的心理狀態，而不是人生中不可避免的磨難。我試圖修補過去，這是我眷戀過去的方式。我得的是憂鬱的神經官能症，而我對自己的憂鬱症也很神經質。

人們問我，如此公開地談論自己的心理困境，是不是可怕的負擔？他們認為我必然因此備受嘲笑。我很樂意告訴大家，即使真是如此，那多半也只是背後的嘲笑，雖然我不時會在推特上撞見冷嘲熱諷。身為職業憂鬱症患者，我最驚訝的發現是憂鬱症竟然這麼普遍。每當我向別人吐露自己深受憂鬱症之苦，聽到的反應通常是「我一直很擔心我妹妹」或「我最好的朋友去年自殺了，我一直為不了解他的情況而自責」或「我已經憂鬱了很多年」。幾乎每個人都對我推心置腹。有時候，我覺得這本書就像機場的全身掃描機器，讓你看到每個人在衣服底下藏了什麼東西。沉著得無懈可擊的人，會向我吐露自己或近親每天面對的苦痛或麻木，而且他們多半是陌生人。有時候，素未謀面的人會因為本書談到的憂鬱症故事讓他們覺得沒那麼孤單，而在大庭廣眾間擁抱我。即使當我自己的情緒也十分脆弱時，要再承擔別人的情緒誠非易事，他們的信任和熱誠仍令我倍感光榮。

我不斷接到憂鬱者來信尋求我的意見。我不見得具有超越那些信件內容的智慧，對我而言，這些信函既美好又可怕。之所以美好，是因為信中表示，我的文章或我說的話對他們有幫助，也因為他們建立的社群讓人感覺美好；之所以可怕，則是因為這些信每天都對我揭露人生的苦痛，讓我看到未接受治療或對治療沒有反應，或走到人生半途卻迷失在黑暗幽林中的人受到的種種磨難。有時候，我覺得自己是睿智開示眾人的大師，有時候卻覺得我是自身難保的憂鬱症患者。我最喜歡一封沒有回郵地址的信：「我原本想自殺，但是讀了你的書之後，改變了主意。」陷入情緒低潮時，我有時會對自己朗誦這段話。我明白我的所思所感無一不是許多人早已思考和感受過的。同病真的會相憐。發現自己的痛苦其實如此平凡，或許也是一大安慰。

憂鬱症患者應該謹記，即使最無法忍受憂鬱患者存在的享樂派，自己也可能得憂鬱症，害怕染上憂鬱。運動場上不能容忍弱者的殘酷文化，正是防禦脆弱的機制。但今天我大致領悟，只要憂鬱症已成過去，談論憂鬱症就不是那麼困難。不憂鬱的時候，我可以不厭其煩地詳細探討憂鬱症，撰寫本書和公開演講時就是如此。然而陷入憂鬱時，我沒辦法和別人談憂鬱症。憂鬱症突然變得可恥。

我不是不知道這樣的反應有多荒謬。本書已經以二十四種語言出版，我的情況可說再公開不過，然而每當我因精神健康問題而必須取消原定計畫時，我會捏造出一連串身體疾病，為染上杜撰的流感或虛構的腳踝扭傷致歉。我可能在六個星期後向撒謊對象坦承我其實有點低潮，但在當下卻無法吐露實情。這有部分是基於一個深層事實：你必須在精神狀態很好的時候，才有辦法不在乎憂鬱症的汙名。我深為某種深藏在內心的月亮恐懼症所苦，那是一種對精神疾病的自厭偏見。憂鬱的時候，我會看低自己，認為憂鬱症代表某種失敗，雖然情況好的時候，我知道這全是胡扯。別人的同情也會壓垮我。憂鬱症是一種孤獨的疾病。陷入憂鬱時，會有難以破除的孤獨感。想安慰你的人如果無法真正提供任何安慰，可能會很苦惱，而你會為此深感內疚，雖然被放棄只會更慘。

美國前副總統拜登（Joe Biden）在二〇一四年的美國精神醫學會會議中談到，他有個朋友形容嚴重憂鬱的孩子「在細繩另一端往太空飄去」。這名父親描述，他抓住繩子這一端，希望把兒子拉回來，但也明白拉得太用力的話，會扯斷細繩，永遠失去兒子，所以他只能盡最大努力拉住。拜登承諾要強化連結，讓大家更安全也更容易把精神病患拉回來。他說，提供更好的心理衛生服務，可以讓繩子不那麼容易扯斷。我後來見到拜登時，他斷言消除對精神疾病的偏見是我們這一代必須力爭的民權，並讚美為此奮戰的人士。我告訴他：身為確診的精神病患，我很感激他，還在位的政治人物願意挺身支持如此背負汙名的目標，相當有勇氣。他回答：「你們才是真正的勇者。」

毫無把握地拉著細繩，是憂鬱症患者的親友揮之不去的陰影，他們常問我該怎麼辦。我建議，憂鬱症通常是可以治療的，他們一定要鼓勵自己所愛（甚至喜歡）的人尋求治療。我勸他們，不要讓憂鬱症患者陷入真正的孤獨。有的憂鬱症患者喜歡熱絡的交談，那確認了雙方的契合，但更多人覺得跟他人互動又煩又累，那麼最好靜靜坐在他們旁邊，保持沉默。有的憂鬱症患者無法忍受和別人待在同一個房間，這時你只要坐在門外，但不要走開。憂鬱症只會強化我們在情緒最低落時為自己編織的繭。憂鬱的人也要切記，應盡量避免獨處。我還要勸告憂鬱症患者的親友，不要一副很怕憂鬱症的樣子。其他人的恐懼會對引發恐懼的憂鬱症患者造成莫大傷害。我們沒那麼可怕，不管憂鬱或不憂鬱，我仍是同一人。情緒不等同於性格。

如果認識憂鬱症患者令人極度難受，那麼對患者的憂鬱毫無所知，可能更令人震驚。我們總以為深愛的人若罹患憂鬱症，我們一定看得出來，而且會在他們需要時伸出援手，但憂鬱症往往是患者極力守衛的祕密，即使有一雙慧眼也難以察覺。二〇〇九年十月十七日，我的大學室友同時也是畢生好友泰瑞．羅西．柯克（Terry Rossi Kirk）自殺了。從此以後，我為失去這份友誼而悲慟，更痛心我竟然天真地以為泰瑞素來爽朗，不可能陷入憂鬱症的掌控。雖然我自稱是憂鬱症專家，卻誤判泰瑞發出的訊號。任何人如果曾遭受摯愛自殺的打擊，必然很難擺脫歉疚的陰影。身邊有人自殺，那感覺就像錯失了一千個可以伸出援手的機會，錯失了挽回死者性命的可能性。

我和泰瑞的其他朋友都同意，我們無法扭轉他的悲傷，但我總覺得當初或許可和他談談如何從哀傷中淬鍊出喜悅——這是他一味強顏歡笑時無法學到的。我們原本可以提醒他，即使沉浸在哀傷中，仍然可能從哀傷中找到意義，找到活下去的理由。奇怪的是，其實是泰瑞和其他人教會我這件事，我們的友誼是關於韌性的漫長學習過程。在我陷入黑暗時，他是支撐我活在世上的支柱之一。

我不禁疑惑，究竟是基於什麼隨機的生物學，我還好端端活著，泰瑞卻沒能度過難關。我倆的憂鬱症有什麼根本上的差異嗎？是我們對待憂鬱症的態度使然？抑或是我們採取不同的治療方式？有的人繼續走下去，有的人不然。沒有人能預測自己一定會死於自然死因。泰瑞認為沒有人會真心為他哀悼，雖然他留下了哀慟逾恆的人生伴侶，以及一大群悲痛的朋友、親戚、學生、同事，大家都但願曾設法讓泰瑞在生前就感受到他離開後大家對他的愛。憂鬱症是世上最寂寞的戰役。

自從本書在二〇〇一年首度出版後，我見過數以千計的憂鬱症患者。有的人接受極佳的治療，情況良好。少數人得的是難治型憂鬱症，外界愛莫能助。有的人則不願求助，連求助的念頭都很排斥。不過許多人都踏出痛苦的腳步，承認自己有精神病，也尋求治療，但仍未受到充足的照護。有個人聽完我在丹佛的演講後，坦白告訴我：「我非常努力，假如我現在自殺，沒有人能說我不曾盡力。」他採用的療法並不適當，得的是激躁型憂鬱症（患者太過激動緊張），卻服用活化性藥物（會引發興奮的藥物）。同一場演講會上還有人向我訴說自己什麼事都不想做，然後透露目前正在服用大量鎮靜劑。許多人從基層醫療的醫生那兒取得抗憂鬱劑，雖然有人在醫生草率開出樂復得或百憂解處方後，情況還不錯，許多人卻非如此，他們需要長期追蹤，調整劑量，並服用多種藥物。

憂鬱症要適切治療，需要科學與藝術的特殊結合。我們對大腦的了解充其量只能算粗淺，即使一流的精神藥理專家也仍仰賴直覺和靈感。我們對精神疾病的治療不是非常有效，所費不貲，還不免引發不計其數的副作用。儘管如此，近年來人類在了解大腦及對抗精神病方面，仍有驚人進展。這種情況有點像太空探索：比起火箭發射前，如今我們的知識呈指數增長，但我們的進步正凸顯出未來還有多少需要學習。美國國會議員派屈克・甘迺迪（Patrick Kennedy）稱之為「探索內太空，就像當年約翰・甘迺迪送太空人去探索外太空」。身為憂鬱症患者，我很慶幸自己活在現代，而非五十年前，當時能幫助我的療法還未問世。不過，我希望五十年後和我有相同心理特徵的人會回顧我的療法，並為竟然有人必須忍受如此粗陋的治療方式而感到不寒而慄。

關於過去十五年來的新發現，但願我有更鼓舞人心的消息可說。所謂憂鬱症的「神經滋養因子假說」，主張憂鬱和壓力會損害神經可塑性，而心理治療、藥物治療、電痙攣療法、腦深層刺激術，甚至睡眠剝奪之類的抗憂鬱治療，都會提高腦源性神經滋養因子的含量，而這又有助於形成新的神經元，促進突觸發育。這是重要觀念，只是雖有助於說明既有的治療方式，卻無法成為新治療的基礎。

這段期間多了好幾種新藥，造福某些對舊藥沒有反應的患者。新藥包括：立普能（學名escitalopram），這是一種高效選擇性血清素回收抑制劑（簡稱ＳＳＲＩ），百憂解、樂復得和立普能都屬於此類抗憂鬱藥；Sevella（學名milnacipran）是一種選擇性去甲腎上腺素回收抑制劑（ＳＮＲＩ），和速悅類似，是用來治療纖維肌痛的核准藥物；敏特思（學名vortioxetine）是一種ＳＳＲＩ，具有新的血清素受體作用，療效似乎和其他血清素藥物同樣良好。還有結合百憂解及金普薩的藥物Symbyax，用來對付難治型憂鬱症；維拉佐酮（學名vilazodone）與現有的ＳＳＲＩ藥效相似，雖然藥廠聲稱這種藥特別能刺激某些重要的血清素受體；胍法辛（學名guanfacine）主要用來治療兒童注意力缺損過動症，對焦慮症可能有些療效，尤其是創傷後壓力症候群患者；樂途達（學名lurasidone）是非典型抗精神病藥物，對於陷入鬱期的雙極性疾患患者很有幫助。此外，被當成營養補充品在藥店販售的五羥色胺酸也吸引了一些注意。這是血清素的前驅物，雖然缺乏相關研究支持，但我和一些聲稱受益於這類營養補充品的人通過信。

若接受了至少兩個療程具實證基礎的抗憂鬱劑治療方案，且治療時間也充足，憂鬱症仍不見好轉，就會被歸為「難治型憂鬱症」。美國國家心理衛生研究院已經宣布一項計畫，要找出「難治型憂鬱症的速效療法」。其中最令人振奮的可能藥物是氯胺酮，一種麻醉劑及獸醫用鎮靜劑，長期在街上以K他命之名販售。這種藥會阻斷大腦中的N－甲基－D－天門冬胺酸鹽（NMDA）受體，這是其他任何藥物都接觸不到的標靶。過去所有的抗憂鬱藥都作用於多巴胺、去甲腎上腺素或血清素，氯胺酮卻會影響麩胺酸鹽——人類神經系統中最常見的神經傳導物質。氯胺酮似乎還有其他作用，目前還不清楚其中哪些作用能緩解憂鬱症。有些學者相信氯胺酮的抗憂鬱療效可能要歸功於μ型類鴉片受體的作用，其實就是與嗎啡類似的作用。氯胺酮既是興奮劑，也是鴉片類藥物，和古柯鹼及安非他命的作用有部分相仿。

目前已證明，對其他藥物治療沒有反應的患者有許多在服用氯胺酮後非常有效，有接近七成的憂鬱症因此緩解。較傳統的抗憂鬱劑需要幾個星期才能見效，氯胺酮卻只要幾小時，而且在一天內完全發揮藥效，在許多病人身上也都能至少保持幾天的療效。四分之一的患者在用藥一個月後仍有部分藥效，儘管平均不到兩星期，病情就會復發。每隔幾天就用藥一次，可維持藥效一段時間。服用氯胺酮後，自殺念頭會快速消失。病人通常透過靜脈注射或以吸入劑的型態攝取氯胺酮，口服對治療憂鬱症不是非常有效。比起麻醉用或娛樂用的劑量，治療憂鬱症時，氯胺酮劑量會低得多。不過醫生在施行電痙攣療法時，有時會以氯胺酮為輔助性麻醉劑，此時就會使用較高的劑量。

不幸的是，氯胺酮不能用在更廣大的人口。作用於NMDA受體的麩胺酸鹽若太少，可能引發精神病，但過多又可能殺死重要的神經元。更何況，由於麩胺酸鹽還會影響學習、記憶、認知、知覺、情緒，操控麩胺酸鹽時必須小心拿捏，而且引發不良副作用的可能性很高。氯胺酮還可能傷害腎臟及肝臟。更何況任何已經以娛樂性著稱的藥物，都特別容易遭到濫用。從歷史紀錄看來，興奮劑和鴉片類藥物都無法長期改善憂鬱症患者的情況，所以氯胺酮究竟應在何時以何種方式使用、用在哪些人身上，依然是錯綜複雜的問題。由於美國食品藥物管理局已核准將氯胺酮當作麻醉劑，因此很容易取得，有些醫生會施行所謂的牛仔醫療[1]，委託藥局合成家用鼻噴劑。氯胺酮治療憂鬱症的對照研究前景看好，但也很有限。曾任史丹佛大學精神醫學系主任的亞倫・夏茲堡（Alan F. Schatzberg）就曾警告會出現「氯胺酮滑坡」[2]。

科學家一直在尋找和氯胺酮利用相同路徑的其他藥物，包括銳力得（學名riluzole），過去為漸凍症的核准用藥。有些證據支持東莨菪鹼的藥效，這種藥通常用來減輕動暈症。其他研究針對GLYX－13，這種藥的作用模式與氯胺酮相似，但或許不會有引發幻覺和精神病的危險，目前正在美國食品藥物管理局的快速審查通道等候核准。

但製藥業者大體上已放棄對精神科新藥的研究。好幾種看似有希望的藥物臨床試驗都已失敗，單單大腦的複雜度就愈來愈令人生畏。大藥廠在百憂解問世後的一片樂觀早已消退，雖然近來嬌生公司從美國食品藥物管理局手中取得「藥品突破性治療認定」，以開發氯胺酮為憂鬱症專利鼻噴劑。也就是說，官方核准速度將大幅加快，病患無需忍受一般新藥必經的大型研究過程，就可取得新藥（而藥廠也能及早獲利）。儘管有這種例外，但我們仍需要另一次重大創新，以找出替代性療法，原因是，三十年前我們發現了某些神經傳導物質的本質，而這些知識都已經被用完。基因體學、表觀

1 美國有所謂的牛仔醫生（cowboy doctor），指體制外的獨行俠，憑自己的判斷行醫，與同業格格不入。——編註

2 指很快就對氯胺酮上癮。——審定註

遺傳學、電生理學領域的研究人員正和臨床精神科醫師合作，希望促成重大創新。二〇〇七年精神病基因體聯盟（Psychiatric Genomics Consortium）成立，顯示商界以外的領域仍瀰漫著相當的樂觀，這個聯盟致力於研究精神健康的遺傳學，蒐集大量研究以進行統合分析，希望找出特殊遺傳變異與重大精神疾病（包括憂鬱症）的關聯。

雖然新藥的研發已停了下來，針對電、光、磁的研究卻向前躍進，方法無論新舊，運用都愈來愈廣泛。兩者的差異反映出精神藥理學領域的創新不足，以及媒體對藥物治療的負面報導。美國國家心理衛生研究院院長湯瑪斯．因索爾（Thomas Insel）認為，這也反映出許多人視憂鬱症為「大腦迴路失調，而不只是化學失衡」的觀點，同時呼應了今天對憂鬱症日益普遍的理解：憂鬱症是大腦中複雜的不規律。因索爾評述道，認清「憂鬱症是一種大腦的『心律不整』」是這個領域最重大的進展。

長久以來，人們一直都很害怕電痙攣療法，一方面是因為過去施行電療的方式很粗暴，另一方面則因這種療法可能導致記憶喪失。使用一種新近認可的超短脈衝寬度電擊形式，使這種副作用得到了緩解。許多人仍持續努力，希望讓電痙攣療法（對嚴重憂鬱症最有效的介入處置）不那麼可怕。由於電痙攣療法曾有一段令人不安的歷史，因此缺乏利潤誘因來重振這種療法。電痙攣療法的療效只稍稍大於五十％，副作用卻非同小可。我曾見過一些人後悔選擇電痙攣療法，但也見過許多人因電痙攣療法而得救。目前，有太多原本可能受益於電痙攣療法的患者甚至想都不想就拒絕接受。因索爾在給我的信中指出：「無庸置疑，對嚴重憂鬱症而言，電痙攣療法仍是最有效的治療方式，但使用頻率正在下降，而非增加。近來的改進可能減輕某些負面副作用，但仍未能改變圍繞著此一療法的『汙名』。」

磁振癲癇發作治療（MST, magnetic seizure therapy）是電痙攣療法的變種。這種療法和電痙攣療法一樣，會引起癲癇，但由於頭蓋骨會阻礙電流通過，卻不會阻斷磁力，因此可產生更精確的效果。所以儘管電痙攣療法通常影響較大的大腦區域，磁振癲癇發作治療卻可以對準更特定的區塊，因而引發局部癲癇，而不是廣泛的大腦癲癇。不過，顯然在某個腦部區塊引發癲癇，會影響其他許多腦部區塊，所以即使癲癇受到控制，仍可能帶來廣泛的下游效應。早期的對照研究似乎顯示，電痙攣療法和磁振癲癇發作治療的效果差不多。

上述療法都屬於住院處置，需進行麻醉，也會產生副作用。隨著技術進步，穿顱磁刺激術再度興起。這種門診處置藉由讓大腦組織暴露在強烈磁脈衝下，使其去極化。病人會戴上一種充滿磁力的頭盔，頭盔連結到穿顱磁刺激器，通常有一系列療程，以帶來持續改善。病人康復後，可能仍需重複施行，以維持療效。穿顱磁刺激設備經過改善，可讓醫生控制脈波形狀，而脈波形狀已證明為電痙攣治療的重要變數。這些療法如何搭配藥物治療或談話治療，產生最佳療效，尚有待進一步探索。

有些雙極性疾患患者為了診斷需要而接受磁振造影，之後表示心情改善了，這偶然的發展促使醫生開始研究使用弱磁波（強度比穿顱磁刺激術使用的磁波低）的可能性。其中一個簡單變種為低場磁刺激術（LFMS, low-field magnetic stimulation），有些學者認為只要施作一次，就能改善憂鬱情緒。這種刺激在關節炎患者和其他生理疾病患者身上展現中度療效，也有助於傷口癒合。患者把頭放進看來有點像微波爐的裝置中二十分鐘。施行低場磁刺激術時，患者身體不會有任何感覺。患者把頭從裝置中伸出來後，在憂鬱症標準量表上的分數會低於他們把頭放進去之前。小型雙盲研究發現，相較於安慰劑，施行低場磁刺激術後，病情會持續改善，雖然這些結果仍令人困惑，原因是，結果會因用來衡量改善程度的憂鬱評量工具、患者得的是單極或雙極性憂鬱症而異。這是完全非侵入式的處置，看來也沒什麼副作用。穿顱磁刺激術乃針對特定大腦區域施行，低場磁刺激術的磁場則非常普遍。穿顱磁刺激術需要每公尺一百伏特的電荷（每公尺伏特乃是電磁場的標準測量單位），低場磁刺激術採用的刺激不到每公尺一伏特。批評者指出這些研究規模仍很小，需要設定更複雜的評估指標，同時，療效的耐久性也還有待相關研究來揭露。但此療法的概念非常有趣。

經顱微電流刺激（CES, cranial electro-stimulation）的領域正在進行大量實驗，這屬於所謂的「電力藥學」。治療時，貼在頭上的電極會傳送微量電流到腦部。此療法可用來治療憂鬱症、焦慮症、失眠、慢性疼痛、纖維肌痛、成癮、認知功能不全，以及一連串疾病，其中許多疾病會同時發生。經顱微電流刺激術背後的理論已存在兩百多年。一八〇四年就有人在患者大腦皮層施加低伏特電刺激，以治療憂鬱症，結果有好有壞。不過到了一九三〇年代，大家偏好電痙攣療法，放棄了這種低電壓的治療方式，而之後精神藥理學又搶走電痙攣療法的鋒頭。但蘇聯研究人員仍對低電流的應用很感興趣，持續研究其使用方式。一九五三年，西歐偶爾會在臨床上重新使用這類技術。一九六三年，美國也核准了這類技術，但仍然只有少數人使用，直到近年來，由於神經造影和電腦輔助建模技術的進步，電極安放位置、電荷強度、電刺激應維持多久才能明顯改變大腦活動等才有了相關數據。該療法意圖產生電痙攣療法的某些效益，卻沒有電痙攣療法的風險和副作用；或能達到穿顱磁刺激術的效果，卻不需使用如此複雜的設備（同時，產生的電場比穿顱磁刺激術或電痙攣療法低了百倍到千倍）。

經顱微電流刺激術得到各種不同的評價。許多文獻堅稱這種療法在某些特殊情況下無效，但也有同樣多的文獻描述這種療法的正面效益。爭論的正反兩面研究都是由重要科學家發表，全出自享有盛譽的機構。二〇一五年，有四家公司在美國推出經官方核准的家用型裝置CES，還有其他專利在申請中。這類裝置必須有處方才能取得，但處方可來自任何醫療保健執業人員，包括有執照的按摩治療師。大多數的保險公司不會給付CES裝置的費用，因為這類裝置仍屬「實驗性和研究中」的療法。

雖然每一種裝置略有不同，但大多數裝置CES裝有電池，透過夾住耳垂的夾子或以頭戴式耳機固定的濕海綿來傳送電流。這些裝置不會引起癲癇發作。關於安放電極的確切位置、刺激應歷時多久、電極大小、電流密度，目前都尚有爭議。大部分電流都由頭皮吸收，但看起來有部分電流會傳至腦部，雖然出現在腦部的效應可能只是對帶電頭皮的反應，而不是對直接傳來的電流有所反應。

經顱微電流刺激術有兩種。跨顱直流電刺激（tDCS, transcranial direct current stimulation）的目標是透過極化促使大腦恢復活躍。這是唯一沒有使用脈衝電流的電力藥學技術。據說陽極電荷（也就是正電）能增強腦內訊號，陰極電荷（也就是負電）則會減弱腦內訊號。電流的刺激會最直接作用在靠近電極的腦部區域，可能對大腦其他部位產生下游效應。所以舉例來說，倘若你直接刺激前運動皮質，前運動皮質就會活化運動皮質，腦部影像顯示這些效果會在腦中維持並擴散。

跨顱交流電刺激（tACS, transcranial alternating current stimulation）似乎並非靠極化腦部組織來產生作用，而是有規律地刺激皮質的迴路，因而有望加強大腦的一般功能。有的治療採用的交流電會有消長變化，有的則是電脈衝形式，通常在施行腦部深層刺激和電痙攣療法時，會以時斷時續的電流形成刺激。還有一種變形名為「里莫吉電流」（Limoge's current），也會用來增強麻醉劑的效果，在動外科手術時，可降低讓病人昏迷所需的麻醉劑量。有些研究指出，腦電圖測量的結果顯示了跨顱交流電刺激會改變腦波，令人更加放鬆，然而很少有證據顯示不再積極採用電流刺激後，改變仍能持續。有些證據指出，這種刺激會促進神經傳導物質的分泌，甚至包括腦內啡，也能刺激血液流至腦幹和視丘。

儘管這些設備的作用方式仍缺乏融貫的理論，但已有多到令人不安的診斷指定採用這類療法。這正反映了憂鬱症治療的常態，畢竟電痙攣療法背後也缺乏融貫的理論，抗憂鬱藥物也差不多。經顱微電流刺激術背後的主要理論是，電荷會促進血清素、去甲腎上腺素、β腦內啡及其他神經傳導物質的分泌，根據某些科學家的說法，這種療法還能降低壓力荷爾蒙皮質醇的濃度。腦電圖和磁振造影研究顯示，經顱微電流刺激術會改變腦部神經放電模式。和許多實驗性療法比起來，經顱微電流刺激術似乎不那麼難以接受。此療法是否有效仍有待商榷，儘管如此，還是有些絕佳的治療方案。如果這療法有效，就為憂鬱症患者提供了另一個有用的選擇。購買一部穿顱磁刺激機器需要六萬美元，而且必須由受過訓練的技術人員操作。服用樂途達，每個月也要兩千美元。然而經顱微電流刺激裝置只要六百美元就可買到，可以無限期在家使用，還不會像許多精神科藥物那樣，帶來性功能障礙或增胖的副作用。

雙極性患者家庭中心主任及紐約西奈山以色列醫院精神醫學及行為科學部副主任伊果．賈林卡（Igor Galynker）曾針對雙極性憂鬱症患者進行經顱微電流刺激術的小型單盲實驗，發現治療過程對三分之二左右的患者有幫助。他說：「這不是奇蹟，而是有效的治療方式。大腦會產生實際變化。」賈林卡發現，實驗對象最初會對假裝置出現強烈的安慰劑反應，但兩個星期後效果就消失，然而使用CES機器的實驗對象仍能繼續維持改善後的情況。十六名參與實驗的病患中，有兩人因為出現輕躁症，不得不中途退出。賈林卡說：「我個人的看法是，CES治療焦慮症的效果也許會比憂鬱症好。我自己也使用過兩次，三十分鐘後，感覺就像吃了贊安諾似的，有一點頭昏，感覺更放鬆，雖然思緒可能不是那麼清楚。」賈林卡推測，針對這些裝置的優良研究還寥寥無幾，原因可能是利潤動機較低，他希望能有人進行大規模研究，特別是經顱微電流刺激術和抗憂鬱藥物治療的比較。

賈林卡的研究則採用費雪華理斯刺激器（Fisher Wallace Stimulator），這是一種跨顱交流電刺激的CES裝置，可以在家裡使用，每天兩次，每次二十分鐘。使用者將兩塊圓形小海綿放入電極中，讓海綿泡水溼透後，塞進頭帶裡，放置在太陽穴上方，然後啟動溫和的交流電。為了更了解CES，我取得一部費雪華理斯刺激器，每天使用兩次，持續了好幾個星期。這裝置是用米色塑膠製成，看起來很像冷氣機的遙控器，運作時可以夾在腰帶上。接上電極後，我覺得自己很像電影《飛越杜鵑窩》裡面的臨時演員。我五歲大的孩子第一次看到我戴上這玩意兒時，指責我看起來像邪惡的火星人。裝置上的燈在啟動後會閃二十分鐘，然後自動關掉。於是我有了新髮型，我稱之為「CES波浪」——當你把溼透的菜瓜布緊緊綁在頭髮上，你的髮型會改變。這種髮型在某些人頭上一定比在我頭上好看多了。我忍不住覺得自己像是被奧根能量盒或靈乩板給唬住了。啟動裝置，開始通電後，你的邊緣視野會出現些微閃爍亮光，彷彿某人在你身後三十公尺左右的地方打頻閃燈。那讓我全程都覺得黛安娜・蘿絲正準備踏入迪斯可舞廳。太陽穴也會有刺痛感，彷彿這電極是用鋼絲絨做成的。

美國食品藥物管理局發現這種古怪裝置在最糟的狀況下也不會造成傷害。但供人在家使用的療法往往有很多問題。羅蘭・內德勒（Roland Nadler）是史丹佛法律與生物科學中心（Standford's Center for Law and the Biosciences）研究員，也是史丹佛神經科學與法律跨領域群組（Stanford Interdisciplinary

462

Group on Neuroscience and Law）的共同主持人，他提到有個研究發現了某種跨顱直流電刺激裝置在正確使用時能提升數學能力，但如使用錯誤，卻會降低數學能力。他接著說：「讓一個人大腦通電也許不該交由業餘人士來做。當然，有一大堆事我們做了都會傷到自己，這些事卻只受到最低限度的監管，或根本沒有監管。不過電力藥學也許更像處方藥，必須具備專業知識，才能明智地運用。」

關於費雪華理斯刺激器的效果，我是不可知論者。我剛開始使用這種刺激器的時候，還不是非常憂鬱，但我認為使用後心情的確好轉。使用刺激器倒沒有給我煥然一新的感覺，而是讓我進入（或只是同時出現）一種平常偶爾也能體驗到的愉悅輕躁狀態。我絕對沒有因此睡著，事實上，使用後我反倒精神煥發。一天當中，我通常早上感覺最糟，而使用刺激器似乎有助於提振我早上的心情。我稍微沒那麼焦慮，臉皮變厚了一點。我知道精神科的治療會引發高度安慰劑反應，因此我的感受究竟哪部分反映了治療本身，哪部分是因我的樂觀使然，很難量化。我持續使用了一段時間，然後就停下來，就像我放棄使用助聽器，停做幾種舒緩下背部的運動，以及不再那麼認真潔牙一樣。也許在腦中注入電流是瘋狂之舉，但是當你陷入重度憂鬱時，任何沒有嚴重副作用的非侵入式療法似乎都值得一試。我仍打算再度嘗試，也許有一天我會這麼做。

迷走神經刺激術（VNS, vagus nerve stimulation）是更侵入性的電療，過去用來治療癲癇，二〇〇五年經美國食品藥物管理局核准，可用來治療憂鬱症。迷走神經是十二對腦神經中的一對，穿過頸部，負責在大腦和其他許多器官及系統間傳遞訊息。施行迷走神經刺激術時，醫生會將電線纏在迷走神經周邊，並連接到永遠植入鎖骨附近皮下的電池。該療法的假設是去甲腎上腺素和迦瑪胺基丁酸（GABA）會因此受到調節，但目前還不清楚該療法如何作用於憂鬱症。實驗結果有好有壞，但對某些難治型憂鬱症患者似乎有些助益。然而該療法就像所有的手術一樣，帶有附帶風險。副作用包括嗓子沙啞、咳嗽、頸部或下巴疼痛、噁心、睡眠呼吸中止。

腦部深層刺激（DBS）由海倫・梅伯格（Helen Mayberg）率先倡導用於治療憂鬱症，是更具侵入性、更有效，從某個角度而言也更革命性的治療方式。梅伯格任教於艾默理大學（Emory University），研究功能性神經造影（functional neuroimaging）多年。公元二〇〇〇年代初期，她在憂鬱症患者腦部胼胝體下扣帶迴區域的布羅德曼二十五區發現反覆出現的不規律現象。過去從來沒有人注意到這樣的相關性，的確，布羅德曼二十五區原本就鮮有人研究。梅伯格發展出新的造影策略後，認為憂鬱症和布羅德曼二十五區之間有某種關聯。她也注意到，如果病人服用抗憂鬱藥的反應良好，這個區域的不規律現象也會消失，她因此假設她所確認的失調也許對患者的心情至關重要。

她找到多倫多的同僚，神經外科醫生安德列斯・洛薩諾（Andres Lozano），用腦部深層刺激治療帕金森氏症的專家。她打算和洛薩諾一起設計新的治療方案，希望她的洞見能成為有效治療的基礎。她假定為帕金森氏症患者開發的腦部電子植入裝置或許可用來刺激布羅德曼二十五區，並調節該區的過度活躍。設計全新的神經外科手術並不容易，因為神經解剖學很複雜，任何介入都必須審慎為之。要推動這樣的程序通過科學研究倫理審查委員會和其他監管機構的審查，是艱鉅的工程。然而梅伯格只花了兩年，就為運用DBS於憂鬱症治療鋪好了路。她使用的裝置就像大腦的節律器。外科醫生在立體定位的指引下，將一條細線（也就是DBS電極或導線）從頭骨開口插進去，再利用磁振造影掃描資料，將電線導入鄰近二十五區的白質，然後連結到裝在鎖骨附近皮下的電池。電池會穩定傳送電刺激至大腦，兩年到四年後（視需要的電流而定）才需替換電池。經顱微電流刺激術及穿顱磁刺激術都只需大致對準前額葉皮質，腦部深層刺激則需要放在絕對精確的位置。

梅伯格只治療因病永久失能的難治型憂鬱症患者，他們對心理治療、藥物治療和電痙攣療法都沒有反應，而梅伯格讓許多參與研究的患者重拾人生。病人在手術進行時必須保持意識清醒，梅伯格不會告知他們何時啟動裝置，但他們往往出現立即反應。一位患者在裝置啟動幾秒鐘後問道：「妳剛剛做了什麼事？」梅伯格說：「怎麼了？」他回答：「我原本好像和十個尖叫的孩子一起關在房間裡，耳邊吵個不停，沒辦法休息，也躲不掉。但不管剛剛發生了什麼事，那些孩子都離開了。」梅伯格和同事發表的研究及其他團隊的研究都指出，接受植入裝置的人，有將近三分之二在手術後病情改善了，超過三分之一的人憂鬱症大幅緩解。第一批植入裝置者已經歷腦部深層刺激超過十年，根據公開發表的資料，最初對治療有反應的患者中有三分之二持續表現良好。在實驗中，如果關掉裝置，他們在幾個星期內就會恢復憂鬱。當然，大多數的憂鬱症患者都不會選擇動腦部手術。動用這類手術的人永遠需要經過篩選。但梅伯格的創新之所以重要，有兩個原因：第一，這種手術幫助了過去看似毫無希望的患者，難治型憂鬱症患者對這種新療法的反應似乎勝過任何治療方式。第二，喚起研究人員對布羅德曼二十五區的重視，有的人會尋找侵入性較低的方式來調節該區的活動。

梅伯格告訴我，憂鬱症患者的來信如雪片般飛來，要求參與實驗。在深陷絕望泥淖的患者眼裡，這個可能康復的機會有如救生索。但切開別人的腦子一向都是高風險的事情，而且和其他神經外科手術一樣，這種手術也可能出錯。有的人手術後不見改善，有的人出現嚴重併發症。有個名為「布羅德曼二十五區腦部深層神經調節」（簡稱BROADEN）的計畫乃是由DBS製造商聖猶達醫療公司（St. Jude Medical）督導的多中心研究（但梅伯格並未參加）。該實驗由於未通過「無效分析」（futility analysis），遭美國食品藥物管理局暫時喊停。無效分析乃是為了評估患者在接受治療後，改善情況能否成功超越對照組，達到實驗前預設的目標。因無效而中止，反映的是研究的表現和預先設定的目標之間的關係，和實驗程序的安全性無關。聖猶達醫療公司沒有提出解釋，但實驗暫緩可能意味著植入假裝置的患者改善程度優於預期，或植入真裝置的患者病情的改善不如預期。無效中止也可能只代表實驗採用了錯誤的評量系統。

儘管如此，由於這項實驗針對的是可能造成傷害的醫療處置，這樣的發展仍令人憂慮。梅伯格認為BROADEN研究計畫的評估指標很可能涵蓋過廣。「你很不願見到大家只因技術還不足以達到所需水準，就放棄了。」她又說：「不幸的是，想進步的話，唯一的辦法是繼續施行這種手術。」然而《自然》期刊（*Nature*）的評論指出，腦部深層刺激依然隱含手術風險（例如大出血），還可能出現自殺意念和輕躁症之類的心理併發症，而且費用昂貴。為《科學人》（*Scientific American*）雜誌撰寫部落格文章的約翰．霍爾根（John Horgan）對梅伯格做的事也表達疑慮，但他的反對意見很模糊，只說他發現關於梅伯格的正面報導都太天真了，而且他認為她的研究規模太小。她曾直接參與五十位病患的植入手術，對任何研究而言，這個樣本數都太小了，雖然這種手術原本就只適合少數病患，小樣本倒是符合這類手術應有的審慎態度。霍爾根指出，關於梅伯格的媒體報導都只詳述那些病情改善的患者，而不提未見改善的患者，也不提侵入性腦部手術失敗是很糟糕的經驗。記者艾莉森．貝絲（Alison Bass）則對梅伯格和DBS裝置製造商之間的財務關係很不以為然。儘管大多數的創新者都會因發明而得到報酬，貝絲堅稱梅伯格沒有充分揭露她與廠商的財務往來。DBS研究人員如今已草擬研究的倫理準則。

理清這團混亂是有用的。某些參與BROADEN計畫的外科醫生乃是首度進行這類手術，而第一次的意義很重大。即使是和梅伯格合作的外科醫生也在動過幾次手術後改善了他們的程序。曾參與BROADEN實驗的患者史帝夫．歐格巴姆（Steve Ogburn）寫信給我表示：「我是史丹佛大學第三號病人，最晚接受植入手術的患者之一。由於多重併發症、嚴重慢性頭痛、被稱為『弓弦現象』

的瘢痕組織、線的拴緊，以及對脊副神經和枕神經造成的手術損傷或疤痕，他們在二〇一三年十二月四日幫我取出植入裝置。以此而言，我是這項研究的附帶損害。我持續有嚴重的頭痛和胸痛，我的右肩和右臂退化，我嘗試了各種可能有幫助的方法。」他後來又說：「我前一陣子碰到在另一所加州大學參與BROADEN實驗的患者，他也出現弓弦現象，幸好還不痛。然而對他來說，參與這個實驗造成的心理創傷是致命的。」目前還不清楚這些問題有多少肇因於不成功的手術本身，又有多少反映了難以根除的潛在（憂鬱）疾患。不過腦部手術從來都不能等閒視之，而且這類處置目前只在同屬性的小群體中試驗過。梅伯格對我坦承：「植入電極時，可能產生瘢痕組織，如果碰觸到局部神經，可能出現疼痛綜合症狀。」

梅伯格指出，「除了理想的電極植入手術之外」，病人對DBS植入裝置的反應，可能還受到「許多因素的影響，例如未診斷出的精神科共病症[3]就會影響評量表，還有人格特質，以及施行植入手術後才變得明顯的心理因素或環境因素」。她強調，選擇適當的實驗對象非常重要，舉例來說，如果患者的主診斷為焦慮症，那麼施行腦部深層刺激的效果不會很好。她說：「我們改變的是大腦，而不是人生。即使出現療效，不出四個月到六個月，蜜月期就結束，大家會期待你做點事情。你試圖找工作，但進展不太順利。生活壓力會影響你的情緒狀態，每個人都是如此。」換句話說，手術只醫得了手術醫治的部分。梅伯格指出：「你動過髖關節置換手術之後，醫生可以祝賀你跑完馬拉松，但不能把功勞攬在自己身上。假如你沒辦法跑馬拉松，也不該生醫生的氣。沒辦法跑馬拉松的人多的是。腦部深層刺激可以為動彈不得的病人鬆開剎車，但他們必須自己換到前進檔，並踩下油門。他們必須去除自己情緒上的所有壞習性，養成好習慣。」

我們還必須考慮到所謂的「高德納技術成熟度曲線」（Gartner hype cycle），也就是任何新技術最初都因期望高漲而達到高峰，然後因幻滅而沉落低谷，最後出現生產力的平穩階段。梅伯格曾抱怨人們「誤把我當成救世主」。她還說：「科學發展的速度永遠不夠快，不足以滿足臨床需求。我相信這種治療方式，但唯有時間才能證明它的用途。」腦部深層刺激是新的療法。梅伯格最初得到的結果十分驚人，但絕不要忘記許多技術一開始也充滿希望。雖然結果證明了電痙攣療法近乎奇蹟，但胰島素休克療法和腦白質切除術最終不但療效受到質疑，且被視為有害。即使從藥物到心理分析等較溫和的憂鬱症治療方式，依然會出現某些人難以忍受的副作用。幾乎每一種有助於治療嚴重精神病的方法，都偶爾會造成傷害。目前的證據顯示，我們需要對有潛力的科技進行審慎但持續的研究。

BROADEN實驗中止後，梅伯格及同事在二〇一四年發表一篇論文。他們曾進一步研究對DBS有良好反應及沒有反應的病人，這篇論文反映了研究結果。他們發現，反應良好者的大腦會形成某些連結，無反應者的大腦中卻看不到這樣的連結，而且出現連結的區域超出布羅德曼二十五區，甚至超出胼胝體下扣帶迴區域。他們找出讓裝置發揮最佳療效必須達到的三個連結的「指紋」。這個洞見將幫助醫生把DBS裝置放在更準確的位置，可能也有助於手術前透過掃描準確定位，決定應把裝置放在何處，才能更大範圍觸及想要的連結。此外，這項研究可能也指出施行腦部深層刺激時，應如何針對特定患者進行校準，為腦部標靶篩選提出可能的新演算法，這對當初進行BROADEN研究的先驅可能很有幫助。因索爾對聖猶達的研究持存疑：「就我所知，他們沒有以適當方式標示出電流刺激的位置或影響，讓負面結果也能提供豐富資訊。這就像用不充足的劑量進行藥物實驗。從指紋切入是正確的方法，找出必須改變的標靶，才會知道劑量是否足以引發抗憂

3 共病症（comorbidity）是指病人在接受治療或研究的主診斷之外，其他已存在且會對主診斷疾病產生影響的疾病狀況。

鬱反應。」

有些研究人員在腹側內囊／腹側紋狀體（ventral capsule/ventral striatum）施行腦部深層刺激，但不如梅伯格針對布羅德曼二十五區施作的效果那麼好。德國研究人員也嘗試以韁核為標靶施行腦部深層刺激，從初步成效看來大有可為。第一次實驗的報告顯示，實驗對象接受DBS治療後，症狀完全緩解，而她已罹患某種形式的憂鬱症四十六年，過去九年來，更演變為難治型憂鬱症。當刺激意外中止後，她的病情嚴重復發。他們後來為其他兩位患者做植入手術後，也產生類似療效。

針對韁核的研究反映出學者愈來愈將焦點轉移到憂鬱症的酬賞系統。有一群哈佛大學心理學家做過一個實驗，他們給實驗對象兩個選擇：完成一件簡單任務，拿較少的錢；或完成較困難的任務，然後領更多錢。隨著任務愈來愈困難，實驗對象也一次次作出選擇。沒有憂鬱症的人選擇困難任務的次數遠比憂鬱症患者多，換句話說，憂鬱症患者從金錢得到的快樂不如心情愉快的人那麼多，他們的行為顯然比較不受可能得到的報酬所影響。其他物種也會出現這種二分法。和對照組的老鼠相較，實驗室培養出來、展現憂鬱型症狀的老鼠會更快放棄與報酬相關的選項。科學家一直努力探究憂鬱症如何從假定的遺傳或表觀遺傳起源轉變為情緒與行為，答案也許是，罹患憂鬱症時，酬賞迴路不活躍，懲罰迴路卻過度活躍。

酬賞迴路非常複雜，而且延伸到大腦許多區域，牽涉到不同的神經傳導物質。數十年來，學者針對娛樂性用藥如何啟動酬賞迴路作了許多研究，得出混雜的資訊。雖然成癮和憂鬱症都和酬賞迴路相關，運作機制卻截然不同。造影、基因學、病毒載體、光遺傳學的新工具有助於更準確釐清韁核對酬賞迴路的影響。這項研究所獲得的知識能提供有用的資訊，有助於發展針對腦部特定區域的治療。既然確定有些人的憂鬱症乃是源於韁核，有的人則是源於布羅德曼二十五區，我們就可找到憂鬱症的亞型，並由此發展出更精準、更個人化、更有效的療法。

直接刺激老鼠的韁核，似乎能規整韁核，活化酬賞迴路，壓抑懲罰迴路，讓老鼠不再有憂鬱的表現。有一群研究人員寫道，韁核就像「情緒資訊的轉運站」，其結構可能「居中心位置，負責將情緒資訊轉化為適當的行為反應」，而韁核過度活躍，「可能導致憂鬱症，如受到壓抑，則可能減輕憂鬱症狀。」紐約西奈山醫院的韋恩．古德曼（Wayne Goodman）、佛瑞茲．韓恩（Fritz Henn）及其同事已在美國展開針對韁核的腦部深層刺激的第一項研究計畫。

其他發展中的非精神藥理學技術包括聚焦式超音波（focused ultrasound）、近紅外光治療（near-infrared light therapy）、光遺傳學刺激術（〔optogenetic stimulation〕到目前為止只對老鼠有效）。也可以不動外科手術，用超音波來燒灼（例如魯薩科夫接受的扣帶迴切開術，他後來病情明顯改善，請參見第四章及十二章）；也可將超音波當成類似磁性的刺激物。紅外光可將神經元去極化，調節神經元的成長；這類技術的應用尚待研究。嚙齒動物體內被稱為「視蛋白」的微生物蛋白質會在光的照射下開啟神經元離子通道。這種光敏感性可能衍生出腦部深層刺激術的變體，即探針改發出光，而不是電流，以此刺激位於腦部深處的標靶。要精準界定外科醫生在某處究竟應植入光，還是使用標靶刺激，或以超音波燒灼，仍需更深入的研究。這些處置都和腦部深層刺激術一樣，有賴我們對憂鬱迴路更通徹理解。我們發現憂鬱症是一種大腦的「心律不整」，但我們還沒有弄清楚應該如何控制這種不整。

468 至於無意冒險接受電力藥學或腦部手術的人，有幾個準行為技巧可以用。廣泛用於美容手術的肉毒桿菌素保妥適會麻痺肌肉，因此可消除皺紋。首先診斷出季節性情緒失調的羅森塔爾為了麻痺憂鬱症患者的皺眉肌，為憂鬱症患者施打保妥適，發現患者的憂鬱程度大幅降低。他和一位皮膚美容科醫師合作進行一項研究，研究中有些實驗對象施打的是保妥適，有些則是生理食鹽水。六周後，施打保妥適的實驗對象有五十二％病情改善，相較之下，施打安慰劑的實驗對象只有十五％病情好轉。這項研究是可以複製的，巴西和瑞士的研究也都出現類似結果。臉部表情不但會透露我們的心情，也會創造心情或保持心情，這並非新觀念。達爾文假設臉部表情能調節心理狀態，十九世紀心理學家兼哲學家威廉・詹姆斯寫道：「我們因為哭泣而難過，因為打人而生氣，因為顫抖而害怕，而不是因為我們難過、生氣、害怕而哭泣、打人、顫抖。」

另外一些研究指出，解決失眠問題能提高憂鬱症治療的功效。在一項小型研究中，解決了失眠問題的實驗對象有八十七％對抗憂鬱劑反應良好，無法解決失眠問題的人，比率則只有這個數字的一半。看來我們不只是因為憂鬱而睡不好，也因睡不好而憂鬱。在大多數的相關睡眠研究中，實驗對象會接受某種形式的失眠認知行為療法，學習定時就寢和起床，白天不要躺在床上，避免在床上看電視及閱讀，放棄午睡。這類研究大都由杜克大學的安德魯・克里斯多（Andrew Krystal）主掌。他形容睡眠是「精神病學尚未探索的巨大疆域」。他還說：「身體的晝夜節律周期很複雜，精神病學大都不理會。我們治療時往往貪圖方便，只在白天治療病患，而不怎麼費心探究晚上發生什麼事。」

最後，有些學者主張，憂鬱症是腦部之外的某種生理問題。他們認為憂鬱的感覺和生病的感覺十分相似，同樣會感到倦怠、失去動力、渾身無力。因此有的人主張，憂鬱症可能是某種身體疾病，只是沒有其他症狀。加州大學洛杉磯分校的臨床心理學家喬治・史拉維契（George Slavich）表示：「我甚至不再把它當成精神病學的問題來討論，其中的確涉及心理學，但也同樣牽涉到生物學和身體健康。」紐約州立大學石溪分校的特爾漢・坎里（Turhan Canli）假設，由於感染會引起發炎，「與其在概念上將重度憂鬱症視為情緒疾患，我提議重新把憂鬱症想成某種形式的感染症。」其他人指出，發炎反映身體出現過敏反應。有一位自封為專家的反傳統精神病學家凱莉・布羅根（Kelly Brogan）斷言，憂鬱症根本不是腦部疾病，而是消化疾病，多吃不含麩質的食物和天然營養補充品就可以解決微生物失調引起的發炎（和憂鬱症）。她寫道：「結果問題可能不全出在你的腦子，而是出在腸道、免疫系統、內分泌系統之間的相互連繫。」

發炎是由細胞激素引發，由釋放到血液中的蛋白質啟動發炎反應。有些憂鬱症患者的細胞激素濃度很高，注射能提升細胞激素和發炎反應的疫苗可能導致憂鬱。身體出現發炎症狀的人（例如類風溼性關節炎患者）往往很憂鬱（不過慢性疼痛本身當然就很令人沮喪）。有些醫生試圖在抗憂鬱治療之外增加抗發炎藥物。有項研究發現，抗發炎藥物希樂葆（學名Celecoxib）能提升抗憂鬱藥瑞波西汀的療效。

當然，營養不良有害心理健康，任何憂鬱的人都應該追求規律、平衡的飲食。發炎令人疲倦，症狀和憂鬱症相似。但目前尚缺乏證據來證明兩者間確有因果關係，不管在精神藥理學或營養學的領域，用抗發炎物質治療憂鬱症的科學研究充其量也只在初始階段。

許多較新的療法乃是為難治型憂鬱症而設計。從遠處看，這些療法似乎微不足道，不是療效還不確定，就是治療過程太痛苦，只適用於少數患者。然而，唯有當你親身接觸這樣的患者，才能體會到他們的急迫。本書首度出版後沒多久，我重新和一個熟人連絡上，長久以來，他一直在對抗典型的難治型憂鬱症，過去十五年他幾乎不斷嘗試每一種新療法。他的故事說明了憂鬱症複雜至極，而抗憂鬱的過程同樣錯綜複雜，撲朔迷離。

羅伯・法蘭科（Rob Frankel）嬰兒期被診斷為「生長遲緩」。他有生以來，每逢三月的第三周或第四周，都會出現季節性憂鬱。「我總是心知肚明，因為每件事的感覺都會不一樣。我記得我至少在小學二年級或三年級就開始復發。還記得當時大人會逼我到戶外玩耍，然而在一年中其他時間，不管天氣有多熱或多冷，你都很難把我叫進屋子裡。」這模式一直持續到高中，並在大學時期惡化，那時他在三月之外的其他月份也會發作。羅伯找不到詞彙來形容他的痛苦。「大半時候很像是失敗感。我陷入泥沼，辛苦掙扎。『我為何什麼事都做不了？為什麼總是沒辦法集中注意力？為何我什麼都不在乎，不在意別人，也不關心自己？我為什麼沒辦法融入這個世界？我為什麼不和別人交談？』」

拿到學位後，他搬去美國西岸，也找到工作，在情緒困擾兒童中心當老師，還娶了大學時代的女友，生了兒子。他有過很糟的日子，但起初還能應付。後來他的憂鬱症愈來愈常復發，持續更久，感覺更無力。很快的，他的痛苦幾乎沒再斷過。有位精神科醫生診斷他得的是注意力缺損症，讓他服用興奮劑、迪西卷和顛通。醫生的診斷似乎可以解釋他為何做任何事都無法專心。開始服藥後，他瘦了很多，身材變精實，卻出現自殺傾向。接著他的妻子在華府找到新工作，全家搬去華府。羅伯去看新的精神科專家，他說羅伯其實是罹患顳葉癲癇，而不是注意力缺損，所以羅伯停止服用注意力缺損的藥物，改吃抗癲癇藥。然而他的憂傷仍繼續惡化，所以他去看另一位醫生，這位醫生終於診斷他得了憂鬱症，讓他住院治療。羅伯開始服用伊米帕明（對他完全無效），接著是鋰鹽（令他毫無食欲），然後是百憂解（有幫助），最後是樂復得（幫助更大）。他還記得：「開始服用樂復得六個星期後，有一天我醒來時說：『嘿！感覺太棒了。』」當時是一九九六年，他三十歲，以為自己康復了。

羅伯形容醫生用一種「略帶反諷的語氣」說：「以我們取得的這一切進步，在這個時代得憂鬱症真是令人振奮。」但樂復得的療效逐漸消退，羅伯很快又深陷憂鬱。醫生開始為他設計藥物雞尾酒：先加進速悅，然後是威博雋。羅伯沒有感覺到任何副作用，這令他深感不安。他認為副作用「至少能證明藥物正在發揮某些作用」。藥物治療的效果停滯時，他也嘗試各種談話治療。由於妻子找到更好的工作，他們再度搬家，先搬到新墨西哥州阿布奎基，接著又搬去紐約。他幾乎沒辦法正常運作，最後妻子訴請離婚。

在某方面，獨自生活對羅伯而言是一種解脫，但孤獨令他病情惡化。他不停換藥。單胺氧化酶抑制劑（比較早期的抗憂鬱劑類別）無法治好他的憂鬱症，卻消除他自殺的衝動。儘管如此，他還記得：「我經常想，『我到底還能像這樣再熬幾年，直到兒子年紀夠大，我終於可以自殺？』」然而羅伯終究因為當了爸爸而活了下來。他繼續說：「和兒子在一起時，我的情況總是比較好。即使他現在已經十四歲，寧可和朋友見面，而不是那麼想見到父母。但即使現在，還是有幫助。」

近年來，醫生要他嘗試氯胺酮，卻未能讓他加入實驗方案。羅伯說，「他什麼都試了，例如負離子機，或是遠遠超過藥品仿單標示的使用方式、曾對某人有些微助益的治療。但他愈是努力嘗試，我愈是沒有反應。」羅伯忍受過一次電痙攣療法的療程，喪失了八個月左右的記憶，還有三個星期「完全茫然」。但他並不覺得比較快樂。他對腦部深層刺激很感興趣，他想像那就像把通電的硬幣投進頭骨上的投幣口。然而由於他有呼吸中止症，可能令手術產生併發症，所以不符合手術資格。

「我知道怎麼起床，我知道怎麼找工作，我也懂家庭和事業，但我就是沒辦法起床。就算起床了，仍然離不開椅子或沙發，或整天都待在地板上。過去，起床和出門只是一件事。如今即使是洗澡，可能都要分解成十二道步驟，雖然第一步最困難，但我隨時都可能在任何一道卡住。現在我要穿越我的公寓了。我曾經在桌子旁卡住，在冰箱那兒卡住，在浴室卡住。我曾經轉開水龍頭，十五分鐘後才關掉。我曾經淋濕全身，但沒辦法擦乾身體。」

由於活動量減少，他胖了許多。他描述自己如何一再進入醫院，被要求在一到十的量表上評估自己的心情。他說：「我給的分數是〇．〇〇一。我的憂鬱症就好像走在湖底，整座湖都是花生醬，而我不知道可以從何處上岸，我不知道還要多遠，才能呼吸到湖面上的空氣。」

儘管困難重重，羅伯承認：「仍然有些美好的日子，美好的時刻，即使情況最糟的時候，都還是有美好的幾分鐘。我從來不曾失去性慾超過一、兩天。無論我有多憂鬱，和別人交談的時候，我仍然能回應。無論自殺念頭有多強烈，我仍然可以開玩笑。」申請住院時，醫院問他能不能保證不企圖自殺，他說：「我總是據實以告。所以我的病房除了床墊之外，什麼都沒有，我一直哭，一切都糟透了。然後我開始讀大衛．瑞考夫（David Rakoff）的書，又笑了起來，他們以為我是裝的。」不會對外發出訊號的人總是比較不惹人同情，不過幾乎沒有憂鬱症患者會隨時都具有憂鬱症的所有特質，而且還笑得出來（雖然這是很棒的事），也不表示既有自殺傾向又陷入麻痺的人情況還不算太糟。心理學界一直致力於宣稱心理學是科學，並緊抓著一堆數據化的量表和症狀清單，然而憂鬱症的定義不是那麼明確。雖然羅伯已陷入失能多年，但他有時會流露出與病情嚴重程度不相稱的情感。他堅稱：「所有的症狀我都有，但並非總是同時出現，而會換來換去。有時候我胃口還不錯，有時候我笑得出來，有時候我也睡得著，但接著就……」

羅伯目前的醫生認為穿顱磁刺激術值得一試。第一次療程對準左腦，很痛，但沒有幫助，所以幾個月後，醫生換到右腦。羅伯說：「感覺好像乒乓球在我的腦子裡跳來跳去，但沒有效果。」一年後，醫生告訴羅伯，機器已調整過，不妨再試試看，但仍徒勞無功。「我變笨了，連要聽懂別人的話都很困難，我在智力測驗的記憶部分低了十個標準差。我沒辦法理解一個句子。我沒辦法造出一個句子。」

他的醫生和曾經研究穿顱磁刺激術的哈佛大學研究人員聯絡，他們語帶遲疑地建議，不妨試試兩邊都使用磁刺激。羅伯回憶道：「所以我們先刺激右腦，幾分鐘後再刺激左腦。我立刻知道這回奏效了。」我上一次和羅伯談話時，他在雙測穿顱磁刺激術下已進入半緩解期十四個月。他有生以來第一次在三月只出現些微情緒低潮。他說：「我可以感覺到周一有一點陰影，但到周四就消散了。」過去十年來，羅伯的新年展望都是活過這一年。「我今年的展望是明年要有更棒的展望。」

他每星期有六天接受穿顱磁刺激術，每次左右腦各作四分鐘。他的飲食變得比較規律，加入一家健身房，還減了將近十四公斤的體重。他仍繼續服用雞尾酒藥物：腦安定（〔學名phenelzine〕一種單胺氧化酶抑制劑）、樂命達（〔學名lamotrigine〕一種抗痙攣劑，有穩定情緒的效果）、左旋甲狀腺素（〔學名levothyroxine〕合成的甲狀腺激素），以及魚油、葉酸和維他命D。最後他終於可以用氯胺酮，由醫生幫他注射到體內。氯胺酮的唯一效果是令他疲倦，所以他停止使用。我很好奇羅伯是否有可能再執教鞭，但他受不了讓更多孩子失望。他仍然害怕離開他家附近。他承認：「即使只是去一下布魯克林，我都辦不到。我很害怕去市區。」邊聽著他說話，我想到自己的南極經驗。他又說：「過去十二年來，不管我起先情況多好，最後總是崩潰，然後住進醫院。我認為這次不會這樣。偶爾有那麼幾小時，我真的覺得自己並不憂鬱。我近來常想著：『喔，該是打電話給老朋友的時候了。』我仍然有『生長遲緩』的問題，但我只要服用藥物，接受磁刺激，然後盡力而為就好了。我不再卡在花生醬湖的湖底了，如今我彷彿已經爬到空中飛人的平台上。人生就像空中飛人，我要試著一躍而下，好好抓住韁繩。我也許會失手，再度墜落，但至少我現在已站在平台上。」

雖然新療法有一些進展，舊療法卻出現令人憂慮的衰退。一九九〇年代流行貶低精神分析的價值，尤其是佛洛伊德的理論。當時大家逐漸明白，精神病是腦部疾病，無需再故弄玄虛地扯些伊底帕斯情結或客體關係之類晦澀的話。當然，佛洛伊德的典範需要修正，就像所有的理論或觀點時間一久都需要修正，但不應完全摒棄佛洛伊德的洞見。對大腦的了解絕不該排除我們對人類思維複雜度的理解。心理動力是詮釋人類意識的眾多有用詞彙之一。

臨床上也不再那麼重視其他形式的談話治療。保險公司堅稱藥物治療（憑單次看診再加上之後的偶爾追蹤開出的處方）是更好的投資。心理治療過於沒完沒了，也太過主觀。這樣的觀點在幾個層次上都很愚蠢。首先，病人對藥物的反應有好有壞，把藥丸當成萬靈丹太過天真。憂鬱症是一種孤獨病，有可觀的證據顯示，跟知情的人往來是治病的最佳良方之一。感受到有人關注自己的經歷，會帶來莫大安慰。需要藥物治療令人覺得自己有缺損，心理治療則會讓人感覺完整。更何況，已經有扎實的證據證明，心理治療和藥物治療結合的療效勝過只採用其中一種。心理治療能幫助患者防止嚴重復發，就經濟效益而言，勝過不斷進出醫院（即使對保險公司而言也是如此）。過往紀錄已證實認知行為治療對輕度和中度憂鬱症的療效，但我們太少將這種療法和其他類似的有效策略用在治療憂鬱症上。同時，沒有證照的江湖郎中卻隨隨便便就掛牌執業，從事實際上無望的治療。這樣做的危險性當然比不上不適當的腦部手術，但是當有人破壞了信任關係、提出糟糕的建議、任憑病情惡化時，事態就會變得很嚴重。

談話治療的小寶寶一旦隨著洗澡水一起被倒掉，對生物精神病學的攻擊也就火力全開了。許多人是因輕視而貶損談話治療，生物性療法受到質疑則往往是恐懼使然。世上不管哪件事情出錯，幾乎都可以歸咎於抗憂鬱劑。科倫拜大屠殺[4]的凶手之一艾瑞克・哈里斯（Eric Harris）曾經服用抗憂鬱藥，這件事就引發反精神病學的激進份子指控，暗示其中有因果關係。其中一位受害者表示：「當製藥公司把這些藥賣給毫不起疑的社會大眾，成為勢力最大的恐怖份子時，我們為何要擔心外國恐怖份子？如果我們沒辦法信任食品藥物管理局會做到我們付錢要他們做的事情，我們怎麼可能覺得安全？」悲劇發生後不久，媒體刊登了一篇文章，一位醫生寫道：「我很慚愧我們沒有善盡職責，好好教育大家抗憂鬱劑的危險副作用。」「如果有任何人的孩子曾受到抗憂鬱藥的負面影響」，他個人向他們致歉。諸如《合法用藥》（*Legally Drugged*）、《製藥業末日決戰》（*Pharmageddon*）、《瘋狂科學》（*Mad Science*）、《百憂解：仙丹妙藥，還是邪惡之源》（*Prozac: Panacea or Pandora*）等書籍指控這些藥物不但麻痺了我們對自己人生經歷的感覺，還引發大屠殺。

在食品藥物管理局的某場聽證會中，有位自稱是專家的人士在公開證詞中把一大堆疾病全歸咎於抗憂鬱藥：「數十年來，各種研究都顯示，破壞血清素代謝會引發噩夢、熱潮紅、偏頭痛、心臟周邊疼痛、呼吸困難、支氣管問題惡化、無故的緊張焦慮、憂鬱、自殺，尤其是非常粗暴的自殺，而且一再嘗試，還有敵意、暴力犯罪、縱火、物質濫用（包括渴望酒精和其他藥物）、精神病、躁症、器質性腦部疾病、自閉症、厭食症、危險駕駛、阿茲海默症、不擔心受懲的衝動行為、好辯。我簡

4 科倫拜大屠殺是指一九九九年四月二十日在美國科羅拉多州科倫拜中學（Columbine）發生的槍擊事件。艾瑞克・哈里斯和另外一名青少年狄倫・克萊柏德（Dylan Klebold）攜帶槍彈進入校園，展開血腥屠殺，造成十二名學生和一名教師死亡，是美國史上最血腥的校園槍擊事件之一。

直無法想像有人會認為，以化學方式引發這些反應會有療效，然而過去十五年來，由於廣泛使用這些藥物，我們在社會上正目睹這樣的情況。」如此暗示抗憂鬱藥乃是從自閉症到阿茲海默症等社會問題的根源，也許看來很可笑，然而當媒體悄悄開始報導這類指控，就可能影響社會觀感，進而影響法令制定。

對抗憂鬱藥的實際批評主要有兩方面。第一，許多研究人員認為這些藥物的療效完全是安慰劑效應。第二，許多人聲稱這些藥會促使人們自殺。他們還進一步指出，精神病學將正常狀態醫療化，反而激發了精神病學自稱要改善的絕望狀態；社會如此廣泛使用抗憂鬱藥，幾乎完全是由貪婪的製藥產業一手推動；我們無法準確標出精神疾病與大腦的關聯，正證明了開發藥物療法根本毫無根據。這些論點主要見諸厄文・科許（Irving Kirsch）的《皇帝的新藥》（*The Emperor's New Drugs*）、羅伯特・惠特克（Robert Whitaker）的《精神病大流行》（*Anatomy of an Epidemic*）、丹尼・卡拉特（Daniel Carlat）的《精神失常》（*Unhinged*），彼得・布瑞金（Peter Breggin）的數本著作，以及《新英格蘭醫學雜誌》前任總編輯瑪西亞・安吉爾（Marcia Angell）深具影響力的文章。這些人的文章有的影響學術論述，有的吸引了一般民眾，安慰劑的療效不遜於真正藥物這個論點，還成為新聞節目《六十分鐘》的單元主題。

這些作者的主要論點大都遭到駁斥。科許證明安慰劑可能和抗憂鬱藥同樣有效的研究從各種角度受到質疑。證據顯示，他所記錄的安慰劑反應有很大部分要歸因於研究結構、持續時間和招募過程。皮姆・庫柏斯（Pim Cuijpers）等人分析了更廣泛的數據後指出，安慰劑固然有效，但抗憂鬱藥的藥效始終更勝一籌。康斯坦提諾・方托拉吉斯（Konstantinos Fountoulakis）發現科許算錯了抗憂鬱藥和安慰劑的平均差。甚至卡拉特都注意到（套用他自己的話）：「關於精神病藥物令人困惑的模糊真相是——整體而言，藥物確實有效。」科許堅稱，抗憂鬱藥雖然對重度憂鬱症患者多少有些療效，對於較輕的憂鬱症患者幾乎無效。羅伯特・吉本斯（Robert Gibbons）和芝加哥大學同事在《美國醫學會期刊》中指出了科許在研究方法上的缺失，他們重新分析將近五千名患者的數據，結論是：「相對於服用安慰劑的對照組患者，所有年齡層、所有藥物組別的患者，都顯著呈現更大幅度的改善。」研究顯示，雖然許多人最初都出現強烈的安慰劑反應（部分歸因於臨床試驗時他們受到的密切關注），但超過四成的人都很快復發，然而接受藥物治療的患者復發的比率低於兩成。停藥研究提供了更充分的證據。如果讓服用抗憂鬱藥後病情改善的實驗對象在雙盲情況下停藥，也就是說，有的仍持續服用抗憂鬱藥，其他人則改為服用安慰劑，幾乎每個研究都發現服用安慰劑的人後來較常復發。整體而言，人們有三分之一的時間對安慰劑有反應，大約一半的時間對給定的藥物有反應，這是相當大的差異。

耶魯大學精神醫學系主任暨美國神經精神藥理學學會會長約翰・克里斯鐸（John Krystal），鏗鏘有力地回應了安吉爾對精神病學方法的貶低：「安吉爾貶低精神科醫生及其病人在真實世界面對的挑戰，當科學進展挑戰了她的主張，她也選擇性地忽略。對於精神醫學的神經科學近況，她只放上經過高度篩選的偏頗資訊，誤用了身為《新英格蘭醫學期刊》前任總編輯的地位，進一步汙名化精神醫學和精神病患。安吉爾寫過一篇文章，裡面充斥半真半假的論述，似乎在呼籲社會放棄精神科的診斷、抗憂鬱的藥物治療，以及精神醫學的神經科學。安吉爾完全不管這些行為會對精神病患和社會帶來什麼負面影響，沒有為現狀提供任何或可更快紓解人類痛苦的替代方案或建設性議題，反而攻擊目前能提供更佳診斷和更有效藥物治療的康莊大道——轉譯神經科學（translational neuroscience）。」

我覺得我有資格評論安慰劑反應，因為我有親身經驗。我有好幾次服用某種藥物，起初覺得似

476

乎找到了正確答案，但最後證明這種藥對我沒有幫助。每一次，幾絲的樂觀情緒都讓我以為即將康復，我會把每個光明時刻都歸功於新藥。然而，一、兩個月後，我不得不承認這種藥沒能改變我的精神狀態，我只不過受益於天生的樂觀放鬆。所以我明白重新開始時充滿希望的感覺，也知道這種感覺多快就會消退。安慰劑效應反映出因終於嘗試去做某件事而感到寬慰、因積極因應而得到的啟發，以及因此湧現的一股令人陶醉的正面期待情緒。有一項研究告訴一半的實驗對象，他們絕對會接受抗憂鬱藥治療，告訴另一半實驗對象，他們只有五十%的機會接受抗憂鬱藥治療，而非服用安慰劑。結果發現，對有效藥物的反應會因個人期待而產生變化。知道自己正在服用有效藥物的患者，病情改善幅度幾乎比以為只有一半機會能接受有效治療的患者高出一倍。但這並不表示藥物本身缺乏療效。我曾在服用錯誤的藥物後，先產生安慰劑效應，然後療效消退；服用正確藥物後，我可能同時出現安慰劑效應和真實療效，然後保持良好狀況。

約翰．歐德罕（John M. Oldham）擔任美國精神醫學會會長時在《精神醫學新聞》中指出，社會大眾經常把安慰劑和只有虛假魔力的「糖丸」畫上等號，然而在精心設計的研究中，實驗對象參與「治療計畫，計畫包含貼心的專業人員到府探訪、身在充滿支持與希望的環境裡」，實驗對象乃是在這樣的背景下服用安慰劑。這種關懷與體貼的結構應是探討問題時的重要焦點，卻往往遭到忽視。和熱切關注的醫生徹底討論自己的情緒與行為，能減輕一個人的無助感和挫敗感，這是所謂安慰劑效應的重要成分。《美國精神病學期刊》二〇一三年的一篇文章指出，我們需要了解安慰劑效應，才能在臨床實驗中將安慰劑反應降到最低，以免模糊了有效藥物治療的信號，也要在臨床治療中將安慰劑反應極大化，因為更深入了解安慰劑效應為何發生及如何運作，或許就能用這些知識來幫助憂鬱症患者。使用安慰劑的研究應該限制及管控會引發安慰劑效應的人際接觸和希望訊息。臨床醫療人員應該體認到，希望訊息和人際接觸的各種形式都值得探索，而心理治療是最容易提供這些的場合：許多有情緒疾患的人都是靠著與訓練有素、積極投入的治療師產生連結而撐了過來，並非單靠治療師使用的方法。

反藥物治療的社運鬥士有時採取的攻擊武器是，我們並不充分了解精神藥物的機制。他們的論述依然以「化學物質失衡論」為箭靶，即精神健康不良的人有神經傳導物質不足的問題，而這個理論原本在十年前就已不流行。雖然增加突觸中的血清素有助於紓解憂鬱，但不表示憂鬱乃是血清素濃度過低所引起的——德國科學家維納．沃比爾（Werner Wöhlbier）曾冷冷表示，我們會吃阿斯匹靈來紓解頭痛，不能因此就說頭痛是缺乏阿斯匹靈所導致。除此之外，反對精神科藥物的人往往忽略了支持藥物治療的神經滋養素假說和較新的證據，這些證據指出有些抗憂鬱藥和神經元的成長相關，這也許說明了這類藥物為何有效。

批評者主張，如果不了解我們正在治療的狀況，就不可能了解治療方式，這確實是棘手問題。就目前而言，我們不了解精神疾病的生物學，也不是真的清楚藥物對精神疾病的作用。但這情況並非精神病學所獨有，我們也不完全清楚大部分癌症的病因，今日我們只是根據基因型將癌症重新分類，而不再是以癌症發源的器官或系統來分類。精神科醫生診斷時，主要靠病人說明自己的感覺，而非靠生物標記來判斷，但美國國家心理衛生研究院已在籌畫積極行動，以克服這種概括的主觀所造成的模糊性。國家心理衛生研究院的新計畫「研究領域標準」（RDoC, Research Domain Criteria project）旨在「界定功能的基本面向（例如恐懼迴路或工作記憶），以在研究時跨越多種分析單位，包括基因、神經迴路及行為，超越傳統的疾患定義」。如此一來，將出現「可靠、有效、以個人為中心」的憂鬱症治療方式。換句話說，研究人員在解開症狀的生物學時，不能再仰賴以往熟悉的精神病分類，如此我們才能認清風險和潛在的復原力，充分運用大腦可塑性，預先防範疾病，而非等到為時已晚，才試圖扭轉嚴重症狀。這些症狀起源於基因，表現於分子，影響到細胞，改變了迴路，更動了生理機制，導致我們所著手治療的行為。這個領域的頂尖學者艾瑞克・內思勒（Eric Nestler）在一篇與同事合著的論文中表示：「精神病學非常需要一種診斷系統，該系統基於潛在遺傳和神經生物因素來界定這些廣泛症候群的亞型。可能的話，中間步驟是標認出伴隨特定行為異常領域的生物標記，並預測不同的治療反應。」

因索爾觀察到「症狀是大腦障礙症的晚期表現」。但基因檢測、腦部掃描和其他建模技術卻很少被用來早期偵測、診斷或解決問題。憂鬱症是許多不同過程的共同終點，也常透過改變生活環境來改善，或純粹隨著時間消逝而有所緩解。因索爾把憂鬱症比擬為發燒。「難怪我們看到大多數的介入都是一半的人有反應。我們如果讓每個發燒的病人都服用抗生素，反應率大概也差不多。」有的人因為藥物而康復；有的人因自身免疫力而好轉，吃藥沒有太大效果；有的人則完全沒有改善。但這並不表示抗生素沒有效，許多疾病的確可用抗生素來治療，假如沒有抗生素的話，這些疾病危害的人數將一飛沖天。

有些人聲稱，在某些情況下，抗憂鬱藥可能會引發自殺念頭，驅使脆弱的人自我了斷，這看來尤其常發生在兒童和青少年間，治療的早期階段也特別可能發生。這種說法引發大眾強烈驚恐。美國疾病控制與預防中心（CDC）斷言美國每年有兩百萬青少年企圖自殺，幾乎每年每十二名青少年就有一人企圖自殺，這大約占憂鬱高中生的三分之一。他們的大腦生物機制和較年長的人在許多方面都不一樣。最近有一項研究推論：「選擇性血清素回收抑制劑（SSRI）的使用可能與成年憂鬱症患者自殺風險下降有關。然而青少年服用SSRI可能會提高自殺傾向。」美國食品藥物管理局（FDA）在一項統合分析中檢視三百七十二項研究（實驗對象總共近十萬人），並整理研究結果。儘管研究方法受到批評，他們指出，雖然抗憂鬱藥會減弱成人及老年人的自殺企圖，十八歲到二十四歲年齡層的自殺念頭和自殺企圖卻可能因服用抗憂鬱藥而上升二%（FDA檢視的臨床實驗中並沒有實際自殺的案例）。不過值得注意的是，根據驗屍報告，自殺的青少年血液中鮮少發現抗憂鬱藥，意味著要不是醫生之前沒有開精神科藥物給這些自殺身亡的青少年服用，要不然就是儘管醫生開了藥，他們卻沒有服藥。除此之外，這些實驗展示了強力的安慰劑效應：沒有服用抗憂鬱藥的憂鬱年輕人企圖自殺的比率是FDA檢視的實驗中服用安慰劑者的五倍，而在真實生活中，你面對的選擇是治療或不治療，而非在服用抗憂鬱藥或安慰劑之間二選一。

二〇〇四年，FDA下令所有的SSRI抗憂鬱藥都必須加註黑框警語，說明這種藥物可能引發兒童的自殺念頭，黑框警語是FDA規定核准藥物加註的警語中最強烈的用藥警示。二〇〇七年，警示對象進一步擴及青少年。許多醫生因黑框警語而對開抗憂鬱藥處方懷有戒心。SSRI加註黑框警語後，該年醫生開立給兒童的SSRI處方下跌了二十%，年輕人自殺率上升了十二%，是自一九七九年開始收集相關數據以來上升幅度最大的一年。成人處方也大幅減少這類藥物，儘管黑框警語並不適用於成年人，而且研究成果明確指出這類藥物可防止成年人自殺。甚至連憂鬱症的診斷都減少了，FDA的警示似乎引發廣泛的寒蟬效應。SSRI處方率後來略有回升，但仍低於二〇〇四年的水準。在加拿大及荷蘭，少年及青少年自殺率上升同樣也和抗憂鬱藥物減少使用同時出現。耶魯大學的研究指出，減少使用SSRI和少年犯罪、學業失利、物質成癮都有相關性，雖然因果關係還不明朗。

吉本斯在《一般精神病學誌》（*Archives of General Psychiatry*）中為文指出，整體而言，「較高的SSRI處方率和較低的兒童自殺率相關。」同樣的，「SSRI處方率和年紀很輕的青少年自殺率較低相關。」他斷言：「這些數據表示，近來當局將黑框警語（服用抗憂鬱藥的小兒科病人可能出現自殺意念與自殺行為的風險）擴及年輕人，可能進一步減少美國對憂鬱症患者施加抗憂鬱藥治療，提高憂鬱症患者的自殺傾向。」他在另外一項研究中，依照郡別檢視相關數據後發現，SSRI處方率較高的郡，青少年自殺率較低。原因不見得總像相關性數據所表明的那麼明顯，較高的SSRI處方率可能意味著有較多父母服用SSRI來對抗憂鬱症，因此進一步提升了孩子的精神健康。但吉本斯的研究清楚表明，這類藥物對兒童和青少年有益。康乃爾大學威爾醫學院（Weill Cornell Medical College）精神藥理學系教授理查．佛里曼在《新英格蘭醫學期刊》發表文章指出：「重要的是，有高比例的憂鬱症患者乃是由基層醫生看診及治療，這些醫生必須了解，憂鬱症未經治療的風險（不管從發病率或死亡率的角度來看），總是遠遠高於與抗憂鬱藥治療相關的微小風險。」他的結論是：「因此我會主張FDA應該考慮完全去除這個警語……我相信我們不能忽視這些流行病學數據，FDA的警告很可能在無意中勸阻患者尋求治療，也讓醫生不再開抗憂鬱藥給病患。」

抗憂鬱藥會不會促使成年人自殺的問題，也是許多研究的主題。吉本斯檢視了美國退伍軍人事務部將近二十五萬個病例，對病患作了統合分析，指出服用SSRI的人企圖自殺的風險是未服用者的三分之一左右，即使服用SSRI的人很可能是憂鬱症比較嚴重的患者。在美國，SSRI處方率增幅最大的地區（大多數是市中心區），自殺率的降幅也最高。紐約市有極高的抗憂鬱藥處方率，但紐約市所有通報的自殺案件中，只有四分之一的自殺者服用抗憂鬱藥，這表示未治療的憂鬱症才是最重要的自殺原因。整體而言，過去美國自殺率一直上升，但在SSRI問世後，自殺率開始降下來。不同的研究都顯示過去一、二十年來，丹麥、匈牙利、瑞典、義大利、日本、澳大利亞的自殺率都在下降。

媒體總愛把焦點放在有人開始服用抗憂鬱藥不久就自殺或企圖自殺。這種說法看似正確，但迄今仍無法確定藥物就是自殺原因。醫生開出抗憂鬱藥處方後，大多數病人會在極度憂鬱時開始服藥。這些藥物通常要經過幾個星期才出現療效，自殺風險最高的時候是藥物尚未充分發揮療效的階段——患者病情最嚴重卻還無法緩解的時候。的確，想自殺的感覺是驅使人們設法尋求治療的原因。西雅圖團體健康研究中心（Group Health Research Institute）的葛瑞格里・賽門（Gregory Simon）發現，事實上，統計上自殺風險最高的時候是憂鬱症患者開始服藥前那個月。藥物開始見效前的自殺風險甚至都比較低，由於此時患者預期病情會改善，因此和過去比起來，當前的症狀變得稍稍可容忍些。隨著藥物治療漸漸發揮充分療效，自殺風險也穩定下降。心理治療的軌跡也是如此：療程開始前那個月，患者自殺的風險最高；展開療程後第一個月，風險稍微下降；隨著療程持續進行，自殺風險會大幅下降。

許多藥物都會在一小群治療對象身上產生反效果——有些人吃下安眠藥後變得十分清醒，或吃了止痛藥後疼痛大幅加劇。所以即使SSRI和自殺的相關性還未獲證實，仍有必要將這些傳聞當作低發生率、高風險的命題來考量。不當的藥物治療可能招致可怕的後果，比方說，有些雙極性疾患的患者服用抗憂鬱藥後突然演變為精神病。問題不在於找出哪些藥物始終安全，哪些藥物極其危險，而是必須權衡相互牴觸的不利因素。顯然無論怎麼做，都有危險。如果我們不了解藥物治療的風險，會危及服用藥物的病患；如果我們高估了風險，又會阻礙人們採取可能救命的治療方式。一個人開始服用抗憂鬱藥之後是否可能出現自殺傾向，和他開始服藥前的自殺意念密切相關，因此是否向憂鬱症患者問對問題，就十分重要了。

上述論辯只是一個例子，反映出這個議題已經演變成激烈分歧的對話，許多公眾人物為了一時的權宜，不是否認藥物治療的風險，就是把現代生活的一切問題都歸咎於藥物。問題是，有的憂鬱症患者從藥物治療中獲得最佳療效，有的人受益於心理治療，有的人得利於電力藥學或腦部手術，有的人改變生活方式或採取另類療法，大多數人則接受高度個人化、極其複雜的混合治療策略，其中任何一種治療都可能嚴重出錯。當新聞報導說，每個人的憂鬱症都不同於他人，對一個人有效的療法在另一人身上可能無效時，患者會感到灰心。但這樣的現況雖令人失望，卻是實情。精神病學這門優秀的科學還未趕上藝術的境界，比起博學，治病的醫生更需要精微。

探索自殺念頭的形成過程所揭開的訊息可能比詢問某人目前心情如何還要多。有兩種半結構化的評估會談可用來衡量自殺意念和行為：屬於回溯性分析的哥倫比亞自殺評估分類演算法（C-CASA, Columbia Classification algorithm for Suicide Assessment），以及屬於前瞻性分析的哥倫比亞自殺嚴重性評分量表（C-SSRS, Columbia Suicide Severity Rating Scale）。究竟怎麼樣算是有自殺企圖，不管專業人士或門外漢，大家對這個問題都深感疑惑。根據哥倫比亞準則的定義，因意圖結束自己生命而採取自我傷害行為，就是有自殺企圖。一個人雖然割腕，卻毫無死亡意圖，就不算企圖自殺。自殺企圖不包括想吸引別人注意（那是一種操控）或紓解內心痛苦（另稱為「作態性自殺」）的自我傷害行為。但誤以為吃過多維他命可能導致死亡而一次服用十二顆，則算是有自殺企圖。要符合定義，必須能證明意圖和行為之間確實有連結。

有些並非自殺企圖的行動卻被歸為自殺企圖，而有些真正的自殺行動卻受到忽視。究竟自殺意念是由什麼構成，至今也仍沒有共識。有的醫生堅稱，如果有人聲稱乾脆死掉還好些，就是有自殺傾向；有的人則堅持這樣的絕望心情和自我了斷的念頭沒有直接關聯。在蒐集量化數據時，這些不一致的意見顯然會扭曲數據。哥倫比亞自殺嚴重性評分量表的目的是將評估方式標準化，並藉此衡量預備行為（譬如蒐集藥丸或裝填子彈）、中止的企圖（比方說差點自殺但沒有執行自殺計畫），以及先前的嘗試。

直到二十一世紀初，自殺傾向才在藥物核准過程的臨床實驗中受到檢視。也就是說，之前關於自殺傾向的報告都是由人們自動提供，而不是系統化蒐集而來，結果許多自殺想法都成漏網之魚。由於藥物試驗未將藥物對自殺的影響設為評估指標，因此藥物實驗對自殺傾向的報告仍屬於事例性報告。哥倫比亞自殺嚴重性評分量表的設計者凱利・波斯納（Kelly Posner）認為，呈報給FDA的數據高估了自殺意念，但低估了自殺行動，而他想用這個量表做有意義的釐清。二〇〇八年，FDA建議將這個評估方式用於新藥試驗。如今某些臨床實驗採用的AVERT系統能在線上管理這些工具，會自動為得高分的人聯繫心理諮商師。

美國疾病控制及預防中心已根據哥倫比亞準則設計出「自我導向的暴力監控」（Self-Directed Violence Surveillance）培訓資料，已經有許多高中採用，不少高中老師都反映找他們商量事情的學生中，有人有自殺的風險。急診室接案初談及戒癮中心也採用這套培訓資料。對每天都在工作中面對殘酷暴力的人而言，自殺是普遍現象——心理衛生人員就表達過他們對警察自殺的憂慮，而在最近一次伊拉克戰爭中，美軍死於自殺的人數比戰死的還要多。美國陸軍將這套評估量表內建於行為健康資料入口網頁和住院病歷系統中。海軍陸戰隊也廣泛採用，並訓練所有支援人員操作：律師或牧師每次和海軍陸戰隊員會談，都必須進行評估訪談。美國空軍、海軍、國民兵、退伍軍人事務部也都採用這些工具。這樣的會談也能讓基層醫療人員獲益，幫助他們找出哪些病人迫切需要心理衛生服務。美國已有好幾個州下令學校、懲教機構和醫院採用這套工具。

自殺是永久的危機，位居美國成年人第四大死因，而且自殺身亡的人幾乎有半數在自殺前一個月都曾去看醫生。在大多數情況下，病患自殺身亡對醫生都是猝不及防的打擊。統合分析顯示，透過這些評估工具找出高風險群，能大幅減少自殺。

美國大約十三％的婦女在懷孕期間飽受憂鬱之苦，服用抗憂鬱藥的懷孕婦女愈來愈多。一項研究發現，在一九九九年到二〇〇三年接受州政府醫療補助的婦女間，抗憂鬱藥的用量增加了一倍多，目前約有八％的懷孕婦女服用此類藥物，有憂鬱病史的婦女服藥比例更高。懷孕很容易導致憂鬱症復發，在懷孕期間停止服用抗憂鬱藥的婦女，復發機率是繼續服藥者的近三倍。

嬰兒出生時的臍帶血取樣顯示，胎兒血液中的抗憂鬱藥濃度是母體的一半多；藥物也出現在羊水中。有些研究指出ＳＳＲＩ與某些嬰兒心臟缺損相關，其他研究則沒有發現這類相關性。關於抗憂鬱藥與流產、早產、嬰兒出生體重過輕的因果關係，數據也不一致，而有些證據顯示新生兒有持續性肺高壓的風險會略增。服用ＳＳＲＩ的母親生下的嬰兒約有三分之一會出現新生兒適應症候群，可能有躁動、胃食道逆流和打噴嚏等現象，但這些症狀通常很輕微，四十八小時內就會緩解。不過，偶爾也會出現新生兒癲癇。新生兒會出現這些問題，究竟是因為接觸到藥物，還是臍帶剪斷後所導致的藥物戒斷所引發，尚不得而知。有個樣本數很少的研究發現服用ＳＳＲＩ與希阿里畸形（Chiari malformation）有相關性，這是一種腦部結構異常。另外一項研究發現快速動眼睡眠和非快速動眼睡眠的結構出現變化，雖然目前沒有人知道這種轉變有何重要性或可能的影響。早期發育過程中暴露在高濃度SSRI中的雄鼠，成年後會出現性活動降低、探索行為受到抑制、動眼睡眠改變等現象。有一項研究指出，即使曾服用SSRI但懷孕前已停藥的婦女都可能出現這類問題。這一切當然把準媽媽給嚇壞了，所以她們往往因為這些模糊、無法量化但不可否認的風險，而避免服用SSRI。

有些研究認為，懷孕期間服用抗憂鬱藥可能造成胎兒自閉症的發展。許多文獻都同意，父母或家族的憂鬱病史及其他精神病史是自閉症的風險因子，不過很難判定母親之所以生下自閉兒，究竟是因為服藥，還是她們原本就帶有精神脆弱的基因。這類研究中規模最大的是丹麥二〇一三年的人口調查，試圖針對母親憂鬱症進行對照研究，結果發現SSRI和自閉症沒有關聯。

雖然服用抗憂鬱藥有風險，但孕期憂鬱至少同樣令人困擾。有一篇評論承認：「關於母親在孕期的情緒障礙或壓力程度可能會影響發育中的胎兒，這個觀念在不同文化中都有堅強的歷史，廣泛深植於民俗心理學。」動物研究顯示，緊張的哺乳類母親容易生出神經發展較弱的下一代。憂鬱或焦慮的懷孕婦女因壓力而引發的神經生物改變，可能會透過子宮環境的變化而影響胎兒發育。的確，妊娠期憂鬱和流產、早產、新生兒體重低的發生率增加都相關，而這些問題部分和母親服用SSRI相關。憂鬱的母親罹患子癲前症的風險較高。近來的研究指出，憂鬱母親所懷的胎兒，右杏仁核微結構會出現改變。有些證據甚至指出，在懷孕頭三個月極度緊張的婦女生下的孩子日後有較高的可能性出現思覺失調。有一篇評論指出，懷孕婦女壓力大，和新生兒混合型用手偏向、情感疾患及認知能力降低的發生率增加相關。妊娠期焦慮與憂鬱會增加下一代日後罹患精神病的可能性。針對市中心貧民區婦女的長期研究發現，若母親懷孕時曾陷入憂鬱，生下的孩子和在子宮中未接觸到憂鬱的孩子相較，前者得憂鬱症的可能性是後者的五倍。其他研究顯示，憂鬱母親產下的新

485

生兒「運動張力和耐力較低，較不活躍，也較不健壯，性情較暴躁，較不容易安撫」。然而，另一個最近的研究發現，如果母親接受抗憂鬱藥治療，孩子會擁有正常的語言和認知能力；如果母親罹患憂鬱症卻未接受治療，孩子的語言和認知能力都比較差。憂鬱症和許多健康問題相關：憂鬱的婦女比較容易過胖，也比較不運動，更喜歡在懷孕期間飲酒和吸食娛樂性藥物，比較不遵循產前自我照顧的養生之道。

哥倫比亞大學精神病學家伊莉莎白·費特爾森（Elizabeth Fitelson）主要研究懷孕婦女的問題，她在給我的信中提到：「在子宮中就接觸到SSRI確實會影響某些嬰兒（但當然不是所有嬰兒）的神經發育，不過究竟會如何影響長期神經發育（假如真的有任何長期影響），基本上尚無定論。我們在接觸過SSRI的嬰兒身上觀察到SSRI對神經發育有細微影響，但之後在兒童時期是否仍持續產生重大影響、哪些嬰兒在胎兒時期比較可能受到藥物或母親情緒的影響，以及如何釐清各自的影響，目前都還不清楚。婦女是否『需要』在妊娠期服用抗憂鬱藥物，甚至之後仍繼續服用，社會上的看法仍模稜兩可。我和其他婦女談到這個問題時，都把它當成需在已知和未知的風險之間求取平衡的議題。」

瑪莉·蓋斯特（Mary Guest）一直是生氣勃勃、充滿自信的小女孩，直到一九七九年某一天，她四歲生日前不久，她早上醒來後開始驚恐尖叫。她的母親克麗絲汀趕緊跑過去，發現瑪莉不住哭泣，她說：「媽咪，我沒辦法走路。」每次瑪莉試圖站起來，都會跌倒。她很快被診斷為青少年類風溼性關節炎。每天早上，瑪莉的父母都讓她泡熱水澡，鬆弛關節。克麗絲汀回憶：「她從一個非常獨立的小小孩，變得極度驚恐，她年紀太小，不明白發生了什麼事。」幼兒園下課時，其他小孩會跑下階梯，瑪莉則緊抓著欄杆扶手，慢慢移動，遠遠落在其他小朋友後面。克麗絲汀說：「我真佩服她面對這件事的態度。她的內心非常堅韌。任何跟速度有關的活動，她都落到最後，但體育老師說，她從來不曾要求老師准許她不必參加。」

到了青春期，瑪莉的健康情況惡化，除了物理治療之外，她每個星期都打針。她母親還記得：「她對整個世界感到非常憤怒。」然後她參加一項醫學實驗，認識其他也在跟類風溼性關節炎奮戰的女孩，許多人失能的情況都比她嚴重。這變成她的轉捩點，她決定改造自己的人生。她沒辦法參加需要身體接觸或任何包含跑步的運動，所以她變成游泳選手。雖然她從來都不是游得最快的人，但她在中學和大學都擔任游泳隊副隊長。大學畢業後，她的關節炎自動改善。二〇〇八年，瑪莉經過幾個月的訓練後，完成鐵人三項，儘管膝蓋和腳踝都腫起來。克麗絲汀說：「她很堅毅。」

瑪莉大學畢業後，自願參加美國志工團（AmeriCorps），在嚴重行為異常的特殊兒童班擔任助理。她找到自己的使命，很快到哥倫比亞大學註冊攻讀特殊教育的碩士學位。畢業後，她開始教自閉症兒童，先是在紐約，然後到華盛頓州，接著又去父母所住的奧勒岡州。她的上司指出他投入特殊教育領域這麼多年來，幾乎沒見過像瑪莉這麼有天分的老師，能憑直覺知道學生的需要。他解釋道：「瑪莉很有影響力，並不是她主動扮演這樣的角色，而是她對同事和學生帶來很大的影響。和瑪莉在一起時，可以感受到她的慈悲心、衝勁、冷靜和她的支持。」瑪莉的朋友總是記得她古怪的幽默感和迷人的機智。但瑪莉其實深為憂鬱症和焦慮症所苦，也許是小時候關節炎的創傷留下的後遺症。她時時刻刻都在努力控制自己的情緒，同事強調情緒問題從來不曾影響她的工作，事實上，沒幾個人知道她的狀況。她服用藥物以緩和症狀，也上正念課程，幫助她應付焦慮。她交遊廣闊，但只有少數知心好友知道她有憂鬱症。克麗絲汀說：「這些年來，她和我及治療師談了很多，但除此之外，我想她真的守口如瓶。」這麼多年來，瑪莉有時候會跟母親坦承，她恨不得自己死掉。「第一次聽到她這麼說，我從腳到頭升起一股寒意，心想：『我無法聽自己的孩子講這樣的話。』」克麗絲汀還記得：「但我就這麼聽著，接下來她總是會說：『不過妳不必擔心，媽，我沒有什麼計畫，也沒打算做什麼。』她只是讓我知道她的感覺有多糟，我從來不曾試圖打消她的感覺。」克麗絲汀眼看著瑪莉一次又一次從這麼惡劣的狀態中恢復過來，她會提醒她：「雖然我知道妳現在還沒法感受到，但情況會逐漸好轉。過去總是如此，以後也一樣。」

瑪莉和其他重度焦慮症患者一樣，發現酒精能緩和症狀。瑪莉告訴母親：「起初只覺得好玩，然後是好玩加上麻煩，最後只剩下麻煩。」酗酒是憂鬱症的續發性問題，「她試圖藉此逃離悲傷。」她有很長一段時間即使對最親密的親友都保守祕密，但她終於面對惡魔，花一個月參加戒酒療程。從此以後，她大半時候都保持清醒，雖然不是完全滴酒不沾。她偶爾仍會出現絕望的情緒，曾經一度撥打自殺防治熱線，她說對她有幫助。後來有幾個朋友說，瑪莉把他們從自殺邊緣救了回來，但沒有人知道瑪莉自己也曾考慮過自殺。但她的母親很清楚。她們每星期都會在瑪莉任教學校旁邊的公園會面，一起散步長談，瑪莉會利用這個時間訴說自己碰到的困難。瑪莉和治療師一起規劃當她再度興起自殺念頭時，該如何因應。不過，大半時候，藥物都讓她繼續走下去，唯有當她想到尚未覓得愛情建立家庭時，才會感到悲傷。她曾對克麗絲汀感嘆：「我想我會是個好媽媽。」克麗絲汀回答：「喔，甜心，妳會是很棒的媽媽。」

瑪莉約會過，也和兩名男子有過長期的同居關係，但最後都沒能開花結果。二〇一三年春天，她墮入愛河，懷孕，並很快結婚。她讀過一些文章談到妊娠期服用抗憂鬱藥的危險，於是選擇停藥。由於瑪莉的憂鬱病史，懷孕期間有位精神科的專科護理師負責監控她的情況，護理師告訴她，任何

487

時候，假如她想恢復藥物治療，只要打一通電話，就可以立即獲得處方。

克麗絲汀記得：「我們很快就看到她每況愈下。」瑪莉用功研究網路上的資訊，堅持自己的選擇沒錯。但她的憂鬱症和焦慮症愈來愈嚴重，她很快就執迷於一個想法：小寶寶一定有什麼不對勁。她和丈夫做了基因檢測和高層次超音波檢查，在在顯示胎兒很健康，有強壯的心跳。然而瑪莉每天晚上會花幾個小時研讀各個網站上所列可能出錯的一切事情。「不理性地執迷於小寶寶一定有哪裡不對勁的想法，除此之外什麼都看不到，這令她飽受折磨，真的飽受折磨。」克麗絲汀說。「醫生試圖安撫她。我會說：『女兒，不上網似乎比較好。妳讀到的都是很不尋常的病例。』但當然，這是理性的說法，而她當時並不理性。」瑪莉的情況令她先生抓狂，他每天都和克麗絲汀傾談。二〇一三年秋天，瑪莉懷孕幾個月後，向克麗絲汀說：「我沒辦法想像自己當媽媽。」瑪莉兩年前信心滿滿的樣子對照今天的絕望，令克麗絲汀傷心欲絕。她問瑪莉治療對她有沒有幫助，瑪莉回答，當她和治療師在一起時的確有用，但療效無法持續。

感恩節時，瑪莉已惡化得非常明顯。上班時，她勉強維持正常工作，但到了周末，她累得什麼都不想做。她會回父母家，然後一直坐著。克麗絲汀試圖勸她出去走走，但愈來愈勸不動，她只能輕撫瑪莉的背部。瑪莉有時會開口說話，有時不會。克麗絲汀說：「她的睡眠少得可憐，因為她會睡一兩個小時，然後恐慌地醒過來，擔心小寶寶有什麼問題。然後她去教這班極度索求關心、令人心力交瘁的學生一整天，回家後又面對另一晚的折磨。我可以從她的眼睛、她的臉上看出她是多麼、多麼痛苦。」

克麗絲汀逼瑪莉恢復吃藥，但瑪莉似乎不可能做任何決定。感恩節後，她終於心不甘情不願地開始服用一種抗憂鬱藥，也同意幾個星期後再加上抗焦慮藥。聖誕節即將來臨，大家都希望她的病情能在聖誕節前及時好轉，同時在二月下旬小寶寶誕生前大幅改善。她母親說：「她一向覺得游泳很有幫助，她有個同為老師的朋友，她們每星期會有一天一起去鄰近的泳池游泳。但她不再去游泳了，這可不是好兆頭。」感恩節後一個星期，瑪莉去父母家，她的焦慮症顯然惡化了，而且一言不發。在克麗絲汀看來，她似乎在「另外一個地方」。十二月九日，瑪莉來看他們，和克麗絲汀一起坐了一會兒。後來克麗絲汀出門參加合唱團音樂會，父親邀瑪莉共進晚餐，瑪莉拒絕了。她的丈夫後來透露，瑪莉那天晚上很晚才回家，他問她被什麼事耽擱了，瑪莉承認她把車子停在屋前，坐在車裡很久。

十二月十日，她在學校教書教了一整天。原本約好五點鐘去看治療師，卻在治療師的語音信箱留言說：「我沒辦法來。」治療師以為她指的是約好的會談，就回覆說：「別擔心我們的約，但我很擔心妳，打個電話給我。」但瑪莉沒有聽到那則留言，因為她直接走到父母所住大廈的十六樓，懷著六個半月的身孕，躍向死亡。

克麗絲汀說：「我不相信會發生這樣的事，但這一直是我內心深處的恐懼。她懷孕以後，我比過去任何時候都擔心。我們強烈感覺到，我們完全相信，瑪莉衷心認為她這麼做是出於愛。瑪莉從來都是如此。她擔心自己成為別人的負擔。她飽受折磨，認為孩子將會有一些可怕的問題，覺得不讓這孩子出世會比把她生下來卻沒辦法照顧她來得好。」

瑪莉自殺後，她的治療師覺得自己無法和其他病患同處一室，診所暫停營業將近一個月。她告訴克麗絲汀，她從來不相信會出現這樣的結局。克麗絲汀說：「瑪莉的治療師知道她有自殺念頭，知道瑪莉的情緒低落到會說出她想要死掉，但她認為瑪莉不會真的結束自己的生命。專科護理師的說法也一樣。瑪莉自殺前一個月左右還去看她。瑪莉出門前，我還告訴她：『寶貝，妳一定要告訴護理師妳的心情實際上有多低落，否則她幫不上忙。』後來我問她，有沒有和護理師談這件事，她有些遲疑，然後說：『嗯，我試了。』我想瑪莉沒有向任何人透露她絕望的程度。」

後來，克麗絲汀在美國自殺學協會（American Association of Suicidology）的小冊子上面讀到一個故事，描述了兩個家庭，女兒都有嚴重憂鬱症。一個家庭強迫女兒住進精神病院，後來她用床單勒死自己。第二個家庭選擇不讓孩子住院治療，她卻服藥過量自殺。第一個家庭以為假如當初沒逼孩子住院，孩子就會沒事；第二個家庭認為，假如當初讓女兒住院，她就會沒事。克麗絲汀說：「甚至在瑪莉死前，我還在擔心她承受的壓力會對胎兒產生什麼影響。我們覺得，姑且不論對與錯，假如瑪莉繼續服藥，或早一點恢復藥物治療，也許她會活下來。我知道有些服藥的父母把孩子生下來後，孩子出現一些問題，先不論對錯，他們總覺得如果當初停藥的話，孩子就會沒事。該怎麼選，其實並不清楚，每個人只是作出他們認為最好的選擇。」

誰能估量童年罹患關節炎的創傷對瑪莉的情緒疾患產生了多大的影響？誰曉得支撐她度過長期煎熬的高度韌性，為何卻在最後失靈？誰知道她保持正常運作的能力（直到活在世上的最後一天，都還在教導這班自閉兒），是不是反而讓她沒能得到適當的照顧，幫助她活下來？誰知道假如她繼續服藥，不要擔心胎兒的問題，又會如何？克麗絲汀說：「我願意說出瑪莉的遭遇，因為也許能幫助別人避開相同的悲劇。但這不是待解的謎團，而是我們必須接受的事情。」

二〇一四年九月《紐約時報》登出一篇文章，作者羅尼．卡林．瑞賓（Roni Caryn Rabin）強調妊娠期使用抗憂鬱藥的不利之處，將SSRI和一堆問題連結起來，包括自閉症、注意力缺損與過動症、三歲時語言能力落後、早產、心臟缺損、內翻足、持續性肺高壓、阿普伽新生兒評分偏低和出生時體重不足。瑞賓寫道：「其他專家認為，應重新考量是否要讓懷孕婦女廣泛使用這類藥物。」她引述一位專家的話：「人們不見得想聽到這樣的訊息，大家寧可認為這些藥沒問題，這樣他們比較開心。」

國際產後支持組織（PSI, Postpartum Support International）在懷孕婦女和新手媽媽的精神健康問題上居領導地位，他們的醫療人員憤怒回應瑞賓的文章，認為文章「可能引發不必要的恐懼」，還有「暗示婦女在懷孕期間漫不經心地決定開始服用或持續服用抗憂鬱藥或其他藥物，很有一種侮辱和貶低的意味。作者選擇挑出對她有利的研究，以證實她那誤導性的錯誤假設，至於未能發現妊娠期服用ＳＳＲＩ藥物會增加相關風險的研究，都遭到忽略。胎兒接觸到未治療的憂鬱症及焦慮症的相關真實風險雖已獲確認，文獻也多有記載，卻遭到系統化的掩蓋。」他們的結論是：「這類報導顯然只是企圖勸阻婦女接受必要的治療，實在沒有理由刊登。與其譴責這些婦女所作的選擇，我們的社會應該支持她們，對她們經歷的痛苦煎熬表示同情。」

麻薩諸塞州總醫院的婦女心理衛生中心對《紐約時報》的報導同樣感到沮喪，並貼出一篇文章回應：「瑞賓女士似乎低估了憂鬱症，把憂鬱症說得更像是粉刺或香港腳。毫無疑問，如果能有選擇，所有的婦女都寧可不在懷孕期間服用任何藥物。妊娠期使用抗憂鬱藥的決定有其複雜度，草率的描述很可能對病人造成真實傷害。這樣的描述方式講得好聽是不夠完整，往壞處想，則是不負責任。」

瑞賓仰仗的專家亞當．尤瑞托（Adam Urato）倡導應揭露孕婦服藥的危險，他在二〇一二年寫道：「想像一下，有一種病毒開始影響五％的孕婦，每年美國有二十萬婦女懷孕。想像病毒會引發超越基線的嚴重妊娠併發症。受病毒感染的孕婦超過一成會流產，兩成或兩成以上會早產，三成新生兒在出生後顯現出先前暴露在病毒感染的環境中所產生的影響，這些影響有時很嚴重，會出現癲癇或呼吸困難。如果出現這種情況，會被視為公共衛生緊急狀況，必須付出巨大努力來解決問題。這種流行病正在發生，但從許多方面來看，大家卻缺乏充分認知。孕婦和社會大眾都毫無警覺。這種流行病就是妊娠期抗憂鬱藥暴露。」我和尤瑞托談話時，他拿SSRI來和沙利竇邁相比，堅稱廣泛使用這些藥物反映出科學界正受制於大藥廠，就像肺病專家曾經受制於菸草公司一樣。他認為，雖然憂鬱症本身會不會導致流產、出生體重過輕和早產，目前還不明朗，但SSRI絕對和所有這些問題有關。

費特爾森寫信給我時，對尤瑞托文章的回應是：「他似乎把因果關係和相關性混為一談。事實上，暴露於憂鬱症及SSRI都和這些不良妊娠結果相關，不過其中的因果關係還不是很明確。未治療的憂鬱症跟嬰兒出生體重低或早產的關聯，究竟要歸因於疾病本身、行為上的干擾因子，抑或孕婦憂鬱症與生產不良結果之間有潛在的生物（基因、生理、或發炎）關聯？」費特爾森指出，憂鬱症本身有很高的發病率和死亡率，改善憂鬱症病情能減輕孕婦與其家人的痛苦，降低自殺風險，避免產後憂鬱症。她同意，治療憂鬱症不見得能降低其他相關不良後果的風險，例如早產和嬰兒出生體重低。她寫道：「不幸的是，抗憂鬱的治療不會影響這些量數，但不能因為如此，就不去治療受苦的婦女。得憂鬱症的孕婦都應被視為高風險懷孕案例，因為無論她們有沒有接受治療，有些相關性十分明顯。不過治療憂鬱症可以讓婦女及其家庭得以運作，甚至充滿活力，並因此大幅改變產後嬰兒的處境。這種保護作用雖然不容易衡量，卻對孩子長期的情緒和認知發展非常重要。」也就是說，妊娠期間的憂鬱症固然危險，產後憂鬱症也會帶來一連串後續問題。憂鬱的新手媽媽不知所措，委靡衰弱，他們的孩子在許多發育量表上的表現也比同齡兒童差。如果母親在懷孕期間深陷憂鬱，可能需要好幾個月才能康復，在這段期間，她回應嬰兒需求的能力會嚴重受損。

哥倫比亞大學的心理生物學教授傑伊．金格瑞奇（Jay Gingrich）認為，尤瑞托擔心的抗憂鬱藥效應都屬短期效應，通常無足輕重，但要過一段時間才能了解後續可能浮現的影響。胎兒發育的特性是具有強烈的神經可塑性和出現第一階段的特化，而青春期是另外一個出現重大變化的時期，皮質和前額葉皮質都趨於成熟。金格瑞奇進行實驗時，讓老鼠在相當於第三妊娠期的階段接觸SSRI，結果發現老鼠在青春期會出現神經異常，而且工作記憶變差，損害牠們在空間型任務中的表現，而不曾接觸過SSRI的老鼠卻能輕易應付這類空間型任務。當然，動物反應不同於人類，不過演化樹[5]從上到下，從軟體動物到人類，都高度保存了血清素的生物機制。和老鼠一樣，人類胎兒腦中也到處都有血清素。人類腦部的血清素濃度會在出生頭兩年持續上升，然後開始減少，在接下來三年達到成人的血清素濃度，這時候血清素可能只存在於數十萬個血清基能細胞中。

人類的情緒迴路在母體中和嬰兒期就已建立，但一生中還會不時調節。可能會改變既定系統的功能的事物（增加血清素似乎會減緩成人憂鬱），可能也會改變仍在變動中的系統的**結構**（在發育期增加血清素，可能會損害腦部基本情緒中樞的發展）。有一篇評論指出：「有個現象十分有趣而反直覺：單胺神經訊號傳遞過多似乎比傳遞過少更容易破壞正常發育。」但其他動物研究顯示，母體照顧不當會導致幼體「焦慮及憂鬱相關行為持續增加，改變認知功能，導致對成體壓力源的神經內分泌反應失調」。換句話說，藥物和藥物針對的病況，可能會產生幾乎相同的效應。

芬蘭持續進行的長期研究似乎證實這些問題值得關注。母親如在妊娠期服用SSRI，生下的孩子在嬰兒和兒童期似乎沒什麼問題；然而和母親雖罹患憂鬱症卻未在妊娠期間服用SSRI的同齡孩子相較，出生前就接觸過SSRI的十四歲孩子會比較憂鬱。金格瑞奇在臨床上曾變換不同藥物，在第三妊娠期逐漸減少孕婦的藥物劑量，可能的話，盡量採用非藥物的治療方式。他說，儘管如此，「我從來不讓任何一位母親在懷孕期間變得很憂鬱。我總是把母親的健康放在第一位。假如沒有母親，孩子要怎麼辦？」

幾乎可以確定的是，抗憂鬱藥會對某些孕婦造成負面影響，但可能很少人會持續發生重大問題。對於能以認知行為治療或其他非藥物治療方式控制憂鬱情況的人而言，這些方式就是最佳選擇。大多數婦女都會設法採取不服藥也能奏效的治療方式。但對許多憂鬱症患者而言，無論是否懷孕，單靠談話治療還不夠，許多文獻指出，嚴重憂鬱症帶來的風險可能更甚於藥物治療的相關風險。當然，有的婦女得到的是品質低劣的照顧，結果兩方面都落入最糟的情況：得了憂鬱症，又在妊娠期接受藥物治療。這個問題引發激烈爭辯，從中取捨十分困難——要在妊娠期持續憂鬱，伴隨令人不安的後果；還是在妊娠期接受藥物治療，卻不清楚可能帶來的影響。

重要的是，不要因為孩子有神經系統的問題而怪罪母親。我在這本書的研究過程中一直見到「冰箱媽媽」的陰影（指責母親對孩子態度冷漠，導致孩子得自閉症或思覺失調）。若婦女正在面臨無法逃避的壓力，那麼，告訴她們悶悶不樂或因憂傷而接受治療會傷害到自己的孩子，結果可能會適得其反。責怪某些婦女因服用抗憂鬱藥而傷害自己的孩子，又責怪另一些婦女因憂鬱症而傷害自己的孩子，是在製造令人沮喪的雙輸局面。關於這個問題，沒有放諸四海皆準的正確答案，在這樣的情況下，引用各種研究似乎也有反效果。但女性需要有迴旋餘地，以做出自己的選擇，正如在許多醫療領域，我們會檢視兩個不滿意的選項，再從中做出取捨，而且選擇時掌握愈多資訊愈好。有

5 演化樹（phylogenic tree）又稱系統發生樹或親緣關係樹，為一種樹狀圖，說明具有共同祖先的各物種間的演化關係，可顯示出物種演化的親疏。

些人的憂鬱症可能太過嚴重，藥物治療顯然是最佳選擇；但其他人可能因為太害怕藥物帶來的負面效應，而不予考慮。多數人的情況會落在危機四伏的中間，需要諮詢醫生和精神科專家的意見，才能決定該怎麼做。有些選擇不服用精神科藥物的人，也許在懷孕期間不得不改變主意。面對諸多不確定時，必須保持相當的彈性。任何虛假的簡單都是在騙取她們自主決定的權利。

許多順利度過妊娠期的婦女卻在產後得了憂鬱症。新手媽媽可能出現三種不同程度的負面反應：嬰兒憂鬱（baby blues）、產後憂鬱症、產後精神病。五成到八成的新手媽媽都會受到嬰兒憂鬱的影響，特徵是喜怒無常、焦慮、愛哭、睡眠障礙、暴躁易怒，似乎和荷爾蒙的變化相關。

產後憂鬱症影響的人群較小。症狀包括悲傷、疲勞、自卑、缺乏精力、睡眠困難、對大多數或所有活動缺乏愉悅感或興趣、哭鬧、焦慮和易怒。統計估值的差異很大，部分是因為產後憂鬱症的定義差異很大，但似乎影響了約十％至三十％的新手媽媽。產後憂鬱症與嬰兒憂鬱和憂鬱症的一般發作，主要的區別是症狀的發作時間和持續時間。如果症狀在分娩後一個月內出現，這些症狀通常被標記為產後憂鬱症，產後憂鬱症通常會持續長達兩年，儘管大多數症狀會在一年內自行緩解。分娩後一個月的婦女輕度至中度憂鬱的比率比未生育的婦女高約三倍。從症狀上來說，很難將產後憂鬱症與其他形式的憂鬱症區分開來，除了患者的悲傷可能集中在新生嬰兒上。

產後精神病是產後憂鬱症的極端形式，通常和雙極性疾患相關。得產後精神病的婦女可能會出現自殺念頭，或想傷害或殺掉自己的寶寶。關於產後精神病出現的頻率，同樣有各種估算數字，不過基本上這種情況十分罕見。有一項研究發現，婦女在產後三十天內精神病發作的風險會提升三十五倍。另一項研究引用「產婦死亡機密調查」（Confidential Enquiries of Maternal Deaths）的發現，指出產婦死亡的主因是精神病和自殺——不過，在低度開發社會中，死於妊娠原本就是產婦的主要風險。一般而言，造成死亡事件的婦女結果最常殺害的是自己的寶寶。靈長類動物學家莎拉·布雷佛·賀第（Sarah Blaffer Hrdy）寫道：「從這方面看來，人類女性和其他同樣每次只生下一個嬰兒的靈長類動物完全不同。我們從來不會看到野猴子或野猩猩的母親會故意傷害自己的小寶寶。」

沒有人確知這些不同程度的心理創傷會不會演變為連續狀態，抑或只是個別獨立的精神診斷，也不知道產後憂鬱症和女人一生中其他時候的憂鬱症是否不同，母親的產後憂鬱症和父親在孩子出生後感受到的憂鬱又有多大差異。此外，產後憂鬱症的醫學文獻大都仍聚焦於孩子所受的影響。的確，產後憂鬱症可能對孩子產生可怕的影響，也值得關注，但相較之下，母親所受的關注卻出奇貧乏，以下出自某項重要研究的一段話正是明證：「治療產後憂鬱症的終極目標是減輕憂鬱症狀和憂鬱症帶來的後遺症，將嬰兒接觸到的母親憂鬱症狀和精神科藥物都降到最低。」完全不把母親自身的痛苦納入考量。

產後憂鬱症及其多種形式受重視的程度正快速轉變。產後憂鬱症的診斷要到一九九二年才在《精神疾病診斷與統計手冊》（DSM-V）及《國際疾病分類表》（*ICD, International Classification of Diseases*）中成為獨立項目。就症狀而言，產後憂鬱症和其他形式的憂鬱症類似。對產後憂鬱症的評估通常採用《愛丁堡產後憂鬱量表》（〔*Edinburgh Postnatal Depression Scale*〕為包含十個項目的問卷）或較短的《產後憂鬱症篩檢量表》（*Postpartum Depression Screening Scale*）。儘管如此，許多專家根本不相信有產後憂鬱症。《英國醫學通報》（*British Medical Bulletin*）有篇文章宣稱：「沒有充分證據顯示，剛生產完的婦女會比未生產的婦女更常出現輕度到中度憂鬱症。也沒有證據顯示，她們的憂鬱症有不同的臨床特徵或治療方式。」卡地夫大學的伊恩·瓊斯（Ian Jones）在文獻探討中總結，婦女產後出現的憂鬱症及精神病和她們在人生其他時候得的憂鬱症及精神病沒什麼重要差別，雖然他承認這樣的診斷有助於釐清哪些婦女在生下一胎時應受密切注意。

認為母親的憂鬱乃是荷爾蒙作祟的理論存在已久。社會科學家始終質疑荷爾蒙扮演的角色，認為荷爾蒙充其量只是影響產後憂鬱症的因素之一。許多人主張，憂鬱症是新手媽媽面對諸多現實挑戰所致。其他人聲稱，我們所謂的產後憂鬱症，只是反映新手媽媽無法如許多人的預期那樣體會到近乎全然的幸福，而對自己感到失望。這有部分是醫療問題，部分屬於政治問題。女性主義者批評產後憂鬱症的診斷乃是父權主義者試圖將婦女抗拒保守性別角色描繪成一種病態。一位學者的結論是，母親「就像面對其他變化一樣，不准傷心或悲痛，否則就是病態」。其他人則主張，西方文化強調為人母的喜悅，以至於對此人生轉變的任何負面經驗都會被視為挑戰現有社會秩序。他們認為，產後憂鬱症的解決之道不是治療個人，而是治療社會。

要了解產後憂鬱症，就必須承認荷爾蒙帶來的短暫影響，但也必須探究為人母的社會體驗，並承認這樣的經驗或許會導致母親得憂鬱症。這包括檢視女性當上母親後和丈夫、家人及社會的關係轉變所形成的挑戰。伴侶、家人和機構的支持不足都與較多的產後憂鬱症相關。育子的疲憊影響重大，同時，當母親必須應付照顧嬰兒的壓力時，婚姻關係滿意度會突然下降。產後憂鬱症其中一個重要的普遍前兆是缺乏帶孩子的經驗，另外一個因素是得不到伴侶或朋友的支持。新手媽媽可能很孤單，不管是對母親或對小孩，解除這種孤立無援的狀態都有醫療上的急迫性。

這種憂鬱症也包含憂慮，而那可能是由新手媽媽的自我形象改變所引發。許多非病態的悲傷都和母職相關。母職總是充滿些許惋惜，因為隨著誕生而來的必然是分離，無論對母親或孩子而言都很艱難。許多憂鬱的母親感到歉疚、不足，認為自己無法勝任母職。隨著時間過去，女性會開始感覺自己日趨熟練，產生滿足感。信心會帶來能力，能力也會提升信心。國際產後憂鬱症支持組織的雪柔・貝克（Cheryl Beck）在評論中描述女人如何經歷包括「憤怒、歉疚、心力交瘁、焦慮和孤獨」的「螺旋式下降」。她解釋，為人母會引發失落和悲傷，而這兩者在流行的養兒育女觀念中卻沒有容身之處，她還說，女人被灌輸了對於母職的虛妄期望，一旦達不到那些高不可及的理想，就開始沮喪。事實上，她們感受到一些正常的哀傷，然後又為此覺得很糟糕，這種糟糕的感覺成為產後憂鬱症的本質。如果她們知道新手媽媽普遍有這樣的想法，問題可能會改善。知道有人和她們一樣，就足以紓解她們的痛苦。

我訪問過若干經歷產後憂鬱症的婦女。有個人回顧自己的妊娠期，回憶道：「我覺得自己好差勁，很難好好照顧自己。我吃得沒有自己期望中多，但我知道我憂鬱時應該要吃東西。我可以想像這對胎兒會有多大的影響。」另外一名婦女回憶返家後頭幾個星期：「那是一條『一切都很棒，而我被憂鬱壓得喘不過氣，真是太神奇了』的邊線，我的意思是，我只是不停掉淚。」每個人都不想突然之間變得只能無私奉獻，好幾個接受我採訪的女性都抱怨為人母的責任伴隨著自我意志的喪失，感到自己被禁錮在社會期望和孩子的需求中。母親與子女的依附關係很多時候都披上了恐懼的外衣，而恐懼可能會使人軟弱。保護欲讓母親覺得處處都是危險，擔心孩子出事的焦慮會吸納其他所有情緒，而那會讓人覺得像是愛的證據。當然，這在物種生存上有其必要性，但也極其痛苦。正如一位婦女的觀察：「讓母職充滿喜悅的事物，也會讓母職變得很可怕。」

大家總以為，「產後憂鬱症」這名詞的科學意涵會汙名化母職的負面感受，其實恰好相反，我發現我訪問過的許多婦女反而因自己的情況被歸為產後憂鬱症而感到欣慰。大多數飽受這類感受折磨的婦女知道這是普遍的問題後，都擺脫內疚。她們愈是能接受生物學的解釋，就愈願意原諒自己。

產後憂鬱症在醫學上的解釋對許多人而言是一大解脫。即使產後憂鬱症有其社會根源，能從醫學角度考量自己的憂鬱，似乎對她們很有幫助。女人最大的恐懼是自己的憂鬱症可能會傷害孩子。雖然大多數憂鬱症基本上都是私人事務，產後憂鬱症卻屬於公共範疇，因為無疑會危及他人。

我見過一些自稱經歷過嚴重產後憂鬱症的婦女，她們全都說當時覺得自己失控了，不只對孩子失控（當然），也對自己失控。其中一人後來開始寫「憤怒日誌」，記錄每次發脾氣的經過和引發怒火的原因。她希望藉著檢視自己的心情變化，可以設法穩定情緒。她形容當時她對於生孩子的決定充滿自我懷疑。稍後她又說女兒太黏人，讓她又累又氣。

其中一名女子娜妲・哈菲茲（Nada Hafiz）懷孕前被診斷出雙極性疾患，她回憶：「出院回家後，我經常哭泣。我和寶寶說話會哭，在電視上看到什麼也哭，和丈夫發生爭執，也哭，和我媽媽談話，也哭。但我不知道那是荷爾蒙作祟，還是因為疲憊。因為我稱不上愛哭。我並不情緒化，反正在別人面前不會這樣。我的產後憂鬱症非常嚴重，我覺得非常、非常糟糕。所以他們讓我吃藥，精神科醫生每隔一天就會替我看診。我被視為緊急病患。」當她了解自己的情緒可能會影響孩子時，終於開始按時服用抗憂鬱藥。她沒辦法為了自己而照顧自己，但卻可以為了孩子而照顧自己。

另外一位婦女吉兒・法南（Jill Farnum）只要小寶寶一哭，就充滿自責。她的憂鬱症衍生出沒完沒了的自我批評。我問她兒子是不是學講話了，情況如何，她就會把自己所做的可能阻礙兒子語言發展的所有事情數落一遍。我有時覺得她的自我鞭笞是一種先下手為強，像是要搶在別人之前揮動鞭子。她害怕在陌生人面前替孩子換尿片，怕到近乎病態的程度，因為兒子不喜歡換尿片，如果讓別人看到她惹兒子不開心，她會覺得很難堪。吉兒承認當她陷入憂鬱深淵時，若孩子哭了，她的反應不是把他抱起來，而是走出房間。她不是無法忍受兒子的痛苦，而是無法忍受自己面對兒子的痛苦卻無能為力的感覺。她相信每個問題都有正確答案，而別人都知道答案，她卻不知道。

產後憂鬱症和其他形式的憂鬱症有個最大的差別：產後憂鬱症的受害者無法退縮到安靜的世界裡，而必須不斷操勞，照顧無助的小生命。對這些新手媽媽而言，初任母職的感受有如單向的愛。她們在人生其他階段碰到的人都會回報她們的愛，如今她們雖付出愛，得到的回應卻唯有需求。許多女人覺得和新生兒一起待在家裡，比獨自一人在家更寂寞。自己獨處時還能看看電視或看書，和新生兒在一起，卻需要為一個除了打嗝或打呼之外幾乎不給予正向回饋的人無休無止地操勞。

但弄假也可能成真。許多婦女因模擬依附關係而促進依附關係。娜姐曾把依附關係說得像是麻煩的義務，直到她愛上她的孩子，原本的責任就變成樂趣了。在我訪談過的婦女中，憂鬱症可能會拖慢、損害母職認同及依附關係的形成，但不會徹底阻礙。的確，有時候憂鬱症反而會促成一種格外辛酸、清澈和慎重的親密關係。憂鬱症雖常伴隨著缺愛，但不會造成缺愛。就我採訪過的母親而言，憂鬱症的作用是促成親子關係。她們有時談到愛時，彷彿愛乃位於長階梯的頂端，必須很辛苦才能抵達，但她們談及的愛也像是只要夠努力就能達成。她們透過這樣的努力，將自己深切地奉獻給孩子。

大腦和自我都太複雜了，無法經由任何一個詞彙充分理解。「認識你自己」是最難遵循的教誨。精神病學的發展還在嬰兒期，並不完美，甚至有很大的缺陷，但**有缺陷**並不表示**毫無價值**。許多人接受自己不需要的治療，但還有更多人根本未接受或許可幫助他們的治療。懷疑自己有病的健康民眾有時會浪費時間和金錢去看治療師，讓聲稱能解決問題的治療師生意興隆。藥廠則用金錢拉攏醫生，造成醫生的利益衝突，導致醫生在選擇治療方式時會有所偏頗。不過一百年前，倘若你為了精神傷痛求診，幾乎得不到什麼幫助，當時的人只會說受苦是人類普遍狀況。今天，只要認知到內心的混亂，就能接觸到或許可減輕症狀的技術。由於診斷能帶來治療行動，因此相關的診斷變得愈來愈多。雖然許多人抨擊《精神疾病診斷與統計手冊》的內容不斷擴大，但《國際疾病分類表》也不遑多讓，納入許多新的生理疾病。

愈來愈明顯的事實是：引發憂鬱症的原因繁多，包括遺傳脆弱性（因此容易受外界及表觀遺傳學的影響）、壓力、內分泌疾病、頭部創傷、發炎（包括腦部發炎）、大腦退化（如帕金森氏症和阿茲海默氏症的情況）、營養缺乏（尤其是缺乏葉酸或維生素D）、糖尿病，以及某些癌症。不同的人對不同的治療有反應，而醫生一直努力找出誰適合採用什麼療法。二〇一三年，凱利．麥克葛瑞（Callie McGrath）、梅伯格及同僚在《美國醫學會期刊精神病學分冊》（*JAMA Psychiatry*）發表他們在研究中找到一種生物標記，能將可能對藥物治療反應良好的病人及更適合認知行為治療的病人區分開來：對藥物治療有反應的人右前腦島的活動高於平均值，而對認知行為治療反應較佳的人右前腦島的活動低於平均值。他們使用功能性和結構性造影工具，設計出一套演算法來協助臨床醫療人員進行憂鬱症患者分類，以發揮最佳療效。在理想情況下，醫生應能藉此評估病人的憂鬱症屬於哪種類型，並為每個人建議最有希望的治療方式。可能的生物標記包括端粒長度、纖維母細胞生長因子濃度、胺基酸神經肽Y，以及皮質醇、飢餓肽（ghrelin，亦譯「腦腸肽」）、瘦素、脫氫異雄固酮。

雖然拜過去二十年醫學進步之賜，我們今天更有能力幫助憂鬱症患者，但仍有五個重要問題。第一，求助的患者只有小部分得到最好的治療。賽蒙．衛斯理（Simon Wessely）教授二〇一四年出任英國皇家精神醫學院院長時指出，在英國，精神健康出問題的人只有三分之一接受過任何種類的治療，也就是說，得到有效治療的比例一定遠遠更低。今天，神經精神疾患幾乎構成美國五分之一的疾病負擔，是六十五歲以下各年齡層最容易導致失能的健康問題。美國有六千萬人罹患精神疾病。接受精神健康照護的兒童比二十年前多，有資格接受失能救助的成年精神病患也比從前多，美國低收入戶醫療補助計畫為精神健康付出的成本也更高。而有這些狀況的美國人中，只有不到一半的人接受過任何種類的治療，其中不到一半接受過最低限度的醫療照護，而這些人當中只有不到三分之一獲得充分療效。

其次，研究社群非常分散，且往往沒能將研究成果轉化為有用的醫療介入措施。因索爾指出，認知行為治療對輕度到中度憂鬱症的療效在三十年前就已確立，利用造影技術的研究揭開了認知行為治療對腦部活動的影響。雖然課堂上時常會提及這方面的技巧，卻只有不到五分之一的社工（美國最大的治療師群體）曾在督導下接受這方面的訓練。儘管學術界對氯胺酮有濃厚的興趣，但氯胺酮的使用因商業理由而遲遲沒有進展，直到美國食品藥物管理局插手，才有所改善。因索爾在給我的信上說：「至少五年以來，我們已從小型臨床實驗中得到證據去證明氯胺酮的功效。想像一下，原本歷時六周的治療可以變成只需六小時。但這種藥物不具專利，所以藥廠沒有足夠的誘因開發新藥。結果，這類研究都奄奄一息。」我們在了解精神疾病的遺傳學上有重大突破，已證實一百個以上的精神病學基因發現，但幾乎沒有開發出任何新療法來回應這些發現。因索爾又說，我們不但需要改善醫療的「管道及數量」，也需改善其「選項和品質」。

第三，憂鬱症患者仍持續受到汙名化，使他們的生活比疾病本身更加艱辛、孤獨，導致他們更不可能尋求治療，尤其是治療也和疾病一樣遭到汙名化。社會認知一向難以改變，但抱著希望似乎是合理的：我們希望科學和社運的進展能滋養彼此，從而建立人們更容易康復，即使患病也比從前更安全的社會。不過傳統的工作申請表都會問：「你是否曾被診斷出罹患癌症或心臟病？」「你是否

500

曾因精神疾病接受治療？」措辭上的差異代表潛在的社會假設：即使某人曾治療成功，也仍帶著不祥的疾病。

第四，差別待遇。原則上，對精神病患的醫療補助應該和所謂生理疾病的補助相當。倘若不能享受同等待遇，許多憂鬱症患者將每況愈下，乏人支持，逐漸墮入絕望深淵。在美國，這是保險公司的問題；在英國，則是全民健康服務制度的問題。無論在英國或美國，補助上的差異反映的觀念是，這類疾病比較不重要，幫助精神病患是次要的工作及麻煩的支出。不過，自從美國通過平價醫療法案（也就是所謂的「歐巴馬健保」）後，新法案容許高風險年輕人在父母親的保險下獲得醫療給付，於是他們開始求助，也獲得醫療上的幫助。

最後，憂鬱的人不擅長照顧自己，甚至連基本照顧都做不好。套用因索爾的說法，憂鬱症來襲時，「夾帶著無望、無助、極度失能。今天要找到勝任的照護者並不容易，而陷入憂鬱的人尤其不可能做必要的搜尋。我常說，憂鬱症的挑戰是這種疾病會阻礙治療，如果得的是癌症或心臟病，就不會這樣。」

要改善這種狀況，其中一個辦法是模仿美國在一九七〇年代成立的癌症中心，以及隨後成立的心臟病中心和糖尿病中心，也建立憂鬱症中心。二〇〇一年有人倡議成立美國第一所國立憂鬱症中心，這所中心於二〇〇六年在密西根大學開幕，聚集了來自十所密西根學校和研究機構的一百三十五位憂鬱症和雙極性疾患專家。憂鬱症中心提供完善的臨床服務，推動公共政策，贊助各種社會學和生物學研究，因此處於絕佳地位，可以匯集數以萬計的憂鬱症和雙極性疾患患者的遺傳物質，建立起有史以來最大的這類資料庫。有用的遺傳學研究必須先具有數量可觀且多樣的樣本——這類研究目前仍在初步階段。相較於製藥產業進行的研究，憂鬱症中心也贊助更長程的研究。如同憂鬱症中心執行總監葛瑞登指出：「癌症有五年研究，憂鬱症有十二周的研究。」

密西根大學綜合性憂鬱症中心（Comprehensive Depression Center）乃是在葛瑞登領導下創立。他的願景還包括建立憂鬱症中心國家網路（NNDC, National Network of Depression Center），以提升服務品質，讓患者更容易就醫，研究也更有連貫性。二〇〇七年，十六個醫學中心的代表在安娜堡會面，籌備NNDC。他們在二〇〇八年形成非營利性質的全國聯盟。到了二〇一四年，已建立二十一個中心。NNDC的會員同心協力，讓醫療進展散播得更廣，目標是讓「每個美國人都能在方圓兩百哩內獲得憂鬱症的專業協助和照護」。NNDC每年召開會議，並籌辦專業期刊。他們正和新成立的加拿大憂鬱症研究及處遇網路（Canadian Depression Research and Intervention Network）結盟，後者模仿NNDC模式，目前有三個憂鬱症中心在運作。葛瑞登希望建立一個全球體系。

在公眾的想像中，將憂鬱症界定為一種醫學疾病的機構能協助患者消除羞恥感。癌症中心是大家頻繁出入的地方，有共同問題的人會在這裡碰面、交流，許多病友會分享他們艱難的抗癌過程。憂鬱症中心擁擠的候診室也證明了憂鬱症的普遍性，並消除憂鬱症汙名帶來的孤獨感，因此也紓解了患者的痛苦。

二〇一四年，我和一位著名的文化評論家有一次令人訝異的談話，她說：「你當時寫文章公開談論你的憂鬱症，真的很勇敢，現在就不需要鼓起這麼大的勇氣了。」她善意的話語裡面蘊含的假設是，憂鬱症的汙名正在消退，大家愈來愈能公開談論憂鬱症。這樣的說法只有在某些前提下才正確。今天精神病患應該出櫃的想法已很流行。這樣的轉變始於百憂解在一九八七年核准上市之時，之後又有多場公共衛生運動推波助瀾，例如由MTV支持的傑德基金會（Jed Foundation）「愛更響亮」（Love is Louder）運動，乃是為了幫助各種受社會排斥的人找到自己的聲音，並推動學校公開討論精神疾病。也不時有社會名流坦白揭露自身的精神疾病，《捫心問診》[6]之類的電視劇集也為大眾提供探討這類問題的語彙。女演員葛倫．克蘿絲成立的團體「改變思維」（Bring Change 2 Mind）製作了詼諧的電視廣告，設法讓大眾接受精神疾病，去除精神病背負的汙名。克蘿絲告訴我，如果大家知道他們有多常和精神病患相處，就不會那麼害怕了。她解釋：「汙名往往來自無知。如果我們之中每四人就有一人得病，你不可能害怕這樣的疾病。」

不過大眾媒體仍經常展現對憂鬱症患者莫名的敵意。二〇一四年春天，愛爾蘭新聞記者約翰．華特斯（John Walters）寫道：「我不相信憂鬱症，根本沒有這回事，完全是捏造出來的，都是鬼扯蛋，是藉口。」你能想像某個公眾人物在談論癌症或心臟病或愛滋病時這麼說嗎？演員羅賓．威廉斯在二〇一四年自殺後，女兒潔爾妲（Zelda Williams）在推特上遭到網路酸民霸凌，他們將她父親的死歸咎於她，還上傳陰森森的竄改照片，說那是羅賓斯的屍體。憂鬱症似乎仍然會激發歇斯底里的對立。

比個別挑釁更令人困擾的是，美國醫療保健制度和聯邦政策都信奉對憂鬱症的偏見。二〇一三年，美國拒絕一名加拿大女性遊客入境，理由是她曾因憂鬱症住院一年半。雅倫．李察森（Ellen Richardson）因此不得入境美國，除非美國國土安全部認可的三位多倫多醫生有任何一位願意開體檢合格證明給她，單憑她自己的精神科醫生背書「還不夠」。李察森原本只是要借道紐約去搭乘遊輪前往加勒比海。

美國邊境官員聲稱他們乃根據美國移民與國籍法第二一二節行事，這條法令准許邊界巡警拒絕任何會威脅到他人「財產、安全或福祉」的旅客入境。他們給李察森一張書面通知，告知她，基於她的「精神疾病發作紀錄」，她在入境美國之前應先取得醫療評估報告。李察森並非這類措施的第一個受害者。二〇一一年，美國也曾禁止加拿大教師兼圖書管理員洛伊絲・卡門尼茲（Lois Kamenitz）入境，理由是她曾企圖自殺。安大略精神健康警方紀錄查核聯盟（Ontario Mental Health Police Record Check Coalition）前共同主席雷恩・佛瑞提胥（Ryan Fritsch）聲稱他在該年聽過八樁類似案件。在李察森的事件發生後，他寫信給我：「我覺得很多人都被拒絕入境。我還聽說，加拿大全國性和省級的各種心理衛生倡議與宣傳組織派主管級代表到美國參加會議及其他官方活動時，都曾在邊境遭到拒絕入境。」原因大概出在他們自己的精神病史。

嚴厲抨擊憂鬱症，代表倒退回某種優生主義哲學，這種哲學認為任何精神疾病的跡象都是社會排斥的根據。一九九〇年的美國身心障礙法禁止雇主歧視精神病患。我們會捍衛罹患憂鬱症的美國公民在任何地方的工作權，難道不應該也捍衛有憂鬱症的旅客入境美國的權利嗎？社會上任何領域根深柢固的歧視都會鼓勵他人效尤。大多數美國人之所以為同志爭取從軍權，都不是因為他們希望成為同性戀軍人，而是因為任何政府批准的歧視都會損害所有同志的尊嚴。同理，拒絕李察森入境的邊境政策不但對外國人不公平，也侮辱了數百萬深受精神疾病所苦的美國人。

將任何失能狀態汙名化都很糟糕，將其治療方式汙名化則更糟糕。李察森之所以遭拒，不是因為她的憂鬱症，而是因為她自殺未遂後，警察把她送到醫院，並提交一份報告，而美國當局拿到了這份報告。曾因精神健康問題求助的人，會比其他未求助的人更容易控制內心的惡魔，而李察森的案例只會警告大家千萬不要因精神疾病而求助。如果我們把人嚇跑，讓他們因為害怕這項紀錄日後

6《捫心問診》（*In Treatment*）原為以色列心理治療電視劇《治療》（*Be Tipul*），後由美國HBO改編，於二〇〇八年一月首播，講述心理治療師每周與個案晤談的故事。

會對自己不利，而不敢接受治療，我們不啻在鼓勵大家否認生病、不遵從醫囑、耍花招，形成更加病態的社會，而不是健康的社會。一九九三年，美國國會通過法案，禁止ＨＩＶ帶原者入境美國。美國是在司法上採取如此頑固立場的少數國家之一，其他國家為亞美尼亞、汶萊、伊拉克、利比亞、摩爾多瓦、阿曼王國、卡達、俄羅斯、沙烏地阿拉伯、南韓、蘇丹。在激進派遊說團體大力反對下，美國終於在二〇〇九年解除這項禁令。歐巴馬總統表示，他相信這項禁令導致大眾對ＨＩＶ帶原者和愛滋病患的歧視，結果人們因此不願受檢，間接促進了愛滋病散播。

李察森在二〇〇一年曾企圖自殺，並因此半身不遂，但她受益於有效的治療，後來過著有意義的生活。我們應該為這些設法改善精神狀態、即使面對困難仍努力生活的人喝采。我們應該盡可能讓更多人不用面對政府的反對，獲取一系列可得的支援，這不但符合人道精神，也符合我們的自我利益。

我曾為《正午惡魔》採訪過很多人，我和其中大多數人還保持聯繫。有的人從二〇〇一年到現在一直安好，有的人仍在苦苦掙扎，大多數人的情況時好時壞。有幾個人近來經歷失親之慟，尤其是失去雙親——人到中年，父母過世是如此常見。有的人則自己成為父母。我問他們，自千禧年受訪以來，憂鬱症呈現什麼發展軌跡，如何影響他們的生活。

安琪兒．史塔基展現了堅忍不拔的勇氣。她一向透過母親接觸外界，母親過世後，她必須變得更獨立。二〇一四年初，她已出院三年，是有生以來維持最久的一次。她準備從有人支援的生活環境搬到更獨立的環境，可以想見這件事令她緊張不安。儘管尚未擺脫憂鬱症惡魔，她仍努力過著充實的生活。近來她被診斷得了肺病，是抽菸引起的，醫生下令她立刻戒菸。抽菸是她僅有的樂趣之一。對有精神病傾向的人而言，尼古丁依賴是普遍的自我藥療。但安琪兒依然秉持一貫毅力，傾全力戒菸。

比爾．史坦自述道，從我上次採訪他至今的十三年間，儘管母親往生，長期戀人也過世，他的生活卻「出奇穩定」。他寫道：「母親一向是家中的堡壘，是大自然的一股力量，她過世是我多年的恐懼成真。不過，我仍然有辦法接聽因母親過世而來的弔慰電話，處理相關法律問題。這是一種很奇怪的感覺，尤其對單身漢而言，突然之間變得毫無牽絆，怙恃俱失。儘管如此，雖然覺得自己變得徹底孤單，我依然站出來面對困難，好好處理自己真切的哀傷。」我很好奇他是否因此變得更有自信。他回答：「唯有經歷過會導致失能的精神狀態，才能體會到神智正常有多麼可貴。也許單單能正常運作，就值得珍惜。雖然之前我曾陷入憂鬱深淵將近兩年，但從一九八七年底以後，基本上都能正常運作。儘管如此，我一直害怕病情會再嚴重復發，這樣的念頭每天都浮現，一直縈繞不去。」他很好奇癌症患者是否也要忍受類似的焦慮。「我很自豪能成為相當不錯的中距離跑者。這類運動對心情發揮的功效，說再多都不為過。如今年近六十，我特別記得青春時代飽受憂鬱症反覆發作之苦的父親於八十三歲崩潰後，在過世前最後七年都不曾再康復，所以我經常提醒自己，老年人格外脆弱。不過我現在對自己的看法已經和本世紀初同意接受你採訪時不一樣了。」

法蘭克．魯薩科夫結婚了，生了兩個孩子，成為成功的科學記者。本書問世之後十餘年來，他大部分時間都在照顧癌末的母親和有阿茲海默氏症的父親。他寫道：「如果母親想到外面走走，我倆會一起去散步。有一天我問她，在我生病的那些年間，她和爸是怎麼樣讓我撐過來的。她沒有真正回答我，但她還記得家父對某些事情很在行，例如把我送進醫院，她則擅長做其他事情。她首度告訴我，我康復一段時間後，醫生曾經邀請他們到約翰霍普金斯大學的病例研討會上分享照顧經

505

驗，母親回覆時表示：『我們只是做了每個父母都會做的事情。』但醫生都不以為然，他們堅稱：『你們做的事情很不尋常，大多數父母都沒辦法這樣做。』我的父母從來不曾去發表演講，但我很高興在事隔多年後得知這次的交流。母親語氣平和地和我分享這件事，但她的聲音帶著一絲自豪。」

母親過世後，法蘭克大半時間都在照顧父親。他說：「今天下班後，我開車去巴爾的摩探望父親。他在睡覺，但我握住他的手一段時間。家父住在失智老人照護機構中，每天幾乎都只在同一個樓層活動，房門都上鎖。我以前住院時也這樣。我生病時，醫院的上鎖病房狹小又安全，我覺得很安心。我希望父親有類似的感覺，我認為他確實有這種感覺。從前我住院時，父親每次來看我，都會帶一盒班與傑瑞冰淇淋給我。現在，我每次去看父親，都會帶麥當勞奶昔給他。」

我很好奇法蘭克如何看待自己憂鬱症嚴重發作、崩潰的那些年。他說：「在那之後，發生了這麼多好事。」我問他現在還需不需要吃藥。他解釋：「我還在服用同樣的三種藥，就是我接受扣帶迴切開術時服用的藥物。醫生認為既然看來有效，就不要隨便換藥。每天早晚，這些藥會提醒我還有這個病，但感覺其實更像刷牙，我天天照做就是了。」

但並非我採訪過的每個人都因這樣的洞察而得到此等平靜。婷娜．索能葛寫信告訴我，她任職的那家航空公司關門了，她找不到其他空中小姐的工作。她說明道：「我真希望我能跟每個人說，我婚姻美滿，在後院養了一條狗，找到很棒的工作，還有博士學位，但相反的，我漸漸了解自己什麼時候即將發瘋，也學習如何因應。我確實學習了教外語人士英文的教學技巧，我很喜歡教英文，我在本地街友庇護所工作。我還在尋覓另一半。大家都說當妳不抱希望的時候，那個人就會出現。嗯，我十八年來都沒有期待真能找到對象，所以也許我現在應該試著期盼一下？」婷娜曾被診斷出第二型雙極性疾患，目前正逐漸走出最近一次鬱症發作。她寫道：「我原本相當好，然後，砰！我開始走下坡。但感謝上蒼，這一回我有朋友陪伴，不必再跳進另一個精神病院。我比過去更了解自己的病，也在服用新的藥物。但對我來說，一次只要把一天應付過去就好了。」我被她的勇氣打動，同時也感受到她的孤獨。婷娜外表開朗外向，內在卻很混亂，一直都是奇怪的組合。過去工作會喚起她喜愛交際的一面，如今丟掉飯碗，她有更多時間意識到自己精神上的痛苦。

瑪姬・羅賓斯出版了一本出色的論辯式詩集《蘇西祖思頭頭是道》(*Suzy Zeus Gets Organized*)，描繪她的雙極性疾患經驗。她用風趣機智且經常令人震撼的押韻詩句，訴說和自己的遭遇極為類似的蘇西有些什麼故事：從神智正常到崩潰，然後再回歸到更有智慧的自我。這是用詩句寫成的小說，我建議所有曾奮力對抗雙極性疾患的人（以及不曾這麼做的人）都讀一讀。這本書出版幾年後，瑪姬取得精神分析師的資格，在曼哈頓成立私人診所。她有個病患是我的朋友，說瑪姬救了她的命。

我問瑪姬如何持續奮戰。「我很幸運，對我來說，威博雋和帝拔癲一直都能發揮療效，再輔以心理治療。持平來說，也許真正有效的是心理治療，吃藥只是附帶的。就我的情形而言，躁症發作後，鬱症就會來襲，醫生跟我都很清楚該怎麼打斷躁症，只要吃幾天金普薩，就可以止住躁症。如今我不太需要這樣做，但在需要時，我的精神健康就完全圍繞著一件事：避免躁症發作。我發現在八〇年代，說時容易做時難——躁症會令人非常興奮，就我的情形來說，我甚至會有一種詭異的『好像回到家』的感覺。我不確定剛開始的時候，我有沒有覺得『不對勁』，但我現在知道自己絕對沒辦法應付可能發生的情況。這就好像我有機會抓住閃電，這個選擇令人驚奇，但不是什麼好主意。」

瑪姬罹患精神疾病的經驗使她精神分析師的工作大為改觀。畢業後在接受訓練單位面談時，瑪姬被問到：「當個案的一些『原始本質』可能變得洶湧翻騰時，我是否依然可以讓自己的『原始本質』保持在穩定狀態。從助人的角度來看，沒有任何經驗比得上自己的原始本質真的出了問題，然後再慢慢恢復掌控的經驗。這會增強你的情緒肌肉。我不需要在療程中提到自己的經驗。我就是知道——在骨子裡，在血液中——我和坐在對面的這個人走過同樣的路，而我已經走出來了。我想，他們和我在一起時也能感覺到。」幫助別人，強化了瑪姬自助的能力。「然而在我自己的人生中，我仍然會傷心、憤怒，還會為一些並不應覺得可恥的事情感到羞愧。」她承認。「你說到憂鬱症的反面不是快樂，而是活力，你說得很對。憂鬱症的反面是生命。」

二〇一四年初，克勞蒂亞・薇佛重新打造自己的人生。她告訴我：「我從二〇〇一年就不再吃藥，我也懶得嘗試另類療法。那些治療不是沒效，就是效果輕微到我感受不到自己的感覺有什麼不一樣。二〇〇四年，就在我第一個孩子出生後不久，我最好的朋友自殺了。我哀慟了兩年，但了解他的人生遭遇後，我釋懷了。」克勞蒂亞的丈夫曾失業八年，為婚姻帶來相當大的壓力，而壓力會引發克勞蒂亞的憂鬱症。「第三個孩子出生後，我說我們必須接受心理諮商。我覺得我和十幾歲讀寄宿學校時一樣，在壓力下瀕臨崩潰。他作了十個月的心理諮商後就停下來，說對他沒用。」

雖然克勞蒂亞很快就訴請離婚，她仍繼續接受心理治療。「我更加清楚自己為何長久以來一直憂鬱。我有焦慮症，我們家幾乎每個人都有焦慮症。我以前一直不曉得，因為周遭每個人都這樣，似乎再正常不過。我明白是什麼引發了我內心的憂鬱，當憂鬱來襲時，我可以感覺得到。我現在也比較懂得如何看清焦慮和應付焦慮。談話治療一直對我很有用。談話治療花的時間比藥物治療長，但我的改變對周遭每個人都產生正向的影響。我覺得好像得到了人生中第二次機會。」離婚可能引發毀滅性的崩潰，然而對克勞蒂亞而言卻是解脫。她受到激勵，重新評估了所有的情感關係。乾乾淨淨的新開始讓她的種種蛻變顯得清晰而具體。

由於蘿拉・安德森無法忍受抗憂鬱藥，所以她專注於營養，發現吃很多優質蛋白和脂肪時感覺最好。本書剛問世的那幾年，她的情況愈來愈穩定。三十五歲時，她發現自己懷孕，決定結婚。「我先生活力充沛，又意志堅定。他很想有個家，我很高興他這麼想。」她寫道。懷孕大約八周時，她得知懷的是雙胞胎。「當時，我還沒有感到憂鬱**本身**，不像在奧斯汀時那樣。我的生活很充實，有朋友、同伴、狗、一份好工作，一切都讓我覺得很富足。雙胞胎讓我先生樂壞了，我也是——怎麼可能承認自己不開心呢？？？——但焦慮感始終存在，還有罪惡感。」

雖然蘿拉的先生是好父親，但在蘿拉看來，他對她的朋友毫無同情心。這件事加上照顧雙胞胎的壓力，為兩人的婚姻帶來無法忍受的緊張，蘿拉最後覺得自己再度崩潰了。這一回，一切都是慢動作。起先，她認為自己應付得來，然後絕望情緒像大陸棚一樣不斷堆積。最後，她覺得自己快窒息了。「我總是問正面臨困境的人一個十分基本的問題，我簡直不敢相信這問題竟然被我忽視了這麼久，我會問他們，什麼是你的『情緒糧食』？若你覺得沒事，覺得很富足、生氣勃勃、和人有連結，你需要什麼？對我而言，我其實就靠著這樣的屏障來對抗憂鬱症，包括朋友、音樂、狗、交流。當然，朋友和交流是其中最重要的。我有個非常和善的前男友，他聽到我的傷心事後，對我說：『妳和我這類人，總是會碰到一些凶星高掛空中的夜晚，這是我們的宿命。祕訣在於要知道怎麼樣繼續走下去。』」

蘿拉逃走了，把五歲大的女兒留給丈夫。她說：「我無法忍受看著女兒和我的憂鬱症搏鬥。獨自一人時，我開始覺得稍微可以喘口氣。那段時間很難熬，我彷彿無處可去，只能浮上水面吸一點空氣，然後再度沉入未知的水底。但女兒讓我很驚訝。一旦走出婚姻，我發現我又可以毫無保留、毫不猶豫地和她們一起歡笑，隨我們喜歡玩得很開心。雙胞胎之一說：『媽咪，妳現在不會一直哭了！』當然，聽到這句話，我又掉淚。要直到孩子重拾活力，你才會知道自己也恢復了活力。我花了一年時間才明白我已找回部分的蘿拉——部分的生命力。我想憂鬱症部分的悲哀和妄想在於，我們不明白自己漸漸喪失自我。」蘿拉習慣性地失去自我又找到自我，每一次都比上回失去自我時多找回一點生命力。那是絕望與清明的循環往復。她痛恨這個循環，但它保存了她發散出去、引發迴響的慈善，她和人親近的天性，這種親近曾在憂傷中失去，如今又在喜悅中重拾。一般而言，憂鬱症患者要維持親密關係並不容易。對蘿拉而言，失婚讓她重拾與孩子的親密關係，同時也重新找到自我。

罹患憂鬱症時，我找到了我的社群。會公開談論精神疾病的人最後總會出現在相同的研討會上，其中許多人結為好友——我的憂鬱病友。你會很驚訝他們竟然這麼有趣。其中一個最有趣也最聰明的朋友，我是因為和他一起在聖路易市的憂鬱症研討會擔任主講人而認識。我和我的精神藥理師及她的先生也建立了愉快的情誼。我在巡迴宣傳新書《正午惡魔》時接受採訪，因而認識了我的丈夫。在明尼蘇達州聖保羅市一次關於憂鬱症的採訪，聽起來不太像偉大愛情故事的開頭，但對我們而言卻是如此。

令人震驚的是，一方面感覺被如此了解你的人深深愛著，卻仍因憂鬱症而不時感覺如此孤獨，再多的善意似乎都無法穿透憂鬱症帶來的寂寞。我在本書談到我感激憂鬱症，只要憂鬱症已成過去，我始終感激，但我痛恨憂鬱症重新出現，痛恨憂鬱症總是不屈不撓一再復發的可能性。寫書探討憂鬱症時，要避免將憂鬱症美化或妖魔化都很不容易，從某個角度而言，兩種錯誤我都犯了。但也許這樣的寫法才是最誠實的寫法。與其說我的感覺介於感激和恐懼之間，毋寧說我以很極端的方式感受到兩者。我就是我的憂鬱症。我是我自己，而憂鬱症是偶爾出現的闖入者。兩種說法都對。

我永遠都懷疑，憂鬱症會如何對我未來的哀傷產生細微影響。在父親過世時，倘若我的婚姻有狀況，倘若我的孩子碰到什麼壞事，我無法想像我怎麼有辦法接受這樣的事態發展，而且我害怕憂鬱症會在我悲傷時乘虛而入，如此我就得同時應付漢氏憂鬱量表（Hamilton Depression Scale）和醫生和藥物劑量，而不單是悲傷和失落。我不想在人生一片美好時感到很悲慘，但我也不想憂鬱症在我人生陷入困境時還來攪局。

我們常以為眼前的現實會永久存在。我發現自己很難在八月買厚外套，同樣的，心情好的時候（現在就是如此），似乎難以相信從前的惡劣心情會捲土重來。但憂鬱症如同季節，我周而復始地經歷憂鬱，就如同冬天過去仍會再來。今天，即使每個人都還待在泳池邊，我強迫自己開始囤積圍巾和保暖內衣。我時時刻刻都在未雨綢繆，準備應付不時來襲的惡魔。如今情況有何改變？我不但會在夏天就開始準備過冬，也會在天寒地凍時想像春天的光景。我努力準備好面對憂鬱症復發——即使在情況最好的時候，也不忘情況可能會變得多糟——這某種程度幫助我對陷落憂鬱幽谷保持警覺。夏天一如冬天，會再復返。我學會即使在情緒最低潮的時候，也能想像心情好的時候，而我習得的技巧有如正午陽光般，穿透惡魔的黑暗世界。

謝辭
Acknowledgments

一九九九年十二月下旬，一個朋友發現我興高采烈，問我在做什麼。我興致勃勃地回答說，我已經預約好除夕夜去波蘭鄉間採訪一家精神病醫院，還找出一些我擔心已經遺失的自殺紀錄。她嚴肅地搖了搖頭，告訴我，我必須停止這種瘋狂。當我發現自己的書已經完成，我大鬆一口氣。瘋狂已經畫下句點。

我的經紀人Andrew Wylie支持了我十二年。在我出版每一本書之前，他都帶領我前進，並指導我所有的努力。他自始至終都堅定地支持我和這本書。我珍惜他的友誼和他的眼光。我要感謝Wylie Agency的Liza Walworth，她使一切的開始都變得如此愉快。我也要感謝Jeff Posternak，他促成了之後的所有安排。我在美國的傑出編輯Nan Graham始終如此大度、明理，並與我緊密合作。她是我一直希望找到的熱心人士。她能幹的助手Brant Rumble面對混亂時一直保持井井有條。我在英國的編輯Alison Samuel一直是出色的讀者和堅定的支持者。我感謝Pat Eisemann在美國宣傳團隊中出色、充滿活力的領導，也感謝Giulia Melucci、Beth Wareham以及其他參與本書宣傳的人士，並感謝Patrick Hargadon在英國的宣傳工作。我還要感謝Christopher Hayes協調安排《正午惡魔》的網路宣傳。我還要感謝我的律師Chuck Googe密切把關我的合約。

這本書有部分內文曾登上《紐約客》、《紐約時報》和《食品與葡萄酒》（*Food and Wine*）。我要感謝Tina Brown一九九八年在《紐約客》上發表了《憂鬱的解剖》。對於那本雜誌，我虧欠最多的是編輯Henry Finder。他的斯文、博學、慎重和忠誠，都是世所罕見。如果沒有他的寬宏大度，我永遠不會動手寫這個艱難的題目。這本書有一小部分刊登在《紐約時報雜誌》上，而Jack Rosenthal在這本雜誌給了我寶貴的支持，Adam Moss則支援我在憂鬱症、窮人和政治這三方面曠日持久的工作，協助我指出軼事背後的真相。Diane Cardwell在編輯這些資料時也協助了我。Dana Cowin以《食品與葡萄酒》的名義在關鍵時刻派我去探索眾多最快樂的療法，我感謝她對我的包容。Stephen Rossoff好心邀我到密西根大學的《密西根大學校友雜誌》繼續我的研究。一九九八年二月我在Liguria的Bogliasco基金會的Villa dei Pini度假中心完成了本書的開篇。我非常感謝基金會的慷慨支持。

我感謝Laurie Beckelman、Fred Frumberg、Bernard Krishna、John Stubbs協助我在柬埔寨的研究。關於我在格陵蘭島上的研究，我要特別感謝René Birger Christiansen、Lisbet Lyager，以及Flemming Nicolaisen、Johanne Olson和Illiminaq的居民。我也感謝Erik Sprunk-Janssen和Hanne Skoldager-Ravn的幫助，沒有這兩位，我將無法進行我在格陵蘭島的計畫。我感謝David Hecht和Hélène Saivet在塞內加爾對我的協助，兩人的付出都超越了職責及友誼的範圍。我感謝Anne Applebaum和Radek Sikorski為我在波蘭安排的訪談。我要感謝Enrico Marone-Cinzano在第六章的研究中為我提供了實質的幫助。

我的朋友和憂鬱症領域的專業人士都花了一些時間為本書的草稿提供意見。我要感謝我兩位最親近的讀者Katherine Keenum博士和Claudia Swan博士為本書做了傑出的校訂。兩人的智慧和愛使我在自己的思想和思想表達上都達到了某種程度的清晰。我也感謝那些閱讀並評論過後期手稿的人，這包括：Dorothy Arnsten博士、Sarah Billinghurst、Mary Bisbee-Beek、Christian Caryl、Dana Cowin、Jennie Dunham、Richard A.Friedman博士、Richard C. Friedman博士、Rhonda K.Garelick博士、David Grand博士、John G. Hart博士、Steven Hyman博士、Eve Kahn、Fran Kiernan、Betsy Joly de Lotbinière、Sue Macartney-Snape、David McDowell博士、Alexandra Munroe博士、Randolph M. Nesse、Julie S. Peters博士、Margaret Robbins博士、Peter Sillem博士、Amanda Smithson、David Solomon、Howard Solomon、Bob Weil、Edward Winstead和Helen Whitney。

我要感謝Philippe de Montebello、Emily Rafferty和Harold Holzer對這個計畫的大力支持，並大方允許我自由出入大都會藝術博物館。

我要感謝Chuck Close慷慨地無償拍攝我的作者照片。

我要大力感謝Eugene Cory、Carol Czarnecki和Brave New Words錄製了超過一萬頁的錄音採訪。感謝Fred Courtwright協助取得本書引用材料的使用授權。Emma Lukic不遺餘力地尋找參考資料，我感謝她在研究方面的協助。

我感謝在我展開這個計畫時花時間與我分享見解的多位專家。Frederick Eberstadt博士與我共度了大量時光，並引介我認識無數人。美國國家精神衛生研究院的Steven Hyman博士本人和他的員工有求必應。Kay Redfield Jamison博士為我提供了早期研究的建議，並熱情邀請我參加一九九六年的自殺會議。David McDowell博士同樣慷慨大方，並引導我探究美國精神醫學學會的謎團——這是寶貴的服務。約翰霍普金斯醫院憂鬱症和相關情感性疾患學會的Sally Mink慷慨地提供她的無數人脈和個人見解。Randolph Nesse博士將我帶入演化心理學領域，從而對我的計畫產生了深遠的影響。Anne Stanwix博士提供了清明的智慧，並提供了我在本書引用的許多語錄。Peter Whybrow博士非常慷慨地向我指出許多普遍問題，我才得以寫入書中。

本文的任何讀者應該都能理解還有許多人為我付出了時間。我無法一一列出所有提供想法和觀點給我的人，但我要特別感謝那些和我碰面並讓我進行錄音採訪的人，這包括：Dorothy Arnsten博士、James Ballenger博士、Richard Baron博士、Agata Bielik-Robson、Poul Bisgaard博士、George Brown博士、Deborah Bullwinkle、René Birger Christiansen博士、Deborah Christie、Joyce Chung博士、Miroslaw Dabkowski博士、Hailey Dart、Richard Davidson博士、J. Raymond DePaulo博士、參議員Pete Domenici、Vicki Edgson、Laurie Flynn、Ellen Frank博士、Richard A. Friedman博士、Edward Gardener博士、David Grand博士、John Greden博士、Anna Halberstadt博士、Emily Hauenstein博士、M. Jabkowski博士、Mieczylsaw Janiszewski博士、Karen Johnson、Paramjit T. Joshi博士、眾議員Marcy Kaptur、Herb Kleber博士、Don Klein博士、Gladys Kreutzman、Marian Kyner、Bob Levin博士、Reinhard Lier博士、Juan López博士、Sara Lynge、John Mann博士、Melvin McGuiness博士、Henry McCurtiss、Jeanne Miranda博士、William Normand博士、Phaly Nuon、Kristen Peilman、眾議員John Porter、Robert Post博士、William Potter博士、參議員Harry Reid、Norman Rosenthal博士、眾議員Marge Roukema、Arnold Sameroff博士、參議員Chuck Schumer、Sylvia Simpson博士、Colin Stine博士、Glenn Treismann博士、Elliot Valenstein博士、James D. Watson博士、Thomas Wehr博士、參議員Paul Wellstone、Myrna Weissman博士、眾議員Bob Wise、Elizabeth Young博士。

我在寫作這本書時，有如此多的人向我敞開心胸，向我傾訴他們人生的艱難。我很高興能獲得他們的信任，也很高興能獲得其中許多人的友誼。在我這一生中，這是最為悲傷的研究，但也沒有其他研究能讓我徹底確信人與人的交流是可能的，世界是親密的。我由衷感謝那些讓我在本書中講述他們的生命故事的人，包括：Laura Anderson、Janet Benshoof、Robert Boorstin、Brian D'Amato、Walt Devine、Sarah Gold、Ruth Ann Janesson、Amalia Joelson、Karen Johansen、Eve Kahn、Amelia Lange、Carlita Lewis、Betsy de Lotbinière、Martha Manning、Paul Bailey Mason、Theresa Morgan、Dièry Prudent、Lynn Rivers、Maggie Robbins、Joe Rogers、Joel P. Smith、Tina Sonego、Angel Starkey、Mark Weiss、以及Sheila Hernandez、Frank Rusakoff、Bill Stein、Danquille Stetson、Lolly Washington、Claudia Weave和Fred Wilson。這些男男女女及無數人無私大度地向我講述了他們的艱辛故事，我只希望我能成充分傳達他們所有人的勇氣。

由於這是一本關於憂鬱症的書，我也要感謝那些使我康復的人，沒有他們，我法寫出我的故事。我很感謝許多為我治療憂鬱症的醫生。我很幸運能把我的心智托付給這些醫術精湛的人。我有些朋友慷慨補充了醫生的治療內容，這些朋友我不會列出，但他們知道自己為我創造了活下去的方式。最重要的是，我的憂鬱症處方包括了許多人向我展現的愛。他們真誠且善良，而他們的溫柔建議、善解人意以及理性控制畫出了一個空間，我可以在裡面安全地失控。我感謝Juan和Amalia Fernandez，兩人在我寫作期間的關愛與照顧使我得以自由地寫作。我直到開始研究這本書，才第一次僱用了研究助理。我無比幸運找到了才華洋溢的藝術家Stephen Bitterolf，他在《正午惡魔》一書投入了數百小時，認真的程度不下於我。我在本書中若有達到任何程度的嚴謹，那都是拜他的嚴謹之賜，而我有許多想法也都是因為他的想法才得以成形。沒有他的貢獻，這本書不可能以目前的形式存在。此外，他也展現了自己的品格。他的慧黠、感情和善良一直帶給我快樂。

我第一次憂鬱症發作時，父親六十七歲。他的愛心和慷慨，以及思想和精神的靈活性在過去的六年中使他得以了解並遏止我的病。我從未見過有人能如此完美地將年輕人的奔放活力與老年人的可敬智慧融為一體。他一直是我堅定的支柱和偉大的啟發者。我全心全意地把這本書獻給他。

我在準備寫最後一章時，有無數專家提供我支持和諮詢。我要謝謝Elizabeth Fitelson、Richard A. Friedman、Jay Gingrich、Thomas Insel、Helen Mayberg、Kelly Posner和Samantha Boardman Rosen。每位閱讀過本章草稿或對內容發表過意見的人，都不僅闡明了自己的研究，也闡明了別人的研究。我要感謝哥倫比亞大學醫學中心的Jeffrey Lieberman提供堅定的支持，本章有些研究正是在這所醫學中心進行。冷泉港實驗室的Bo Li提供我優秀的材料，強化了本章的科學內涵。Juliet Mitchell給我1項出色的建議：研究產後憂鬱症。Mary D'Alton、Jeanne Coulehan和Michelle DiVito協助我蒐集資料。我感謝Jill Farnum、Rob Frankel、Kristin Guest和Nada Hafiz慷慨分享自己的故事。Nan Graham再度閱讀並編輯我的著作，過程中充分展露她的出色見解和慈悲。Alice Truax無畏地協助我建構我的論證。Kathleen Seidel編排註解和參考書目，同時也對內文提供建議。她的嚴密協助提升了這本書的水準。我要謝謝我的父親Howard Solomon，他花了許許多多的時間談論、閱讀終章。我同志家庭的家人Blaine Smith、Richard Hubbard、Laura Scher，以及我的孩子Oliver Scher、Lucy Scher、Blaine Solomon和George Solomon，他們都忍受父親心無旁騖地投入這份困難的素材，還有我的丈夫John Habich Solomon，他以為自己並未消除我的憂鬱，但我卻因為他而有了成千上萬個理由去忍受憂鬱。

——. *The World Health Report 1999.* Geneva: World Health Oganization, 1999. World Health Organization. "Maternal mortality." Fact sheet no. 348, May 2014.
Wortman, Marc. "Brain chemistry." *Yale Medicine* 31, no. 1 (1996): 2–11.
Yapko, Michael D. *Hypnosis and the Treatment of Depression.* New York: Brunner/Mazel Publishers, 1992.
——. *Breaking the Patterns of Depression.* New York: Doubleday, 1997.
Yokel, Robert A., and Roy A. Wise. "Amphetamine-type reinforcement by dopaminergic agonists in the rat." *Psychopharmacology* 58, no. 3 (July 19, 1978): 282–96.
Yonkers, Kimberly A., et al. "The management of depression during pregnancy: A report from the American Psychiatric Association and the American College of Obstetricians and Gynecologists." *General Hospital Psychiatry* 31, no. 5 (September 2009): 403–13.
Young, Edward. *The Complaint, or Night-Thoughts.* 2 vols. London: 1783.
Zaghi, Souroush, et al. "Noninvasive brain stimulation with low-intensity electrical currents: Putative mechanisms of action for direct and alternating current stimulation." *Neuroscientist* 16, no. 3 (June 2010): 285–307.
Zerbe, Jerome, and Cyril Connolly. *Les Pavillons of the Eighteenth Century.* London: H. Hamilton, 1962.
Zhang, Shanchun, et al. "Association between mental stress and gestational hypertension/preeclampsia: A meta-analysis." *Obstetrical and Gynecological Survey* 68, no. 12 (December 2013): 825–34.
Zima, Bonnie, et al. "Mental health problems among homeless mothers." *Archives of General Psychiatry* 53, no. 4 (April 1996): 332–38.
Zubenko, George S., et al. "Impact of acute psychiatric inpatient treatment on major depression in late life and prediction of response." *American Journal of Psychiatry* 151, no. 7 (July 1994): 987–93.
Zuess, Jonathan. *The Natural Prozac Program.* New York: Three Rivers Press, 1997.
Zwillich, Todd. "Mental illness and HIV form a vicious circle." International Medical News Group, no date.

Wenzel, Siegfried. *The Sin of Sloth: Acedia.* Chapel Hill: University of North Carolina Press, 1967.
Wetzel, Richard, and James McClure Jr. "Suicide and the menstrual cycle: A review." *Comprehensive Psychiatry* 13, no. 4 (July–August 1972): 369–74.
Whitaker, Robert. *Anatomy of an Epidemic: Magic Bullets, Psychiatric Drugs, and the Astonishing Rise of Mental Illness in America.* New York: Broadway Books, 2011.
White, S. R., et al. "The effects of methylenedioxymethamphetamine on monoaminergic neurotransmission in the central nervous system." *Progress in Neurobiology* 49, no. 5 (August 1996): 455–79.
Whooley, Mary A., and Gregory E. Simon. "Managing depression in medical outpatients." *New England Journal of Medicine* 343, no. 26 (December 28, 2000): 1942–50.
Whybrow, Peter C. *A Mood Apart: Depression, Mania, and Other Afflictions of the Self.* New York: Basic Books, 1997.
Wichman, Christina L., et al. "Congenital heart disease associated with selective serotonin reuptake inhibitor use during pregnancy." *Mayo Clinic Proceedings* 84, no. 1 (January 2009): 23–27.
Wilde, Oscar. *Complete Poetry.* Ed. Isobel Murray. Oxford: Oxford University Press, 1997.
———. *Complete Short Fiction.* London and New York: Penguin Books, 1994.
Willcox, Monica, and David N. Sattler. "The relationship between eating disorders and depression." *Journal of Social Psychology* 136, no. 2 (April 1996): 269–71.
Williams, Caroline. "Is depression a kind of allergic reaction?" *Guardian*, January 4, 2015.
Williams, J. Mark G. *The Psychological Treatment of Depression.* 2nd ed. London: Routledge, 1992.
Williams, Katherine E., and Regina C. Casper. "Reproduction and its psychopathology." In *Women's Health: Hormones, Emotions and Behavior*, edited by Regina C. Casper, 14–35. Cambridge, U.K.: Cambridge University Press, 1998.
Williams, Tennessee. *Five O'Clock Angel: Letters of Tennessee Williams to Maria St. Just, 1948–1982.* New York: Alfred A. Knopf, 1990.
Williams, Timothy. "Suicides outpacing war deaths for troops." *New York Times*, June 8, 2012.
Willis, Thomas. *Two Discourses Concerning the Soul of Brutes.* Facsimile of 1683 translation by S. Pordage. Gainesville, Fla.: Scholars' Facsimiles and Reprints, 1971.
Winerip, Michael. "Bedlam on the streets." *New York Times Magazine,* May 23, 1999.
Winnicott, D. W. *Home Is Where We Start From.* New York: W. W. Norton, 1986.
Winstead, Ted. "A new brain: Surgery for psychiatric illness at Massachusetts General Hospital." Manuscript.
Winston, Julian. "Welcome to a growing health care movement." In *Homeopathy: Natural Medicine for the 21st Century.* Ed. Julian Winston. Alexandria, Va.: National Center for Homeopathy, 1993.
Wirz-Justice, A., et al. "Sleep deprivation in depression: What we know, where do we go?" *Biological Psychiatry* 46, no. 4 (August 15, 1999): 445–53.
Wittkower, Rudolph, and Margot Wittkower. *Born Under Saturn.* New York: Norton, 1963.
Wolf, Naomi R. *The Beauty Myth.* London: Chatto & Windus, 1990.
Wolkowitz, O. M., et al. "Antiglucocorticoid treatment of depression: Double-blind ketoconazole." *Biological Psychiatry* 45, no. 8 (April 15, 1999): 1070–74.
Wolman, Benjamin B., ed. *Between Survival and Suicide.* New York: Gardner Press, 1976.
Wollmer, Marc Axel, et al. "Facing depression with botulinum toxin: A randomized controlled trial." *Journal of Psychiatric Research* 46, no. 5 (May 2012): 574–81.
Wolpert, Lewis. *Malignant Sadness.* New York: Free Press, 1999.
Woo, Young Sup, Hee Ryung Wang, and Won-Myong Bahk. "Lurasidone as a potential therapy for bipolar disorder." *Neuropsychiatric Disease and Treatment* 9 (published online October 8, 2013): 1521–29.
Woolf, Leonard. *Beginning Again.* San Diego: A Harvest/HBJ Book, 1964.
Woolf, Virginia. *The Diary of Virginia Woolf.* Vol 3. Ed. Oliver Bell. New York: Harcourt Brace Jovanovich, 1980.
———. *Jacob's Room.* San Diego: A Harvest/HBJ Book, 1950.
———. *The Letters of Virginia Woolf.* 6 vols. Ed. Nigel Nicolson and Joanne Trautmann. London: Hogarth Press, 1980.
———. *To the Lighthouse.* New York: Harcourt Brace Jovanovich, 1981.
———. *The Years.* London: Hogarth Press, 1937.
Wordsworth, William. *Favorite Poems.* Canada: Dover Thrift Editions, 1992.
———. *The Prelude: Selected Poems and Sonnets.* Ed. Carlos Baker. New York: Holt, Rinehart & Winston, 1954.
World Health Oganization. *Prevention of Suicide.* Public Health Paper no. 35. Geneva: World Health Oganization, 1968.

Wehr, Thomas A. "Phase advance of the circadian sleep-wake cycle as an antidepressant." *Science* 206, no. 4419 (November 9, 1979): 711–13.
——. "Sleep loss: A preventable cause of mania and other excited states." *Journal of Clinical Psychiatry* 50, suppl. 12 (December 1989): 8–16.
——. "Reply to Healy, D., Waterhouse, J. M.: The circadian system and affective disorders: Clocks or rhythms." *Chronobiology International* 7, no. 1 (January 1990): 11–14.
——. "Sleep-loss as a possible mediator of diverse causes of mania." *British Journal of Psychiatry* 159, no. 4 (October 1991): 576–78.
——. "Improvement of depression and triggering of mania by sleep deprivation." *Journal of the American Medical Association* 267, no. 4 (January 22–29, 1992): 548–51.
Wehr, Thomas A., David A. Sack, and Norman E. Rosenthal. "Sleep reduction as the final common pathway in the genesis of mania." *American Journal of Psychiatry* 144, no. 2 (February 1987): 201–4.
Wehr, Thomas A., et al. "48-hour sleep-wake cycles in manic-depressive illness." *Archives of General Psychiatry* 39, no. 5 (May 1982): 559–65.
——. "Eye versus skin phototherapy of seasonal affective disorder." *American Journal of Psychiatry* 144, no. 6 (June 1987): 753–57.
——. "Rapid cycling affective disorder: Contributing factors and treatment responses in 51 patients." *American Journal of Psychiatry* 145, no. 2 (February 1988): 179–84.
——. "Treatment of a rapidly cycling bipolar patient by using extended bedrest and darkness to promote sleep." NIMH, Bethesda, Md., 1997.
——. "Melatonin response to seasonal changes in the length of the night in SAD and patient controls." NIMH, Bethesda, Md.
Wehr, Thomas A., and Norman E. Rosenthal. "Seasonality and affective illness." *American Journal of Psychiatry* 146, no. 7 (July 1989): 829–39.
Weiner, Dora. " 'Le geste de Pinel': The history of a psychiatric myth." In *Discovering the History of Psychiatry*. Ed. Mark Micale and Roy Porter. Oxford: Oxford University Press, 1994.
Weiner, Myron F., Steven D. Edland, and H. Luszczynska. "Prevalence and incidence of major depression in Alzheimer's disease." *American Journal of Psychiatry* 151, no. 7 (July 1994): 1006–9.
Weiss, Suzanne, and Robert Post. "Kindling: Separate vs. shared mechanisms in affective disorder and epilepsy." *Neuropsychology* 38, no. 3 (October 1998): 167–80.
Weissman, Myrna M. *IPT: Mastering Depression*. New York: Graywind Publications, 1995.
Weissman, Myrna M., et al. "Cross-national epidemiology of major depression and bipolar disorder." *Journal of the American Medical Association* 276, no. 4 (July 24–31, 1996): 293–99.
——. "Offspring of depressed parents: 10 years later." *Archives of General Psychiatry* 54, no. 10 (October 1997): 932–40.
——. "Depressed adolescents grown up." *Journal of the American Medical Assocation* 281, no. 18 (May 12, 1999): 1707–13.
——. "Prevalence of suicide ideation and suicide attempts in nine countries." *Psychological Medicine* 29 (January 1999): 9–17.
——. *Comprehensive Guide to Interpersonal Psychotherapy*. New York: Basic Books, 2000.
Weissman, Myrna M., et al. "National survey of psychotherapy training in psychiatry, psychology, and social work." *Archives of General Psychiatry* 63, no. 8 (August 2006): 925–34.
Weissman, Myrna, and Eugene Paykel. *The Depressed Woman: A Study of Social Relationships*. Chicago: University of Chicago Press, 1974.
Weissman, S., M. Sabshin, H. Eist, eds. *21st Century Psychiatry: The Foundations*. Washington, D.C.: American Psychiatric Press, in press.
Wellon, Arthur. *Five Years in Mental Hospitals*. New York: Exposition Press, 1967. Wells, Kenneth, et al. *Caring for Depression*. Cambridge: Harvard University Press, 1996.
——. "Impact of disseminating quality improvement programs for depression in managed primary care: A randomized controlled trial." *Journal of the American Medical Association* 283, no. 2 (January 12, 2000): 212–20.
Wender, Paul, et al. "Psychiatric disorders in the biological and adoptive families of adopted individuals with affective disorder." *Archives of General Psychiatry* 43, no. 10 (October 1986): 923–29.
Wender, Paul, and Donald Klein. *Mind, Mood, and Medicine: A Guide to the New Biopsychiatry*. New York: Farrar, Straus & Giroux, 1981.

———. "FDA statement on recommendations of the psychopharmacologic drugs and pediatric advisory committees." September 16, 2004.
———. "Antidepressant use in children, adolescents, and adults." May 2, 2007.
———. "Guidance for industry: Suicidality: Prospective assessment of occurrence in clinical trials." September 2010.
———. "Executive summary prepared for the February 10, 2012, meeting of the Neurological Devices Panel." February 10, 2012.
———. "Guidance for industry: Suicidal ideation and behavior: Prospective assessment of occurrence in clinical trials." August 2012.
Valenstein, Elliot S. *Great and Desperate Cures.* New York: Basic Books, 1986.
Valuck, Robert J., et al. "Spillover effects on treatment of adult depression in primary care after FDA advisory on risk of pediatric suicidality with SSRIs." *American Journal of Psychiatry* 164, no. 8 (August 2007): 1198–205.
van Bemmel, A. L. "The link between sleep and depression: The effects of antidepressants on EEG sleep." *Journal of Psychosomatic Research* 42, no. 6 (June 1997): 555–64.
Van der Post, Laurens. *The Night of the New Moon.* Middlesex, England: Penguin Books, 1970.
Vartanian, Aram. *La Mettrie's L'Homme Machine.* Princeton, N.J.: Princeton University Press, 1960.
Vasari, Giorgio. *Lives of the Artists.* 2 vols. London: Penguin Books, 1987.
Venter, Craig J., et al. "The sequence of the human genome." *Science* 291, no. 5507 (February 16, 2001): 1304–51.
Verwijk, Esmée, et al. "Neurocognitive effects after brief pulse and ultrabrief pulse unilateral electroconvulsive therapy for major depression: A review." *Journal of Affective Disorders* 140, no. 3 (November 2012): 233–43.
Vicari, Eleanor Patricia. *The View from Minerva's Tower: Learning and Imagination in "The Anatomy of Melancholy."* Toronto: University of Toronto Press, 1989.
Virkkunen, M., et al. "Personality profiles and state aggressiveness in Finnish alcoholics, violent offenders, fire setters, and healthy volunteers." *Archives of General Psychiatry* 51 (January 1994): 28–33.
Volk, S. A., et al. "Can response to partial sleep deprivation in depressed patients be predicted by regional changes of cerebral blood flow?" *Psychiatry Research* 75, no. 2 (September 29, 1997): 67–74.
Volkow, Nora, et al. "Cerebral blood flow in chronic cocaine users: A study with positron emission tomography." *British Journal of Psychiatry* 152, no. 5 (May 1988): 641–48.
———. "Effects of chronic cocaine abuse on postsynaptic dopamine receptors." *American Journal of Psychiatry* 147, no. 6 (June 1990): 719–24.
———. "Brain imaging of an alcoholic with MRI, SPECT, and PET." *American Journal of Physiological Imaging* 7, nos. 3–4 (July–December 1992): 194–98.
———. "Long-term frontal brain metabolic changes in cocaine abusers." *Synapse* 11, no. 3 (July 1992): 182–90.
———. "Imaging brain structure and function." *Annals of the New York Academy of Sciences* 820 (May 1997): 41–56.
Volkow, Nora, Joanna S. Fowler, and Gene-Jack Wang. "Imaging studies on the role of dopamine in cocaine reinforcement and addiction in humans." *Journal of Psychopharmacology* 13, no. 4 (July 1999): 337–45.
Volkow, Nora, and Joanna S. Fowler. "Addiction, a disease of compulsion and drive: Involvement of the orbitofrontal cortex." *Cerebral Cortex* 10, no. 3 (March 2000): 318–25.
Voltaire. *Candide.* Trans. John Butt. New York: Penguin Books, 1947. Waal, Frans de. *Good Natured.* Cambridge: Harvard University Press, 1996.
Waddington, John, and Peter Buckley, eds. *The Neurodevelopmental Basis of Schizophrenia.* London: R. G. Landes, 1996.
Walker, C. E., and M. C. Roberts, eds. *Handbook of Clinical Child Psychology.* 2nd ed. New York: John Wiley & Sons, 1992.
Walsh, B. Timothy, et al. "Placebo response in studies of major depression: Variable, substantial, and growing." *Journal of the American Medical Association* 287, no. 14 (April 10, 2002): 1840–47.
Wang, Sheng-Min, et al. "A review of current evidence for vilazodone in major depressive disorder." *International Journal of Psychiatry in Clinical Practice* 17, no. 3 (August 2013): 160–69.
Waters, John. "'I've been put on trial over my beliefs.' " *Independent*, April 13, 2014.
Watson, Paul J., and Paul W. Andrews. "An evolutionary theory of unipolar depression as an adaptation for overcoming constraints of the social niche." Manuscript, 1999.
———. "Niche change model of depression." *ASCAP: The Newsletter of the Society for Sociophysiological Integration* 11, no. 5 (May 1998): 17–18.
———. "Unipolar depression and human social life: An evolutionary analysis." Manuscript.

Thompson, Tracy. *The Beast.* New York: G. P. Putnam's Sons, 1995.
Thomson, James. *The City of Dreadful Night.* Edinburgh: Canongate Press, 1993.
Thorne, Julia. *A Change of Heart.* New York: HarperPerennial, 1996.
Thorne, Julia, et al. *You Are Not Alone.* New York: HarperPerennial, 1993.
Tiller, William A. *Science and Human Transformation.* Walnut Creek, Calif.: Pavior Publishers, 1997.
Tocqueville, Alexis de. *Democracy in America.* Trans. George Lawrence. New York: HarperCollins, 1988.
Todorov, Tzvetan. *The Conquest of America: The Question of the Other.* Trans. Richard Howard. New York: Harper & Row, 1984.
Tolley, Barbara. "The languages of melancholy in *Le Philosophe Anglais.*" Dissertation, University of North Carolina at Chapel Hill, 1992.
Tolstoy, Leo. *Anna Karenina.* Trans. Rosemary Edmonds. London: Penguin Books, 1978.
Tomarken, A. J., et al. "Psychometric properties of resting anterior EEG asymmetry: Temporal stability and internal consistency." *Psychophysiology* 29, no. 5 (September 1992): 576–92.
Torrey, E. Fuller. *Nowhere to Go.* New York: Harper & Row, 1988.
Torrey, E. Fuller, and Mary Zdanowicz. "We need to ask again: Why do severely mentally ill go untreated?" *Boston Globe*, August 1, 1998.
———. "Why deinstitutionalization turned deadly." *Wall Street Journal,* August 4, 1998.
Tracy, Ann Blake. *Prozac: Panacea or Pandora?* West Jordan, Utah: Cassia Publications, 1994.
Treisman, Glenn. "Psychiatric care of HIV-infected patients in the HIV-specialty clinic." Manuscript.
Triggs, W. J., et al. "Effects of left frontal transcranial magnetic stimulation on depressed mood, cognition, and corticomotor threshold." *Biological Psychiatry* 45, no. 11 (June 1, 1999): 1440–46.
Tsuang, Ming T., and Stephen V. Faraone. *The Genetics of Mood Disorders.* Baltimore: Johns Hopkins University Press, 1990.
Turner, J. J. D., and A. C. Parrott. "'Is MDMA a human neurotoxin?': Diverse views from the discussants." *Neuropsychobiology* 42, no. 1 (2000): 42–48.
Urato, Adam. "Commentary: More bad news on antidepressants and pregnancy." *Common Health*, June 12, 2014.
U.S. Army Medical Command. "Inpatient and emergency department (ED) aftercare." OTSG/MEDCOM Policy Memo 14-019, March 4, 2014.
U.S. Burden of Disease Collaborators. "The state of US health, 1990–2010: Burden of diseases, injuries, and risk factors." *Journal of the American Medical Association* 310, no. 6 (August 14, 2013): 591–608.
U.S. Department of Health and Human Services, Centers for Disease Control. "Suicide: Facts at a glance." 2012.
———. "Depression during and after pregnancy fact sheet." July 16, 2012.
U.S. Department of Health and Human Services, National Institute of Mental Health. "Research domain criteria (RDoC)." 2014.
U.S. Department of Health and Human Services, National Institutes of Health. "Behavioral insomnia therapy for those with insomnia and depression." Project Number 5R01MH076856-05; Colleen E. Carney, Ryerson University, project leader; study start date March 2008.
———. "Improving depression outcome by adding CBT for insomnia to antidepressants." Project Number 5R01MH079256-05; Andrew D. Krystal, Duke University, project leader; study start date June 2008.
———. "Efficacy and safety of cranial electrical stimulation (CES) for major depressive disorder (MDD)." Study Number NCT01325532; David Mischoulon, Massachusetts General Hospital, project leader; Fisher Wallace Labs LLC, collaborator; study start date November 2010.
———. "A pilot study of deep brain stimulation to the lateral habenulae in treatmentresistant depression." Study Number NCT01798407; Wayne Goodman, Mt. Sinai School of Medicine, principal investigator; study start date February 21, 2013.
U.S. Department of Veterans Affairs. "VA/DoD clinical practice guideline for assessment and management of patients at risk for suicide." June 2013.
U.S. Department of Veterans Affairs, Eastern Colorado Health Care System. "Assessment tools." August 29, 2014.
U.S. Equal Employment Opportunity Commission. "Job applicants and the Americans with Disabilities Act." March 21, 2005.
———. "Questions and answers about cancer in the workplace and the Americans with Disabilities Act (ADA)." January 2013.
U.S. House of Representatives, Committee on Ways and Means. *Green Book.* 1998.
U.S. Food and Drug Administration. "Joint meeting of the CDER Psychopharmacologic Drugs Advisory Committee and the FDA Pediatric Advisory Committee, Bethesda, Maryland, September 13, 2004." September 2004.

Spitz, René, et al. "Anaclitic depression in an infant raised in an institution." *Journal of the American Academy of Child Psychiatry* 4, no. 4 (October 1965): 545–53.
Spungen, Deborah. *And I Don't Want to Live This Life*. New York: Ballantine Books, 1993.
Stabler, Sally P., John Lindenbaum, and Robert H. Allen. "Vitamin B12 deficiency in the elderly: Current dilemmas." *American Journal of Clinical Nutrition* 66, no. 4 (October 1997): 741–49.
Starobinski, Jean. *La Mélancolie au miroir. Conférences, essais et leçons du Collège de France*. Paris: Julliard, 1989.
Stefan, Susan. "Preventative commitment: The concept and its pitfalls." *Mental and Physical Disability Law Reporter* 11, no. 4 (July–August 1987): 288–302.
Steiner, Deborah. "Mutual admiration between mother and baby: A 'folie à deux'?" In *Female Experience: Three Generations of British Women Psychoanalysts on Work with Women*, edited by J. Raphael-Leff and Rosine Jozef Perelberg, 163–76. London: Routledge, 1997.
Stepansky, Paul E., ed. *Freud: Appraisals and Reappraisals*. 3 vols. Hillsdale, N.J.: Analytic Press, 1988.
Sterne, Laurence. *The Life and Opinions of Tristam Shandy*. New York: Penguin Books, 1967.
Stevens, Anthony, and John Price. *Evolutionary Psychiatry: A New Beginning*. London and New York: Routledge, 1996.
Stone, Gene. "Magic fingers." *New York*, May 9, 1994.
Stone, Michael H. *Healing the Mind: A History of Psychiatry from Antiquity to the Present*. New York: Norton, 1997.
Stoppard, Janet M. "Dis-ordering depression in women: Toward a materialist-discursive account." *Theory and Psychology* 8, no. 1 (February 1998): 79–99.
Storr, Anthony. *Churchill's Black Dog, Kafka's Mice, and Other Phenomena of the Human Mind*. New York: Grove Press, 1988.
Strupp, Hans, and Suzanne Hadley. "Specific vs. nonspecific factors in psychotherapy: A controlled study of outcome." *Archives of General Psychiatry* 36, no. 10 (September 1979): 1125–36.
Styron, William. *Darkness Visible: A Memoir of Madness*. London: Jonathan Cape, 1991.
Substance Abuse and Mental Health Services Administration. "House Appropriations Subcommittee hearings." February 11, 1999.
Sullivan, Mark D., and S. J. Youngner. "Depression, competence, and the right to refuse lifesaving medical treatment." *American Journal of Psychiatry* 151, no. 7 (July 1994): 971–78.
Summers, Montague, ed. *The Malleus Maleficarum*. New York: Dover Publications, 1971. Superville, Darlene. "US to overturn entry ban on travelers with HIV." *Boston Globe*, October 31, 2009.
Suri, Deepika, et al. "Monoamine-sensitive developmental periods impacting adult emotional and cognitive behaviors." *Neuropsychopharmacology* 40, no. 1 (January 2015): 88–112.
Sutherland, Stuart. *Breakdown*. Oxford: Oxford University Press, 1998.
Swift, Jonathan. *Gulliver's Travels*. New York: Dover Publications, 1996.
Szasz, Thomas. *The Second Sin*. New York: Anchor Press, 1973.
———. *Primary Values and Major Contentions*. Ed. Richard Vatz and Lee Weinberg. New York: Prometheus Books, 1992.
———. *Cruel Compassion*. New York: John Wiley & Sons, 1994.
Tadini, Laura, et al. "Cognitive, mood, and electroencephalographic effects of noninvasive cortical stimulation with weak electrical currents." *Journal of ECT* 27, no. 2 (June 2011): 134–40.
Talbot, Margaret. "Attachment theory: The ultimate experiment." *New York Times Magazine*, May 24, 1998.
Tan, Shawn. "Little Boy Blue." *Brave* (final edition), 1999.
Tannon, Deborah. *You Just Don't Understand*. New York: Ballantine Books, 1990.
Taylor, Shelley E. *Positive Illusions*. New York: Basic Books, 1989.
Taylor, Steve. *Durkheim and the Study of Suicide*. London: Macmillan Press, 1982.
Taylor, Steven, et al. "Anxiety sensitivity and depression: How are they related?" *Journal of Abnormal Psychology* 105, no. 3 (August 1996): 474–79.
Taylor, Verta. *Rock-A-By Baby: Feminism, Self-Help, and Postpartum Depression*. New York: Routledge, 1996.
Tennyson, Alfred Lord. *Tennyson's Poetry*. Ed. Robert Hill, Jr. New York: W. W. Norton, 1971.
Teotonio, Isabel. "Canadian woman denied entry to U.S. because of suicide attempt." *Toronto Star*, January 29, 2011.
Thakore, Jogin, and David John. "Prescriptions of antidepressants by general practitioners: Recommendations by FHSAs and health boards." *British Journal of General Practice* 46, no. 407 (June 1996): 363–64.
Thase, Michael. "Treatment of alcoholism comorbid with depression." Presentation at University of Pittsburgh, School of Medicine.

Showalter, Elaine. *The Female Malady: Women, Madness, and English Culture, 1830–1980.* New York: Pantheon Books, 1985.
Shute, Nancy, et al. "The perils of pills." *U.S. News & World Report,* March 6, 2000.
Sickels, Eleanor M. *The Gloomy Egoist: Moods and Themes of Melancholy from Gray to Keats.* New York: Columbia University Press, 1932.
Silva, Marcus, et al. "Olanzapine plus fluoxetine for bipolar disorder: A systematic review and meta-analysis." *Journal of Affective Disorders* 146, no. 3 (April 25, 2013): 310–18.
Silver, Cheryl Simon, with Ruth S. DeFries, for the National Academy of Sciences. *One Earth, One Future: Our Changing Global Environment.* Washington, D.C.: National Academy Press, 1990.
Silverman, Morton M. "Suicide risk assessment and suicide risk formulation: Essential components of the therapeutic risk management model." *Journal of Psychiatric Practice* 20, no. 5 (September 2014): 373–78.
Simmons, William S. *Eyes of the Night: Witchcraft among a Senegalese People.* Boston: Little, Brown, 1971.
Simon, Bennett. *Mind and Madness in Ancient Greece: The Classical Roots of Modern Psychiatry.* Ithaca, N.Y.: Cornell University Press, 1980.
Simon, Gregory E., and James Savarino. "Suicide attempts among patients starting depression treatment with medications or psychotherapy." *American Journal of Psychiatry* 164, no. 7 (July 2007): 1029–34.
Simon, Gregory E., et al. "Suicide risk during antidepressant treatment." *American Journal of Psychiatry* 163, no. 1 (January 2006): 41–47.
Simon, Linda. *Genuine Reality: A Life of William James.* New York: Harcourt Brace, 1998.
Simpson, Jeffry A., and W. Steven Rholes, eds. *Attachment Theory and Close Relationships.* New York: Guilford Press, 1998.
Skultans, Vieda. *English Madness: Ideas on Insanity, 1580–1890.* London: Routledge & Kegan Paul, 1979.
Sloman, Leon, et. al. "Adaptive function of depression: Psychotherapeutic implications." *American Journal of Psychotherapy* 48, no. 3 (Summer 1994): 401–16.
Smith, Ann D. S., et al. "PSI response to well.blog.nytime, Antidepressants and Pregnancy." Postpartum Support International, September 3, 2014.
Smith, C. U. M. "Evolutionary biology and psychiatry." *British Journal of Psychiatry* 162, no. 2 (February 1993): 149–53.
Smith, Janna Malamud. *A Potent Spell: Mother Love and the Power of Fear.* New York: Houghton Mifflin, 2004.
Smith, Jeffery. *Where the Roots Reach for Water.* New York: North Point Press, 1999.
Smith, K. A., Christopher G. Fairburn, and Philip J. Cowen. "Relapse of depression after rapid depletion of tryptophan." *Lancet* 349, no. 9056 (March 29, 1997): 915–19.
Smith, Silas W., Manfred Hauben, and Jeffrey K. Aronson. "Paradoxical and bidirectional drug effects." *Drug Safety* 35, no. 3 (March 2012): 173–89.
Snow, C. P. *The Light and the Dark.* Middlesex, England: Penguin Books, 1962.
Soares, Jair C., and J. John Mann. "The functional neuroanatomy of mood disorders." *Journal of Psychiatric Research* 31, no. 4 (July–August 1997): 393–432.
Solomon, Andrew. *A Stone Boat.* London: Faber and Faber, 1994.
———. "An awakening from the nightmare of the Taliban." *New York Times Magazine,* March 10, 2002.
———. "To an aesthete dying young." *Yale Alumni Magazine,* July 2010.
———. *Far from the Tree: Parents, Children, and the Search for Identity.* New York: Scribner, 2012.
———. "Depression, the secret we share." Video of speech given at TEDxMet, October 2013.
———. "Shameful profiling of the mentally ill." *New York Times,* December 8, 2013.
Solomon, Jolie. "Breaking the silence." *Newsweek,* May 20, 1996.
Søndergård, Lars, et al. "Do antidepressants prevent suicide?" *International Clinical Psychopharmacology* 21, no. 4 (July 2006): 211–18.
Sontag, Susan. *Under the Sign of Saturn.* New York: Farrar, Straus & Giroux, 1980.
Sørensen, M. J., et al. "Antidepressant exposure in pregnancy and risk of autism spectrum disorders." *Clinical Epidemiology* 5, no. 1 (November 15, 2013): 449–59.
The Sorrow Is in My Heart . . . Sixteen Asian Women Speak about Depression. London: Commission for Racial Equality, 1993.
Soule, Ed. "Deadly prescriptions." *Bangor Daily News,* November 10, 1999.
Spinoza, Baruch. *The Ethics of Spinoza.* New York: Citadel Press, 1995.
Spitz, Herman H. *The Raising of Intelligence.* Hillsdale, N.J.: Lawrence Erlbaum Associates, 1986.
Spitz, René. "Anaclitic depression." *Psychoanalytic Study of the Child* 2 (1946): 313–42.

———. "Deep brain stimulation of the human reward system for major depression: Rationale, outcomes and outlook." *Neuropsychopharmacology* 39, no. 6 (February 11, 2014): 1303–14.

Schleiner, Winfried. *Melancholy, Genius, and Utopia in the Renaissance.* Wiesbaden: In Kommission bei Otto Harrassowitz, 1991.

Schmidt, Heath D., Richard C. Shelton and Ronald S. Duma. "Functional biomarkers of depression: Diagnosis, treatment, and pathophysiology." *Neuropsychopharmacology* 36, no. 12 (November 2011): 2375–94.

Schneeberg, Richard. *Legally Drugged: Ten Nuthouse Hospital Stays to $10 Million.* Pittsburgh, Pa.: Dorrance, 2006.

Schopenhauer, Arthur. *Complete Essays of Schopenhauer.* Trans. T. Baily Sanders. New York: Willey Book Co., 1942.

———. *Essays and Aphorisms.* Ed./trans. R. J. Hollingdale. London: Penguin Books, 1970.

———. *The Works of Schopenhauer.* Ed. Will Durant. New York: Simon & Schuster, 1931.

———. *The World as Will and Representation.* Vol 2. Trans. E. F. J. Payne. New York: Dover Publications, 1958.

Schopick, Abigail J. "The Americans with Disabilities Act: Should the amendments to the Act help individuals with mental illness?" *Legislation and Policy Brief* 4, no. 1 (April 27, 2012): 7–33.

Schrambling, Regina. "Attention supermarket shoppers!" *Food and Wine,* October 1995. Schrof, Joannie M., and Stacey Schultz. "Melancholy nation." *U.S. News & World Report,* March 8, 1999, 56–63.

Schuckit, Marc. "A long-term study of sons of alcoholics." *Alcohol Health & Research World* 19, no. 3 (1995): 172–75.

———. "Response to alcohol in daughters of alcoholics: A pilot study and a comparison with sons of alcoholics." *Alcohol & Alcoholism* 35, no. 3 (1999): 242–48.

Scott, Sarah. "Workplace secrets." *MacLean's,* December 1, 1997.

Screech, M. A. *Montaigne & Melancholy.* London: Gerald Duckworth, 1983.

Scull, Andrew. *Social Order/Mental Disorder: Anglo-American Psychiatry in Historical Perspective.* Berkeley: University of California Press, 1989.

Searle, John. R. "Consciousness." Manuscript.

Segal, Boris, and Jacqueline Stewart. "Substance use and abuse in adolescence: An overview." *Child Psychiatry and Human Development* 26, no. 4 (Summer 1996): 193–210.

Seligman, Martin. *Learned Optimism.* New York: Simon & Schuster, 1990.

Seyfried, Lisa S., and Sheila M. Marcus. "Postpartum mood disorder." *International Review of Psychiatry* 15, no. 3 (August 2003): 231–42.

Shaffer, D., et al. "Sexual orientation in adolescents who commit suicide." *Suicide and Life Threatening Behaviors* 25, suppl 4 (Winter 1995): 64–71.

———. "The NIMH Diagnostic Interview Schedule for Children Version 2.3 (DISC2.3): Description, acceptability, prevalence rates, and performance in the MECA Study. Methods for the Epidemiology of Child and Adolescent Mental Disorders Study." *Journal of the American Academy of Child and Adolescent Psychiatry* 35, no. 7 (July 1996): 865–77.

Shafi, Mouhsin, Adam Philip Stern, and Alvaro Pascual-Leone. "Adding low-field magnetic stimulation to noninvasive electromagnetic neuromodulatory therapies." *Biological Psychiatry* 76, no. 3 (August 2014): 170–71.

Shakespeare, William. *The Complete Works.* Ed. G. B. Harrison. New York: Harcourt, Brace & World, 1968.

———. *Hamlet.* New York: Penguin Books, 1987.

Shaw, Fiona. *Composing Myself.* South Royalton, Vt.: Steerforth Press, 1998.

Shealy, C. Norman, et al. "Depression: A diagnostic, neurochemical profile and therapy with cranial electrotherapy stimulation (CES)." *Journal of Neurological and Orthopaedic Medicine and Surgery* 10, no. 4 (December 1989): 319–21.

———. "Cerebrospinal fluid and plasma neurochemicals: Response to cranial electrotherapy stimulation." *Journal of Neurological and Orthopaedic Medicine and Surgery* 18, no. 2 (1998): 94–97.

Sheehan, Susan. *Is There No Place on Earth for Me?* New York: Vintage Books, 1982.

Shelley, Percy Bysshe. *The Complete Poems of Percy Bysshe Shelley.* New York: Modern Library, 1994.

Shem, Samuel. *Mount Misery.* New York: Fawcett Columbine, 1997.

Sherrington, C. S. *The Integrative Action of the Nervous System.* Cambridge: Cambridge University Press, 1947.

Shiromani, P. J., J. C. Gillin, S. J. Henriksen. "Acetylcholine and the regulation of REM sleep." *Annual Review of Pharmacological Toxicology* 27 (April 1987): 137–56.

Shneidman, Edwin S., ed. *Essays in Self-Destruction.* New York: Science House, 1967.

———. *The Suicidal Mind.* New York: Oxford University Press, 1996.

Shorter, Edward. *A History of Psychiatry: From the Era of the Asylum to the Age of Prozac.* New York: John Wiley & Sons, 1997.

Ryabinin, Andrey. "Role of hippocampus in alcohol-induced memory impairment: Implications from behavioral and immediate early gene studies." *Psychopharmacology* 139, nos. 1–2 (September 1998): 34–43.
Ryan, Neal, et al. "Imipramine in adolescent major depression: Plasma level and clinical response." *Acta Psychiatrica Scandinavica* 73, no. 3 (March 1986): 275–88.
Sack, David, et al. "Deficient nocturnal surge of TSH secretion during sleep and sleep deprivation in rapid-cycling bipolar illness." *Psychiatry Research* 23, no. 2 (February 1987): 179–91.
Sacks, Oliver. *Seeing Voices*. Berkeley: University of California Press, 1989.
Sackein, Harold, et al. "A prospective, randomized, double-blind comparison of bilateral and right unilateral electroconvulsive therapy at different stimulus intensities." *Archives of General Psychiatry* 57, no. 5 (May 2000): 425–34.
Safran, Jeremy D. "Breaches in the therapeutic alliance: An arena for negotiating authentic relatedness." *Psychotherapy* 30, no. 1 (Spring 1993): 11–24.
——. *Widening the Scope of Cognitive Therapy*. Northvale, N.J.: Jason Aronson, 1998.
——. "Faith, despair, will, and the paradox of acceptance." *Contemporary Psychoanalysis* 35, no. 1 (1999): 5–23.
Sakado, K., et al. "The association between the high interpersonal sensitivity type of personality and a lifetime history of depression in a sample of employed Japanese adults." *Psychological Medicine* 29, no. 5 (September 1999): 1243–48.
Saloman, Charlotte. *Charlotte Saloman: Life? or Theatre?* Zwolle, The Netherlands: Waander Publishers, 1998.
Saloner, Brendan, and Benjamin Lê Cook. "An ACA provision increased treatment for young adults with possible mental illnesses relative to comparison group." *Health Affairs* 33, no. 8 (August 2014): 1425–34.
Sameroff, A. J., R. Seifer, and M. Zax. "Early development of children at risk for emotional disorder." *Monographs of the Society for Research in Child Development* 47, no. 7 (1982).
Sanacora, Gerard. "Ketamine-induced optimism: New hope for the development of rapid-acting antidepressants." *Psychiatric Times*, July 13, 2012.
Sanchez, C., et al. "The role of serotonergic mechanisms in inhibition of isolation-induced aggression in male mice." *Psychopharmacology* 110, nos. 1–2 (January 1993): 53–59.
Sandfort, T. G., et al. "Same-sex sexual behavior and psychiatric disorders: Findings from the Netherlands Mental Health Survey and Incidence Study (NEMESIS)." *Archives of General Psychiatry* 58, no. 1 (January 2001): 85–91.
Sands, James R., et al. "Psychotic unipolar depression at follow-up: Factors related to psychosis in the affective disorders." *American Journal of Psychiatry* 151, no. 7 (July 1994): 995–1000.
Sapolsky, Robert. "Stress in the wild." *Scientific American* 262, no. 1 (January 1990): 116–23.
——. "Social subordinance as a marker of hypercortisolism: Some unexpected subtleties." *Annals of the New York Academy of Sciences* 771 (December 29, 1995): 626–39.
Sapolsky, Robert, et al. "Hippocampal damage associated with prolonged glucocorticoid exposure in primates." *Journal of Neuroscience* 10, no. 9 (September 1990): 2897–902.
Sartorius, Alexander, et al. "Remission of major depression under deep brain stimulation of the lateral habenula in a therapy-refractory patient." *Biological Psychiatry* 67, no. 2 (January 15, 2010): e9–e11.
Sartre, Jean-Paul. *Being and Nothingness*. Trans. Hazel E. Barnes. New York: Washington Square Press, 1966.
——. *Nausea*. Trans. Lloyd Alexander. New York: New Directions, 1964.
Satel, Sally L. "Mentally ill or just feeling sad?" *New York Times*, December 15, 1999.
Savage, George H. *Insanity and Allied Neuroses: Practical and Clinical*. Philadelphia: Henry Lea's Son & Co., 1884.
Schaffer, Carrie Ellen, et al. "Frontal and parietal electroencephalogram asymmetry in depressed and nondepressed subjects." *Biological Psychiatry* 18, no. 7 (July 1983): 753–62.
Schatzberg, Alan F. "A word to the wise about ketamine." *American Journal of Psychiatry* 171, no. 3 (March 1, 2014): 262–64.
Schelling, Friedrich Wilhelm Joseph von. "On the essence of human freedom." *Saemmtliche Werke*. Vol. 7. Stuttgart: Cotta, 1856–61.
Schiesari, Juliana. *The Gendering of Melancholy*. Ithaca, N.Y.: Cornell University Press, 1992.
Schildkraut, J. J. "The catecholamine hypothesis of affective disorders: A review of supporting evidence." *American Journal of Psychiatry* 122, no. 5 (November 1965): 509–22.
Schizophrenia Working Group of the Psychiatric Genomics Consortium. "Biological insights from 108 schizophrenia-associated genetic loci." *Nature* 511, no. 7510 (July 24, 2014): 421–27.
Schlaepfer, Thomas E., et al. "Rapid effects of deep brain stimulation for treatmentresistant major depression." *Biological Psychiatry* 73, no. 12 (June 15, 2013): 1204–12.

Rodgers, L. N., and D. A. Regier, eds. *Psychiatric Disorders in America: The Epidemiologic Catchment Area Study.* New York: Free Press, 1991.
Rogers, E. S., et al. "A benefit-cost analysis of a supported employment model for persons with psychiatric disabilities." *Evaluation and Program Planning* 18, no. 2 (April–June 1995): 105–15.
Rohan, Michael, et al. "Low-field magnetic stimulation in bipolar depression using an MRIbased stimulator." *American Journal of Psychiatry* 161, no. 1 (January 2004): 93–98.
———. "Rapid mood-elevating effects of low field magnetic stimulation in depression." *Biological Psychiatry* 76, no. 3 (August 2014): 186–93.
Romach, M. K., et al. "Long-term codeine use is associated with depressive symptoms." *Journal of Clinical Psychopharmacology* 19, no. 4 (August 1999): 373–76.
Rosa, Moacyr, and Sarah Lisanby. "Somatic treatments for mood disorders." *Neuropsychopharmacology Reviews* 37, no. 1 (January 2012): 102–16.
Rose, Henry. *An Inaugural Dissertation on the Effects of the Passions upon the Body.* Philadelphia: William W. Woodward, 1794.
Rose, R. M., et al. "Endocrine activity in air traffic controllers at work. II. Biological, psychological and work correlates." *Psychoneuroendocrinology* 7, nos. 2–3 (1981): 113–23.
Rose, William. *From Goethe to Byron: The Development of "Weltschmerz" in German Literature.* London: George Routledge & Sons, 1924.
Rosen, David H. *Transforming Depression.* New York: Penguin Books, 1993.
Rosen, Laura Epstein, and Xavier Francisco Amador. *When Someone You Love Is Depressed.* New York: Free Press, 1996.
Rosen, Peter, et al., eds. *Emergency Medicine: Concepts and Clinical Practice.* 4th ed. 3 vols. St. Louis, Mo.: Mosby, 1998.
Rosenfeld, Alvin, S. Wasserman, and Daniel J. Pilowsky. "Psychiatry and children in the child welfare system." *Child and Adolescent Psychiatric Clinics of North America* 7, no. 3 (July 1998): 515–36.
Rosenthal, Norman E. "Diagnosis and treatment of Seasonal Affective Disorder." *Journal of the American Medical Assocation* 270, no. 22 (December 8, 1993): 2717–20.
———. *Winter Blues.* New York: Guilford Press, 1993.
———. *St. John's Wort.* New York: HarperCollins, 1998.
Rosenthal, Norman E., et al. "Seasonal Affective Disorder." *Archives of General Psychiatry* 41, no. 1 (January 1984): 72–80.
Rossow, I. "Alcohol and suicide—beyond the link at the individual level." *Addiction* 91, no. 10 (October 1996): 1463–69.
Rothman, David J., and Sheila M. Rothman. *The Willowbrook Wars.* New York: Harper & Row, 1984.
Roukema, Marge. "Capitol shootings could have been prevented." *New Jersey Herald,* August 16, 1998.
Roukema, Representative Marge, et al. "Mental Health Parity Act of 1996 (H.R. 4058)." U.S. House of Representatives.
———. "Mental Health and Substance Abuse Parity Amendments of 1998 (H.R. 3568)." U.S. House of Representatives.
Rounsaville, Bruce J., et al. "Psychiatric diagnoses of treatment-seeking cocaine abusers." *Archives of General Psychiatry* 48, no. 1 (January 1991): 43–51.
Roy, Alec, et al. "Genetics of suicide in depression." *Journal of Clinical Psychiatry* 60, suppl. 2 (1999): 12–17.
Rubin, Julius H. *Religious Melancholy and Protestant Experience in America.* Oxford: Oxford University Press, 1994.
Rush, Benjamin. *Benjamin Rush's Lectures on the Mind.* Ed. Eric T. Carlson, Jeffrey L. Wollock, and Patricia S. Noel. Philadelphia: American Philosophical Society, 1981.
———. *Medical Inquiries and Observations.* 3rd ed. 4 vols. Philadelphia: Mathew Carey et al., 1809.
———. *Medical Inquiries and Observations upon the Diseases of the Mind.* Philadelphia: Grigg and Elliot, 1835.
Russo, Scott J., and Eric J. Nestler. "The brain reward circuitry in mood disorders." *Nature Reviews: Neuroscience* 14, no. 9 (September 2013): 609–25.
Rutherford, Bret R., and Stephen P. Roose. "A model of placebo response in antidepressant clinical trials." *American Journal of Psychiatry* 170, no. 7 (July 2013): 723–33.
Rutherford, Bret R., et al. "A randomized, prospective pilot study of patient expectancy and antidepressant outcome." *Psychological Medicine* 43, no. 5 (May 2013): 975–82.
Rütsche, Bruno, et al. "Modulating arithmetic performance: A tDCS/EEG study." *Clinical Neurophysiology* 124, no. 10 (October 2013): e91.
Rutter, Michael, and David J. Smith, eds. *Psychosocial Disorders in Young People.* England and New York: John Wiley & Sons, 1995.

(September 20, 1991): 181–90.
Raphael-Leff, Joan, and Rosine Jozef Perelberg, eds. *Female Experience: Three Generations of British Women Psychoanalysts on Work with Women*. London: Routledge, 1997.
Ray, Shona, and Zachary N. Stowe. "The use of antidepressant medication in pregnancy." *Best Practice & Research Clinical Obstetrics and Gynaecology* 28, no. 1 (January 2014): 71–83.
Readings from the Hurricane Island Outward Bound School. Rockland, Me.: Hurricane Island Outward Bound.
Real, Terrence. *I Don't Want to Talk About It.* New York: Scribner, 1997.
Reardon, Sara. "Electroceuticals spark interest." *Nature* 511, no. 7507 (July 3, 2014): 18.
Rebello, Tahilia J., et al. "Postnatal day 2 to 11 constitutes a 5-HT-sensitive period impacting adult mPFC function." *Journal of Neuroscience* 34, no. 37 (September 2014): 12379–93.
Rees, Jonathan. "Patents and intellectual property: A salvation for patient-oriented research?" *Lancet* 356, no. 9232 (September 2000): 849–50.
Regier, D. A., et al. "Comparing age at onset of major depression and other psychiatric disorders by birth cohorts in five U.S. community populations." *Archives of General Psychiatry* 48, no. 9 (September 1991): 789–95.
———. "The de facto mental and addictive disorders service system. Epidemiologic Catchment Area prospective 1-year prevalence rates of disorders and services." *Archives of General Psychiatry* 50, no. 2 (February 1993): 85–94.
Relman, Arnold S. "A trip to Stonesville." *New Republic* 219, no. 24 (December 14, 1998): 28–37.
Remafedi, G., et al. "The relationship between suicide risk and sexual orientation: Results of a population-based study." *American Journal of Public Health* 88, no. 1 (January 1998): 57–60.
Reynolds, Charles F., III, et al. "Nortriptyline and interpersonal psychotherapy as maintenance therapies for recurrent major depression: A randomized controlled trial in patients older than 59 years." *Journal of the American Medical Association* 281, no. 1 (January 6, 1999): 39–45.
Rich, Charles L., Deborah Young, and Richard C. Fowler. "San Diego suicide study I: Young vs. old subjects." *Archives of General Psychiatry* 43, no. 6 (June 1986): 577–82.
Richman, Judith A., Valerie D. Raskin, and Cheryl Gaines. "Gender roles, social support and postpartum depressive symptomatology: The benefits of caring." *Journal of Nervous and Mental Disease* 179, no. 3 (March 1991): 139–47.
Richter, Gerhard. *The Daily Practice of Painting.* Trans. David Britt. Cambridge: MIT Press, 1998.
Ridley, Matt. *Genome.* London: Fourth Estate, 1999.
Rifkin-Graboi, Anna, et al. "Prenatal maternal depression associates with microstructure of right amygdala in neonates at birth." *Biological Psychiatry* 74, no. 11 (December 2013): 837–44.
Rihmer, Zoltan, et al. "Suicide in Hungary: Epidemiological and clinical perspectives." *Annals of General Psychiatry* 12, no. 21 (June 26, 2013): 13.
Riley, Anne W. "Effects on children of treating maternal depression." National Institute of Mental Health Grant #R01 MH58394.
Rilke, Rainer Maria. *The Selected Poetry of Rainer Maria Rilke.* Trans./ed. Stephen Mitchell. New York: Vintage International, 1989.
Rimer, Sara. "Gaps seen in treatment of depression in elderly." *New York Times,* September 5, 1999.
Ritterbush, Philip C. *Overtures to Biology: The Speculations of Eighteenth-Century Naturalists.* New Haven, Conn.: Yale University Press, 1964.
Riva-Posse, Patricio, et al. "Practical considerations in the development and refinement of subcallosal cingulate white matter deep brain stimulation for treatmentresistant depression." *World Neurosurgery* 80, nos. 3–4 (September–October 2013): e25–34.
———. "Defining critical white matter pathways mediating successful subcallosal cingulate deep brain stimulation for treatment-resistant depression." *Biological Psychiatry* 76, no. 12 (December 15, 2014): 963–69.
Roan, Shari. "Magic pill or minor hope?" *Los Angeles Times,* June 14, 1999.
Robbins, Maggie. *Suzy Zeus Gets Organized.* New York: Bloomsbury, 2008.
Robbins, Jim. "Wired for miracles?" *Psychology Today* 31, no. 3 (May 1, 1998): 40–76.
Robinson, James Harvey. *Petrarch: The First Scholar and Man of Letters.* New York: G. P. Putnam's Sons, 1909.
Robinson, Nicholas. *A New System of the Spleen, Vapours, and Hypochondriack Melancholy.* London: A. Bettesworth, W. Innys, and C. Rivington, 1729.
Roccatagliata, Giuseppe. *A History of Ancient Psychiatry.* New York: Greenwood Press, 1986.

tion." *Development and Psychopathology* 8, no. 1 (Winter 1996): 273–305.
———. "Rational polypharmacy in the bipolar affective disorders." *Epilepsy Research* suppl. 11 (1996): 153–80.
Post, Robert M., and R. T. Kopanda. "Cocaine, kindling, and psychosis." *American Journal of Psychiatry* 133, no. 6 (June 1976): 627–34.
Post, Robert M., Susan R. B. Weiss, and Gabriele S. Leverich. "Recurrent affective disorder: Roots in developmental neurobiology and illness progression based on changes in gene expression." *Development and Psychopathology* 6, no. 4 (Fall 1994): 781–813.
Powell, Barbara, et al. "Primary and secondary depression in alcoholic men: An important distinction?" *Journal of Clinical Psychiatry* 48, no. 3 (March 1987): 98–101.
Poznanski, E., and J. P. Zrull. "Childhood depression: Clinical characteristics of overtly depressed children." *Archives of General Psychiatry* 23, no. 1 (July 1970): 8–15.
Price, John S. "Genetic and phylogenetic aspects of mood variation." *International Journal of Mental Health* 1, nos. 1–2 (Spring–Summer 1972): 124–44.
———. "Agonistic versus prestige competition." *ASCAP: The Newsletter of the Society for Sociophysiological Integration* 8, no. 9 (September 1995): 7–15.
———. "The expression of hostility in complementary relationships—change due to depressed mood." *ASCAP: The Newsletter of the Society for Sociophysiological Integration* 9, no. 7 (July 1996): 6–14.
———. "Goal setting: A contribution from evolutionary biology." *ASCAP: The Newsletter of the Society for Sociophysiological Integration* 10, no. 10 (October 1997): 8–11.
———. "Job's battle with God." *ASCAP: The Newsletter of the Society for Sociophysiological Integration* 10, no. 12 (December 1997): 19–21.
———. "Do not underestimate the dog!" *ASCAP: The Newsletter of the Society for Sociophysiological Integration* 11, no. 12 (December 1998): 18–19.
Price, John S., and Anthony Stevens. *Evolutionary Psychiatry.* London: Routledge, 1996.
Price, John S., et al. "The social competition hypothesis of depression." *British Journal of Psychiatry* 164, no. 3 (March 1994): 309–15.
Prichard, James Cowles. *A Treatise on Insanity and Other Disorders Affecting the Mind.* London: Sherwood, Gilbert, & Piper, 1835.
Pritchard, C. "New patterns of suicide by age and gender in the United Kingdom and the Western World, 1974–1992; an indicator of social change?" *Social Psychiatry and Psychiatric Epidemiology* 31, nos. 3–4 (June 1996): 227–34.
Proulx, Christophe D., Okihide Hikosaka, and Roberto Malinow. "Reward processing by the lateral habenula in normal and depressive behaviors." *Nature Neuroscience* 17, no. 9 (September 2014): 1146–52.
Quen, Jacques M., and Eric T. Carlson, eds. *American Psychoanalysis: Origins and Development. The Adolf Meyer Seminars.* New York: Brunner/Mazel, 1978.
Quint, J. C., et al. *New Chance: Interim Findings on a Comprehensive Program for Disadvantaged Young Mothers and Their Children.* New York: Manpower Demonstration Research Corp., 1994.
Rabin, Roni Caryn. "Are antidepressants safe during pregnancy?" *New York Times*, September 1, 2014.
Rabins, Peter, et al. "Scientific and ethical issues related to deep brain stimulation for disorders of mood, behavior, and thought." *Archives of General Psychiatry* 66, no. 9 (September 2009): 931–37.
Radke-Yarrow, Marian, et al. "Affective interactions of depressed and nondepressed mothers and their children." *Journal of Abnormal Child Psychology* 21, no. 6 (December 1993): 683–95.
———. "Caring behavior in children of clinically depressed and well mothers." *Child Development* 65, no. 5 (October 1994): 1405–14.
Rado, Sandor. *Psychoanalysis of Behavior: The Collected Papers of Sandor Rado.* 2 vols. New York: Grune & Stratton, 1956.
Rai, Dheeraj, et al. "Parental depression, maternal antidepressant use during pregnancy, and risk of autism spectrum disorders: Population based case-control study." *British Medical Journal* 346 (April 19, 2013): f2059.
Raleigh, Michael, and Michael McGuire. "Bidirectional relationships between tryptophan and social behavior in vervet monkeys." *Advances in Experimental Medicine and Biology* 294 (1991): 289–98.
Raleigh, Michael, et al. "Social and environmental influences on blood serotonin concentrations in monkeys." *Archives of General Psychiatry* 41, no. 4 (April 1984): 405–10.
———. "Serotonergic mechanisms promote dominance acquisition in adult male vervet monkeys." *Brain Research* 559, no. 2

study." *Neurology* 41, no. 1 (January 1991): 34–38.
Pascual-Leone, Alvaro, et al. "Rapid-rate transcranial magnetic stimulation of left dorsolateral prefrontal cortex in drug-resistant depression." *Lancet* 348, no. 9022 (July 27, 1996): 233–37.
Patros, Philip G., and Tonia K. Shamoo. *Depression and Suicide in Children and Adolescents.* Boston: Allyn & Bacon, 1989.
Patton, Stacey Pamela. "Electrogirl." *Washington Post,* September 19, 1999.
Pawlby, Susan, et al. "Antenatal depression predicts depression in adolescent offspring: Prospective longitudinal community-based study." *Journal of Affective Disorders* 113, no. 3 (March 2009): 236–43.
Pear, Robert. "Insurance plans skirt requirement on mental health." *New York Times,* December 26, 1998.
Pearce, Erica, and Julie Murphy. "Vortioxetine for the treatment of depression." *Annals of Pharmacotherapy* 48, no. 6 (August 1996): 758–65.
Pedersen, Lars Henning, et al. "Selective serotonin reuptake inhibitors in pregnancy and congenital malformations: Population based cohort study." *British Medical Journal* 339 (September 23, 2009): b3569.
Peláez-Nogueras, Martha, et al. "Depressed mothers' touching increases infants' positive affect and attention in still-face interaction." *Child Development* 67, no. 4 (August 1996): 1780–92.
Petch, Jemima, and W. Kim Halford. "Psycho-education to enhance couples' transition to parenthood." *Clinical Psychology Review* 28, no. 7 (October 2008): 1125–37.
Peterchev, Angel V., D. L. Murphy, and Sarah H. Lisanby. "Repetitive transcranial magnetic stimulator with controllable pulse parameters (cTMS)." *Proceedings of the 2010 Annual International Conference of the IEEE Engineering in Medicine and Biology Society* (September 1–4, 2010), 2922–26.
Petti, T. A. "Depression in hospitalized child psychiatry patients: Approaches to measuring depression." *Journal of the American Academy of Child Psychiatry* 22, no. 1 (Winter 1978): 11–21.
Phillips, Adam. *Darwin's Worms.* London: Faber & Faber, 1999.
Physicians' Desk Reference. 53rd ed. Montvale, N.J.: Medical Economics Company, 1999.
Pinel, Philippe. *A Treatise on Insanity, in Which Are Contained the Principles of a New and More Practical Nosology of Maniacal Disorders.* Trans. D. D. Davis. Sheffield, England: W. Todd, 1806.
Pines, Dinora. "The relevance of early psychic development to pregnancy and abortion." *International Journal of Psycho-Analysis* 63, pt. 3 (1982): 311–19.
Pirkis, Jane, and Philip Burgess. "Suicide and recency of health care contacts: A systematic review." *British Journal of Psychiatry* 173, no. 6 (December 1998): 462–75.
Pitt, Brice. "'Atypical' depression following childbirth." *British Journal of Psychiatry* 114, no. 516 (November 1968): 1325–35.
Pizzagalli, Diego A., Allison L. Jahn, and James P. O'Shea. "Toward an objective characterization of an anhedonic phenotype: A signal-detection approach." *Biological Psychiatry* 57, no. 4 (February 15, 2005): 319–27.
Pizzagalli, Diego A., et al. "Reduced hedonic capacity in major depressive disorder: Evidence from a probabilistic reward task." *Journal of Psychiatric Research* 43, no. 1 (November 2008): 76–87.
Plath, Sylvia. *The Bell Jar.* New York: Harper & Row, 1971.
Pletscher, Alfred A., Shore Parkhurst, and Bernard B. Brodie. "Serotonin release as a possible mechanism of reserpine action." *Science* 122, no. 3165 (August 26, 1955): 374–75.
Pollan, Michael. "A very fine line." *New York Times Magazine,* September 12, 1999.
Pollice, Christine, et al. "Relationship of depression, anxiety, and obsessionality to state of illness in anorexia nervosa." *International Journal of Eating Disorders* 21, no. 4 (May 1997): 367–76.
Porter, Roy. *Mind-Forg'd Manacles: A history of madness in England from the Restoration to the Regency.* London: Athlone Press, 1987.
Posner, Kelly, et al. "Columbia Classification Algorithm of Suicide Assessment (C-CASA): Classification of suicidal events in the FDA's pediatric suicidal risk analysis of antidepressants." *American Journal of Psychiatry* 164, no. 7 (July 2007): 1035–43.
———. "The Columbia-Suicide Severity Rating Scale: Initial validity and internal consistency findings from three multisite studies with adolescents and adults." *American Journal of Psychiatry* 168, no. 12 (December 2011): 1266–77.
Post, Robert M. "Transduction of psychosocial stress into the neurobiology of recur rent affective disorder." *American Journal of Psychiatry* 149, no. 8 (August 1992): 999–1010.
———. "Malignant transformation of affective illness: Prevention and treatment." *Directions in Psychiatry* 13 (1993): 2–7.
Post, Robert M., et al. "Developmental psychobiology of cyclic affective illness: Implications for early therapeutic interven-

(August 2003): 596–97.
———. "Suicide: The leading cause of maternal death." *British Journal of Psychiatry* 183, no. 4 (October 2003): 279–81.
Oberlander, Tim F., et al. "Externalizing and attentional behaviors in children of depressed mothers treated with a selective serotonin reuptake inhibitor antidepressant during pregnancy." *Archives of Pediatric and Adolescent Medicine* 161, no. 1 (January 2007): 22–29.
O'Connor, Lynn E., et al. "Guilt, fear, and empathy in college students and clinically depressed patients." Paper presented at Human Behavior and Evolution Society meetings, Davis, California, July 1998.
O'Connor, Thomas G., Catherine Monk, and Elizabeth M. Fitelson. "Practitioner review: Maternal mood in pregnancy and child development—implications for child psychology and psychiatry." *Journal of Child Psychology and Psychiatry* 55, no. 2 (February 2014): 99–111.
Ogle, Robbin S., Daniel Maier-Katkin, and Thomas J. Bernard. "A theory of homicidal behavior among women." *Criminology* 33, no. 2 (May 1995): 173–93.
O'Hara, Andrew F., et al. "National police suicide estimates: Web surveillance study II." *International Journal of Emergency Mental Health and Human Resilience* 15, no. 1 (January 2013): 31–38.
O'Hara, Michael W., and Annette M. Swain. "Rates and risk of postpartum depression: A meta-analysis." *International Review of Psychiatry* 8, no. 1 (March 1996): 37–54.
Oldham, John M. "Antidepressants and the placebo effect, revisited." *Psychiatric News*, March 16, 2012.
Olfson, Mark, and Steven C. Marcus. "National trends in outpatient psychotherapy." *American Journal of Psychiatry* 167, no. 12 (December 2010): 1456–63.
Olfson, Mark, et al. "Relationship between antidepressant medication treatment and suicide in adolescents." *Archives of General Psychiatry* 60, no. 10 (October 2003): 978–82.
Olney, Buster. "Harnisch says he is being treated for depression." *New York Times*, April 26, 1997.
Olsen, K., and L. Pavetti. *Personal and Family Challenges to the Successful Transition from Welfare to Work.* Washington, D.C.: Urban Institute, 1996.
O'Meara, Kelly Patricia. "Doping kids." *Insight on the News*, June 28, 1999.
Opler, Marvin, and S. Mouchly Small. "Cultural variables affecting somatic complaints and depression." *Psychosomatics* 9, no. 5 (September–October 1968): 261–66.
Oppenheim, Janet. *Shattered Nerves.* Oxford: Oxford University Press, 1991.
Oquendo, Maria A., Kevin M. Malone, and J. John Mann. "Suicide: Risk factors and prevention in refractory major depression." *Depression and Anxiety* 5, no. 4 (1997): 202–11.
———. "Inadequacy of antidepressant treatment for patients with major depression who are at risk for suicidal behavior." *American Journal of Psychiatry* 156, no. 2 (February 1999): 190–94.
Osler, Sir William. *Aequanimitas.* London: H. K. Lewis, 1904.
Oswego Hospital. "Community service plan, 2014–2016." Oswego, N.Y.: Oswego Hospital, 2013.
Overstreet, David H., David S. Janowsky, and Amir H. Rezvani. "Alcoholism and depressive disorder: Is cholinergic sensitivity a biological marker?" *Alcohol and Alcoholism* 24, no. 3 (January 1989): 253–55.
Overstreet, S., et al. "Availability of family support as a moderator of exposure to community violence." *Journal of Clinical Child Psychology* 28, no. 2 (June 1999): 151–59.
The Oxford English Dictionary. 12 vols. Oxford: Clarendon Press, 1978.
Pae, Chi-Un, et al. "Milnacipran: Beyond a role of antidepressant." *Clinical Neuropharmacology* 32, no. 6 (November/December 2009): 355–63.
Page, Melissa, and Mari S. Wilhelm. "Postpartum daily stress, relationship quality and depressive symptoms." *Contemporary Family Therapy* 29, no. 4 (December 2007): 237–51.
Pagel, Walter. *Religion and Neoplatonism in Renaissance Medicine.* Ed. Marianne Winder. London: Variorum Reprints, 1985.
Papakostas, George I., and Maurizio Fava. "Does the probability of receiving placebo influence clinical trial outcome? A meta-regression of double-blind, randomized clinical trials in MDD." *European Neuropsychopharmacology* 19, no. 1 (January 2009): 34–40.
Papolos, Demitri, and Janice Papolos. *Overcoming Depression.* New York: HarperCollins, 1997.
Paris, Jayson J., et al. "Immune stress in late pregnant rats decreases length of gestation and fecundity, and alters later cognitive and affective behaviour of surviving pre-adolescent offspring." *Stress* 14, no. 6 (November 2011): 652–64.
Pascual-Leone, Alvaro, Anil Dunha, and David C. Anderson. "Cerebral atrophy in habitual cocaine abusers: A planimetric CT

Services Research Workgroup." Manuscript.
National Alliance on Mental Illness. "General information about specific medications." National Alliance on Mental Illness, 2014.
National Institute of Health's Genetics Workgroup. "Genetics and mental disorders." National Institute of Mental Health. Manuscript.
National Institute of Mental Health. *Suicide Research Workshop: From the Bench to the Clinic.* November 14–15, 1996.
——. "Report to the National Advisory Mental Health Council Director of the NIMH." January 28–29, 1997.
——. *Depression: What Every Woman Should Know.* Depression Awareness, Recognition, and Treatment (D/ART) Campaign. Rockville, Md.: National Institute of Mental Health, 1995.
National Mental Health Association. "Tipper Gore announces major mental health initiative." NMHA Legislative Alert, January 15, 1999.
National Mental Health Consumers' Self-Help Clearinghouse, et al. *Amici Curiae Brief for the October 1998 Supreme Court Case of Tommy Olmstead, Commissioner of the Department of Human Resources of the State of Georgia, et al., vs. L.C. and E.W., Each by Jonathan Zimring, as Guardian ad Litem and Next Friend.* Philadelphia, Pa.: NMHCSHC, 1998.
Naughton, Marie, et al. "A review of ketamine in affective disorders: Current evidence of clinical efficacy, limitations of use and pre-clinical evidence on proposed mechanisms of action." *Journal of Affective Disorders* 156, no. 3 (March 2014): 24–35.
Naurex, Inc. "FDA grants fast track designation to Naurex's rapid-acting novel antidepressant GLYX-13." *PR Newswire*, March 3, 2014.
Nazroo, J. Y., et al. "Gender differences in the onset of depression following a shared life event: A study of couples." *Psychological Medicine* 27, no. 1 (January 1997): 9–19.
Neaman, Judith S. *Suggestion of the Devil: The Origins of Madness.* Garden City, N.Y.: Anchor Books, 1975.
Nemeroff, Charles B. "The neurobiology of depression." *Scientific American* 278, no. 6 (June 1998): 42–49.
Nesse, Randolph. "Evolutionary explanations of emotions." *Human Nature* 1, no. 3 (September 1990): 281–89.
——. "What good is feeling bad?" *The Sciences,* December 1991.
——. "Is depression an adaptation?" *Archives of General Psychiatry* 57, no. 1 (January 2000): 14–20.
Newton, Isaac. *Newton's Principia: The Mathematical Principles of Natural Philosophy.* Trans. Andrew Motte. New York: Daniel Adee, 1848.
Nicholson, Barbara L., and Diane M. Kay. "Group treatment of traumatized Cambodian women: A culture-specific approach." *Social Work* 44, no. 5 (September 1999): 470–79.
Nicolson, Paula. "Loss, happiness and postpartum depression: The ultimate paradox." *Canadian Psychology* 40, no. 2 (May 1999): 162–78.
Nielsen, D., et al. "Suicidality and 5-hydroxindoleacetic acid concentration associated with tryptophan hydroxylase polymorphism." *Archives of General Psychiatry* 51, no. 1 (January 1994): 34–38.
Nierenberg, Andrew, et al. "Mania associated with St. John's wort." *Biological Psychiatry* 46, no. 12 (December 1999): 1707–8.
Niesink, R. J. M., et al., eds. *Drugs of Abuse and Addiction.* Boca Raton, Fla.: CRC Press, 1998.
Nietzsche, Friedrich. *Beyond Good and Evil.* Trans. R. J. Hollingdale. London: Penguin Books, 1990.
——. *Thus Spoke Zarathustra.* Trans. Walter Kaufmann. New York: Modern Library, 1995.
——. *The Will to Power.* Trans. Walter Kaufmann. New York: Vintage Books, 1967.
Nolen-Hoeksema, Susan. *Sex Differences in Depression.* Stanford, Calif.: Stanford University Press, 1990.
Nonacs, Ruta, Lee S. Cohen, and Marlene Freeman. "Response to the *New York Times* article on SSRIs and pregnancy: Moving toward a more balanced view of risk." Massachusetts General Hospital, September 5, 2014.
Norden, Michael J. *Beyond Prozac: Brain Toxic Lifestyles, Natural Antidotes and New Generation Antidepressants.* New York: ReganBooks, 1995.
Norton Anthology of Poetry. Rev. ed. Ed. Alexander W. Allison et al. New York: W. W. Norton, 1975.
Nuland, Sherwin B. *How We Die.* London: Vintage, 1997.
Nulman, Irena, et al. "Child development following exposure to tricyclic antidepressants or fluoxetine throughout fetal life: A prospective, controlled study." *American Journal of Psychiatry* 159, no. 11 (November 2002): 1889–95.
Nutt, David. "Substance-P antagonists: A new treatment for depression?" *Lancet* 352, no. 9141 (November 21, 1998): 1644–45.
Nuttin, Bart, et al. "Consensus on guidelines for stereotactic neurosurgery for psychiatric disorders." *Journal of Neurology, Neurosurgery and Psychiatry* 85, no. 9 (September 2014): 1003–8.
Oates, Margaret R. "Postnatal depression and screening: Too broad a sweep?" *British Journal of General Practice* 53, no. 493

———. "Unmet mental health needs of women in public-sector gynecologic clinics." *American Journal of Obstetrics and Gynecology* 178, no. 2 (February 1998): 212–17.
———. "Current psychiatric disorders among women in public sector family planning clinics." Georgetown University Medical Center. Manuscript.
Miranda, Jeanne, and Bonnie L. Green. "Poverty and mental health services research." Georgetown University Medical Center. Manuscript.
Mirman, Jacob J. *Demystifying Homeopathy.* New Hope, Minn.: New Hope Publishers, 1999.
Mitchell, Allen A., et al. "Medication use during pregnancy, with particular focus on prescription drugs: 1976–2008." *American Journal of Obstetrics and Gynecology* 205, no. 1 (July 2011): 51.e1–51.e8.
Möller, Hans-Jürgen, and Konstantinos N. Fountoulakis. "Problems in determining efficacy and effectiveness of antidepressants." *Psychiatriki* 22, no. 4 (October– December 2011): 298–306.
Mondimore, Francis Mark. *Depression: The Mood Disease.* Baltimore: Johns Hopkins University Press, 1995.
Monk, Catherine, Elizabeth M. Fitelson, and Elizabeth Werner. "Mood disorders and their pharmacological treatment during pregnancy: Is the future child affected?" *Pediatric Research* 69, no. 5, pt. 2 (May 2011): 3R–10R.
Montgomery, S. A. "Suicide prevention and serotonergic drugs." *International Clinical Psychopharmacology* 8, suppl. 2 (November 1993): 83–85.
Montplaisir, J., and R. Godbout, eds. *Sleep and Biological Rhythms.* New York: Oxford University Press, 1990.
Moore, K., et al. "The JOBS evaluation: How well are they faring? AFDC families with preschool-aged children in Atlanta at the outset of the JOBS evaluation." Washington, D.C.: U.S. Department of Health and Human Services, 1995.
———. "The association between physical activity and depression in older depressed adults." *Journal of Aging and Physical Activity* 7 (1999): 55–61.
Moore, Thomas. *Care of the Soul.* New York: HarperCollins, 1998.
Mora, George, ed. *Witches, Devils, and Doctors in the Renaissance: Johann Weyer, De Praestigiis Daemonum.* (1583 ed.) Trans. John Shea. Binghamton, N.Y.: Medieval & Renaissance Texts & Studies, 1991.
Moreines, Jared L., et al. "Neuropsychological function before and after subcallosal cingulate deep brain stimulation in patients with treatment-resistant depression." *Depression and Anxiety* 31, no. 8 (August 2014): 690–98.
Morse, Gary, et al. "Experimental comparison of the effects of three treatment programs for homeless mentally ill people." *Hospital & Community Psychiatry* 43, no. 10 (October 1992): 1005–10.
Moss, L., and D. Hamilton. "The psychotherapy of the suicidal patient." *American Journal of Psychiatry* 122, no. 10 (April 1956): 814–19.
Mufson, Laura, et al. "Efficacy of interpersonal psychotherapy for depressed adolescents." *Archives of General Psychiatry* 56, no. 6 (June 1999): 573–79.
Mulder, Eduard J. H., et al. "Selective serotonin reuptake inhibitors affect neurobehavioral development in the human fetus." *Neuropsychopharmacology* 36, no. 10 (September 2011): 1961–71.
Müller, Norbert, et al. "The cyclooxygenase-2 inhibitor celecoxib has therapeutic effects in major depression: Results of a double-blind, randomized, placebo-controlled, add-on pilot study to reboxetine." *Molecular Psychiatry* 11, no. 7 (July 2006): 680–84.
Murphy, Elaine, ed. *Affective Disorders in the Elderly.* London: Churchill Livingstone, 1986.
Murphy, George. *Suicide in Alcoholism.* New York: Oxford University Press, 1992.
Murray, Albert. *Stomping the Blues.* New York: A De Capo Paperback, 1976.
Murray, Michael T. *Natural Alternatives to Prozac.* New York: Morrow, 1996.
Musetti, Laura, et al. "Depression before and after age 65: A reexamination." *British Journal of Psychiatry* 155, no. 3 (September 1989): 330–36.
Mutrie, Tim. "Aspenite helps spread word on teen depression." *Aspen Times* 12, no. 169 (1999).
Nadler, Roland. "'Electroceutical' ads are here: What will regulators say?" Stanford Center for Law and the Biosciences, October 24, 2013.
Nagel, Thomas. *The Possibility of Altruism.* Princeton, N.J.: Princeton University Press, 1970.
Nakagawa, Atsuo, et al. "Association of suicide and antidepressant prescription rates in Japan, 1999–2003." *Journal of Clinical Psychiatry* 68, no. 6 (June 2007): 908–16.
National Advisory Mental Health Council. "Minutes of the 184th Meeting." September 16, 1996. Manuscript.
———. "Bridging science and service: A report by the National Advisory Mental Health Council's Clinical Treatment and

Mays, John Bentley. *In the Jaws of the Black Dogs.* New York: HarperCollins, 1995.
McAlpine, Donna, and David Mechanic. "Utilization of specialty mental health care among persons with severe mental illness: The roles of demographics, need, insurance, and risk." *Health Services Research* 35, no. 1, part 2 (April 2000): 277–92.
McCann, U., et al. "Serotonin neurotoxicity after 3,4-methylenedioxymethamphetamine: A controlled study in humans." *Neuropsychopharmacology* 10, no. 2 (April 1994): 129–38.
McCauley, Elizabeth, Gabrielle Carson, and Rose Calderon. "The role of somatic complaints in the diagnosis of depression in children and adolescents." *Journal of the American Academy of Child and Adolescent Psychiatry* 30, no. 4 (July 1991): 631–35.
McDowell, David M., and Henry I. Spitz. *Substance Abuse: From Principles to Practice.* New York: Taylor & Francis Group, 1999.
McGrath, Callie L., et al. "Toward a neuroimaging treatment selection biomarker for major depressive disorder." *JAMA Psychiatry* 70, no. 8 (August 2013): 821–29.
McGuire, Michael, and Alfonso Troisi. *Darwinian Psychiatry.* Oxford: Oxford University Press, 1998.
McHugh, Paul R. "Psychiatric misadventures." *American Scholar* 61, no. 4 (Autumn 1992): 497–510.
McHugh, Paul R., and Phillip R. Slavney. *The Perspectives of Psychiatry.* Baltimore: Johns Hopkins University Press, 1986.
McKeown, L. A. "The healing profession on an alternative mission." *Medical World News,* April 1993, 48–60.
Mead, Richard. *Medical Precepts and Cautions.* Trans. Thomas Stack. London: J. Brindley, 1751.
———. *The Medical Works of Richard Mead, M.D.* London: C. Hitch et al., 1760.
Meisol, Patricia. "The Dark Cloud." *Baltimore Sun,* May 1, 1999.
Mehlman, P. T., et al. "Low CSF 5-HIAA concentrations and severe aggression and impaired impulse control in nonhuman primates." *American Journal of Psychiatry* 151, no. 10 (October 1994): 1485–91.
Melfi, Catherine A., Thomas W. Croghan, and Mark P. Hanna. "Access to treatment for depression in a Medicaid population." *Journal of Health Care for the Poor and Underserved* 10, no. 2 (May 1999): 201–15.
Mellman, T. A., and T. W. Uhde. "Sleep and panic and generalized anxiety disorders." In *The Neurobiology of Panic Disorder.* Ed. James Ballenger. New York: Wiley-Liss, 1990.
Menander. *Comicorum Atticorum Fragmenta.* Ed. T. Kock. Leipzig: Teubner, 1888.
Mendelson, Myer. *Psychoanalytic Concepts of Depression.* New York: Spectrum Publications,1974.
Mendez-David, Indira, et al. "Adult hippocampal neurogenesis: An actor in the antidepressantlike action." *Annales Pharmaceutiques Françaises* 71, no. 3 (May 2013): 143–49.
Menninger, Karl. *Man Against Himself.* New York: Harcourt, Brace & World, 1983.
Merkin, Daphne. "The black season." *The New Yorker,* January 8, 2001.
Meyer, Adolf. "The 'complaint' as the center of genetic-dynamic and nosological thinking in psychiatry." *New England Journal of Medicine* 199, no. 8 (August 23, 1928): 360–70.
———. *The Collected Papers of Adolf Meyer.* 4 vols. Ed. Eunice E. Winters. Baltimore: Johns Hopkins Press, 1951.
———. *Psychobiology: A Science of Man.* Ed. Eunice E. Winters and Anna Mae Bowers. Springfield, Ill.: Charles C. Thomas, 1957.
Meyer, R. E., ed. *Psychopathology and Addictive Disorder.* New York: Guilford Press, 1986.
Miletich, John J. *Depression in the Elderly: A Multimedia Sourcebook.* Westport, Conn.: Greenwood Press, 1997.
Milgram, Stanley. *Obedience to Authority.* New York: Harper Colophon Books, 1974.
Millay, Edna St. Vincent. *Collected Sonnets.* New York: Harper and Row, 1988.
Miller, Alice. *The Drama of the Gifted Child.* New York: BasicBooks, 1994.
Miller, Ivan W., et al. "Depressed patients with dysfunctional families: Description and course of illness." *Journal of Abnormal Psychology* 101, no. 4 (November 1992): 637–46.
Miller, John, ed. *On Suicide: Great Writers on the Ultimate Question.* San Francisco: Chronicle Books, 1992.
Milton, John. *Complete Poems and Major Prose.* Ed. Merritt Y. Hughes. Englewood Cliffs, N.J.: Prentice-Hall, 1957.
———. *Paradise Lost.* Ed. Scott Elledge. New York: W. W. Norton, 1993.
Miranda, Jeanne. "Introduction to the special section on recruiting and retaining minorities in psychotherapy research." *Journal of Consulting Clinical Psychologists* 64, no. 5 (October 1996): 848–50.
———. "One in five women will become clinically depressed . . ." Manuscript.
Miranda, Jeanne, et al. "Recruiting and retaining low-income Latinos in psychotherapy research." *Journal of Consulting Clinical Psychologists* 64, no. 5 (October 1996): 868–74.

tioning." *New England Journal of Medicine* 337 (1997): 1889–95.
Lynge, Inge. "Mental disorders in Greenland: Past and present." *Man & Society* 21 (1997).
Lyons, David, et al. "Separation induced changes in squirrel monkey hypothalamicpituitary-adrenal physiology resemble aspects of hypercortisolism in humans." *Psychoneuroendocrinology* 24, no. 2 (February 1999): 131–42.
MacDonald, Michael. *Mystical Bedlam: Madness, Anxiety, and Healing in Seventeenth-Century England.* Cambridge: Cambridge University Press, 1981.
MacLean, Paul D. *The Triune Brain in Evolution: Role in Paleocerebral Functions.* New York: Plenum Press, 1990.
Madden, Pamela A. F., et al. "Seasonal changes in mood and behavior." *Archives of General Psychiatry* 53, no. 1 (January 1996): 47–55.
Maj, M., F. Starace, and N. Sartorius. *Mental Disorders in HIV-1 Infection and AIDS.* Seattle: Hogrefe & Huber, 1993.
Major, Ralph H. *A History of Medicine.* 2 vols. Springfield, Ill.: Thomas, 1954.
Makanjuola, Roger O. "Socio-cultural parameters in Yoruba Nigerian patients with affective disorders." *British Journal of Psychiatry* 155, no. 3 (September 1989): 337–40.
Malan, André, and Bernard Canguilhem, eds. *Symposium on Living in the Cold.* (2nd, 1989, Le Hohwald, France.) London: J. Libbey Eurotext, 1989.
Malaurie, Jean. *The Last Kings of Thule.* Trans. Adrienne Foulke. New York: E. P. Dutton, 1982.
Malm, Heli, et al. "Selective serotonin reuptake inhibitors and risk for major congenital anomalies." *Obstetrics and Gynecology* 118, no. 1 (July 2011): 111–20.
Maltsberger, John. *Suicide Risk: The Formulation of Clinical Judgment.* New York: New York University Press, 1986.
Manfield, Philip, ed. *Extending EMDR.* New York: W. W. Norton, 1998.
Mann, J. John. "The neurobiology of suicide." *Nature Medicine* 4, no. 1 (January 1998): 25–30.
Mann, J. John, et al. "Toward a clinical model of suicidal behavior in psychiatric patients." *American Journal of Psychiatry* 156, no. 2 (February 1999): 181–89.
Manning, Martha. *Undercurrents.* San Francisco: HarperSanFrancisco, 1994.
———. "The legacy." *Family Therapy Networker,* January 1997, 34–41.
Marcus, Eric. *Why Suicide?* San Francisco: HarperSanFrancisco, 1996.
Marcus, Sheila M. "Depression during pregnancy: Rates, risks and consequences: Motherisk update 2008." *Canadian Journal of Clinical Pharmacology* 16, no. 1 (Winter 2009): e15–22.
Margolis, Simeon, and Karen L. Swartz. *The Johns Hopkins White Papers: Depression and Anxiety.* Baltimore: Johns Hopkins Medical Institutions, 1998–2000.
Margulis, Andrea V., et al. "Use of selective serotonin reuptake inhibitors in pregnancy and cardiac malformations: A propensity-score matched cohort in CPRD." *Pharmacoepidemiology and Drug Safety* 22, no. 9 (September 2013): 942–51.
Marinoff, Lou. *Plato, Not Prozac!* New York: HarperCollins, 1999.
Maris, Ronald, ed. *The Biology of Suicide.* New York: Guilford Press, 1986.
Mark, Tami, et al. *National Expenditures for Mental Health, Alcohol and Other Drug Abuse Treatment.* Rockville, Md.: U.S. Department of Health and Human Services, 1996.
Marlowe, Ann. *How to Stop Time: Heroin from A to Z.* New York: Basic Books, 1999.
Masseck, Olivia A., et al. "Vertebrate cone opsins enable sustained and highly sensitive rapid control of Gi/o signaling in anxiety circuitry." *Neuron* 81, no. 6 (March 19, 2014): 1263–73.
Mather, Cotton. *The Angel of Bethesda.* Ed. Gordon W. Jones. Barre, Mass.: American Antiquarian Society and Barre Publishers, 1972.
Mathew, Roy, and William Wilson. "Substance abuse and cerebral blood flow." *American Journal of Psychiatry* 148, no. 3 (March 1991): 292–305.
Maudsley, Henry. *The Pathology of Mind.* 3rd ed. New York: D. Appleton, 1882.
———. *The Pathology of the Mind.* London: Macmillan, 1895.
Maupassant, Guy de. *Selected Short Stories.* Trans. Roger Colet. London: Penguin Books, 1971.
Mauthner, Natasha S. "Feeling low and feeling really bad about feeling low: Women's experiences of motherhood and postpartum depression." *Canadian Psychology* 40, no. 2 (May 1999): 143–61.
May, Rollo. *The Meaning of Anxiety.* New York: W. W. Norton, 1977.
Maylon, Alan K. "Biphasic aspects of homosexual identity formation." *Psychotherapy: Theory, Research and Practice* 19, no. 3 (Fall 1982): 335–40.

Leopardi, Giacomo. *Poems.* Trans. Jean-Pierre Barricelli. New York: Las Americas Publishing, 1963.
Lepenies, Wolf. *Melancholy and Society.* Trans. Jeremy Gaines and Doris Jones. Cambridge: Harvard University Press, 1992.
Lester, David, ed. *Current Concepts of Suicide.* Philadelphia: Charles Press, 1990.
———. *Patterns of Suicide and Homicide in the World.* New York: Nova Science Publishers, 1996.
———. *Making Sense of Suicide.* Philadelphia: Charles Press, 1997.
Levi, Primo. *The Drowned and the Saved.* Trans. Raymond Rosenthal. New York: Vintage International, 1989.
Levine, David. "VP Biden addresses 15,000 psychiatrists at #APA2014 meeting." *Elsevier Connect*, May 8, 2014.
Levy, Robert M., and Leonard S. Rubinstein. *The Rights of People with Mental Disabilities.* Carbondale: Southern Illinois University Press, 1996.
Lewinsohn, Peter M., et al. "Depression-related cognitions: Antecedent or consequence?" *Journal of Abnormal Psychology* 90, no. 3 (June 1981): 213–19.
Lewis, C. S. *Studies in Words.* Cambridge: Cambridge University Press, 1967.
Lewis, Ricki. "Manic-depressive illness." *FDA Consumer* 30, no. 5 (July 1996): 26–29.
Libby, Anne M., Heather D. Orton, and Robert J. Valuck. "Persisting decline in depression treatment after FDA warnings." *Archives of General Psychiatry* 66, no. 6 (June 2009): 633–39.
Libby, Anne M., et al. "Decline in treatment of pediatric depression after FDA advisory on risk of suicidality with SSRIs." *American Journal of Psychiatry* 164, no. 6 (June 2007): 884–91.
Lidz, Theodore. "Adolf Meyer and the development of American psychiatry." *American Journal of Psychiatry* 123, no. 3 (September 1966): 320–32.
Light, Luise. "How energy heals." *New Age Magazine,* February 1998.
Linde, Klaus, et al. "St. John's wort for depression—an overview and meta-analysis of randomized clinical trials." *British Medical Journal* 313, no. 7052 (August 1996): 253–58.
Lindner, Robert. *The Fifty-Minute Hour.* New York: Rinehart, 1955.
Lipinski, Joseph F., et al. "Open trial of S-adenosylmethionine for treatment of depression." *American Journal of Psychiatry* 143, no. 3 (March 1984): 448–50.
Lisanby, Sarah H., et al. "Safety and feasibility of magnetic seizure therapy (MST) in major depression: Randomized within-subject comparison with electroconvulsive therapy." *Neuropsychopharmacology* 28, no. 10 (October 2003): 1852–65.
Loo, Colleen K., et al. "A review of ultrabrief pulse width electroconvulsive therapy." *Therapeutic Advances in Chronic Disease* 3, no. 2 (March 2012): 69–85.
López, Juan F., et al. "Regulation of 5-HT receptors and the hypothalamic-pituitaryadrenal axis: Implications for the neurobiology of suicide." *Annals of the New York Academy of Sciences* 836 (December 29, 1997): 106–34.
———. "Regulation of 5-HT1A receptor, glucocorticoid and mineralocorticoid receptor in rat and human hippocampus: Implications for the neurobiology of depression." *Biological Psychiatry* 43, no. 8 (April 15, 1998): 547–73.
Lopez, Juan F., Huda Akil, and Stanley J. Watson. "Neural circuits mediating stress." *Biological Psychiatry* 46, no. 11 (December 1, 1999): 1461–71.
Lopez, Korina. "Glenn Close, family work to end stigma of mental illness." *USA Today*, May 21, 2013.
Loughead, Ada M., et al. "Antidepressants in amniotic fluid: Another route of fetal exposure." *American Journal of Psychiatry* 163, no. 1 (January 2006): 145–47.
Louik, Carol, et al. "First-trimester use of selective serotonin-reuptake inhibitors and the risk of birth defects." *New England Journal of Medicine* 356, no. 26 (June 28, 2007): 2675–83.
Louik, Carol, Stephen Kerr, and Allen A. Mitchell. "First-trimester exposure to bupropion and risk of cardiac malformations." *Pharmacoepidemiology and Drug Safety* 23, no. 10 (October 2004): 1066–75.
Lozano, Andres M., et al. "Subcallosal cingulate gyrus deep brain stimulation for treatmentresistant depression." *Biological Psychiatry* 64, no. 6 (September 15, 2008): 461–67.
Ludwig, Jens, David E. Marcotte, and Karen Norberg. "Antidepressants and suicide." NBER Working Paper No. 12906, National Bureau of Economic Research, February 2007.
Luhrmann, T. M. *Of Two Minds.* New York: Alfred A. Knopf, 2000.
Lukács, Georg. *Soul and Form.* Trans. Anna Bostock. Cambridge: MIT Press, 1971.
Luoma, Jason B., Catherine E. Martin, and Jane L. Pearson. "Contact with mental health and primary care providers before suicide: A review of the evidence." *American Journal of Psychiatry* 159, no. 6 (June 2002): 909–16.
Lynch, John, et al. "Cumulative impact of sustained economic hardship on physical, cognitive, psychological, and social func-

Alcohol Dependence 50, no. 3 (May 1, 1998): 187–95.
Kraemer, Gary, et al. "The behavioral neurobiology of self-injurious behavior in rhesus monkeys: Current concepts and relations to impulsive behavior in humans." *Annals of the New York Academy of Sciences* 836, no. 1 (December 1997): 12–38.
Kraepelin, Emil. *Manic-Depressive Insanity and Paranoia.* Ayer Co. Pub., 1921.
Krafft-Ebing, R. von. *Text-Book of Insanity.* Trans. Charles Gilbert Chaddock. Philadelphia: F. A. Davis, Publishers, 1904.
Kramer, Peter D. *Listening to Prozac.* New York: Viking Press, 1993.
Kristeller, Paul Oskar. *The Philosophy of Marsilio Ficino.* Trans. Virginia Conant. New York: Columbia University Press, 1943.
Kristeva, Julia. *Black Sun: Depression and Melancholia.* Trans. Leon S. Roudiez. New York: Columbia University Press, 1989.
Krystal, John. "Dr. Marcia Angell and the illusions of anti-psychiatry." *Psychiatric Times*, August 13, 2012.
Kuhn, Reinhard. *The Demon of Noontide: Ennui in Western Literature.* Princeton, N.J.: Princeton University Press, 1976.
Kuhn, Roland. "The treatment of depressive states with G22355 (imipramine hydrochloride)." Paper read at Galesburg State Hospital, May 19, 1958.
Kurki, Tapio, et al. "Depression and anxiety in early pregnancy and risk for preeclampsia." *Obstetrics and Gynecology* 95, no. 4 (April 2000): 487–90.
Kye, Christopher, and Neal Ryan. "Pharmacologic treatment of child and adolescent depression." *Child and Adolescent Psychiatric Clinics of North America* 4, no. 2 (April 1995): 261–81.
Lambert, Craig. "Deep cravings." *Harvard Magazine* 102, no. 4 (March–April 2000): 60–68.
Lamison-White, L. *U.S. Bureau of the Census: Current Populations Report.* Series P60–198.
Washington, D.C.: U.S. Government Printing Office, 1997.
Lapidus, Kyle, Laili Soleimani, and James Murrough. "Novel glutamatergic drugs for the treatment of mood disorders." *Neuropsychiatric Disease and Treatment* 9 (August 7, 2013): 1101–12.
Lattal, Kennon A., and Michael Perrone, eds. *Handbook of Research Methods in Human Operant Behavior.* New York: Springer, 1998.
Laval, Steven H., et al. "Evidence for linkage to psychosis and cerebral asymmetry (relative hand skill) on the X chromosome." *American Journal of Medical Genetics* 81, no. 5 (September 7, 1998): 420–27.
Lawlor, B. A., et al. "Evidence for a decline with age in behavioral responsivity to the serotonin agonist, m-chlorophenylpiperazine, in healthy human subjects." *Psychiatry Research* 29, no. 1 (July 1989): 1–10.
Leahy-Warren, Patricia, Geraldine McCarthy, and Paul Corcoran. "First-time mothers: Social support, maternal parental self-efficacy and postnatal depression." *Journal of Clinical Nursing* 21, nos. 3–4 (February 2012): 388–97.
Leane, Wendy, and Rosalyn Shute. "Youth suicide: The knowledge and attitudes of Australian teachers and clergy." *Suicide and Life-Threatening Behavior* 28, no. 2 (Summer 1998): 165–73.
Lear, Jonathan. *Love and Its Place in Nature.* New York: Noonday Press, 1990.
——. *Open Minded.* Cambridge: Harvard University Press, 1998.
Ledoux, Joseph. *The Emotional Brain.* New York: Touchstone, 1996.
Lee, Catherine M., and Ian H. Gotlib. "Adjustment of children of depressed moth ers: a 10-month follow-up." *Journal of Abnormal Psychology* 100, no. 4 (November 1991): 473–77.
Lee, Seung-Hwan, et al. "Genetic relationship between five psychiatric disorders estimated from genome-wide SNPs." *Nature Genetics* 45, no. 9 (September 2013): 984–94.
Lee, Soong, et al. "Community mental health center accessibility." *Archives of General Psychiatry* 31, no. 3 (September 1974): 335–39.
Leibenluft, Ellen, et al. "Relationship between sleep and mood in patients with rapidcycling bipolar disorder." *Psychiatry Research* 63, nos. 2–3 (July 1996): 161–68.
Leibenluft, Ellen, and Thomas A. Wehr. "Is sleep deprivation useful in the treatment of depression?" *American Journal of Psychiatry* 149, no. 2 (February 1992): 159–68.
Lemley, Brad. "Alternative medicine man." *Discover,* August 1999.
Leo, Jonathan, and Jeffrey R. Lacasse. "The media and the chemical imbalance theory of depression." *Society* 45, no. 1 (February 2008): 35–45.
Leon, Andrew C., et al. "Antidepressants and youth suicide in New York City, 1999- 2002." *Journal of the American Academy of Child and Adolescent Psychiatry* 45, no. 9 (September 2006): 1054–58.
——. "Antidepressants in adult suicides in New York City: 2001–2004." *Journal of Clinical Psychiatry* 68, no. 9 (September 2007): 1399–403.

Kennedy, Sidney H., et al. "Deep brain stimulation for treatment-resistant depression: Follow-up after 3 to 6 years." *American Journal of Psychiatry* 168, no. 5 (May 2011): 502–10.

Kenyon, Jane. *Constance.* St. Paul, Minn.: Graywolf Press, 1993.

Kessler, Ronald C., et al. "Lifetime and 12-month prevalence of *DSM-III-R* psychiatric disorders in the United States." *Archives of General Psychiatry* 51, no. 1 (January 1994): 8–19.

Kettlewell, Caroline. *Skin Game.* New York: St. Martin's Press, 1999.

Khan, Arif, et al. "A systematic review of comparative efficacy of treatments and controls for depression." *PLoS One* 7, no. 7 (July 30, 2012): e41778.

Khashan, Ali S. "Higher risk of offspring schizophrenia following antenatal maternal exposure to severe adverse life events." *Archives of General Psychiatry* 65, no. 2 (February 2008): 146–52.

Kiening, Karl, and Alexander Sartorius. "A new translational target for deep brain stimulation to treat depression." *EMBO Molecular Medicine* 5, no. 8 (August 2013): 1151–53.

Kharms, Daniil. *Incidences.* Trans./ed. Neil Cornwall. Cornwall, London: Serpent's Tail, 1993.

Kierkegaard, Søren. *The Sickness Unto Death.* Trans. Alastair Hannay. London: Penguin Books, 1989.

Kiesler, A. "Mental hospitals and alternative care: Noninstitutionalization as potential public policy for mental patients." *American Psychologist* 349, no. 4 (April 1982): 357–58.

Kirk, Stuart A., Tomi Gomory, and David Cohen. *Mad Science: Psychiatric Coercion, Diagnosis, and Drugs.* Piscataway, N.J.: Transaction Publishers, 2013.

Kirsch, Daniel L., and Francine Nichols. "Cranial electrotherapy stimulation for treatment of anxiety, depression, and insomnia." *Psychiatric Clinics of North America* 36, no. 1 (March 2013): 169–76.

Kirsch, Irving. *The Emperor's New Drugs: Exploding the Antidepressant Myth.* New York: Basic Books, 2011.

Kirsch, Irving, et al. "Initial severity and antidepressant benefits: A meta-analysis of data submitted to the Food and Drug Administration." *PLoS Medicine* 5, no. 2 (February 2008): e45.

Klawansky, Sidney, et al. "Meta-analysis of randomized controlled trials of cranial electrostimulation: Efficacy in treating selected psychological and physiological conditions." *Journal of Nervous and Mental Disease* 183, no. 7 (July 1995): 478–84.

Klein, Donald F., and Paul H. Wender. *Understanding Depression.* Oxford: Oxford University Press, 1993.

Klein, Melanie. *The Selected Melanie Klein.* Ed. Juliet Mitchell. New York: Penguin Books, 1986.

Kleinman, Arthur, and Byron Good, eds. *Culture and Depression.* Berkeley: University of California Press, 1985.

Klerman, Gerald, et al. "Treatment of depression by drugs and psychotherapy." *American Journal of Psychiatry* 131, no. 2 (February 1974): 186–91.

Klibansky, Raymond, Erwin Panofsky, and Fritz Saxl. *Saturn and Melancholy: Studies in the History of Natural Philosophy, Religion, and Art.* London: Nelson, 1964.

Kliff, Sarah. "Parrot injuries and other tales from the annals of medical billing." *Washington Post*, February 17, 2012.

Klinkenborg, Verlyn. "Sleepless." *New York Times Magazine,* January 5, 1997.

Klitzman, Robert. *In a House of Dreams and Glass.* New York: Ivy Books, 1995.

Knickmeyer, Rebecca C., et al. "Rate of Chiari I malformation in children of mothers with depression with and without prenatal SSRI exposure." *Neuropsychopharmacology* 39, no. 11 (October 2014): 2611–21.

Knishinsky, Ran. *The Prozac Alternative.* Rochester, Vt.: Healing Arts Press, 1998.

Knock, Matthew K., and Ronald Kessler. "Prevalence of and risk factors for suicide attempts versus suicide gestures: Analysis of the National Comorbidity Survey." *Journal of Abnormal Psychology* 115, no. 3 (August 2006): 616–23.

Kobler, Arthur L., and Ezra Stotland. *The End of Hope: A Social-Clinical Study of Suicide.* London: Free Press of Glencoe, 1964.

Kochanska, Grazyna. "Patterns of inhibition to the unfamiliar in children of normal and affectively ill mothers." *Child Development* 62, no. 2 (April 1991): 250–63.

Koestler, Arthur. *The Ghost in the Machine.* New York: Macmillan, 1967.

Kolb, Elzy. "Serotonin: Is there anything it can't do?" *Journal of the College of Physicians and Surgeons of Columbia University* (Spring 1999).

Kornum, Jette B., et al. "Use of selective serotonin-reuptake inhibitors during early pregnancy and risk of congenital malformations: Updated analysis." *Clinical Epidemiology* 2 (August 9, 2010): 29–36.

Kosten, Thomas R., et al. "Depression and stimulant dependence." *Journal of Nervous and Mental Disease* 186, no. 12 (December 1998): 737–45.

———. "Regional cerebral blood flow during acute and chronic abstinence from combined cocaine-alcohol abuse." *Drug and*

chiatry 153 (August 1996): 993–1000.
Jones, Ian. "DSM-V: The perinatal onset specifier for mood disorders." Memorandum to the American Psychiatric Association Mood Disorders Work Group, 2010.
Jones, Mary Lynn F. "Mental health lobbyists say Capitol shooting avoidable." *The Hill*, August 5, 1998.
Jones, Nancy Aaron, et al. "EEG stability in infants/children of depressed mothers." *Child Psychiatry and Human Development* 28, no. 2 (Winter 1997): 59–70.
Joseph-Vanderpool, Jean R., et al. "Seasonal variation in behavioral responses to m-CPP in patients with seasonal affective disorder and controls." *Biological Psychiatry* 33, no. 7 (April 1, 1993): 496–504.
Kafka, Franz. *The Metamorphosis and Other Stories.* Trans. Donna Freed. New York: Barnes & Noble Books, 1996.
Kahn, Jack. *Job's Illness: Loss, Grief and Integration: A Psychological Interpretation.* London: Gaskell, 1986.
Kalen, N. H., et al. "Asymmetric frontal brain activity, cortisol, and behavior associated with fearful temperament in Rhesus monkeys." *Behavioral Neuroscience* 112, no. 2 (April 1998): 286–92.
Kamijima, Kunitoshi, et al. "A placebo-controlled, randomized withdrawal study of sertraline for major depressive disorder in Japan." *International Clinical Psychopharmacology* 21, no. 1 (February 2006): 1–9.
Kang, Duck-Hee, et al. "Frontal brain asymmetry and immune function." *Behavioral Neuroscience* 105, no. 6 (December 1991): 860–69.
Kant, Immanuel. *Observations on the Feeling of the Beautiful and Sublime.* Trans. John T. Goldthwait. Berkeley: University of California Press, 1960.
———. *The Philosophy of Kant.* New York: Modern Library, 1949.
Kaplan, Bert. *The Inner World of Mental Illness.* New York: Harper & Row, 1964.
Kaplan, Harold I., and Benjamin J. Sadock, eds. *Comprehensive Textbook of Psychiatry.* 5th ed. Baltimore: Williams & Wilkins, 1989.
Karen, Robert. *Becoming Attached.* Oxford: Oxford University Press, 1998.
Karp, David. A. *Speaking of Sadness.* Oxford: Oxford University Press, 1996.
Katz, Jack. *How Emotions Work.* Chicago: University of Chicago Press, 1999.
Katz, Laurence Y., et al. "Effect of regulatory warnings on antidepressant prescription rates, use of health services and outcomes among children, adolescents and young adults." *CMAJ: Canadian Medical Association Journal* 178, no. 8 (April 8, 2008): 1005–11.
Katz, Neal, and Linda Marks. "Depression's staggering cost." *Nation's Business*, June 1994. Kaufman, Joan, et al. "Serotonergic functioning in depressed abused children: Clinical and familial correlates." *Biological Psychiatry* 44, no. 10 (November 15, 1998): 973–81.
Kavirajan, Harish C., Kristin Lueck, and Kenneth Chuang. "Alternating current cranial electrotherapy stimulation (CES) for depression." *Cochrane Library*, issue 5 (May 31, 2013): CD010521.
Kayser, Sarah, et al. "Comparable seizure characteristics in magnetic seizure therapy and electroconvulsive therapy for major depression." *European Neuropsychopharmacology* 23, no. 11 (November 2013): 1541–50.
Keats, John. *The Poems.* Ed. Gerald Bullet. New York: Alfred A. Knopf, 1992.
Kee, Howard Clark. *Medicine, Miracle, and Magic in New Testament Times.* Cambridge: Cambridge University Press, 1986.
Keitner, Gabor I., et al. "Recovery and major depression: Factors associated with twelvemonth outcome." *American Journal of Psychiatry* 149, no. 1 (January 1992): 93–99.
Keller, Martin, et al. "A comparison of nefazodone, the cognitive behavioral-analysis system of psychotherapy, and their combination for the treatment of chronic depression." *New England Journal of Medicine* 342, no. 20 (May 18, 2000): 1462–70.
Kelose, John R. "The genetics of mental illness." Department of Psychiatry, University of California, San Diego. Manuscript.
Kendler, Kenneth S., et al. "A population-based twin study of major depression in women." *Archives of General Psychiatry* 49, no. 2 (April 1992): 257–66.
———. "A longitudinal twin study of 1-Year prevalence of major depression in women." *Archives of General Psychiatry* 50, no. 11 (November 1993): 843–52.
———. "The prediction of major depression in women: Toward an integrated etiologic model." *American Journal of Psychiatry* 150, no. 8 (August 1993): 1139–48.
———. "Stressful life events and previous episodes in the etiology of major depression in women: An evaluation of the 'kindling' hypothesis." *American Journal of Psychiatry* 157, no. 8 (August 2000): 1243–51.
Kenna, Kathleen. "Patrick Kennedy aims for the moon—a cure for 'brain disease.'" *Toronto Star*, October 4, 2012.

Huybrechts, Krista F. "Antidepressant use in pregnancy and the risk of cardiac defects." *New England Journal of Medicine* 370, no. 25 (June 19, 2014): 2397–407.
Huybrechts, Krista F., et al. "National trends in antidepressant medication treatment among publicly insured pregnant women." *General Hospital Psychiatry* 35, no. 3 (May–June 2013): 265–71.
Huysmans, Joris-Karl. *Against Nature.* Trans. Robert Baldick. Suffolk, England: Penguin Classics, 1997.
Hviid, Anders, Mads Melbye, and Björn Pasternak. "Use of selective serotonin reuptake inhibitors during pregnancy and risk of autism." *New England Journal of Medicine* 369, no. 25 (December 19, 2013): 2406–15.
Hyman, Steven E. "Statement on fiscal year 2000 President's budget request for the National Institute of Mental Health." Department of Health and Human Services. Washington, D.C. (1999), photocopy.
———. "Political science." *The Economics of Neuroscience* 2, no. 1 (2000): 6–7.
Ingram, Allan. *The Madhouse of Language: Writing and Reading Madness in the Eighteenth Century.* London: Routledge, 1991.
Insel, Thomas R. "Faulty circuits." *Scientific American* 302, no. 4 (April 2010): 44–51.
———. "The quest for the cure: The science of mental illness (+ four inconvenient truths)." National Association for Mental Health Annual Meeting, Washington, D.C., September 6, 2014.
Inskip, H. M., E. Clare Harris, and Brian Barraclough. "Lifetime risk of suicide for affective disorder, alcoholism, and schizophrenia." *British Journal of Psychiatry* 172, no. 1 (January 1998): 35–37.
Iovieno, Nadia, et al. "Second-tier natural antidepressants: Review and critique." *Journal of Affective Disorders* 130, no. 3 (May 2011): 343–57.
Isacsson, Göran. "Suicide prevention: A medical breakthrough?" *Acta Psychiatrica Scandinavica* 102, no. 2 (August 2000): 113–17.
Ishihara, K., et al. "Mechanism underlying the therapeutic effects of electroconvulsive therapy on depression." *Japanese Journal of Pharmacology* 80, no. 3 (July 1999): 185–89.
Jack, Dana Crowley. *Silencing the Self: Women and Depression.* Cambridge: Harvard University Press, 1991.
Jackson, Jeffrey. "SOS: A handbook for survivors of suicide." American Association of Suicidology, 2003.
Jackson, Stanley W. *Melancholia and Depression: From Hippocratic Times to Modern Times.* New Haven, Conn., and London: Yale University Press, 1986.
Jacobsen, Neil S., et al. "Couple therapy as a treatment for depression: II. The effects of relationship quality and therapy on depressive relapse." *Journal of Consulting and Clinical Psychology* 61, no. 3 (June 1993): 516–19.
Jaffe, Robert J., Vladan Novakovic, and Eric D. Peselow. "Scopolamine as an antidepressant: A systematic review." *Clinical Neuropharmacology* 36, no. 1 (January/February 2013): 24–26.
James, William. "What is an emotion?" *Mind* 9, no. 34 (April 1884): 188–205.
James, William. *The Will to Believe and Other Essays in Popular Philosophy.* Cambridge: Harvard University Press, 1979.
———. *The Varieties of Religious Experience.* Cambridge: Harvard University Press, 1985. Jamison, Kay Redfield. *Touched with Fire.* New York: Free Press, 1993.
———. *An Unquiet Mind.* New York: Vintage Books, 1996.
———. *Night Falls Fast.* New York: Alfred A. Knopf, 1999.
Javorsky, James. "An examination of language learning disabilities in youth with psychiatric disorders." *Annals of Dyslexia* 45, no. 1 (January 1995): 215–31.
Jayakody, R., and H. Pollack. "Barriers to self-sufficiency among low-income, single mothers: Substance use, mental health problems, and welfare reform." Paper presented at the Association for Public Policy Analysis and Management, Washington, D.C., November 1997.
Jenkins, Philip. *Synthetic Panics.* New York: New York University Press, 1999.
Jensen, Peter S., et al. "Evolution and revolution in child psychiatry: ADHD as disorder of adaptation." *Journal of the American Academy of Child & Adolescent Psychiatry* 36, no. 12 (July 1997) : 1672–79.
Jick, Herschel, James A. Jaye, and Susan S. Jick. "Antidepressants and the risk of suicidal behaviors." *Journal of the American Medical Association* 292, no. 3 (July 21, 2004): 338–43.
Jimenez, Mary Ann. *Changing Faces of Madness: Early American Attitudes and Treatment of the Insane.* Hanover, N.H.: University Press of New England, 1987.
Jobe, T. H. "Medical theories of melancholia in the seventeenth and early eighteenth centuries." *Clio Medica* 11, no. 4 (December 1976): 217–31.
Johnson, Richard E., et al. "Lithium use and discontinuation in a health maintenance organization." *American Journal of Psy-*

Hays, Judith, et al. "Social correlates of the dimensions of depression in the elderly." *Journal of Gerontology* 53B, no. 1 (January 1998): P31–39.
Healy, David. *The Psychopharmacologists.* London: Chapman and Hall, 1996.
———. *The Antidepressant Era.* Cambridge: Harvard University Press, 1997.
Healy, David. *Pharmageddon.* Berkeley: University of California Press, 2012.
Heidegger, Martin. *Being and Time.* Trans. Joan Stambaugh. New York: State University of New York Press, 1996.
Heldman, Kevin. "7½ days." *City Limits,* June/July 1998.
Helfrich, Randolph F., et al. "Entrainment of brain oscillations by transcranial alternating current stimulation." *Current Biology* 24, no. 3 (February 2014): 333–39.
Hellinger, Bert, et al. *Love's Hidden Symmetry.* Phoenix: Zeig, Tucker, 1998.
Hendin, Herbert. *Suicide in America.* New York: W. W. Norton, 1995.
Hendrick, Victoria, et al. "Placental passage of antidepressant medications." *American Journal of Psychiatry* 160, no. 5 (May 2003): 993–96.
Herper, Matthew. "Johnson & Johnson is reinventing the party drug Ketamine to treat depression." *Forbes,* May 23, 2013.
Herrel, R., et al. "Sexual orientation and suicidality: A co-twin control study in adult men." *Archives of General Psychiatry* 56, no. 10 (October 1999): 867–74.
Herrmann, Nathan, et al. "Behavioral disorders in demented elderly patients." *CNS Drugs* 6, no. 4 (October 1996): 280–300.
Hertzberg, Hendrik. "The Narcissus survey." *New Yorker,* January 5, 1998.
Hexsel, Doris, et al. "Evaluation of self-esteem and depression symptoms in depressed and nondepressed subjects treated with onabotulinumtoxinA for glabellar lines." *Dermatological Surgery* 39, no. 7 (July 2013): 1088–96.
Hickey, Dave. *Air Guitar.* Los Angeles: Art Issues Press, 1997.
Hippocrates. *Hippocrates.* 4 vols. Trans./ed. W. H. S. Jones and E. T. Withington. London: William Heinemann, 1962.
Hirschfeld, Robert M. A., et al. "The national depressive and manic-depressive association consensus statement on the undertreatment of depression." *Journal of the American Medical Association* 277, no. 4 (January 22–29, 1997): 333–40.
Hoffman, Friedrich. *A System of the Practice of Medicine.* 2 vols. Trans. William Lewis.
London: J. Murray and J. Johnson, 1783.
Holick, Michael J., and Ernst G. Jung, eds. *Biologic Effects of Light, 1995.* New York: Walter de Gruyter, 1996.
Hollander, Eric, ed. "TMS." *CNS Spectrums* 2, no. 1 (1997).
Hollingsworth, Ellen Jane. "Use of Medicaid for mental health care by clients of community support programs." *Community Mental Health Journal* 30, no. 6 (December 1994): 541–49.
Holloway, Lynette. "Seeing a link between depression and homelessness." *New York Times,* February 7, 1999.
Holtzheimer, Paul E., and Helen S. Mayberg. "Deep brain stimulation for psychiatric disorders." *Annual Review of Neuroscience* 34 (2011): 289–307.
Holy Bible. King James Version. London: Odhams Press Limited, 1939.
Holy Bible. Old Testament. Douay Version of the Latin Vulgate. Rockford, Ill.: Tan Books and Publishers, 1989.
Holy Bible. Revised Standard Version. New York: Thomas Nelson, 1972. Homer. *The Iliad.* Trans. Robert Fagles. New York: Viking, 1990.
Hooley, Jill M., et al. "Predictors of relapse in unipolar depressives: Expressed emotion, marital distress, and perceived criticism." *Journal of Abnormal Psychology* 98, no. 3 (August 1989): 229–35.
Hooper, Judith. "A new germ theory." *Atlantic Monthly,* February 1999, 41–53.
Horgan, John. "Why Freud isn't dead." *Scientific American* 275, no. 6 (December 1996): 74–79.
———. "Much-hyped brain-implant treatment for depression suffers setback." *Cross Check,* March 11, 2014.
House, Allan, et al. "Depression associated with stroke." *Journal of Neuropsychiatry* 8, no. 4 (Fall 1996): 453–57.
Hrdina, Pavel, et al. "Pharmacological modification of experimental depression in infant macaques." *Psychopharmacology* 64, no. 1 (June 28, 1979): 89–93.
Hrdy, Sarah Blaffer. *Mother Nature: Maternal Instincts and How They Shape the Human Species.* New York: Ballantine, 2000.
Hsu, Yun-Wei A., et al. "Role of the dorsal medial habenula in the regulation of voluntary activity, motor function, hedonic state, and primary reinforcement." *Journal of Neuroscience* 34, no. 34 (August 20, 2014): 11366–84.
Hugo, Victor. *Les Misérables.* Trans. Charles E. Wilbour. New York: Modern Library, 1992.
Hunter, Richard, and Ida Macalpine, eds. *300 Years of Psychiatry: A History, 1535–1860. Presented in Selected English Texts.* London: Oxford University Press, 1982.

Guze, Samuel B., and Eli Robins. "Suicide and primary affective disorders." *British Journal of Psychiatry* 117, no. 539 (October 1970): 437–38.

Habich, John. "Writing out the demons." *Star Tribune*, August 4, 2001.

Hacking, Ian. *Mad Travelers*. Charlottesville: University Press of Virginia, 1998.

Hagen, Edward H. "Is postpartum depression functional? An evolutionary inquiry." Portion of paper presented at Human Behavior and Evolutionary Society Annual Meeting, Northwestern University, June 1996.

———. "The defection hypothesis of depression: A case study." *ASCAP: The Newsletter of the Society for Sociophysiological Integration* 11, no. 4 (April 1998): 13–17.

Halbreich, Uriel, and Lucille Lumley. "The multiple interactional biological processes that might lead to depression and gender differences in its appearance." *Journal of Affective Disorders* 29, nos. 2–3 (October–November 1993): 159–73.

Hall, Stephen S. "Fear itself." *New York Times Magazine*, February 28, 1999.

Hall, Thomas S. *Ideas of Life and Matter: Studies in the History of General Physiology, 600 B.C.–1900 A.D.* 2 vols. Chicago: University of Chicago Press, 1969.

Hall, Wayne D., et al. "Association between antidepressant prescribing and suicide in Australia, 1991–2000: Trend analysis." *British Medical Journal* 326, no. 7397 (May 10, 2003): 1008–12.

Halligan, Marion. "Melancholy." In *The Eleven Deadly Sins*. Ed. Ross Fitzgerald. Port Melbourne: William Heinemann Australia, 1993.

Hammad, Tarek A. "Relationship between psychotropic drugs and pediatric suicidality: Review and evaluation of clinical data." U.S. Food and Drug Administration, August 16, 2004.

Hammad, Tarek A., Thomas Laughren, and Judith Racoosin. "Suicidality in pediatric patients treated with antidepressant drugs." *Archives of General Psychiatry* 63, no. 3 (March 2006): 332–39.

Hamsun, Knut. *Hunger*. Trans. Robert Bly. New York: Noonday Press, 1967.

———. *Night Roamers and Other Stories*. Trans. Tiina Nunnally. Seattle: Fjord Press, 1992.

Hanna, E. Z., et al. "Parallels to early onset alcohol use in the relationship of early onset smoking with drug use and *DSM-IV* drug and depressive disorders: Findings from the National Longitudinal Epidemiologic Survey." *Alcoholism, Clinical and Experimental Research* 23, no. 3 (1999): 513–22.

Hannay, Alastair, and Gordon D. Marino, eds. *The Cambridge Companion to Kierkegaard*. Cambridge: Cambridge University Press, 1998.

Hanson, Nicola D., Michael J. Owens, and Charles B. Nemeroff. "Depression, antidepressants, and neurogenesis: A critical reappraisal." *Neuropsychopharmacology* 36, no. 13 (December 2011): 2589–602.

Hantz, Paul, et al. "Depression in Parkinson's disease." *American Journal of Psychiatry* 151, no. 7 (July 1994): 1010–14.

Harrington, Rebecca A., et al. "Prenatal SSRI use and offspring with autism spectrum disorder or developmental delay." *Pediatrics* 133, no. 5 (May 2014): e1241–48.

Harrington, Scott. "The history of federal involvement in insurance regulation: An historical overview." In *Optional Federal Chartering of Insurance*. Ed. Peter Wallison. Washington, D.C.: AEI Press, 2000.

Harris, E. Clare, and Brian Barraclough. "Suicide as an outcome for medical disorders." *Medicine* 73, no. 6 (November 1994): 281–96.

———. "Excess mortality of mental disorder." *British Journal of Psychiatry* 173, no. 1 (July 1998): 11–53.

Harris, M. Jackuelyn, et al. "Recognition and treatment of depression in Alzheimer's disease." *Geriatrics* 44, no. 12 (December 1989): 26–30.

Harrison, Neil A., et al. "Neural origins of human sickness in interoceptive responses to inflammation." *Biological Psychiatry* 66, no. 5 (September 1, 2009): 415–22.

Hart, Sybil, et al. "Depressed mothers' neonates improve following the MABI and Brazelton demonstration." *Journal of Pediatric Psychology* 23, no. 6 (December 1998): 351–56.

Hashimoto, Kenji, et al. "Glutamate modulators as potential therapeutic drugs in schizophrenia and affective disorders." *European Archives of Psychiatry and Clinical Neuroscience* 263, no. 4 (August 2013): 367–77.

Hassoun, Jacques. *The Cruelty of Depression: On Melancholia*. Trans. David Jacobson. Reading, Mass.: Addison-Wesley, 1997.

Hauch, Valerie. "Disabled woman denied entry to U.S. after agent cites supposedly private medical details." *Toronto Star*, November 28, 2013.

Hauenstein, Emily. "A nursing practice paradigm for depressed rural women: Theoretical basis." *Archives of Psychiatric Nursing* 10, no. 5 (October 1996): 283–92.

———. "Viewing depression as a tool for survival." *New York Times,* February 1, 2000.

———. "Chronic-depression study backs the pairing of therapy and drugs." *New York Times,* May 18, 2000.

Goodman, Walter. "In confronting depression, the first target is shame." *New York Times,* January 6, 1998.

Goodwin, Donald W. *Alcoholism, the Facts.* 3rd ed. Oxford: Oxford University Press, 2000.

Goodwin, Frederick K., and Kay Redfield Jamison. *Manic-Depressive Illness.* Oxford: Oxford University Press, 1990.

Gore, Tipper. "Strip stigma from mental illness." *USA Today,* May 7, 1999.

Gorman, Christine. "Anatomy of melancholy." *TIME,* May 5, 1997.

Gottfries, C. G., et al. "Treatment of depression in elderly patients with and without dementia disorders." *International Clinical Psychopharmacology,* suppl. 6, no. 5 (June 1992): 55–64.

Grand, David. *Defining and Redefining EMDR.* Bellmore, N.Y.: BioLateral Books, 1999.

———. "EMDR performance enhancement and auditory stimulation." Paper presented at Innovative and Integrative Approaches to Psychotherapy, John F. Kennedy Medical Center, Edison, N.J., November 14–15, 1998.

———. "Integrating EMDR into the psychodynamic treatment process." Paper presented at the 1995 EMDR International Conference and published in the June 1996 *Eye Movement Desensitization and Reprocessing International Association Newsletter.*

Grant, Bridget, et al. "The relationship between *DSM-IV* alcohol use disorders and *DSM-IV* major depression: Examination of the primary-secondary distinction in a general population sample." *Journal of Affective Disorders* 38, nos. 2–3 (June 1996): 113–28.

Gratten, Jacob, et al. "Large-scale genomics unveils the genetic architecture of psychiatric disorders." *Nature Neuroscience* 17, no. 6 (June 2014): 782–90.

Gray, Doug, et al. "Utah Youth Suicide Study, Phase I: Government agency contact before death." *Journal of the American Academy of Child & Adolescent Psychiatry* 41, no. 4 (April 2002): 427–34.

Gray, Thomas. *The Complete Poems of Thomas Gray.* Ed. H. W. Starr and J. R. Hendrickson. Oxford: Clarendon Press, 1966.

Greden, John F. "Do long-term treatments alter lifetime course? Lessons learned, actions needed." *Journal of Psychiatric Research* 32, nos. 3–4 (May–August 1998): 197–99.

———. "Serotonin: How much we have learned! So much to discover . . ." *Biological Psychiatry* 44, no. 5 (September 1, 1998): 309–12.

Green, Josephine M. "Postnatal depression or perinatal dysphoria? Findings from a longitudinal community-based study using the Edinburgh Postnatal Depression Scale." *Journal of Reproductive and Infant Psychology* 16, nos. 2–3 (1998): 143–55.

Greene, Graham. *Ways of Escape.* New York: Simon and Schuster, 1980.

Greenfeld, Lawrence A., and Tracy L. Snell. "Women offenders." NCJ 175688, U.S. Department of Justice, December 1999, revised October 3, 2000.

Greenman, Samantha, et al. "A single blind, randomized, sham controlled study of cranial electrical stimulation in bipolar II disorder." Poster presented at the 167th Annual Meeting of the American Psychiatric Association, New York, N.Y., May 4–6, 2014.

Griaule, Marcel. *Conversations with Ogotemmêli.* London: Oxford University Press, 1965.

Griesinger, W. *Mental Pathology and Therapeutics.* 2nd ed. Trans. C. Lockhart Robertson and James Rutherford. London: New Sydenham Society, 1867; New York: William Wood & Co., 1882.

Griffen, Donald R. *Animal Minds.* Chicago: University of Chicago Press, 1992.

Griffith, John, et al. "Dextroamphetamine: Evaluation of psychomimetic properties in man." *Archives of General Psychiatry* 26 (1972): 97–100.

Group for the Advancement of Psychiatry. *Adolescent Suicide.* Washington, D.C.: American Psychiatric Press, 1996.

Grunebaum, Michael F., et al. "Antidepressants and suicide risk in the United States, 1985–1999." *Journal of Clinical Psychiatry* 65, no. 11 (November 2004): 1456–62.

Gunther, Mary, and Kenneth D. Phillips. "Cranial electrotherapy stimulation for the treatment of depression." *Journal of Psychosocial Nursing and Mental Health Services* 48, no. 11 (November 2010): 37–42.

Gusmão, Ricardo, et al. "Antidepressant utilization and suicide in Europe: An ecological multi-national study." *PLoS One,* June 19, 2013, e66455.

Gut, Emmy. *Productive and Unproductive Depression.* New York: Basic Books, 1989.

Guyton, A. C., et al. "Circulation: Overall regulation." *Annual Review of Physiology* 34 (1972): 13–46. Ed. J. M. Luck and V. E. Hall. Palo Alto, Calif.: Annual Reviews.

Adolescent Medicine 153, no. 5 (May 1999): 487–93.
Garraway, Levi A., and Eric S. Lander. "Lessons from the cancer genome." *Cell* 153, no. 1 (March 28, 2013): 17–37.
Gartner. "Gartner hype cycle." Gartner.com, 2014.
Gasner, Rose, et al. "The use of legal action in New York City to ensure treatment of tuberculosis." *New England Journal of Medicine* 340, no. 5 (February 4, 1999): 359–66.
Gaudiano, Brandon A. "Psychotherapy's image problem." *New York Times*, September 29, 2013.
Gaudiano, Brandon A., and Ivan W. Miller. "The evidence-based practice of psychotherapy: Facing the challenges that lie ahead." *Clinical Psychology Review* 33, no. 7 (November 2013): 813–24.
Gauthier, Lysanne, et al. "Women's depressive symptoms during the transition to motherhood: The role of competence, relatedness, and autonomy." *Journal of Health Psychology* 15, no. 8 (November 2010): 1145–56.
Gavin, Norma I., et al. "Perinatal depression: A systematic review of prevalence and incidence." *Obstetrics and Gynecology* 106, no. 5, part 1 (November 2005): 1071–83.
Gazzaniga, Michael S. *The Mind's Past.* Berkeley: University of California Press, 1998.
Geddes, John R., et al. "Relapse prevention with antidepressant drug treatment in depressive disorders: A systematic review." *Lancet* 361 (February 22, 2003): 653–61.
George, Mark, et al. "SPECT and PET imaging in mood disorders." *Journal of Clinical Psychiatry* 54, suppl. (November 1993): 6–13.
———. "Daily repetitive transcranial magnetic stimulation (rTMS) improves mood in depression." *Neuroreport* 6, no. 14 (October 2, 1995): 1853–56.
George Wythe University, Office of the Board of Trustees. "Final steps in the administrative transformation of George Wythe University." George Wythe University, October 10, 2012.
Ghadirian, Abdu'l-Missagh A., and Heinz E. Lehmann, eds. *Environment and Psychopathology.* New York: Springer Publishing, 1993.
Gibbons, Robert D., et al. "The relationship between antidepressant medication use and rate of suicide." *Archives of General Psychiatry* 62, no. 2 (February 2005): 165–72.
———. "The relationship between antidepressant prescription rates and rate of early adolescent suicide." *American Journal of Psychiatry* 163, no. 11 (November 2006): 1898–904.
———. "Relationship between antidepressants and suicide attempts: An analysis of the Veterans Health Administration data sets." *American Journal of Psychiatry* 164, no. 7 (July 2007): 1044–49.
———. "Early evidence on the effects of regulators' suicidality warnings on SSRI prescriptions and suicide in children and adolescents." *American Journal of Psychiatry* 164, no. 9 (September 2007): 1356–63.
———. "Benefits from antidepressants: Synthesis of 6-week patient-level outcomes from double-blind placebo-controlled randomized trials of fluoxetine and venlafaxine." *Archives of General Psychiatry* 69, no. 6 (June 2012): 572–79.
Gilbert, David. *Smoking.* Washington, D.C.: Taylor & Francis, 1995.
Gillin, J. C. "Are sleep disturbances risk factors for anxiety, depressive and addictive disorders?" *Acta Psychiatrica Scandinavica Supplementum* 393, suppl. s393 (December 1998): 39–43.
Gladstone, Gemma, Gordon Parker, Kay Wilhelm, and Philip Mitchell. "Characteristics of depressed patients who report childhood sexual abuse." *American Journal of Psychiatry* 156, no. 3 (March 1999): 431–37.
Gladwell, Malcolm. "Damaged." *The New Yorker,* February 24 and March 3, 1997, 132–47.
Glantz, Kalman, and John K. Pearce. *Exiles from Eden: Psychotherapy from an Evolutionary Perspective.* New York: W. W. Norton, 1989.
Glenmullen, Joseph. *Prozac Backlash.* New York: Simon & Schuster, 2000.
Gloaguen, V., et al. "A meta-analysis of cognitive therapy in depressed patients." *Journal of Affective Disorders* 49, no. 1 (April 1998): 59–72.
Goethe, Johann Wolfgang von. *Faust.* From a literary translation by Christa Weisman, updated by Howard Brenton. London: Nick Hearn Books, 1995.
———. *The Sorrows of Young Werther.* Trans. Bayard Quincy Jones. New York: Frederick Ungar Publishing, 1957.
Gold, Mark S., and Andrew E. Slaby, eds. *Dual Diagnosis in Substance Abuse.* New York: Marcel Dekker, 1991.
Goldstein, Rise, et al. "The prediction of suicide." *Archives of General Psychiatry* 48, no. 5 (May 1991): 418–22.
GoLocalProv. "New suicide prevention initiatives in Rhode Island." *GoLocalProv*, March 20, 2012.
Goode, Erica. "Federal report praising electroshock stirs uproar." *New York Times,* October 6, 1999.

International 19, no. 1 (January–February 1998): 83–94.
Freeman, Arthur, Karen M. Simon, Larry E. Beutler, and Hal Arkowitz, eds. *Comprehensive Handbook of Cognitive Theory.* New York: Plenum Press, 1989.
Freidlin, Boris. "Futility analysis." In *Encyclopedia of Statistical Sciences.* New York: Wiley, 2013.
Freud, Sigmund. *A General Selection from the Works of Sigmund Freud.* Ed. John Rickman. New York: Liveright, 1957.
———. *The Standard Edition of the Complete Psychological Works of Sigmund Freud.* 24 vols. Trans./ed. James Strachey, Anna Freud, et al. London: Hogarth Press, 1953–74.
Friedman, Raymond J., and Martin M. Katz, eds. *The Psychology of Depression: Contemporary Theory and Research.* Washington, D.C.: V. H. Winston & Sons, 1974.
Friedman, Richard A. "Before you quit antidepressants." *New York Times*, January 11, 2010.
———. "A dry pipeline for psychiatric drugs." *New York Times*, August 19, 2013.
———. "A new focus on depression." *New York Times*, December 23, 2013.
———. "Don't worry, get Botox." *New York Times*, March 23, 2014.
———. "Antidepressants' black-box warning—10 years later." *New England Journal of Medicine* 371, no. 18 (October 30, 2014): 1666–68.
Friedman, Richard A., and Andrew C. Leon. "Expanding the black box: Depression, antidepressants, and the risk of suicide." *New England Journal of Medicine* 356, no. 23 (June 7, 2007): 2343–46.
Friedman, Richard C., and Jennifer Downey. "Internalized homophobia and the nega tive therapeutic reaction." *Journal of the American Academy of Psychoanalysis* 23, no. 1 (Spring 1995): 99–113.
———. "Internal homophobia and gender-valued self-esteem in the psychoanalysis of gay patients." *Psychoanalytic Review* 86, no. 3 (June 1999): 325–47.
———. "Psychoanalysis and sexual orientation: Sexual science and clinical practice." Manuscript.
Friedman, Susan Hatters, and Phillip J. Resnick. "Child murder by mothers: Patterns and prevention." *World Psychiatry* 6, no. 3 (October 2007): 137–41.
———. "Postpartum depression: An update." *Women's Health* 5, no. 3 (May 2009): 287–95. Friedrich, William N. *Psychotherapy with Sexually Abused Boys.* Thousand Oaks, Calif.: Sage Publications, 1995.
Fromm, Erich. *Escape from Freedom.* New York: Farrar & Rinehart, 1941.
Fugh-Berman, A. "Herb-drug interactions." *Lancet* 355, no. 9198 (January 8, 2000): 134–38.
Gabis, Lidia, Bentzion Shklar, and Daniel Geva. "Immediate influence of transcranial electrostimulation on pain and beta-endorphin blood levels: An active placebocontrolled study." *American Journal of Physical Medicine & Rehabilitation* 82, no. 2 (February 2003): 81–85.
Galanter, Marc, and Herbert D. Kleber. *Textbook of Substance Abuse Treatment.* 2nd ed. Washington, D.C.: American Psychiatric Press, 1999.
Galdston, Iago, ed. *Historic Derivations of Modern Psychiatry.* New York: McGraw-Hill, 1967. Gallerani, M., et al. "The time for suicide." *Psychological Medicine* 26, no. 4 (July 1996): 867–70.
Gallicchio, Vincent, and Nicholas Birch, eds. *Lithium: Biochemical and Clinical Advances.* Cheshire, Conn.: Weidner Publishing Group, 1996.
Gallo, Fred P. *Energy Psychology.* Boca Raton, Fla.: CRC Press, 1999.
Gamwell, Lynn, and Nancy Tomes. *Madness in America.* Ithaca, N.Y.: Cornell University Press, 1995.
Garcia-Borreguero, Diego, et al. "Hormonal responses to the administration of Mchlorophenylpiperazine in patients with seasonal affective disorder and controls." *Biological Psychiatry* 37, no. 10 (May 15, 1995): 740–49.
Gardner, Russell, Jr. "Mechanisms in manic-depressive disorder. An evolutionary model." *Archives of General Psychiatry* 39, no. 2 (December 1982): 1436–41.
———. "Sociophysiology as the basic science of psychiatry." *Theoretical Medicine* 18, no. 4 (December 1997): 335–56.
———. "Mati: The angry depressed dog who fought on and won." *ASCAP: The Newsletter of the Society for Sociophysiological Integration* 11, no. 12 (December 1998): 12–17.
Garnock-Jones, Karly, and Paul McCormack. "Escitalopram: A review of its use in the management of major depressive disorder in adults." *CNS Drugs* 24, no. 9 (September 2010): 769–96.
Garofalo, R., et al. "The association between health risk behaviors and sexual orientation among a school-based sample of adolescents." *Pediatrics* 101, no. 5 (May 1998): 895–902.
———. "Sexual orientation and risk of suicide attempts among a representative sample of youth." *Archives of Pediatrics &*

Eliot, George. *Daniel Deronda*. London: Penguin Books, 1983.
Eliot, T. S. *The Complete Poems and Plays*. New York: Harcourt, Brace & World, 1971.
Ellis, Bruce, and Judy Garber. "Psychosocial antecedents of variation in girls' pubertal timing: Maternal depression, stepfather presence, and marital and family stress." *Child Development* 71, no. 2 (March–April 2000): 485–501.
Epicurus. *A Guide to Happiness*. Trans. J. C. A. Gaskin. London: A Phoenix Paperback, 1995. eResearchTechnology Inc. "Suicide risk assessment in healthcare." ERT.com, 2014.
——. "State of Oklahoma selects ERT's assessment system." *Applied Clinical Trials Online*, July 1, 2014.
Eriksson, P. S., et al. "Neurogenesis in the adult human hippocampus." *Nature Medicine* 4, no. 11 (November 1998): 1313–17.
Esquirol, J. E. D. *Mental Maladies. A Treatise on Insanity*. Fac. of English ed. of 1845. New York: Hafner Publishing, 1965.
Evans, Dylan. "The social competition hypothesis of depression." *ASCAP: The Newsletter of the Society for Sociophysiological Integration* 12, no. 3 (March 1999): 12–15.
Evans, Glen, and Norman L. Farberow. *The Encyclopedia of Suicide*. New York: Facts on File, 1988.
Fassler, David, and Lynne Dumas. *Help Me, I'm Sad: Recognizing, Treating, and Preventing Childhood Depression*. New York: Penguin, 1998.
Faulkner, A. H., and K. Cranston. "Correlates of same-sex sexual behavior in a random sample of Massachusetts high school students." *American Journal of Public Health* 88, no. 2 (February 1998): 262–66.
Fava, Maurizio, et al. "Folate, vitamin B12, and homocysteine in major depressive disorder." *American Journal of Psychiatry* 154, no. 3 (March 1997): 426–28.
Feld, Steven. *Sound and Sentiment*. 2nd ed. Philadelphia: University of Pennsylvania Press, 1982.
Felman, Shoshana. *What Does a Woman Want? Reading and Sexual Difference*. Baltimore and London: Johns Hopkins University Press, 1993.
Ferber, Jane S., and Suzanne LeVert. *A Woman Doctor's Guide to Depression*. New York: Hyperion, 1997.
Fergusson, D. M., et al. "Is sexual orientation related to mental health problems and suicidality in young people?" *Archives of General Psychiatry* 56, no. 10 (October 1999): 876–86.
Ferro, Tova, et al. "Screening for depression in mothers bringing their offspring for evaluation or treatment of depression." *American Journal of Psychiatry* 157, no. 3 (March 2000): 375–79.
Field, Tiffany. "Maternal depression: Effects on infants and early interventions." *Preventive Medicine* 27, no. 2 (March–April 1998): 200–203.
Field, Tiffany, et al. "Effects of parent training on teenage mothers and their infants." *Pediatrics* 69, no. 6 (June 1982): 703–7.
Field, Tiffany, et al. "Prenatal depression effects on the fetus and the newborn." *Infant Behavior & Development* 27, no. 2 (May 2004): 216–29.
Finzi, Eric, and Norman E. Rosenthal. "Treatment of depression with onabotulinumtoxinA: A randomized, double-blind, placebo controlled trial." *Journal of Psychiatric Research* 52 (May 2014): 1–6.
Fischer, Joannie Schrof. "Taking the shock out of electroshock." *U.S. News & World Report*, January 24, 2000.
Fitzgerald, F. Scott. *The Crack-Up*. Ed. Edmund Wilson. New York: New Directions, 1993.
——. *The Great Gatsby*. New York: Charles Scribner's Sons, 1953.
Fleming, Alison S., Carl Corter, and Meir Steiner. "Sensory and hormonal control of maternal behavior in rat and human mothers." In *Motherhood in Human and Nonhuman Primates*, edited by Christopher R. Pryce, Robert D. Martin, and David Skuse, 106–14. Basel: Karger, 1995.
Flowers, Arthur. *Another Good Loving Blues*. New York: Ballantine Books, 1993.
Flynn, John. *Cocaine*. New York: A Birch Lane Press Book, 1991.
Forrester, John. "Dispatches from the Freud wars." In *Dispatches from the Freud Wars: Psychoanalysis and Its Passions*. Harvard University Press, 1997.
Foucault, Michel. *Madness and Civilization*. Trans. Richard Howard. New York: Vintage Books, 1965.
Fountoulakis, Konstantinos N., and Hans-Jürgen Möller. "Efficacy of antidepressants: A re-analysis and re-interpretation of the Kirsch data." *International Journal of Psychopharmacology* 14, no. 3 (April 2011): 405–12.
——. "Antidepressant drugs and the response in the placebo group: The real problem lies in our understanding of the issue." *Journal of Psychopharmacology* 26, no. 5 (May 2012): 744–50.
Fountoulakis, Konstantinos N., Myrto T. Samara, and Melina Siamouli. "Burning issues in the meta-analysis of pharmaceutical trials for depression." *Journal of Psychopharmacology* 28, no. 2 (February 2014): 106–17.
Fowles, Eileen R. "The relationship between maternal role attainment and postpartum depression." *Health Care for Women*

no. 1 (January 2006): 4–15.
Delgado, T., et al. "Serotonin function and the mechanism of antidepressant action: Reversal of antidepressant by rapid depletion of plasma tryptophan." *Archives of General Psychiatry* 47, no. 5 (May 1990): 411–18.
DePaulo, J. Raymond, Jr., and Keith Russell Ablow. *How to Cope with Depression.* New York: Fawcett Columbine, 1989.
DeRosis, Helen A., and Victoria Y. Pellegrino. *The Book of Hope.* New York: Bantam Books, 1977.
DeRubeis, R. J., et al. "Medications versus cognitive behavior therapy for severely depressed outpatients: Mega-analysis of four randomized comparisons." *American Journal of Psychiatry* 156, no. 7 (July 1999): 1007–13.
Devanand, D. P., et al. "Does ECT alter brain structure?" *American Journal of Medicine* 151, no. 7 (July 1994): 957–70.
De Wester, Jeffrey. "Recognizing and treating the patient with somatic manifestations of depression." *Journal of Family Practice* 43, suppl. 6 (December 1996): S3–15.
Dewey, Caitlin. "Robin Williams's daughter Zelda driven off Twitter by vicious trolls." *Washington Post*, August 13, 2014.
Dickens, Charles. *Nicholas Nickleby.* New York: Oxford University Press, 1987. Dickinson, Emily. *The Complete Poems of Emily Dickinson.* Ed. Thomas H. Johnson. Boston: Little, Brown, 1960.
Diefendorf, A. Ross. *Clinical Psychiatry: A Text-Book for Students and Physicians. Abstracted and Adapted from the Seventh German Edition of Kraepelin's Lehrbuch der Psychiatrie.* New York: Macmillan, 1912.
Diepold, John H., Jr. "Touch and Breath (TAB)." Paper presented at Innovative and Integrative Approaches to Psychotherapy: A Conference. Edison, N.J., November 14–15, 1998.
Dobson, Keith F., et al. "Randomized trial of behavioral activation, cognitive therapy, and antidepressant medication in the prevention of relapse and recurrence in major depression." *Journal of Consulting and Clinical Psychology* 76, no. 3 (June 2008): 468–77.
Donne, John. *Biathanatos: A Modern-Spelling Edition.* Edited by Michael Rudick and M. Pabst Battin. New York: Garland Publishing, 1982.
Dorn, Lorah, et al. "Biopsychological and cognitive differences in children with premature vs. on-time adrenarche." *Archives of Pediatric Adolescent Medicine* 153, no. 2 (February 1999): 137–46.
Doss, Brian D., et al. "Marital therapy, retreats, and books: The who, what, when and why of relationship help-seeking." *Journal of Marital and Family Therapy* 35, no. 1 (January 2009): 18–29.
Dostoyevsky, Fyodor. *The House of the Dead.* Trans. David McDuff. New York: Penguin Classics, 1985.
———. *The Idiot.* Trans. Constance Garnett. New York: Modern Library, 1983.
———. *Notes from Underground.* Trans. Andrew R. MacAndrew. New York: Signet Classic, 1961.
———. *The Possessed.* Trans. Constance Garnett. New York: Heritage Press, 1959.
Dozier, Rush W., Jr. *Fear Itself.* New York: St. Martin's Press, 1998.
Dumlu, Kemal, et al. "Treatment-induced manic switch in the course of unipolar depression can predict bipolarity: Cluster analysis based evidence." *Journal of Affective Disorders* 134, nos. 1–3 (November 2011): 91–101.
Dunn, Sara, Blake Morrison, and Michèle Roberts, eds. *Mind Readings: Writers' Journeys through Mental States.* London: Minerva, 1996.
Dunner, D. L. "An overview of paroxetine in the elderly." *Gerontology* 40, suppl. 1 (1994): 21–27.
DuRant, Robert, et al. "Factors associated with the use of violence among urban black adolescents." *American Journal of Public Health* 84, no. 4 (April 1994): 612–17.
Dworkin, Ronald. *Life's Dominion.* New York: Alfred A. Knopf, 1993.
Ebert, D., et al. "Eye-blink rates and depression. Is the antidepressant effect of sleep deprivation mediated by the dopamine system?" *Neuropsychopharmacology* 15, no. 4 (October 1996): 332–39.
The Economist. "Depression: The spirit of the age." December 19, 1998.
———. "The tyranny of time." December 18, 1999.
Edgson, Vicki, and Ian Marber. *The Food Doctor.* London: Collins & Brown, 1999.
Edward, J. Guy. "Depression, antidepressants, and accidents." *British Medical Journal* 311, no. 7010 (October 7, 1995): 887–88.
Egelko, Susan, et al. "Relationship among CT scans, neurological exam, and neuropsychological test performance in right-brain-damaged stroke patients." *Journal of Clinical and Experimental Neuropsychology* 10, no. 5 (October 1988): 539–64.
Einarson, Adrienne, et al. "Evaluation of the risk of congenital cardiovascular defects associated with use of paroxetine during pregnancy." *American Journal of Psychiatry* 165, no. 6 (June 2008): 749–52.
Ekman, Paul. "Darwin's contributions to our understanding of emotional expressions." *Philosophical Transactions of the Royal Society B* 364, no. 1535 (December 12, 2009): 3449–51.

Crow, T. J. "Sexual selection, Machiavellian intelligence and the origins of psychosis." *Lancet* 342, no. 8871 (September 4, 1993): 594–98.
——. "Childhood precursors of psychosis as clues to its evolutionary origins." *European Archives of Psychiatry and Clinical Neuroscience* 245, no. 2 (April 1995): 61–69.
——. "Constraints on concepts of pathogenesis." *Archives of General Psychiatry* 52, no. 12 (December 1995): 1011–15.
——. "A Darwinian approach to the origins of psychosis." *British Journal of Psychiatry* 167, no. 1 (July 1995): 12–25.
——. "Sexual selection as the mechanism of evolution of Machiavellian intelligence: A Darwinian theory of the origins of psychosis." *Journal of Psychopharmacology* 10, no. 1 (January 1996): 77–87.
——. "Is schizophrenia the price that *Homo sapiens* pays for language?" *Schizophrenia Research* 28, nos. 2–3 (December 19, 1997): 127–41.
——. "Schizophrenia as failure of hemispheric dominance for language." *Trends in Neuroscience* 20, no. 8 (August 1997): 339–43.
——. "Nuclear schizophrenic symptoms as a window on the relationship between thought and speech." *British Journal of Psychiatry* 173, no. 4 (October 1998): 303–9.
Crow, T. J., et al. "Relative hand skill predicts academic ability: Global deficits at the point of hemispheric indecision." *Neuropsychologia* 26, no. 12 (December 1998): 1275–82.
Cuijpers, Pim, et al. "Comparison of psychotherapies for adult depression to pill placebo control groups: A meta-analysis." *Psychological Medicine* 44, no. 4 (March 2014): 685–95.
Cullen, William. *The First Lines of the Practice of Physic.* 3 vols. Worcester, Mass.: Isaiah Thomas, 1790.
——. *Synopsis and Nosology, Being an Arrangement and Definition of Diseases.* Springfield, Mass.: Edward Gray, 1793.
Curtis, Tine, and Peter Bjerregaard. *Health Research in Greenland.* Copenhagen: DICE, 1995.
Cutbush, Edward. *An Inaugural Dissertation on Insanity.* Philadelphia: Zachariah Poulson Jr., 1794.
Cuthbert, Bruce. "Rapidly-Acting Treatments for Treatment-Resistant Depression (RAPID)." National Institute of Mental Health, May 14, 2010.
Daedalus. "The brain." Spring 1998.
Dain, Norman. *Concepts of Insanity in the United States, 1789–1865.* New Brunswick, N.J.: Rutgers University Press, 1964.
Dalton, Katharina. "Prospective study into puerperal depression." *British Journal of Psychiatry* 118, no. 547 (June 1971): 689–92.
Dalton, Katharina, and Wendy M. Holton. *Depression After Childbirth.* Oxford, U.K.: Oxford University Press, 2001.
Damasio, Antonio R. *Descartes' Error.* New York: A Grosset/Putnam Book, 1994.
Danquah, Meri Nana-Ama. *Willow Weep for Me.* New York: W. W. Norton, 1998.
Danziger, Sandra, et al. "Barriers to the employment of welfare recipients." Ann Arbor: University of Michigan, Poverty Research and Training Center, 1999.
Darwin, Charles. *The Expression of the Emotions in Man and Animals.* London: John Murray, 1872.
——. *The Expression of the Emotions in Man and Animals.* 3rd ed. Oxford: Oxford University Press, 1998.
Datta, Abhishek, et al. "Cranial electrotherapy stimulation and transcranial pulsed current stimulation: A computer based high-resolution modeling study." *NeuroImage* 65 (January 15, 2013): 280–87.
Davidson, Park O., ed. *The Behavioral Management of Anxiety, Depression, and Pain.* New York: Brunner/Mazel Publishers, 1976.
Davidson, Richard J. "Affective style, psychopathology and resilience: Brain mechanisms and plasticity." *American Psychologist* 55, no. 11 (November 2000): 1194–214.
Davidson, Richard J., and Nathan Fox. "Frontal brain asymmetry predicts infants' response to maternal separation." *Journal of Abnormal Psychology* 98, no. 2 (May 1989): 127–31.
Davidson, Richard J., et al. "Approach-withdrawal and cerebral asymmetry: Emotional expression and brain physiology I." *Journal of Personality and Social Psychology* 58, no. 2 (February 1990): 330–41.
Dean, Laura, et al. "Lesbian, bisexual and transgender health: Findings and concerns." *Journal of the Gay and Lesbian Medical Association* 4 (2000): 101–51.
DeFelice, Eugene A. "Cranial electrotherapy stimulation (CES) in the treatment of anxiety and other stress-related disorders: A review of controlled clinical trials." *Stress Medicine* 13, no. 1 (January 1997): 31–42.
de Leo, Diego, and René F. W. Diekstra. *Depression and Suicide in Late Life.* Toronto: Hogrefe & Huber Publishers, 1990.
de Leo, Diego, et al. "Definitions of suicidal behavior: Lessons learned from the WHO/EURO Multicentre Study." *Crisis* 27,

and Drug Safety 16, no. 5 (May 2007): 474–84.
Coleridge, Samuel Taylor. *The Collected Letters of Samuel Taylor Coleridge.* Ed. Earl Leslie Griggs. Vol. 1., letter 68. Oxford: Clarendon Press, 1956.
Collinge, Nancy C. *Introduction to Primate Behavior.* Dubuque, Iowa: Kendall/Hunt Publishing Company, 1993.
Colt, George Howe. *The Enigma of Suicide.* New York: Summit Books, 1991.
Colton, Michael. "You need it like . . . A hole in the head?" *Washington Post,* May 31, 1998.
Cooper, Alexia, and Erica L. Smith. "Homicide trends in the United States, 1980–2008." NCJ 236018, U.S. Department of Justice, Office of Justice Programs, Bureau of Justice Statistics, November 2011.
Cooper, Peter J., and Lynne Murray. "Course and recurrence of postnatal depression: Evidence for the specificity of the diagnostic concept." *British Journal of Psychiatry* 166, no. 2 (February 1995): 191–95.
Cooper, Peter J., et al. "Non-psychotic psychiatric disorder after childbirth: A prospective study of prevalence, incidence, course and nature." *British Journal of Psychiatry* 152, no. 6 (June 1988): 799–806.
Cooper, William O., et al. "Increasing use of antidepressants in pregnancy." *American Journal of Obstetrics & Gynecology* 196, no. 6 (June 2007): 544 e1-5.
Corballis, Michael. *The Lopsided Ape: Evolution of the Generative Mind.* New York: Oxford University Press, 1991.
Corballis, Michael, et al. "Location of the handedness gene on the X and Y chromosomes." *American Journal of Medical Genetics* 67, no 1. (February 1996): 50–52.
Corter, Carl M., and Alison S. Fleming. "Psychobiology of maternal behavior in human beings." In *Handbook of Parenting, Vol. 2: Biology and Ecology of Parenting,* 2nd ed., edited by Marc H. Bornstein, 141–81. Mahwah, N.J.: Erlbaum, 2002.
Costa, E., and G. Racagni, eds. *Typical and Atypical Antidepressants: Clinical Practice.* New York: Raven Press, 1982.
Cowper, William, Esq. *Memoir of the Early Life of William Cowper, Esq.* Newburgh, N.Y.: Philo B. Pratt, 1817.
———. *The Poetical Works of William Cowper.* Ed. H. S. Milford. Oxford: Oxford University Press, 1950.
Cox, J. L., D. Murray, and G. Chapman. "A controlled study of the onset, duration and prevalence of postnatal depression." *British Journal of Psychiatry* 163, no. 1 (July 1993): 27–31.
Cox, J. L., J. M. Holden, and R. Sagovsky. "Detection of postnatal depression: Development of the 10-item Edinburgh Postnatal Depression Scale." *British Journal of Psychiatry* 150, no. 6 (June 1987): 782–86.
Coyne, James C., ed. *Essential Papers on Depression.* New York: New York University Press, 1985.
Craske, M. G., et al. *Mastery of your anxiety and panic: Therapist guide for anxiety, panic, and agoraphobia.* San Antonio: Graywind Publications/The Psychological Corporation, 2000.
Crellin, John K., and Jane Philpott. *Herbal Medicine Past and Present: A Reference Guide to Medicinal Plants.* 2 vols. Durham, N.C.: Duke University Press, 1990.
Cristancho, Pilar, et al. "Effectiveness and safety of vagus nerve stimulation for severe treatment-resistant major depression in clinical practice after FDA approval: Out comes at 1 year." *Journal of Clinical Psychiatry* 72, no. 10 (October 2011): 1376–82.
Crockenberg, Susan C., and Esther M. Leerkes. "Infant negative emotionality, caregiving, and family relationships." In *Children's Influence on Family Dynamics: The Neglected Side of Family Relationships,* edited by A. C. Crouter and A. Booth, 57–78. Mahwah, N.J.: Erlbaum, 2003.
Croen, Lisa A., et al. "Antidepressant use during pregnancy and childhood autism spectrum disorders." *Archives of General Psychiatry* 68, no. 11 (November 2011): 1104–12.
Crosby, Alex E., LaVonne Ortega, and Cindi Melanson. "Self-directed violence surveillance: Uniform definitions and recommended data elements." U.S. Centers for Disease Control and Prevention, February 2011.
Crosby, Alex E., et al. "Suicidal thoughts and behaviors among adults aged =18 years: United States, 2008–2009." *Morbidity and Mortality Weekly Report Surveillance Summaries* 60, no. SS-13 (October 21, 2011): 1–22.
Cross, Alan. "Serotonin in Alzheimer-type dementia and other dementing illnesses." *Annals of the New York Academy of Sciences* 600 (1990): 405–15.
Cross, Alan, et al. "Serotonin receptor changes in dementia of the Alzheimer type." *Journal of Neurochemistry* 43, no. 6 (December 1984): 1574–81.
Cross-Disorder Group of the Psychiatric Genomics Consortium. "Identification of risk loci with shared effects on five major psychiatric disorders: A genome-wide analysis." *Lancet* 381, no. 9875 (April 2013): 1371–79.
Cross-National Collaborative Group. "The changing rate of major depression." *Journal of the American Medical Association* 268, no. 21 (1992): 3098–105.

———. " 'The illusions of psychiatry': An exchange." *New York Review of Books*, August 18, 2011.
Carling, Paul J. "Major mental illness, housing, and supports." *American Psychologist* 150, no. 5 (August 1990): 969–71.
Carlsten, Anders, et al. "Antidepressant medication and suicide in Sweden." *Pharmacoepidemiology and Drug Safety* 10, no. 6 (October–November 2001): 525–30.
Carlyle, Thomas. *Sartor Resartus*. Indianapolis: Odyssey Press, 1937.
Carney, Michael W. P., et al. "S-adenosylmethionine and affective disorder." *American Journal of Medicine* 83, suppl. 5A (November 20, 1987): 104–6.
———. "Switch mechanism in affective illness and oral S-adenosylmethionine." *British Journal of Psychiatry* 150, no. 5 (May 1987): 724–25.
Castelpietra, Giulio, et al. "Antidepressant use and suicide prevention: A prescription database study in the region Friuli Venezia Giulia, Italy." *Acta Psychiatrica Scandinavica* 118, no. 5 (November 2008): 382–88.
Catalán, José, ed. *Mental Health and HIV Infection*. London: UCL Press, 1999.
Cavuoto, James. "Depressing innovation." *Neurotech Business Report*, December 13, 2013.
———. "St. Jude Medical struggles to regain traction in neuromodulation market." *Neurotech Business Report*, December 13, 2013.
CBS News. "Treating depression: Is there a placebo effect?" Lesley Stahl, correspondent. *60 Minutes*, February 19, 2012.
Chagnon, Napoleon A. *Yanomamö: The Last Days of Eden*. San Diego: Harcourt Brace Jovanovich, 1992.
Chaisson-Stewart, G. Maureen, ed. *Depression in the Elderly: An Interdisciplinary Approach*. New York: John Wiley & Sons, 1985.
Chance, M. R. A., ed. *Social Fabrics of the Mind*. London: Lawrence Erlbaum Associates, Publishers, 1988.
Charness, Michael. "Brain lesions in alcoholics." *Alcoholism: Clinical and Experimental Research* 17, no. 1 (February 1993): 2–11.
Chaucer. *Canterbury Tales Complete*. Trans./ed. James J. Donohue. Dubuque, Iowa: Loras College Press, 1979.
Chekhov, Anton. *Lady with Lapdog and Other Stories*. Trans. David Magarshack. London: Penguin Books, 1964.
———. *The Party and Other Stories*. Trans. Ronald Wilks. London: Penguin Books, 1985.
Chomsky, Noam. *Reflections on Language*. New York: Pantheon Books, 1975.
Christie, Deborah, Beth Watkins, and Bryan Lask. "Assessment." In *Anorexia Nervosa and Related Eating Disorders in Children*, 2nd ed., edited by Rachel Bryan, 105–26. Hove, East Sussex: Psychology Press, 2000.
———. "Cognitive-behavioral therapeutic techniques for children with eating disorders." In *Anorexia Nervosa and Related Eating Disorders in Children*, 2nd ed., edited by Rachel Bryan, 205–26. Hove, East Sussex: Psychology Press, 2000.
Christie, Deborah, and Russell Viner. "Eating disorders and self-harm in adolescent diabetes." *Journal of Adolescent Health* 27, no. 2 (2000): 105.
Chua-Eoan, Howard. "How to spot a troubled kid." *TIME*, May 31, 1999.
Cioran, E. M. *A Short History of Decay*. Trans. Richard Howard. New York: Quartet Encounters, 1990.
———. *Tears and Saints*. Trans. Ilinca Zarifopol-Johnston. Chicago: University of Chicago Press, 1995.
Clark, R. E., et al. "A cost-effectiveness comparison of supported employment and rehabilitation day treatment." *Administration and Policy in Mental Health* 24, no. 1 (September 1996): 63–77.
Clarke, A. Susan, et al. "Rearing experience and biogenic amine activity in infant rhesus monkeys." *Biological Psychiatry* 40, no. 5 (September 1996): 338–52.
Classen, Hans-Georg, Heimo Franz Schimatschek, and Konrad Wink. "Magnesium in human therapy." *Metal Ions in Biological Systems* 41 (2004): 41–69.
Clerkin, Suzanne M., et al. "Guanfacine potentiates the activation of prefrontal cortex evoked by warning signals." *Biological Psychiatry* 66, no. 4 (August 15, 2009): 307–12.
Cochran, S. D., and V. M. Mays. "Lifetime prevalence of suicide symptoms and affective disorders among men reporting same-sex sexual partners: Results from NHANES III." *American Journal of Public Health* 90, no. 4 (April 2000): 573–78.
———. "Relation between psychiatric syndromes and behaviorally defined sexual orientation in a sample of the U.S. population." *American Journal of Epidemiology* 151, no. 5 (March 1, 2000): 516–23.
Cohen, Carl. "Poverty and the course of schizophrenia: Implications for research and policy." *Hospital & Community Psychiatry* 44, no. 10 (October 1993): 951–58.
Cohen, Lee S., et al. "Relapse of major depression during pregnancy in women who maintain or discontinue antidepressant treatment." *JAMA* 295, no. 5 (February 2006): 499–507.
Cole, J. Alexander, et al. "Bupropion in pregnancy and the prevalence of congenital malformations." *Pharmacoepidemiology*

cal Medicine 23, no. 1 (February 1993): 155–65.
———. "Loss, humiliation and entrapment among women developing depression: A patient and nonpatient comparison." *Psychological Medicine* 25, no. 1 (January 1995): 7–21.
———. "Social factors and comorbidity of depressive and anxiety disorders." *British Journal of Psychiatry* 168, suppl. 30 (June 1996): 50–57.
———. "Single mothers, poverty, and depression." *Psychological Medicine* 27, no. 1 (January 1997): 21–33.
Brown, Richard, Teodoro Bottiglieri, and Carol Colman. *Stop Depression Now: SAM-e*. New York: G. P. Putnam's Sons, 1999.
Brown, Theodore M. "Descartes, dualism, and psychosomatic medicine." In *The Anatomy of Madness*, vol. 1. Ed. W. F. Bynum, Roy Porter, and Michael Shepherd. London: Tavistock Publications, 1985.
Brown, Thomas M.. "Acute St. John's wort toxicity." *American Journal of Emergency Medicine* 18, no. 2 (March 2000): 231–32.
Bruder, G. E., et al. "Outcome of cognitive-behavioral therapy for depression: Relation to hemispheric dominance for verbal processing." *Journal of Abnormal Psychology* 106, no. 1 (February 1997): 138–44.
Buck, Jeffrey, et al. "Behavioral health benefits in employer-sponsored health plans, 1997." *Health Affairs* 18, no. 2 (March–April 1999): 67–78.
Bucknill, John Charles, and Daniel H. Tuke. *A Manual of Psychological Medicine*. Philadelphia: Blanchard and Lea, 1858.
Buckwalter, J. Galen, et al. "Pregnancy, the postpartum, and steroid hormones: Effects on cognition and mood." *Psychoneuroendocrinology* 24, no. 1 (January 1999): 69–84.
Bulgakov, Mikhail. *The White Guard*. Trans. Michael Glenny. London: The Harvill Press, 1996.
Burns, Barbara, et al. "General medical and specialty mental health service use for major depression." *International Journal of Psychiatry in Medicine* 30, no. 2 (2000): 127–43.
Burton, Robert. *The Anatomy of Melancholy*. 3 vols. Ed. Thomas C. Faulkner, Nicolas K. Kiessling, and Rhonda L. Blair. Oxford: Clarendon Press, 1997.
Busch, Susan, Ezra Golberstein, and Ellen Meara. "The FDA and ABCs: The unintended consequences of antidepressant warnings on human capital." NBER Working Paper no. 17426, National Bureau of Economic Research, September 2011.
Bush, Carol, et al. "Operation outreach: Intensive case management for severely psychiatrically disabled adults." *Hospital & Community Psychiatry* 41, no. 6 (June 1990): 647–51.
Buultjens, Melissa, and Pranee Liamputtong. "When giving life starts to take the life out of you: Women's experiences of depression after childbirth." *Midwifery* 23, no. 1 (March 2007): 77–91.
Byrd, Max. *Visits to Bedlam: Madness and Literature in the Eighteenth Century*. Columbia: University of South Carolina Press, 1974.
Byrne, Gayle, and Stephen Suomi. "Social separation in infant *cebus apella*: Patterns of behavioral and cortisol response." *International Journal of Developmental Neuroscience* 17, no. 3 (June 1999): 265–74.
Bystritsky, Alexander, Lauren Kerwin, and Jamie Feusner. "A pilot study of cranial electrotherapy stimulation for generalized anxiety disorder." *Journal of Clinical Psychiatry* 69, no. 3 (March 2008): 412–17.
Cadoret, Remi, et al. "Somatic complaints. Harbinger of depression in primary care." *Journal of Affective Disorders* 2, no. 1 (March 1980): 61–70.
———. "Depression spectrum disease, I: The role of gene-environment interaction." *American Journal of Psychiatry* 153, no. 7 (July 1996): 892–99.
Cain, Lillian. "Obtaining social welfare benefits for persons with serious mental illness." *Hospital & Community Psychiatry* 44, no. 10 (October 1993): 977–80.
Calabrese, J. R., et al. "Fish oils and bipolar disorder." *Archives of General Psychiatry* 56, no. 5 (May 1999): 413–14.
Callahan, Roger J., and Joanne Callahan. *Stop the Nightmares of Trauma: Thought Field Therapy*. New York: Professional Press, 2000.
Camus, Albert. *The Myth of Sisyphus and Other Essays*. Trans. Justin O'Brien. New York: Vintage International, 1991.
Canli, Turhan. "Reconceptualizing major depressive disorder as an infectious disease." *Biology of Mood & Anxiety Disorders* 4 (October 21, 2014): 10.
Caplan, Paula J. *They Say You're Crazy*. Reading, Mass.: Addison-Wesley, 1995.
Carey, Benedict. "Sleep therapy seen as an aid for depression." *New York Times*, November 18, 2013.
Carhart-Harris, Robin L., et al. "Mourning and melancholia revisited: Correspondences between principles of Freudian metapsychology and empirical findings in neuropsychiatry." *Annals of General Psychiatry* 7, no. 9 (July 24, 2008): 1–23.
Carlat, Daniel. *Unhinged: The Trouble with Psychiatry*. New York: Free Press, 2010.

Reproductive and Infant Psychology 19, no. 3 (2001): 215–48.
Bodkin, J. Alexander, Robert L. Klitzman, and Harrison G. Pope, Jr. "Treatment orientation and associated characteristics of North American academic psychiatrists." *Journal of Nervous Mental Disorders* 183, no. 12 (December 1995): 729–35.
Boerhaave, Hermann. *Boerhaave's Aphorisms: Concerning the Knowledge and Cure of Diseases.* London: W. Innys and C. Hitch, 1742.
Bonari, Lori, et al. "Perinatal risks of untreated depression during pregnancy." *Canadian Journal of Psychiatry* 49, no. 11 (November 2004): 726–35.
Boor, M., and J. H. Bair. "Suicide rates, handgun control laws, and sociodemographic variables." *Psychological Reports* 66, #3, part 1 (June 1990): 923–30.
Boseley, Sarah. "Two-thirds of Britons with depression get no treatment." *Guardian*, August 13, 2014.
Bostwick, J. M., and S. Pancratz. "Affective disorders and suicide risk: A re-examination." *American Journal of Psychiatry* 157, no. 12 (December 2000): 1925–32.
Bottiglieri, T., and K. Hyland. "S-adenosylmethionine levels in psychiatric and neurological disorders: A review." *Acta Neurologica Scandinavica* 89, suppl. 154 (1994): 19–26.
Bower, Bruce. "Depressive aftermath for new mothers." *Science News,* 138, no. 8 (August 25, 1990): 124.
———. "Depression therapy gets interpersonal." *Science News* 140, no. 25/26 (December 21, 1991): 404.
———. "Depression: Rates in women, men . . . and stress effects across the sexes." *Science News* 147, no. 22 (June 3, 1995): 346.
Bowie, Andrew. *Schelling and Modern European Philosophy.* London: Routledge, 1993.
Bowlby, John. *Loss: Sadness and Depression.* Vol. 3 of *Attachment and Loss.* London: Hogarth Press, 1980.
Braun, Wilhelm Alfred. *Types of Weltschmerz in German Poetry.* New York: AMS Press, 1966.
Breggin, Peter R. *Toxic Psychiatry.* New York: St. Martin's, 1994.
———. *Brain Disabling Treatments in Psychiatry.* New York: Springer, 2007.
———. *Medication Madness.* New York: St. Martin's, 2008.
Breggin, Peter R., and Ginger Ross Breggin. *Talking Back to Prozac.* New York: St. Martin's Paperbacks, 1994.
Breggin, Peter R., and David Cohen. *Your Drug May Be Your Problem.* New York: Perseus Books, 2007.
Brenna, Susan. "This is your child. This is your child on drugs." *New York*, November 24, 1997.
Brent, David. "Suicide in youth." National Alliance on Mental Illness, June 2003.
Bressa, G. M. "S-adenosyl-l-methionine (SAMe) as antidepressant: Meta-analysis of clinical studies." *Acta Neurologica Scandinavica* 89, suppl. 154 (1994): 7–14.
Brietzke, Elisa, et al. "Comparison of cytokine levels in depressed, manic and euthymic patients with bipolar disorder." *Journal of Affective Disorders* 116, no. 3 (August 2009): 214–17.
Brink, Susan. "I'll say I'm suicidal." *U.S. News & World Report,* January 19, 1998.
Brody, Jane. "Changing thinking to change emotions." *New York Times,* August 21, 1996.
———. "Despite the despair of depression, few men seek treatment." *New York Times,* December 30, 1997.
Brogan, Kelly. "Have you been told it's all in your head? The new biology of mental illness." *Kelly Brogan, M.D.*, September 25, 2014.
Brown, George W. "Clinical and psychosocial origins of chronic depressive episodes. I. A community survey." *British Journal of Psychiatry* 165, no. 4 (October 1994): 447–56.
———. "Clinical and psychosocial origins of chronic depressive episodes. II. A patient inquiry." *British Journal of Psychiatry* 165, no. 7 (July 1994) : 457–65.
———. "Life events and endogenous depression." *Archives of General Psychiatry* 51, no. 7 (July 1994): 525–34.
———. "Psychosocial factors and depression and anxiety disorders—some possible implications for biological research." *Journal of Psychopharmacology* 10, no. 1 (January 1996): 23–30.
———. "Genetics of depression: A social science perspective." *International Review of Psychiatry* 8, no. 4 (January 1996): 387–401.
———. "Loss and depressive disorders." In *Adversity, Stress and Psychopathology.* Ed. P. Dohrenwend. Washington, D.C.: American Psychiatric Press, 1997.
Brown, George W., et al. "Aetiology of anxiety and depressive disorders in an inner-city population. 1. Early adversity." *Psychological Medicine* 23, no. 1 (February 1993): 143–54.
———. "Aetiology of anxiety and depressive disorders in an inner-city population. 2. Comorbidity and adversity." *Psychologi-*

hol Dependence 37, no. 3 (March 1995): 247–53.
Beck, Aaron T. *Depression: Causes and Treatment.* Philadelphia: University of Pennsylvania Press, 1967.
Beck, Aaron T., and Marjorie Weishaar. "Cognitive therapy." In *Comprehensive Handbook of Cognitive Theory.* Ed. Arthur Freeman, Karen M. Simon, Larry E. Beutler, and Hal Arkowitz. New York: Plenum Press, 1989.
Beck, Cheryl Tatano. "Postpartum depression: A metasynthesis." *Qualitative Health Research* 12, no. 4 (April 2002): 453–72.
Beck, Cheryl Tatano, and Robert K. Gable. "Postpartum Depression Screening Scale: Development and psychometric testing." *Nursing Research* 49, no. 5 (September– October 2000): 272–82.
———. "Further validation of the Postpartum Depression Screening Scale." *Nursing Research* 50, no. 3 (May–June 2001): 155–64.
Becker, Ernst. *The Denial of Death.* New York: Free Press, 1973.
Beckett, Samuel. *The Complete Dramatic Works of Samuel Beckett.* London: Faber & Faber, 1986.
———. *Molloy, Malone Dies, The Unnamable.* New York: Alfred A. Knopf, 1997.
Beckham, E. Edward, and William Leber, eds. *The Handbook of Depression.* 2nd ed. New York: Guilford Press, 1995.
Bell, Kate M., et al. "S-adenosylmethionine treatment of depression: A controlled clinical trial." *American Journal of Psychiatry* 145, no. 9 (September 1988): 1110–14.
———. "S-adenosylmethionine blood levels in major depression: Changes with drug treatment." *Acta Neurologica Scandinavica* 89, suppl. 154 (1994): 15–18.
Belsky, Jay, Laurence Steinberg, and Patricia Draper. "Childhood experience, interpersonal development, and reproductive strategy: An evolutionary theory of socialization." *Child Development* 62 (August 1991): 647–70.
Bender, Kenneth. "FDA panel votes to curtail cranial electrotherapy stimulators." *Psychiatric Times*, July 2012.
Benjamin, Walter. *The Origin of German Tragic Drama.* Trans. John Osborne. London: Verso, 1985.
Benshoof, Janet, and Laura Ciolkoski. "Psychological warfare." *Legal Times*, January 4, 1999.
Berg, J. H. van den. *The Changing Nature of Man.* Trans. H. F. Croes. New York: Norton, 1961.
Berger, M., et al. "Sleep deprivation combined with consecutive sleep phase advance as fast-acting therapy in depression." *American Journal of Psychiatry* 154, no. 6 (June 1997): 870–72.
Bergmann, Uri. "Speculations on the neurobiology of EMDR." *Traumatology* 4, no. 1 (1998): 4–16.
Bernard of Cluny, *Scorn for the World: Bernard of Cluny's "De Contemptu Mundi."* The Latin text with English translation. R. E. Pepin, ed. East Lansing: Colleagues Press, 1991.
Bernardini, Paolo. "*Melancholia gravis:* Robert Burton's *Anatomy* (1621) and the links between suicide and melancholy." Manuscript, 1999.
Berndt, Ernst, et al. "Workplace performance effects from chronic depression and its treatment." *Journal of Health Economics* 17, no. 5 (October 1998): 511–35.
Bernet, Christine Z., and Murray B. Stein. "Relationship of childhood maltreatment to the onset and course of major depression." *Depression and Anxiety* 9, no. 4 (June 1999): 169–74.
Bettelheim, Bruno. *The Empty Fortress: Infantile Autism and the Birth of the Self.* New York: Free Press, 1967.
Bickerton, Derek. *Language and Species.* Chicago: University of Chicago Press, 1990.
Birtchnell, John. *How Humans Relate.* Westport, Conn.: Praeger, 1993.
Björkenstam, Charlotte, et al. "An association between initiation of selective serotonin reuptake inhibitors and suicide: A nationwide register-based case-crossover study." *PLoS One* (September 9, 2013): e73973.
Blair-West, G. W., G. W. Mellsop, and M. L. Eyeson-Annan. "Down-rating lifetime suicide risk in major depression." *Acta Psychiatrica Scandinavica* 95 (March 1997): 259–63.
Blakeslee, Sandra. "Pulsing magnets offer new method of mapping brain." *New York Times*, May 21, 1996.
———. "New theories of depression focus on brain's two sides." *New York Times*, January 19, 1999.
Blazer, Dan G., et al. "The prevalence and distribution of major depression in a national community sample: The National Comorbidity Survey." *American Journal of Psychiatry* 151, no. 7 (July 1994): 979–86.
Blok, F. F. *Caspar Barlaeus: From the Correspondence of a Melancholic.* Trans. H. S. Lake and D. A. S. Reid. Assen, Netherlands: Van Gorcum, 1976.
Bloom, Harold. *Shakespeare: The Invention of the Human.* New York: Riverhead Books, 1998.
Blumenthal, J. A., et al. "Effects of exercise training on older patients with major depression." *Archives of Internal Medicine* 159, no. 19 (October 25, 1999): 2349–56.
Boath, Elizabeth, and Carol Henshaw. "The treatment of postnatal depression: A comprehensive literature review." *Journal of*

Babb, Lawrence. *The Elizabethan Malady: A Study of Melancholia in English Literature from 1580 to 1642.* East Lansing: Michigan State College Press, 1951.

Baca-García, Enrique, et al. "The relationship between menstrual cycle phases and suicide attempts." *Psychosomatic Medicine* 62, no. 1 (January–February 2000): 50–60.

Baker, J. G. "Identifying and responding to clients at-risk for suicide." CDC Policy Memo 5-12, Department of the Navy, Office of the Chief Defense Counsel of the Marine Corps, September 28, 2012.

Bakker, Marian K., et al. "First-trimester use of paroxetine and congenital heart defects: A population-based case-control study." *Birth Defects Research Part A: Clinical and Molecular Teratology* 88, no. 2 (February 2010): 94–100.

Baldessarini, Ross J. "Neuropharmacology of S-adenosyl-L-methionine." *The American Journal of Medicine* 83, suppl. 5A (November 1987): 95–103.

Baldessarini, Ross J., et al. "Antidepressant-associated mood-switching and transition from unipolar major depression to bipolar disorder: A review." *Journal of Affective Disorders* 148, no. 1 (May 15, 2013): 129–35.

Ball, H. Irene, et al. "Update on the incidence and mortality from melanoma in the United States." *Journal of the American Academy of Dermatology* 40, no. 1 (January 1999): 35–42.

Ball, J. R., and L. G. Kiloh. "A controlled trial of imipramine in treatment of depressive states." *British Medical Journal* 21, no. 5159 (November 1959): 1052–55.

Barbey, J. T., and S. P. Roose. "SSRI safety in overdose." *Journal of Clinical Psychiatry* 59, suppl. 15 (1998): 42–48.

Barbui, Corrado, Eleonora Esposito, and Andrea Cipriani. "Selective serotonin reuptake inhibitors and risk of suicide: A systematic review of observational studies." *Canadian Medical Association Journal* 180, no. 3 (February 3, 2009): 291–97.

Barinaga, Marcia. "A new clue to how alcohol damages brains." *Science*, February 11, 2000, 947–48.

Barker, Juliet. *The Brontës.* New York: St. Martin's Press, 1994.

Barlow, D. H., and M. G. Craske. *Mastery of Your Anxiety and Panic: Client Workbook for Anxiety and Panic.* San Antonio, Tex.: Graywind Publications Incorporated/The Psychological Corporation, 2000.

Barlow, D. H., et al. "Cognitive-behavioral therapy, imipramine, or their combination for panic disorder: A randomized controlled trial." *Journal of the American Medical Association* 283, no. 19 (May 17, 2000): 2529–36.

Baron, Richard. "Employment policy: Financial support versus promoting economic independence." *International Journal of Law and Psychiatry* 23, no. 3-4 (May–August 2000): 375–91.

———. *The Past and Future Career Patterns of People with Serious Mental Illness: A Qualitative Inquiry.* Supported under a Switzer Fellowship Grant from the National Institute on Disability and Rehabilitation Research. Grant Award H133F980011, 2000.

———. "Employment programs for persons with serious mental illness: Drawing the fine line between providing necessary financial support and promoting lifetime economic dependence." Manuscript, n.d.

Barondes, Samuel H. *Mood Genes.* New York: W. H. Freeman and Company, 1998. Barrett, James E., et al. "The treatment effectiveness project. A comparison of paroxetine, problem-solving therapy, and placebo in the treatment of minor depression and dysthymia in primary care patients: Background and research plan." *General Hospital Psychiatry* 21, no. 4 (July–August 1999): 260–73.

Barrett, Jennifer, and Alison S. Fleming. "All mothers are not created equal: Neural and psychobiological perspectives on mothering and the importance of individual differences." *Journal of Child Psychology and Psychiatry* 52, no. 4 (April 2011): 368–97.

Barrett, Stephen. "Dubious claims made for NutriPax and cranial electrotherapy stimulation." *Quackwatch*, January 28, 2008.

Barthelme, Donald. *Sadness.* New York: Farrar, Straus and Giroux, 1972.

Bass, Alison. "Helen Mayberg: A case study in why we need greater transparency about conflicts of interest." *Alison Bass* (blog), May 17, 2011.

Bassuk, Ellen, et al. "Prevalence of mental health and substance use disorders among homeless and low-income housed mothers." *American Journal of Psychiatry* 155, no. 11 (November 1998): 1561–64.

Bateson, Gregory. *Steps to an Ecology of Mind.* Chicago: University of Chicago Press, 1972. Batten, Guinn. *The Orphaned Imagination: Melancholy and Commodity Culture in English*

Romanticism. Durham, N.C., and London: Duke University Press, 1998.

Baudelaire, Charles. *The Flowers of Evil.* Ed. Marthiel Mathews and Jackson Mathews. New York: New Directions, 1989.

———. *Les Fleurs du Mal.* Paris: Éditions Garnier Frères, 1961.

Beatty, William, et al. "Neuropsychological performance of recently abstinent alcoholics and cocaine abusers." *Drug and Alco-*

tor." *Molecular Psychiatry* 16, no. 7 (July 2011): 738–50.
Andersen, Grethe. "Treatment of uncontrolled crying after stroke." *Drugs & Aging* 6, no. 2 (February 1995): 105–11.
Andersen, Grethe, et al. "Citalopram for poststroke pathological crying." *Lancet* 342 , no. 8875 (October 2, 1993): 837–39.
Anderson, Rodney J., et al. "Deep brain stimulation for treatment-resistant depression: Efficacy, safety and mechanisms of action." *Neuroscience & Biobehavioral Reviews* 36, no. 8 (September 2012): 1920–33.
Andrade, Susan E., et al. "Use of antidepressant medications during pregnancy: a multisite study." *American Journal of Obstetrics and Gynecology* 198, no. 2 (February 2008): 194.e1–194.e5.
Andrews, Bernice, and George W. Brown. "Stability and change in low self-esteem: The role of psychosocial factors." *Psychological Medicine* 25, no. 1 (January 1995): 23–31.
Angell, Marcia. "The epidemic of mental illness: Why?" *New York Review of Books*, June 23, 2011.
———. "The illusions of psychiatry." *New York Review of Books*, July 14, 2011.
Annett, Marian. *Left, Right, Hand and Brain: The Right Shift Theory*. New Jersey: Lawrence Erlbaum Associates, 1985.
Anthony, James C., Lynn A. Warner, and Ronald C. Kessler. "Comparative epidemiology of dependence on tobacco, alcohol, controlled substances, and inhalants: Basic findings from the National Comorbidity Survey." *Experimental and Clinical Psychopharmacology* 2, no. 3 (August 1994): 244–68.
Anthony, W. A., et al. "Supported employment for persons with psychiatric disabilities: An historical and conceptual perspective." *Psychosocial Rehabilitation Journal* 11, no. 2 (1982): 5–24.
Anthony, W. A., and M. A. Jackson. "Predicting the vocational capacity of the chronically mentally ill: Research and implications." *American Psychologist* 39, no. 5 (May 1984): 537–44.
Appleby, M. Louis. "The aetiology of postpartum psychosis: Why are there no answers?" *Journal of Reproductive and Infant Psychology* 8, no. 2 (April–June 1990): 109–18.
Aquinas, St. Thomas. *Summa Theologiae* I–II, q. 25, a. 4. In *Sancti Thomae de Aquino Opera Omnia*. Vol. 6. Rome: Leonine Commission, 1882–.
———. *Summa Theologica: Complete English Edition in Five Volumes*. Vol. 2. Trans. Fathers of the English Dominican Province. Reprint, Westminster, Md.: Christian Classics, 1981, I–II, q. 25, a. 4.
Arana, José, et al. "Continuous care teams in intensive outpatient treatment of chronic mentally ill patients." *Hospital & Community Psychiatry* 42, no. 5 (May 1991): 503–7. Araya, O. S., and E. J. Ford. "An investigation of the type of photosensitization caused by the ingestion of St. John's Wort (*Hypericum perforatum*) by calves." *Journal of Comprehensive Pathology* 91, no. 1 (January 1981): 135–41.
Archer, John. *The Nature of Grief*. London: Routledge, 1999.
Ardila, Alfredo, M. Rosselli, and S. Strumwasser. "Neuropsychological deficits in chronic cocaine abusers." *International Journal of Neuroscience* 57, nos. 1–2 (March 1991): 73–79.
Arieno, Marlene A. *Victorian Lunatics: A Social Epidemiology of Mental Illness in Mid-Nineteenth-Century England*. Selinsgrove, Pa.: Susquehanna University Press, 1989.
Aristotle. "Problemata." *The Works of Aristotle Translated into English*. Vol 7. Oxford: Clarendon Press, 1971.
Arnold, Matthew. *The Poems of Matthew Arnold*. Ed. Kenneth Allott. London: Longman's, 1965.
Arroll, Bruce, et al. "Antidepressants versus placebo for depression in primary care." *Cochrane Database of Systematic Reviews* 8, no. 3 (July 9, 2009): CD007954.
Artaud, Antonin. *Antonin Artaud: Works on Paper*. Ed. Margit Rowell. New York: Museum of Modern Art, 1996.
Åsberg, Marie. "Neurotransmitters and suicidal behavior: The evidence from cerebrospinal fluid studies." *Annals of the New York Academy of Sciences* 836 (December 29, 1997): 158–81.
Aseltine, R. H., Jr., S. Gore, and M. E. Colten. "The co-occurence of depression and substance abuse in late adolescence." *Developmental Psychopathology* 10, no. 3 (Summer 1998): 549–70.
Åsgård, U., P. Nordström, and G. Råbäck. "Birth cohort analysis of changing suicide risk by sex and age in Sweden 1952 to 1981." *Acta Psychiatrica Scandinavica* 76, no. 4 (October 1987): 456–63.
Astbury, Jill. *Crazy for You: The Making of Women's Madness*. Oxford: Oxford University Press, 1996.
Atay, Joanne, et al. *Additions and Resident Patients at End of Year, State and County Mental Hospitals, by Age and Diagnosis, by State, United States, 1998*. Washington, D.C.: U.S. Department of Health and Human Services, May 2000.
Avery, David H., et al. "Transcranial magnetic stimulation in acute treatment of major depressive disorder: Clinical response in an open-label extension trial." *Journal of Clinical Psychiatry* 69, no. 3 (March 2008): 441–51.
Axline, Virginia M. *Dibs in Search of Self*. New York: Ballantine Books, 1964.

參考書目
Bibliography

Abraham, H. D., et al. "Order of onset of substance abuse and depression in a sample of depressed outpatients." *Comprehensive Psychiatry* 40, no. 1 (January–February 1999): 44–50.

Abraham, Karl. *Selected Papers of Karl Abraham, M.D.* 6th ed. Trans. Douglas Bryan and Alix Strachey. London: The Hogarth Press Ltd., 1965.

Abrams, Laura S., and Laura Curran. "Not just a middle class affliction: Crafting a social work research agenda on postpartum depression." *Health & Social Work* 32, no. 4 (November 2007): 289–96.

Abrams, Richard. *Electroconvulsive Therapy.* 2nd ed. New York: Oxford University Press, 1992.

Abrams, Sonya M., et al. "Newborns of depressed mothers." *Infant Mental Health Journal* 16, no. 3 (Fall 1995): 233–39.

Adams, Peter. *The Soul of Medicine: An Anthology of Illness and Healing.* London: Penguin Books, 1999.

Aetna. "Clinical policy bulletin: Transcranial magnetic stimulation and cranial electrical stimulation." Policy Bulletin 0469, October 11, 2013.

Aguirre, J. C., et al. "Plasma beta-endorphin levels in chronic alcoholics." *Alcohol* 7, no. 5 (September–October 1990): 409–12.

Aigner, T. G., et al. "Choice behavior in rhesus monkeys: Cocaine versus food." *Science* 201, no. 4355 (August 11, 1978): 534–35.

Albert, R. "Sleep deprivation and subsequent sleep phase advance stabilizes the positive effect of sleep deprivation in depressive episodes." *Nervenarzt* 69, no. 1 (January 1998): 66–69.

Aldridge, David. *Suicide: The Tragedy of Hopelessness.* London and Philadelphia: Jessica Kingsley Publishers, 1998.

Allen, Hannah. "A narrative of God's gracious dealings with that choice Christian Mrs. Hannah Allen." In *Voices of Madness.* Ed. Allan Ingram. Thrupp, England: Sutton Publishing, 1997.

Allen, Nick. "Towards a computational theory of depression." *ASCAP: The Newsletter for Sociopolitical Integration* 8, no. 7 (July 1995) 3–12.

Altshuler, Kenneth, et al. "Anorexia nervosa and depression: A dissenting view." *American Journal of Psychiatry* 142, no. 3 (March 1985): 328–32.

Alvarez, A. *The Savage God: A Study of Suicide.* London: Weidenfeld and Nicolson, 1971.

Alwan, Sura, et al. "Use of selective serotonin-reuptake inhibitors in pregnancy and the risk of birth defects." *New England Journal of Medicine* 356, no. 26 (June 28, 2007): 2684–92.

Ambrose, Stephen E. *Undaunted Courage.* New York: A Touchstone Book, 1996.

Ambrosini, Paul. "A review of pharmacotherapy of major depression in children and adolescents." *Psychiatric Services* 51, no. 5 (May 2000): 627–33.

American Psychiatric Association. *Diagnostic and Statistical Manual of Mental Disorders.* 4th ed. Washington, D.C.: American Psychiatric Association, 1994.

Anacker, Christoph, et al. "Antidepressants increase human hippocampal neurogenesis by activating the glucocorticoid recep-

vicious trolls," *Washington Post*, http://www.washingtonpost.com/news/the-intersect/wp/2014/08/13/robin-williamss-daughter-zelda-driven-off-twitter-by-vicious-trolls.

502 Ellen Richardson's unfortunate experience at the border is described in Valerie Hauch, "Disabled woman denied entry to U.S. after agent cites supposedly private medical details," *Toronto Star*, November 28, 2013, http://www.thestar.com/news/gta/2013/11/28/disabled_woman_denied_entry_to_us_after_agent_cites_suppos edly_private_medical_details.html. I published an op-ed on the incident, "Shameful profiling of the mentally ill," *New York Times*, December 8, 2013, http://www.ny times.com/2013/12/08/opinion/sunday/shameful-profiling-of-the-mentally-ill.html.

503 For the report on U.S. border agents' refusal to allow Lois Kamenitz to enter the country, see Isabel Teotonio, "Canadian woman denied entry to U.S. because of suicide attempt," *Toronto Star*, January 29, 2011, http://www.thestar.com/news/gta/2011/01/29/canadian_woman_denied_entry_to_us_because_of_suicide_ attempt.html.

503 Personal correspondence with Ryan Fritsch.

503 For an extensive discussion of ADA provisions pertaining to mental illness, see Abigail J. Schopick, "The Americans with Disabilities Act: Should the amendments to the Act help individuals with mental illness?" *Legislation and Policy Brief* 4, no. 1 (April 27, 2012): 7–33, http://digitalcommons.wcl.american.edu/lpb/vol4/iss1/1.

504 The HIV travel ban is discussed in Darlene Superville, "US to overturn entry ban on travelers with HIV," *Boston Globe*, October 31, 2009, http://www.boston.com/news/nation/washington/articles/2009/10/31/us_to_lift_hiv_travel_and_immigration_ban.

504 Interview with Angel Starkey.

504 Interview with Bill Stein (pseudonym).

505 Interview with Frank Rusakoff (pseudonym).

506 Correspondence with Tina Sonego.

506 Interview with Maggie Robbins.

507 Interview with Claudia Weaver (pseudonym).

508 Interview with Laura Anderson.

509 That love story began with this article: John Habich, "Writing out the demons," *Star Tribune*, August 4, 2001, http://www.highbeam.com/doc161-76984499.html.

billing/2012/02/17/gIQAHUa0JR_blog.html.
499 Helen Mayberg and colleagues report on the identification of treatment-specific biomarkers to guide initial treatment selection for depression in Callie L. McGrath et al., "Toward a neuroimaging treatment selection biomarker for major depressive disorder," *JAMA Psychiatry* 70, no. 8 (August 2013): 821–29, http://www.ncbi.nlm.nih.gov/pubmed/23760393.
499 Further discussion of biomarkers can be found in Heath D. Schmidt, Richard C. Shelton, and Ronald S. Duma, "Functional biomarkers of depression: Diagnosis, treatment, and pathophysiology," *Neuropsychopharmacology* 36, no. 12 (November 2011): 2375–94, http://www.ncbi.nlm.nih.gov/pubmed/21814182.
499 Professor Simon Wessely is quoted in Sarah Boseley, "Two-thirds of Britons with depression get no treatment," *Guardian*, http://www.theguardian.com/society/2014/aug/13/two-thirds-britons-not-treated-depression.
499 The proportion of disease burden posed by neuropsychiatric disorders is discussed in U.S. Burden of Disease Collaborators, "The state of US health, 1990–2010: Burden of diseases, injuries, and risk factors," *Journal of the American Medical Association* 310, no. 6 (August 14, 2013): 591–608, http://www.ncbi.nlm.nih.gov/pubmed/23842577.
500 The sorry state of mental health care for U.S. residents on public assistance is described in Thomas R. Insel, "The quest for the cure: The science of mental illness (+ four inconvenient truths)," National Association for Mental Health Annual Meeting, Washington, D.C., September 6, 2014, https://ncc.expoplanner.com/files/7/SessionFilesHandouts/MGS2_Insel_1.pdf.
500 This study found that 21 percent of MSW programs require clinical supervision in CBT: Myrna M. Weissman et al., "National survey of psychotherapy training in psychiatry, psychology, and social work," *Archives of General Psychiatry* 63, no. 8 (August 2006): 925–34, http://www.ncbi.nlm.nih.gov/pubmed/16894069.
500 For discussion of genes associated with mental illness, see Jacob Gratten et al., "Large-scale genomics unveils the genetic architecture of psychiatric disorders," *Nature Neuroscience* 17, no. 6 (June 2014): 782–90, http://www.ncbi.nlm.nih.gov/pubmed/24866044; Schizophrenia Working Group of the Psychiatric Genomics Consortium, "Biological insights from 108 schizophrenia-associated genetic loci," *Nature* 511 (July 24, 2014): 421–27, http://www.ncbi.nlm.nih.gov/pubmed/25056061; and Cross-Disorder Group of the Psychiatric Genomics Consortium, "Identification of risk loci with shared effects on five major psychiatric disorders: A genome-wide analysis," *Lancet* 381, no. 9875 (April 2013): 1371–79, http://www.ncbi.nlm.nih.gov/pubmed/23453885.
500 Thomas Insel, personal communication.
500 "Have you ever been diagnosed": Those who encounter such questions during a job search should be aware that they are prohibited by the Americans with Disabilities Act; see U.S. Equal Employment Opportunity Commission, "Questions and answers about cancer in the workplace and the Americans with Disabilities Act (ADA)," January 2013, http://www1.eeoc.gov//laws/types/cancer.cfm; and U.S. Equal Employment Opportunity Commission, "Job applicants and the Americans with Disabilities Act," March 21, 2005, http://www.eeoc.gov/facts/jobapplicant.html.
500 An uptick in use of mental health care services following passage of the Affordable Care Act is found in Brendan Saloner and Benjamin Lê Cook, "An ACA provision increased treatment for young adults with possible mental illnesses relative to comparison group," *Health Affairs* 33, no. 8 (August 2014): 1425–34, http://www.ncbi.nlm.nih.gov/pubmed/25092845.
501 Thomas Insel, personal communication. See also his article "Faulty circuits," *Scientific American* 302, no. 4 (April 2010): 44–51, http://www.ncbi.nlm.nih.gov/pubmed/20349573.
501 See the National Network of Depression Centers website, http://www.nndc.org; the University of Michigan Depression Center, http://www.depressioncenter.org; and the Prechter Bipolar Genetics Repository, http://prechterfund.org/bipolar-research/repository.
501 Interview with John Greden.
501 John Greden's statement of the NNDC's goals comes from University of Michigan Depression Center, "Member profiles: John Greden, MD," University of Michigan Depression Center, 2012, http://www.depressioncenter.org/about-us/members/profiles/view.asp?uid=4.
502 For more information about Love is Louder, visit its website at http://www.loveis louder.com.
502 The mission of the charity Bring Change 2 Mind (http://bringchange2mind.org) is described in Korina Lopez, "Glenn Close, family work to end stigma of mental illness," *USA Today*, May 21, 2013, http://www.usatoday.com/story/news/health/2013/05/19/bringchange2mind-schizo-mental-illness-stigma-glenn-close/2157925.
502 Interview with Glenn Close.
502 "I don't believe in depression": John Waters, "'I've been put on trial over my beliefs,'" *Independent*, April 13, 2014, http://www.independent.ie/irish-news/ive-been-put-on-trial-over-my-beliefs-30180643.html.
502 For an account of Zelda Williams's ordeal, see Caitlin Dewey, "Robin Williams's daughter Zelda driven off Twitter by

nal of General Practice 53, no. 493 (August 2003): 596–97, http://www.ncbi.nlm.nih.gov/pubmed/14601333.

495 See Ian Jones, "*DSM-V*: The perinatal onset specifier for mood disorders," memorandum to the American Psychiatric Association Mood Disorders Work Group, 2010, https://web.archive.org/web/20121031103603/http://www.dsm5.org/Documents/Mood%20Disorders%20Work%20Group/Ian%20Jones%20memo-post-partum.pdf.

495 The role of hormones in postpartum depression is discussed in Katharina Dalton, "Prospective study into puerperal depression," *British Journal of Psychiatry* 118, no. 547 (June 1971): 689–92, http://www.ncbi.nlm.nih.gov/pubmed/5104005; and Katharina Dalton and Wendy M. Holton, *Depression After Childbirth* (Oxford, U.K.: Oxford University Press, 2001, http://books.google.com/books/?id=l5RsAAAAMAAJ.

495 Depression is characterized as the consequence of the practical challenges of new motherhood in Laura S. Abrams and Laura Curran, "Not just a middle class affliction: Crafting a social work research agenda on postpartum depression," *Health and Social Work* 32, no. 4 (November 2007): 289–96, http://www.ncbi.nlm.nih.gov/pubmed/18038730; as a reflection of women's disappointment in themselves, and as a challenge to the social order in Melissa Buultjens and Pranee Liamputtong, "When giving life starts to take the life out of you: Women's experiences of depression after childbirth," *Midwifery* 23, no. 1 (March 2007): 77–91, http://www.ncbi.nlm.nih.gov/pubmed/16934378; and as a reflection of oppressive social priorities in Natasha S. Mauthner, "Feeling low and feeling really bad about feeling low: Women's experiences of motherhood and postpartum depression," *Canadian Psychology* 40, no. 2 (May 1999): 143–61, http://psycnet.apa.org/psycinfo/1999-13790-006. The assertion that mothers "are not permitted to grieve" comes from Paula Nicolson, "Loss, happiness and postpartum depression: The ultimate paradox," *Canadian Psychology* 40, no. 2 (May 1999): 162–78, http://psycnet.apa.org/psycinfo/1999-13790-007.

496 Lack of personal and social supports contributes to depression in the subjects of Patricia Leahy-Warren, Geraldine McCarthy, and Paul Corcoran, "First-time mothers: Social support, maternal parental self-efficacy and postnatal depression," *Journal of Clinical Nursing* 21, nos. 3–4 (February 2012): 388–97, http://www.ncbi.nlm.nih.gov/pubmed/21435059. Fatigue is identified as a contributor to postpartum depression in Jemima Petch and W. Kim Halford, "Psycho-education to enhance couples' transition to parenthood," *Clinical Psychology Review* 28, no. 7 (October 2008): 1125–37, http://www.ncbi.nlm.nih.gov/pubmed/18472200. Postpartum declines in relationship satisfaction are described in Brian D. Doss et al., "Marital therapy, retreats, and books: The who, what, when and why of relationship help-seeking," *Journal of Marital and Family Therapy* 35, no. 1 (January 2009): 18–29, http://www.ncbi.nlm.nih.gov/pubmed/19161581. For further discussion of the importance of interpersonal support to mothers, see Carl M. Corter and Alison S. Fleming, "Psychobiology of maternal behavior in human beings," in *Handbook of Parenting, Vol. 2: Biology and Ecology of Parenting*, 2nd ed., ed. Marc H. Bornstein (Mahwah, N.J.: Erlbaum, 2002), 141–81, http://books.google.com/books?id=76Y64zubgPsC.

496 Regret and separation are explored in Dinora Pines, "The relevance of early psychic development to pregnancy and abortion," *International Journal of Psycho-Analysis* 63, pt. 3 (1982): 311–19, http://psycnet.apa.org/psycinfo/1983-10847-001; repr. 1997 in *Female Experience: Three Generations of British Women Psychoanalysts on Work with Women*, ed. Joan Raphael-Leff and Rosine Jozef Perelberg (London: Routledge, 1997), 131–43, http://books.google.com/books?id=0TZoxDSqIoAC; Deborah Steiner, "Mutual admiration between mother and baby: A 'folie à deux'?" in *Female Experience: Three Generations of British Women Psychoanalysts on Work with Women*, ed. J. Raphael-Leff and Rosine Jozef Perelberg (London: Routledge, 1997), 163–76, http://books.google.com/books?id=0TZoxDSqIoAC; and Janna Malamud Smith, *A Potent Spell: Mother Love and the Power of Fear* (New York: Houghton Mifflin, 2004), http://books.google.com/books?id=ZwqH-yUve7kC.

496 For discussion of a sense of incompetence as a contributor to depression, see Eileen R. Fowles, "The relationship between maternal role attainment and postpartum depression," *Health Care for Women International* 19, no. 1 (January–February 1998): 83–94, http://www.ncbi.nlm.nih.gov/pubmed/9479097; and Lysanne Gauthier et al., "Women's depressive symptoms during the transition to motherhood: The role of competence, relatedness, and autonomy," *Journal of Health Psychology* 15, no. 8 (November 2010): 1145–56, http://www.ncbi.nlm.nih.gov/pubmed/20453050.

496 See Cheryl Tatano Beck, "Postpartum depression: A metasynthesis," *Qualitative Health Research* 12, no. 4 (April 2002): 453–72, http://www.ncbi.nlm.nih.gov/pubmed/11939248.

497 Interview with Nada Hafiz (pseudonym).

497 Interview with Jill Farnum (pseudonym).

499 For a brief, entertaining discussion of the proliferation of diagnoses in the *International Classification of Diseases*, see Sarah Kliff, "Parrot injuries and other tales from the annals of medical billing," *Washington Post*, February 17, 2012, http://www.washington post.com/blogs/wonkblog/post/parrot-injuries-and-other-tales-from-the-annals-of-medical-

Cooper et al., "Non-psychotic psychiatric disorder after childbirth: A prospective study of prevalence, incidence, course and nature," *British Journal of Psychiatry* 152, no. 6 (June 1988): 799–806, http://www.ncbi.nlm.nih.gov/pubmed/3167466; and Brice Pitt, " 'Atypical' depression following childbirth," *British Journal of Psychiatry* 114, no. 516 (November 1968): 1325–35, http://www.ncbi.nlm.nih.gov/pubmed/5750402.

494 For further information on postpartum psychosis, see Susan H. Friedman and Phillip J. Resnick, "Postpartum depression: An update," *Women's Health* 5, no. 3 (May 2009): 287–95, http://www.ncbi.nlm.nih.gov/pubmed/19392614. For a study positing that postpartum psychosis occurs in 1–2 percent of the population, see Lisa S. Seyfried and Sheila M. Marcus, "Postpartum mood disorder," *International Review of Psychiatry* 15, no. 3 (August 2003): 231–42, http://www.ncbi.nlm.nih.gov/pubmed/15276962. Others have estimated a frequency of 0.1 to 0.2 percent; see Elizabeth Boath and Carol Henshaw, "The treatment of postnatal depression: A comprehensive literature review," *Journal of Reproductive and Infant Psychology* 19, no. 3 (2001): 215–48, http://www.tandfonline.com/doi/abs/10.1080/02646830120073224.

494 An increased risk of depression during the thirty days after birth is reported in Margaret R. Oates, "Postnatal depression and screening: Too broad a sweep?" *British Journal of General Practice* 53, no. 493 (August 2003): 596–97, http://www.ncbi.nlm.nih.gov/pubmed/14601333. For discussion of mothers' high risk of suicide, see Margaret Oates, "Suicide: The leading cause of maternal death," *British Journal of Psychiatry* 183, no. 4 (2003): 279–81, http://www.ncbi.nlm.nih.gov/pubmed/14519602. Causes of maternal mortality worldwide are delineated in World Health Organization, "Maternal mortality," fact sheet no. 348 (May 2014), http://www.who.int/mediacentre/factsheets/fs348/en.

494 For a general, current discussion of child murder by mothers, see Susan Hatters Friedman and Phillip J. Resnick, "Child murder by mothers: Patterns and prevention," *World Psychiatry* 6, no. 3 (October 2007): 137–41, http://www.ncbi.nlm.nih.gov/pubmed/18188430. For statistics on child murder by mothers, see Robbin S. Ogle, Daniel Maier-Katkin, and Thomas J. Bernard, "A theory of homicidal behavior among women," *Criminology* 33, no. 2 (1995): 173–93, http://onlinelibrary.wiley.com/doi/10.1111/j.1745-9125.1995.tb01175.x/abstract; Lawrence A. Greenfeld and Tracy L. Snell, "Women offenders," NCJ 175688, U.S. Department of Justice, December 1999, revised October 3, 2000, http://www.bjs.gov/index.cfm?ty=pb detail&iid=568; and Alexia Cooper and Erica L. Smith, "Homicide trends in the United States, 1980–2008," NCJ 236018, U.S. Department of Justice, Office of Justice Programs, Bureau of Justice Statistics, November 2011, http://www.bjs.gov/index.cfm?ty=pbdetail&iid=2221.

494 "women are utterly different from": Sarah Blaffer Hrdy, *Mother Nature: Maternal Instincts and How They Shape the Human Species* (New York: Ballantine, 2000), 178–79, http://books.google.com/books?id=DMqOAAAAIAAJ.

494 Postpartum depression is described as part of a continuum in Paula Nicolson, "Loss, happiness and postpartum depression: The ultimate paradox," *Canadian Psychology* 40, no. 2 (May 1999): 162–78, http://psycnet.apa.org/psycinfo/1999-13790-007; and is characterized as a discrete entity in M. Louis Appleby, "The aetiology of postpartum psychosis: Why are there no answers?" *Journal of Reproductive and Infant Psychology* 8, no. 2 (April–June 1990): 109–18, http://psycnet.apa.org/psycinfo/1992-05632-001.

494 Differences between postpartum depression and depression occurring at other stages of life are discussed in Janet M. Stoppard, "Dis-ordering depression in women: Toward a materialist-discursive account," *Theory and Psychology* 8, no. 1 (February 1998): 79–99, http://tap.sagepub.com/content/8/1/79.abstract; and Josephine M. Green, "Postnatal depression or perinatal dysphoria? Findings from a longitudinal community-based study using the Edinburgh Postnatal Depression Scale," *Journal of Reproductive and Infant Psychology* 16, nos. 2–3 (1998): 143–55, http://psycnet.apa.org/psycinfo/1998-10164-004. For comparison of postpartum depression in mothers and fathers, see Judith A. Richman, Valerie D. Raskin, and Cheryl Gaines, "Gender roles, social support and postpartum depressive symptomatology: The benefits of caring," *Journal of Nervous and Mental Disease* 179, no. 3 (March 1991): 139–47, http://www.ncbi.nlm.nih.gov/pubmed/1997661.

495 "The ultimate goal of treatment": Susan H. Friedman and Phillip J. Resnick, "Postpartum depression: An update," *Women's Health* 5, no. 3 (May 2009): 287–95, http://www.ncbi.nlm.nih.gov/pubmed/19392614.

495 The Edinburgh Postnatal Depression Scale is described in J. L. Cox, J. M. Holden, and R. Sagovsky, "Detection of postnatal depression: Development of the 10-item Edinburgh Postnatal Depression Scale," *British Journal of Psychiatry* 150 (June 1987): 782–86, http://www.ncbi.nlm.nih.gov/pubmed/3651732; the Postpartum Depression Screening Scale in Cheryl Tatano Beck and Robert K. Gable, "Postpartum Depression Screening Scale: Development and psychometric testing," *Nursing Research* 49, no. 5 (September–October 2000): 272–82, http://www.ncbi.nlm.nih.gov/pubmed/11009122; and Cheryl Tatano Beck and Robert K. Gable, "Further validation of the Postpartum Depression Screening Scale," *Nursing Research* 50, no. 3 (May–June 2001): 155–64, http://www.ncbi.nlm.nih.gov/pubmed/11393637.

495 "There is no good evidence": Margaret R. Oates, "Postnatal depression and screening: Too broad a sweep?" *British Jour-*

491 Interview with Adam Urato.
491 E-mail from Elizabeth Fitelson.
492 E-mail from Jay Gingrich.
492 On the effects of exposure of mice to SSRIs near the end of pregnancy, see Tahilia J. Rebello et al., "Postnatal day 2 to 11 constitutes a 5-HT-sensitive period impacting adult mPFC function," *Journal of Neuroscience* 34, no. 37 (September 2014): 12379–93, http://www.ncbi.nlm.nih.gov/pubmed/25209278.
492 Development of brain structures associated with emotion is discussed in Deepika Suri et al., "Monoamine-sensitive developmental periods impacting adult emotional and cognitive behaviors," *Neuropsychopharmacology* (e-pub ahead of print, September 2, 2014), http://www.ncbi.nlm.nih.gov/pubmed/25178408.
492 "Interestingly and counterintuitively": Ibid.
492 Information about the Finnish study was supplied by Jay Gingrich, who has been involved in the research; it has not yet been published as the study is ongoing.
493 The "refrigerator mother" myth gained currency with clinicians in the 1950s and was most fully articulated for popular consumption in Bruno Bettelheim, *The Empty Fortress: Infantile Autism and the Birth of the Self* (New York: Free Press, 1967), http://books.google.com/books?id=IBsEAQAAIAAJ.
494 Baby blues is discussed in Lisa S. Seyfried and Sheila M. Marcus, "Postpartum mood disorder," *International Review of Psychiatry* 15, no. 3 (August 2003): 231–42, http://www.ncbi.nlm.nih.gov/pubmed/15276962; Katherine E. Williams and Regina C. Casper, "Reproduction and its psychopathology," in *Women's Health: Hormones, Emotions and Behavior*, ed. Regina C. Casper (Cambridge, United Kingdom: Cambridge University Press, 1998), 14–35, http://books.google.com/books?id=_46cwofXY IsC; and Susan H. Friedman and Phillip J. Resnick, "Postpartum depression: An update," *Women's Health* 5, no. 3 (May 2009): 287–95, http://www.ncbi.nlm.nih.gov/pubmed/19392614. Percentages of women experiencing depression are estimated in Jennifer Barrett and Alison S. Fleming, "All mothers are not created equal: Neural and psychobiological perspectives on mothering and the importance of individual differences," *Journal of Child Psychology and Psychiatry* 52, no. 4 (April 2011): 368–97, http://www.ncbi.nlm.nih.gov/pubmed/20925656; and Alison S. Fleming, Carl Corter, and Meir Steiner, "Sensory and hormonal control of maternal behavior in rat and human mothers," in *Motherhood in Human and Nonhuman Primates*, ed. Christopher R. Pryce, Robert D. Martin, and David Skuse (Basel: Karger, 1995), 106–14, http://books.google.com/books?id=RpdFAQAAIAAJ.
494 The hormonal aspect of postpartum mood disorders is discussed in Melissa Page and Mari S. Wilhelm, "Postpartum daily stress, relationship quality and depressive symptoms," *Contemporary Family Therapy* 29, no. 4 (December 2007): 237–51, http://link.springer.com/article/10.1007%2Fs10591-007-9043-1.
494 For diagnostic criteria and statistics on postpartum depression, see Michael W. O'Hara and Annette M. Swain, "Rates and risk of postpartum depression: A metaanalysis," *International Review of Psychiatry* 8, no. 1 (March 1996): 37–54, http://psycnet.apa.org/psycinfo/1996-94115-005; Susan C. Crockenberg and Esther M. Leerkes, "Infant negative emotionality, caregiving, and family relationships," in *Children's Influence on Family Dynamics: The Neglected Side of Family Relationships*, ed. A. C. Crouter and A. Booth (Mahwah, N.J.: Erlbaum), 57–78, http://books.google.com/books?id=fKBDvUBUEwEC; Norma I. Gavin et al., "Perinatal depression: A systematic review of prevalence and incidence," *Obstetrics and Gynecology* 106, no. 5, pt. 1 (November 2005): 1071–83, http://www.ncbi.nlm.nih.gov/pubmed/16260528; and Sheila M. Marcus, "Depression during pregnancy: Rates, risks and consequences: Motherisk update 2008," *Canadian Journal of Clinical Pharmacology* 16, no. 1 (Winter 2009): e15–22, http://www.ncbi.nlm.nih.gov/pubmed/19164843.
494 For further information on the duration of postpartum depression, see Peter J. Cooper and Lynne Murray, "Course and recurrence of postnatal depression: Evidence for the specificity of the diagnostic concept," *British Journal of Psychiatry* 166, no. 2 (February 1995): 191–95, http://www.ncbi.nlm.nih.gov/pubmed/7728362; and J. L. Cox, D. Murray, and G. Chapman, "A controlled study of the onset, duration and prevalence of postnatal depression," *British Journal of Psychiatry* 163 (July 1993): 27–31, http://www.ncbi.nlm.nih.gov/pubmed/8353695.
494 An increased risk of depression for women postpartum compared to controls was found in J. Galen Buckwalter et al., "Pregnancy, the postpartum, and steroid hormones: Effects on cognition and mood," *Psychoneuroendocrinology* 24, no. 1 (January 1999): 69–84, http://www.ncbi.nlm.nih.gov/pubmed/10098220.
494 On the difficulty of distinguishing between postpartum depression and other forms of depression, see Elizabeth Boath and Carol Henshaw, "The treatment of postnatal depression: A comprehensive literature review," *Journal of Reproductive and Infant Psychology* 19, no. 3 (2001): 215–48, http://www.tandfonline.com/doi/abs/10.1080/02646830120073224; Peter J.

"Practitioner review: Maternal mood in pregnancy and child development: Implications for child psychology and psychiatry," *Journal of Child Psychology and Psychiatry* 55, no. 2 (February 2014): 99–111, http://www.ncbi.nlm.nih.gov/pubmed/24127722.

484 The impact of prenatal maternal stress on mammalian offspring is measured in Jayson J. Paris et al., "Immune stress in late pregnant rats decreases length of gestation and fecundity, and alters later cognitive and affective behaviour of surviving pre-adolescent offspring," *Stress* 14, no. 6 (November 2011): 652–64, http://www.ncbi.nlm.nih.gov/pubmed/21995525.

484 The negative influence of untreated depression on the unborn human child is discussed in Lori Bonari et al., "Perinatal risks of untreated depression during pregnancy," *Canadian Journal of Psychiatry* 49, no. 11 (November 2004): 726–35, http://www.ncbi.nlm.nih.gov/pubmed/15633850; and Tiffany Field et al., "Prenatal depression effects on the fetus and the newborn," *Infant Behavior and Development* 27 (May 2004): 445–55, http://www.ncbi.nlm.nih.gov/pubmed/17138297.

484 For more information on the association between depression and preeclampsia, see Tapio Kurki et al., "Depression and anxiety in early pregnancy and risk for preeclampsia," *Obstetrics and Gynecology* 95, no. 4 (April 2000): 487–90, http://www.ncbi.nlm.nih.gov/pubmed/10725477; and Shanchun Zhang et al., "Association between mental stress and gestational hypertension/preeclampsia: A meta-analysis," *Obstetrical and Gynecological Survey* 68, no. 12 (December 2013): 825–34, http://www.ncbi.nlm.nih.gov/pubmed/25102019.

485 See Anna Rifkin-Graboi et al., "Prenatal maternal depression associates with microstructure of right amygdala in neonates at birth," *Biological Psychiatry* 74, no. 11 (December 2013): 837–44, http://www.ncbi.nlm.nih.gov/pubmed/23968960.

485 An association between maternal stress during pregnancy and the development of schizophrenia is found in Ali S. Khashan, "Higher risk of offspring schizophrenia following antenatal maternal exposure to severe adverse life events," *Archives of General Psychiatry* 65, no. 2 (February 2008): 146–52, http://www.ncbi.nlm.nih.gov/pubmed/18250252.

485 An increased risk of mixed-handedness, autism, affective disorders, and reduced cognitive ability in children of stressed mothers is found in Thomas G. O'Connor, Catherine Monk, and Elizabeth M. Fitelson, "Practitioner review: Maternal mood in pregnancy and child development: Implications for child psychology and psychiatry," *Journal of Child Psychology and Psychiatry* 55, no. 2 (February 2014): 99–111, http://www.ncbi.nlm.nih.gov/pubmed/24127722.

485 The study finding an association between depression during pregnancy in urban mothers and risk of depression in their offspring is Susan Pawlby et al., "Antenatal depression predicts depression in adolescent offspring: Prospective longitudinal community-based study," *Journal of Affective Disorders* 113, no. 3 (March 2009): 236–43, http://www.ncbi.nlm.nih.gov/pubmed/18602698.

485 "lower motor tone and endurance": Sonya M. Abrams et al., "Newborns of depressed mothers," *Infant Mental Health Journal* 16, no. 3 (Fall 1995): 233–39, http://psycnet.apa.org/psycinfo/1996-26797-001.

485 The impact of mothers' depression on their children's language and cognitive development is discussed in Irena Nulman et al., "Child development following exposure to tricyclic antidepressants or fluoxetine throughout fetal life: A prospective, controlled study," *American Journal of Psychiatry* 159, no. 11 (November 2002): 1889–95, http://www.ncbi.nlm.nih.gov/pubmed/12411224; see also Tim F. Oberlander et al., "Externalizing and attentional behaviors in children of depressed mothers treated with a selective serotonin reuptake inhibitor antidepressant during pregnancy," *Archives of Pediatric and Adolescent Medicine* 161, no. 1 (January 2007): 22–29, http://www.ncbi.nlm.nih.gov/pubmed/17199063.

485 Personal correspondence with Elizabeth Fitelson.

485 Interview with Kristin Guest.

489 See Jeffrey Jackson, "SOS: A handbook for survivors of suicide," American Association of Suicidology, 2003, http://www.suicidology.org/Portals/14/docs/Survivors/Loss%20Survivors/SOS_handbook.pdf.

490 See Roni Caryn Rabin, "Are antidepressants safe during pregnancy?" *New York Times Blogs*, September 1, 2014, http://well.blogs.nytimes.com/2014/09/01/possible-risks-of-s-s-r-i-antidepressants-to-newborns.

490 See Ann D. S. Smith et al, "PSI response to well.blog.nytimes: Antidepressants and pregnancy," Postpartum Support International, September 3, 2014, http://postpar tum.net/News-and-Events/PSI-Statements.aspx.

490 See Ruta Nonacs, Lee S. Cohen, and Marlene Freeman, "Response to the *New York Times* article on SSRIs and pregnancy: Moving toward a more balanced view of risk," MGH Center for Women's Mental Health, Massachusetts General Hospital, September 5, 2014, http://womensmentalhealth.org/posts/response-new-york-times-article-ssris-pregnancy-moving-toward-balanced-view-risk.

491 See Adam Urato, "Commentary: More bad news on antidepressants and pregnancy," *Common Health*, June 12, 2014, http://commonhealth.wbur.org/2012/06/antidepressants-pregnancy.

study," *Birth Defects Research Part A: Clinical and Molecular Teratology* 88, no. 2 (February 2010): 94–100, http://www.ncbi.nlm.nih.gov/pubmed/19937603; Lars Henning Pedersen et al., "Selective serotonin reuptake inhibitors in pregnancy and congenital malformations: Population based cohort study," *British Medical Journal* 339 (September 23, 2009): b3569, http://www.ncbi.nlm.nih.gov/pubmed/19776103; Carol Louik et al., "First-trimester use of selective serotonin-reuptake inhibitors and the risk of birth defects," *New England Journal of Medicine* 356, no. 26 (June 28, 2007): 2675–83, http://www.ncbi.nlm.nih.gov/pubmed/17596601; and Sura Alwan et al., "Use of selective serotonin-reuptake inhibitors in pregnancy and the risk of birth defects," *New England Journal of Medicine* 356, no. 26 (June 28, 2007): 2684–92, http://www.ncbi.nlm.nih.gov/pubmed/17596602.

Studies finding no association between maternal use of antidepressants during pregnancy and cardiac defects include Krista F. Huybrechts, "Antidepressant use in pregnancy and the risk of cardiac defects," *New England Journal of Medicine* 370, no. 25 (June 19, 2014): 2397–407, http://www.ncbi.nlm.nih.gov/pubmed/24941178; Andrea V. Margulis et al., "Use of selective serotonin reuptake inhibitors in pregnancy and cardiac malformations: A propensity-score matched cohort in CPRD," *Pharmacoepidemiology and Drug Safety* 22, no. 9 (September 2013): 942–51, http://www.ncbi.nlm.nih.gov/pubmed/23733623; Christina L. Wichman et al., "Congenital heart disease associated with selective serotonin reuptake inhibitor use during pregnancy," *Mayo Clinic Proceedings* 84, no. 1 (2009): 23–27, http://www.ncbi.nlm.nih.gov/pmc/articles/pmid/19121250; Adrienne Einarson et al., "Evaluation of the risk of congenital cardiovascular defects associated with use of paroxetine during pregnancy," *American Journal of Psychiatry* 165, no. 6 (June 2008): 749–52, http://www.ncbi.nlm.nih.gov/pubmed/18381907; and J. Alexander Cole et al., "Bupropion in pregnancy and the prevalence of congenital malformations," *Pharmacoepidemiology and Drug Safety* 16, no. 5 (May 2007): 474–84, http://www.ncbi.nlm.nih.gov/pubmed/16897811.

484 Potential adverse effects of SSRIs in pregnancy are outlined in Kimberly A. Yonkers et al., "The management of depression during pregnancy: A report from the American Psychiatric Association and the American College of Obstetricians and Gynecologists," *General Hospital Psychiatry* 31, no. 5 (September 2009): 403–13, http://www.ncbi.nlm.nih.gov/pmc/articles/PMC3103063.

484 See Rebecca C. Knickmeyer et al., "Rate of Chiari I malformation in children of mothers with depression with and without prenatal SSRI exposure," *Neuropsychopharmacology* 39, no. 11 (October 2014): 2611–21, http://www.ncbi.nlm.nih.gov/pubmed/24837031.

484 The impact of SSRIs on fetal REM sleep is explored in Eduard J. H. Mulder et al., "Selective serotonin reuptake inhibitors affect neurobehavioral development in the human fetus," *Neuropsychopharmacology* 36 (2011): 1961–71, http://www.ncbi.nlm.nih.gov/pubmed/21525859.

484 For discussion of the impact of antidepressants on the developing fetus, see Catherine Monk, Elizabeth M. Fitelson, and Elizabeth Werner, "Mood disorders and their pharmacological treatment during pregnancy: Is the future child affected?" *Pediatric Research* 69, no. 5, pt. 2 (May 2011): 3R–10R, http://www.ncbi.nlm.nih.gov/pubmed/21289532; and Shona Ray and Zachary N. Stowe, "The use of antidepressant medication in pregnancy," *Best Practice and Research Clinical Obstetrics and Gynaecology* 28, no. 1 (January 2014): 71–83, http://www.ncbi.nlm.nih.gov/pubmed/24211026. Increases in antidepressant use by pregnant women, neonatal adaptation syndrome and seizures, and mouse studies are discussed in Monk, Fitelson, and Werner (2011); the presence of antidepressants in cord blood and amniotic fluid, risk of cardiac defects, and possible impact of antidepressants discontinued prior to pregnancy are discussed in Ray and Stowe (2014).

484 Studies finding an association between antidepressant use and autism: Lisa A. Croen et al., "Antidepressant use during pregnancy and childhood autism spectrum disorders," *Archives of General Psychiatry* 68, no. 11 (November 2011): 1104–12, http://www.ncbi.nlm.nih.gov/pubmed/21727247; Dheeraj Rai et al., "Parental depression, maternal antidepressant use during pregnancy, and risk of autism spectrum disorders: Population based case-control study," *British Medical Journal* 346 (April 19, 2013): f2059, http://www.ncbi.nlm.nih.gov/pubmed/23604083; and Rebecca A. Harrington et al., "Prenatal SSRI use and offspring with autism spectrum disorder or developmental delay," *Pediatrics* (published online April 14, 2014): e1241–48, http://www.ncbi.nlm.nih.gov/pubmed/24733881.

484 Danish studies finding no association between antidepressant use and autism: Anders Hviid, Mads Melbye, and Björn Pasternak, "Use of selective serotonin reuptake inhibitors during pregnancy and risk of autism," *New England Journal of Medicine* 369, no. 25 (December 19, 2013): 2406–15, http://www.ncbi.nlm.nih.gov/pubmed/24350950; and M. J. Sørensen et al., "Antidepressant exposure in pregnancy and risk of autism spectrum disorders," *Clinical Epidemiology* 5 (November 15, 2013): 449–59, http://www.ncbi.nlm.nih.gov/pubmed/24255601.

484 "The notion that the mother's mood disturbance": Thomas G. O'Connor, Catherine Monk, and Elizabeth M. Fitelson,

483 For information on police suicides, see Andrew F. O'Hara et al., "National police suicide estimates: Web surveillance study II," *International Journal of Emergency Mental Health and Human Resilience* 15, no. 1 (January 2013): 31–38, http://www.ncbi.nlm.nih.gov/pubmed/24187885. The high incidence of suicide among military veterans is the topic of Timothy Williams, "Suicides outpacing war deaths for troops," *New York Times*, June 8, 2012, http://www.nytimes.com/2012/06/09/us/suicides-eclipse-war-deaths-for-us-troops.html.

483 U.S. Army Medical Command, "Inpatient and emergency department (ED) aftercare," OTSG/MEDCOM Policy Memo 14-019, http://www.cssrs.columbia.edu/documents/MEDCOMPOLICY14-019InpatientEDAftercare.pdf.

483 J. G. Baker, "Identifying and responding to clients at-risk for suicide," CDC Policy Memo 5-12, Department of the Navy, Office of the Chief Defense Counsel of the Marine Corps, September 28, 2012, http://www.hqmc.marines.mil/Portals/135/Docs/DSO/CDC_Policy_Memo_5-12_with_Encl_1-3_-_Identifying_and_ Responding_to_Clients_at_Risk_for_Suicide.PDF.

483 The VA's use of the C-SSRS is described in U.S. Department of Veterans Affairs, Eastern Colorado Health Care System, "Assessment tools," August 29, 2014, http://www.mirecc.va.gov/visn19/research/assessment_tools.asp; and U.S. Department of Veterans Affairs, "VA/DoD clinical practice guideline for assessment and management of patients at risk for suicide," June 2013, http://www.healthquality.va.gov/guidelines/MH/srb/VASuicideAssessmentSummaryPRINT.pdf. On its use in other branches of the armed services, I rely on an interview with Kelly Posner.

483 One study found that 45 percent of individuals who had committed suicide had visited a doctor within the prior month; see Jason B. Luoma, Catherine E. Martin, and Jane L. Pearson, "Contact with mental health and primary care providers before suicide: A review of the evidence," *American Journal of Psychiatry* 159, no. 6 (June 2002): 909–16, http://www.ncbi.nlm.nih.gov/pubmed/12042175.

483 For a general discussion of suicide risk assessment in psychiatry, see Morton M. Silverman, "Suicide risk assessment and suicide risk formulation: Essential components of the therapeutic risk management model," *Journal of Psychiatric Practice* 20, no. 5 (September 2014): 373–78, http://www.ncbi.nlm.nih.gov/pubmed/25226200.

483 For statistics on depression during pregnancy, see U.S. Department of Health and Human Services, Centers for Disease Control, "Depression during and after pregnancy fact sheet," July 16, 2012, http://www.womenshealth.gov/publications/our-publications/fact-sheet/depression-pregnancy.html.

483 Rates of antidepressant use by women on Medicaid are determined in William O. Cooper et al., "Increasing use of antidepressants in pregnancy," *American Journal of Obstetrics and Gynecology* 196, no. 6 (June 2007): 544.e1–5, http://www.ncbi.nlm.nih.gov/pubmed/17547888.

483 Statistics on the use of antidepressants during pregnancy rely on Susan E. Andrade et al., "Use of antidepressant medications during pregnancy: A multisite study," *American Journal of Obstetrics and Gynecology* 198, no. 2 (February 2008): 194.e1–194.e5, http://www.ncbi.nlm.nih.gov/pubmed/17905176; Allen A. Mitchell et al., "Medication use during pregnancy, with particular focus on prescription drugs: 1976–2008," *American Journal of Obstetrics and Gynecology* 205, no. 1 (July 2011): 51.e1–51.e8, http://www.ncbi.nlm.nih.gov/pubmed/21514558; and Krista F. Huybrechts et al., "National trends in antidepressant medication treatment among publicly insured pregnant women," *General Hospital Psychiatry* 35, no. 3 (May–June 2013): 265–71, http://www.ncbi.nlm.nih.gov/pubmed/23374897.

483 Figures on rates of relapse of depression in pregnant women come from Lee S. Cohen et al., "Relapse of major depression during pregnancy in women who maintain or discontinue antidepressant treatment," *Journal of the American Medical Association* 295, no. 5 (February 2006): 499–507, http://www.ncbi.nlm.nih.gov/pubmed/16449615.

483 See Victoria Hendrick et al., "Placental passage of antidepressant medications," *American Journal of Psychiatry* 160, no. 5 (May 2003): 993–96, http://www.ncbi.nlm.nih.gov/pubmed/12727706; and Ada M. Loughead et al., "Antidepressants in amniotic fluid: Another route of fetal exposure," *American Journal of Psychiatry* 163, no. 1 (January 2006): 145–47, http://www.ncbi.nlm.nih.gov/pubmed/16390902.

484 Studies finding an association between maternal use of antidepressants during pregnancy and cardiac defects include Carol Louik, Stephen Kerr, and Allen A. Mitchell, "First-trimester exposure to bupropion and risk of cardiac malformations," *Pharmacoepidemiology and Drug Safety* (e-pub ahead of print, June 12, 2014), http://www.ncbi.nlm.nih.gov/pubmed/24920293; Heli Malm et al., "Selective serotonin reuptake inhibitors and risk for major congenital anomalies," *Obstetrics and Gynecology* 118, no. 1 (July 2011): 111–20, http://www.ncbi.nlm.nih.gov/pubmed/21646927; Jette B. Kornum et al., "Use of selective serotonin-reuptake inhibitors during early pregnancy and risk of congenital malformations: Updated analysis," *Clinical Epidemiology*, no. 2 (August 9, 2010): 29–36, http://www.ncbi.nlm.nih.gov/pubmed/20865100; Marian K. Bakker et al., "First-trimester use of paroxetine and congenital heart defects: A population-based case-control

481 Psychiatric complications following administration of antidepressants to patients found to have bipolar disorder are described in Kemal Dumlu et al., "Treatmentinduced manic switch in the course of unipolar depression can predict bipolarity: Cluster analysis based evidence," *Journal of Affective Disorders* 134, nos. 1–3 (November 2011): 91–101, http://www.ncbi.nlm.nih.gov/pubmed/21742381; and R. J. Baldessarini et al., "Antidepressant-associated mood-switching and transition from unipolar major depression to bipolar disorder: A review," *Journal of Affective Disorders* 148, no. 1 (May 15, 2013): 129–35, http://www.ncbi.nlm.nih.gov/pubmed/23219059. Patients in these studies were diagnosed with MDD; a bipolar diagnosis was not considered/rendered until after occurrence of antidepressantinduced mania. Baldessarini et al. found that "AD-treatment was associated with new mania-like responses in 8.18% of patients diagnosed with unipolar MDD."

481 For discussion of the negative impact of the black-box warning not only on rates of prescribing, but also on rates of diagnosis of depression, see Robert J. Valuck et al., "Spillover effects on treatment of adult depression in primary care after FDA advisory on risk of pediatric suicidality with SSRIs," *American Journal of Psychiatry* 164, no. 8 (August 2007): 1198–205, http://www.ncbi.nlm.nih.gov/pubmed/17671282.

481 For the study finding that people with a history of suicidal behavior were at a greatly increased risk of committing suicide, see Susan S. Jick, Alan D. Dean, and Hershel Jick, "Antidepressants and suicide," *British Medical Journal* 310, no. 6974 (January 28, 1995): 215–18, http://www.ncbi.nlm.nih.gov/pubmed/7677826.

482 The C-CASA and C-SSRS are described in Kelly Posner et al., "Columbia Classification Algorithm of Suicide Assessment (C-CASA): Classification of suicidal events in the FDA's pediatric suicidal risk analysis of antidepressants," *American Journal of Psychiatry* 164, no. 7 (July 2007): 1035–43, http://www.ncbi.nlm.nih.gov/pubmed/17606655; and Kelly Posner et al., "The Columbia-Suicide Severity Rating Scale: Initial validity and internal consistency findings from three multisite studies with adolescents and adults," *American Journal of Psychiatry* 168, no. 12 (December 2011): 1266–77, http://www.ncbi.nlm.nih.gov/pubmed/22193671.

482 Suicide is defined and distinguished from other forms of self-harm in Matthew Knock and Ronald Kessler, "Prevalence of and risk factors for suicide attempts versus suicide gestures: Analysis of the National Comorbidity Survey," *Journal of Abnormal Psychology* 115, no. 3 (August 2006): 616–23, http://www.ncbi.nlm.nih.gov/pubmed/16866602; and Diego de Leo et al., "Definitions of suicidal behavior: Lessons learned from the WHO/EURO Multicentre Study," *Crisis* 27, no. 1 (January 2006): 4–15, http://www.ncbi.nlm.nih.gov/pubmed/16642910.

482 An FDA review of drug trials found that suicidal thoughts and attempts "were identified and classified retrospectively; that is, the trials were not designed to identify such events prospectively"; see U.S. Food and Drug Administration, "Guidance for industry: Suicidal ideation and behavior: Prospective assessment of occurrence in clinical trials," August 2012, http://www.fda.gov/drugs/guidancecompliance regulatoryinformation/guidances/ucm315156.htm.

483 Interview with Kelly Posner.

483 The FDA recommended the use of C-CASA and similar evaluative tools in clinical trials via the industry guidance documents "Suicidality: Prospective assessment of occurrence in clinical trials," September 2010, http://www.gpo.gov/fdsys/pkg/FR-2010-09-09/html/2010-22404.htm; and "Suicidal ideation and behavior: Prospective assessment of occurrence in clinical trials," August 2012, http://www.fda.gov/Drugs/GuidanceComplianceRegulatoryInformation/Guidances/ucm315156.htm.

483 For information on the AVERT system, see eResearchTechnology, Inc., "Suicide risk assessment in healthcare," 2014, https://www.ert.com/healthcare/solutions/avert-intelligent-suicide-risk-assessment/suicide-risk-assessment-in-healthcare.

483 Alex E. Crosby, LaVonne Ortega, and Cindi Melanson, "Self-directed violence surveillance: Uniform definitions and recommended data elements," U.S. Centers for Disease Control and Prevention, February 2011, http://www.cdc.gov/violence prevention/pdf/self-directed-violence-a.pdf.

483 One-quarter of high school teachers surveyed reported being approached by depressed, potentially suicidal students in Wendy Leane and Rosalyn Shute, "Youth suicide: The knowledge and attitudes of Australian teachers and clergy," *Suicide and Life-Threatening Behavior* 28, no. 2 (Summer 1998): 165–73, http://ncbi.nlm.nih.gov/pubmed/9674076.

483 The use of newly developed suicide-assessment tools is reported in "New suicide prevention initiatives in Rhode Island," *GoLocalProv*, March 20, 2012, http://www.golocalprov.com/health/new-suicide-prevention-initiatives-in-rhode-island; eResearchTechnology, Inc., "State of Oklahoma selects ERT's assessment system," *Applied Clinical Trials Online*, July 1, 2014, http://www.appliedclinicaltrialsonline.com/appliedclinicaltrials/article/articleDetail.jsp?id=847809&sk=80cb3518dac 68c23ccfcfbbfb5c66f1a; and Oswego Hospital, "Community service plan 2014– 2016," 2013, https://www.oswegohealth.org/dl/2013%20Community%20Service %20Plan1.pdf.

480 "I would argue that the FDA should consider": Richard A. Friedman, "Antidepressants' black-box warning—10 years later," *New England Journal of Medicine* 371, no. 18 (October 30, 2014): 1666–68, http://www.ncbi.nlm.nih.gov/pubmed/25354101.

480 See Robert D. Gibbons et al., "Relationship between antidepressants and suicide attempts: An analysis of the Veterans Health Administration data sets," *American Journal of Psychiatry* 164, no. 7 (July 2007): 1044–49, http://www.ncbi.nlm.nih.gov/pubmed/17606656.

480 See Robert D. Gibbons et al., "The relationship between antidepressant medication use and rate of suicide," *Archives of General Psychiatry* 62, no. 2 (February 2005): 165–72, http://www.ncbi.nlm.nih.gov/pubmed/15699293; Robert D. Gibbons et al., "The relationship between antidepressant prescription rates and rate of early adolescent suicide," *American Journal of Psychiatry* 163, no. 11 (November 2006): 1898–904, http://www.ncbi.nlm.nih.gov/pubmed/17074941; and Michael F. Grunebaum et al., "Antidepressants and suicide risk in the United States, 1985–1999," *Journal of Clinical Psychiatry* 65, no. 11 (November 2004): 1456–62, http://www.ncbi.nlm.nih.gov/pubmed/15554756.

481 New York City suicide statistics are drawn from Andrew C. Leon et al., "Antidepressants in adult suicides in New York City: 2001–2004," *Journal of Clinical Psychiatry* 68, no. 9 (September 2007): 1399–403, http://www.ncbi.nlm.nih.gov/pubmed/17915979.

481 See Robert D. Gibbons et al., "The relationship between antidepressant medication use and rate of suicide," *Archives of General Psychiatry* 62, no. 2 (February 2005): 165–72, http://www.ncbi.nlm.nih.gov/pubmed/15699293.

481 Studies finding decreased rates of suicide in Denmark, Hungary, Sweden, Italy, Japan, and Australia: Lars Søndergård et al., "Do antidepressants prevent suicide," *International Clinical Psychopharmacology* 21, no. 4 (July 2006): 211–8, http://www.ncbi.nlm.nih.gov/pubmed/16687992; Zoltan Rihmer et al., "Suicide in Hungary: Epidemiological and clinical perspectives," *Annals of General Psychiatry* 12, no. 21 (June 26, 2013): 21, http://www.ncbi.nlm.nih.gov/pubmed/23803500; Anders Carlsten et al., "Antidepressant medication and suicide in Sweden," *Pharmacoepidemiology and Drug Safety* 10, no. 6 (October–November 2001): 525–30, http://www.ncbi.nlm.nih.gov/pubmed/11828835; Giulio Castelpietra et al., "Antidepressant use and suicide prevention: A prescription database study in the region Friuli Venezia Giulia, Italy," *Acta Psychiatrica Scandinavica* 118, no. 5 (November 2008): 382–88, http://www.ncbi.nlm.nih.gov/pubmed/18754835; Atsuo Nakagawa et al., "Association of suicide and antidepressant prescription rates in Japan, 1999–2003," *Journal of Clinical Psychiatry* 68, no. 6 (June 2007): 908–16, http://www.ncbi.nlm.nih.gov/pubmed/17592916; and Wayne D. Hall et al., "Association between antidepressant prescribing and suicide in Australia, 1991–2000: Trend analysis," *British Medical Journal* 326, no. 7397 (May 10, 2003): 1008, http://www.ncbi.nlm.nih.gov/pubmed/12742921.

Multicountry studies and reviews with similar findings include Göran Isacsson, "Suicide prevention: A medical breakthrough?" *Acta Psychiatrica Scandinavica* 102, no. 2 (August 2000): 1113–17, http://www.ncbi.nlm.nih.gov/pubmed/10937783; Jens Ludwig, David E. Marcotte, and Karen Norberg, "Antidepressants and suicide," *Journal of Health Economics* 28, no. 3 (May 2009): 659–76, http://www.ncbi.nlm.nih.gov/pubmed/19324439; Ricardo Gusmão et al., "Antidepressant utilization and suicide in Europe: An ecological multi-national study," *PLoS One* (June 19, 2013): e66455, http://www.ncbi.nlm.nih.gov/pubmed/23840475; and Marc Olfson et al., "Relationship between antidepressant medication treatment and suicide in adolescents," *Archives of General Psychiatry* 60, no. 10 (October 2003): 978–82, http://www.ncbi.nlm.nih.gov/pubmed/14557142.

481 Studies finding an increased risk of suicide in the early phase of SSRI treatment include Herschel Jick, James A. Jaye, and Susan S. Jick, "Antidepressants and the risk of suicidal behaviors," *Journal of the American Medical Association* 292, no. 3 (July 21, 2004): 338–43, http://www.ncbi.nlm.nih.gov/pubmed/15265848; and Charlotte Björkenstam et al., "An association between initiation of selective serotonin reuptake inhibitors and suicide: A nationwide register-based case-crossover study," *PLoS One* 8, no. 9 (September 9, 2013): e73973, http://www.ncbi.nlm.nih.gov/pubmed/24040131.

481 For the report of the Seattle Group Health Research Institute study, see Gregory Simon et al., "Suicide risk during antidepressant treatment," *American Journal of Psychiatry* 163, no. 1 (January 2006): 41–47, http://www.ncbi.nlm.nih.gov/pubmed/16390887.

481 The relative risk of suicide during different phases of treatment for depression is evaluated in Gregory E. Simon and James Savarino, "Suicide attempts among patients starting depression treatment with medications or psychotherapy," *American Journal of Psychiatry* 164, no. 7 (July 2007): 1029–34, http://www.ncbi.nlm.nih.gov/pubmed/17606654.

481 Paradoxical drug reactions are discussed, for example, in Silas W. Smith, Manfred Hauben, and Jeffrey K. Aronson, "Paradoxical and bidirectional drug effects," *Drug Safety* 35, no. 3 (March 2012): 173–89, http://www.ncbi.nlm.nih.gov/pubmed/22272687.

tion/pdf/Suicide_DataSheet-a.pdf; and Alex E. Crosby et al., "Suicidal thoughts and behaviors among adults aged ≥18 years: United States, 2008–2009," *Morbidity and Mortality Weekly Report Surveillance Summaries* 60, no. SS-13 (October 21, 2011): 1–22, http://www.ncbi.nlm.nih.gov/pubmed/22012169.

479 "Use of SSRIs may be associated with a reduced risk of suicide": Corrado Barbui, Eleonora Esposito, and Andrea Cipriani, "Selective serotonin reuptake inhibitors and risk of suicide: A systematic review of observational studies," *Canadian Medical Association Journal* 180, no. 3 (February 3, 2009): 291–97, http://www.ncbi.nlm.nih.gov/pubmed/19188627.

479 For the FDA meta-analysis, see Tarek A. Hammad, "Relationship between psychotropic drugs and pediatric suicidality: Review and evaluation of clinical data," U.S. Food and Drug Administration, August 16, 2004, http://www.fda.gov/ohrms/dockets/ac/04/briefing/2004-4065b1-10-tab08-hammads-review.pdf; and Tarek A. Hammad, Thomas Laughren, and Judith Racoosin, "Suicidality in pediatric patients treated with antidepressant drugs," *Archives of General Psychiatry* 63, no. 3 (March 2006): 332–39, http://www.ncbi.nlm.nih.gov/pubmed/16520440. On the number of studies and subjects, see Richard A. Friedman and Andrew C. Leon, "Expanding the black box: Depression, antidepressants, and the risk of suicide," *New England Journal of Medicine* 356, no. 23 (June 7, 2007): 2343–46, http://www.ncbi.nlm.nih.gov/pubmed/17485726.

479 Blood levels of antidepressants in adolescent suicides are evaluated in Andrew C. Leon et al., "Antidepressants and youth suicide in New York City, 1999–2002," *Journal of the American Academy of Child and Adolescent Psychiatry* 45, no. 9 (September 2006): 1054–58, http://www.ncbi.nlm.nih.gov/pubmed/16926612; and Doug Gray et al., "Utah Youth Suicide Study, Phase I: Government agency contact before death," *Journal of the American Academy of Child and Adolescent Psychiatry* 41, no. 4 (April 2002): 427–34, http://www.ncbi.nlm.nih.gov/pubmed/11931599.

479 The study finding increased suicide rates in untreated depressed patients is Robert Gibbons et al., "Relationship between antidepressants and suicide attempts: An analysis of the Veterans Health Administration data sets," *American Journal of Psychiatry* 164, no. 7 (July 2007): 1044–49, http://www.ncbi.nlm.nih.gov/pubmed/17606656.

479 The FDA announced its requirement for black-box warnings for antidepressants in "FDA statement on recommendations of the psychopharmacologic drugs and pediatric advisory committees," September 16, 2004, http://www.fda.gov/News Events/Newsroom/PressAnnouncements/2004/ucm108352.htm; and "Antidepressant use in children, adolescents, and adults," May 2, 2007, http://www.fda.gov/drugs/drugsafety/informationbydrugclass/ucm096273.

479 Robert J. Valuck et al., "Spillover effects on treatment of adult depression in primary care after FDA advisory on risk of pediatric suicidality with SSRIs," *American Journal of Psychiatry* 164, no. 8 (August 2007): 1198–205, http://www.ncbi.nlm.nih.gov/pubmed/17671282.

479 Declines in diagnosis of depression after institution of the black-box warning for SSRIs are found in Anne M. Libby, Heather D. Orton, and Robert J. Valuck, "Persisting decline in depression treatment after FDA warnings," *Archives of General Psychiatry* 66, no. 6 (June 2009): 633–39, http://www.ncbi.nlm.nih.gov/pubmed/19487628.

480 Declines in the rate of antidepressant prescriptions after institution of the black-box warning are documented in Anne M. Libby et al., "Decline in treatment of pediatric depression after FDA advisory on risk of suicidality with SSRIs," *American Journal of Psychiatry* 164, no. 6 (June 2007): 633–39, http://www.ncbi.nlm.nih.gov/pubmed/17541047. An increase in the rate of adolescent suicide in the Netherlands after institution of the black-box warning is found in Robert D. Gibbons et al., "Early evidence on the effects of regulators' suicidality warnings on SSRI prescriptions and suicide in children and adolescents," *American Journal of Psychiatry* 164, no. 9 (September 2007): 1356–63, http://www.ncbi.nlm.nih.gov/pubmed/17728420. Similar findings come from Canada; see Laurence Y. Katz et al., "Effect of regulatory warnings on antidepressant prescription rates, use of health services and outcomes among children, adolescents and young adults," *CMAJ: Journal of the Canadian Medical Association* 178, no. 8 (April 8, 2008): 1005–11, http://www.ncbi.nlm.nih.gov/pubmed/18390943.

480 For the Yale study finding an association between increases in juvenile delinquency, academic failure, and substance abuse, and decrease in antidepressant prescription rates following institution of the black-box warning, see Susan Busch, Ezra Golberstein, and Ellen Meara, "The FDA and ABCs: The unintended consequences of antidepressant warnings on human capital," NBER Working Paper no. 17426, National Bureau of Economic Research (September 2011), http://www.nber.org/papers/w17426.

480 "More SSRI prescriptions are associated with lower suicide": Robert D. Gibbons et al., "The relationship between antidepressant prescription rates and rate of early adolescent suicide," *American Journal of Psychiatry* 163, no. 11 (November 2006): 1898–904, http://www.ncbi.nlm.nih.gov/pubmed/17074941.

480 Ibid.

ncbi.nlm.nih.gov/pubmed/23318413. See also B. Timothy Walsh et al., "Placebo response in studies of major depression: Variable, substantial, and growing," *Journal of the American Medical Association* 287, no. 14 (April 10, 2002): 1840–47, http://www.ncbi.nlm.nih.gov/pubmed/11939870. Relapse studies are described in John R. Geddes et al., "Relapse prevention with antidepressant drug treatment in depressive disorders: A systematic review," *Lancet* 361 (February 22, 2003): 653–61, http://www.ncbi.nlm.nih.gov/pubmed/12606176; Bruce Arroll et al., "Antidepressants versus placebo for depression in primary care," *Cochrane Database of Systematic Reviews* 8, no. 3 (July 9, 2009): CD007954, http://www.ncbi.nlm.nih.gov/pubmed/19588448; and Keith F. Dobson et al., "Randomized trial of behavioral activation, cognitive therapy, and antidepressant medication in the prevention of relapse and recurrence in major depression," *Journal of Consulting and Clinical Psychology* 76, no. 3 (June 2008): 468–77, http://www.ncbi.nlm.nih.gov/pubmed/18540740. For an example of a withdrawal study, see Kunitoshi Kamijima et al., "A placebo-controlled, randomized withdrawal study of sertraline for major depressive disorder in Japan," *International Clinical Psychopharmacology* 21, no. 1 (February 2006): 1–9, http://www.ncbi.nlm.nih.gov/pubmed/16317311.

477 "By demeaning the real-world challenges faced": John Krystal, "Dr. Marcia Angell and the illusions of anti-psychiatry," *Psychiatric Times*, August 13, 2012, http://www.acnp.org/resources/articlediscussionDetail.aspx?cid=66d1c1bf-7c40-4-af9-b4f5-a3856fe1b5ba.

477 For the study finding decreased effectiveness of antidepressants in subjects who anticipated the possibility of receiving placebo, see Bret R. Rutherford et al., "A randomized, prospective pilot study of patient expectancy and antidepressant outcome," *Psychological Medicine* 43, no. 5 (April 2013): 975–82, http://www.ncbi.nlm.nih.gov/pmc/articles/PMC3594112. For further discussion of the impact of patient expectations on drug and placebo effects, see George I. Papakostas and Maurizio Fava, "Does the probability of receiving placebo influence clinical trial outcome? A meta-regression of double-blind, randomized clinical trials in MDD," *European Neuropsychopharmacology* 19, no. 1 (January 2009): 34–40, http://www.ncbi.nlm.nih.gov/pubmed/18823760.

477 "sugar pill": John M. Oldham, "Antidepressants and the placebo effect, revisited," *Psychiatric News*, March 16, 2012, http://psychnews.psychiatryonline.org/doi/full/10.1176/pm.47.6.psychnews_47_6_3-a.

477 Means of minimizing placebo response in research are proposed in Bret R. Rutherford and Stephen P. Roose, "A model of placebo response in antidepressant clinical trials," *American Journal of Psychiatry* 170, no. 7 (July 2013): 723–33, http://www.ncbi.nlm.nih.gov/pubmed/23318413.

477 For a discussion of popular misrepresentation of the state of scientific research on depression, see Jonathan Leo and Jeffrey R. Lacasse, "The media and the chemical imbalance theory of depression," *Society* 45, no. 1 (February 2008): 35–45, http://link.springer.com/article/10.1007%2Fs12115-007-9047-3.

478 German nutritionist Werner Wöhlbier's "deficit of aspirin" witticism is widely quoted by his students; see, for example, Hans-Georg Classen, Heimo Franz Schimatschek, and Konrad Wink, "Magnesium in human therapy," in *Metal Ions in Biological Systems* (Boca Raton, Fla.: CRC Press, 2005), http://books.google.com/books?id=jS-9CEIFQtwC&pg=PA30. From p. 43: " 'If headache is relieved by aspirin, this is no proof for the correction of a preexisting deficit of aspirin' was a theorem of W. Woehlbier (1899–1984).' "

478 The role of antidepressants in stimulating neurogenesis is explored in Christoph Anacker et al., "Antidepressants increase human hippocampal neurogenesis by activating the glucocorticoid receptor," *Molecular Psychiatry* 16, no. 7 (July 2011): 738– 50, http://www.ncbi.nlm.nih.gov/pubmed/21483429; Nicola D. Hanson, Michael J. Owens, and Charles B. Nemeroff, "Depression, antidepressants, and neurogenesis: A critical reappraisal," *Neuropsychopharmacology* 36, no. 13 (December 2011): 2589– 602, http://www.ncbi.nlm.nih.gov/pubmed/21937982; and Indira Mendez-David et al., "Adult hippocampal neurogenesis: An actor in the antidepressant-like action," *Annales Pharmaceutiques Françaises* 71, no. 3 (May 2013): 143–49, http://www.ncbi.nlm.nih.gov/pubmed/23622692.

478 Advances in cancer genomics are the focus of Levi A. Garraway and Eric S. Lander, "Lessons from the cancer genome," *Cell* 153, no. 1 (March 28, 2013): 17–37, http://www.ncbi.nlm.nih.gov/pubmed/23540688.

478 U.S. Department of Health and Human Services, National Institute of Mental Health, "Research domain criteria (RDoC)," http://www.nimh.nih.gov/research-priorities/rdoc/index.shtml.

479 Scott J. Russo and Eric J. Nestler, "The brain reward circuitry in mood disorders," *Nature Reviews: Neuroscience* 14, no. 9 (September 2013): 609–25, http://www.ncbi.nlm.nih.gov/pubmed/23942470.

479 Statistics on adolescent suicide rely on David Brent, "Suicide in youth," National Alliance on Mental Illness, June 2003, https://www.nami.org/Content/Content Groups/Illnesses/Suicide_Teens.htm; U.S. Department of Health and Human Services, Centers for Disease Control, "Suicide: Facts at a glance," October 24, 2012, http://www.cdc.gov/violencepreven-

Jordan, Utah: Cassia Publications, 1994), http://books.google.com/books?id=aEbqNK-_F2AC.

475 "For decades research has shown": Testimony of Anne Blake Tracy, U.S. Food and Drug Administration, "Joint meeting of the CDER Psychopharmacologic Drugs Advisory Committee and the FDA Pediatric Advisory Committee, Bethesda, Maryland, September 13, 2004," http://www.fda.gov/ohrms/dockets/ac/04/tran scripts/2004-4065T1.pdf. An internal investigation by the trustees of George Wythe University concluded that Ms. Tracy's Ph.D. was improperly awarded, resulting in its revocation; see George Wythe University, "Final steps in the administrative transformation of George Wythe University," *GWU Newsroom*, October 10, 2012, http://news.gw.edu/?p=393.

475 Books and articles cited in this passage: Irving Kirsch, *The Emperor's New Drugs: Exploding the Antidepressant Myth* (New York: Basic Books, 2011), http://books.google.com/books?id=wk-OxcTKyi4C; Robert Whitaker, *Anatomy of an Epidemic: Magic Bullets, Psychiatric Drugs, and the Astonishing Rise of Mental Illness in America* (New York: Broadway Books, 2010), http://books.google.com/books?id=XhPp_o6b B3EC; Daniel Carlat, *Unhinged: The Trouble with Psychiatry* (New York: Simon & Schuster, 2010), http://books.google.com/books?id=A5wqhgo0ghcC; Peter Breggin, *Toxic Psychiatry* (New York: St. Martin's Press, 1994), http://books.google.com/books?id=s51J66Y0CeYC; Peter Breggin, *Brain Disabling Treatments in Psychiatry* (New York: Springer, 2007), http://books.google.com/books?id=hBd0V7Ex8PUC; Peter Breggin, *Your Drug May Be Your Problem* (New York: Da Capo, 2007), http://books.google.com/books?id=bSv_AgAAQBAJ; Peter Breggin, *Medication Madness* (New York: Macmillan, 2009), http://books.google.com/books?id=X0A01ZFPB gYC; Marcia Angell, "The epidemic of mental illness: Why?" *New York Review of Books*, June 23, 2011, http://www.nybooks.com/articles/archives/2011/jun/23/epidemic-mental-illness-why; and Marcia Angell, "The illusions of psychiatry," *New York Review of Books*, July 14, 2011, http://www.nybooks.com/articles/archives/2011/jul/14/illusions-of-psychiatry.

475 See CBS News, "Treating depression: Is there a placebo effect?" *60 Minutes*, February 19, 2012, http://www.cbsnews.com/news/treating-depression-is-there-a-placebo-effect.

475 Irving Kirsch's study of the placebo effect in depression treatment is reported in Irving Kirsch et al., "Initial severity and antidepressant benefits: A meta-analysis of data submitted to the Food and Drug Administration," *PLoS Medicine* 5, no. 2 (February 2008): e45, http://www.ncbi.nlm.nih.gov/pubmed/18303940; and Arif Khan et al., "A systematic review of comparative efficacy of treatments and controls for depression," *PLoS One* 7, no. 7 (July 30, 2012): e41778, http://www.ncbi.nlm.nih.gov/pubmed/22860015.

475 Richard A. Friedman discusses the significance of inclusion criteria to the outcome of placebo-response studies in "Before you quit antidepressants," *New York Times*, January 11, 2010, http://www.nytimes.com/2010/01/12/health/12mind.html.

475 For the study finding that placebos are highly effective but that antidepressants are consistently more effective, see Pim Cuijpers et al., "Comparison of psychotherapies for adult depression to pill placebo control groups: A meta-analysis," *Psychological Medicine* 44, no. 4 (March 2014): 685–95, http://www.ncbi.nlm.nih.gov/pubmed/23552610.

475 Kirsch's methodology is disputed in Konstantinos N. Fountoulakis and Hans-Jürgen Möller, "Efficacy of antidepressants: A re-analysis and re-interpretation of the Kirsch data," *International Journal of Psychopharmacology* 14, no. 3 (April 2011): 405–12, http://www.ncbi.nlm.nih.gov/pubmed/20800012; Hans-Jürgen Möller and Konstantinos N. Fountoulakis, "Problems in determining efficacy and effectiveness of antidepressants," *Psychiatriki* 22, no. 4 (October–December 2011): 298–306, http://www.ncbi.nlm.nih.gov/pubmed/22271842; Konstantinos N. Fountoulakis and Hans-Jürgen Möller, "Antidepressant drugs and the response in the placebo group: The real problem lies in our understanding of the issue," *Journal of Psychopharmacology* 26, no. 5 (May 2012): 74450, http://www.ncbi.nlm.nih.gov/pubmed/21926425; and Konstantinos N. Fountoulakis, Myrto T. Samara, and Melina Siamouli, "Burning issues in the meta-analysis of pharmaceutical trials for depression," *Journal of Psychopharmacology* 28, no. 2 (February 2014): 106–17, http://www.ncbi.nlm.nih.gov/pubmed/24043723.

476 "an unequivocal if perplexing truth": Daniel Carlat, " 'The illusions of psychiatry': An exchange," *New York Review of Books*, August 18, 2011, http://www.nybooks.com/articles/archives/2011/aug/18/illusions-psychiatry-exchange.

476 Robert D. Gibbons et al., "Benefits from antidepressants: Synthesis of 6-week patient-level outcomes from double-blind placebo-controlled randomized trials of fluoxetine and venlafaxine," *Archives of General Psychiatry* 69, no. 6 (June 2012): 572–79, http://www.ncbi.nlm.nih.gov/pubmed/22393205.

476 For a discussion of the incidence of relapse in patients receiving placebo compared to those receiving medication, see John R. Geddes et al., "Relapse prevention with antidepressant drug treatment in depressive disorders: A systematic review," *Lancet* 361, no. 9358 (February 22, 2003): 653–61, http://www.ncbi.nlm.nih.gov/pubmed/12606176.

476 Figures on response to placebo vs. medication rely on Bret R. Rutherford and Stephen P. Roose, "A model of placebo response in antidepressant clinical trials," *American Journal of Psychiatry* 170, no. 7 (July 2013): 723–33, http://www.

in Benedict Carey, "Sleep therapy seen as an aid for depression," *New York Times*, November 18, 2013, http://www.nytimes.com/2013/11/19/health/treating-insomnia-to-heal-depression.html. For descriptions of two recent NIMH-sponsored studies on insomnia and depression, see U.S. Department of Health and Human Services, National Institutes of Health, "Behavioral insomnia therapy for those with insomnia and depression," Project Number 5R01MH076856-05 (Colleen E. Carney, Ryerson University, project leader; study start date March 2008), http://clinicaltrials.gov/show/NCT00620789; and U.S. Department of Health and Human Services, National Institutes of Health, "Improving depression outcome by adding CBT for insomnia to antidepressants," Project Number 5R01MH079256-05 (Andrew D. Krystal, Duke University, project leader; project start date June 2008), http://projectreporter.nih.gov/project_info_descrip tion.cfm?aid=8311829&icde=18398621.

469 "this huge, still unexplored frontier of psychiatry": Benedict Carey, "Sleep therapy seen as an aid for depression," *New York Times*, November 18, 2013, http://www.nytimes.com/2013/11/19/health/treating-insomnia-to-heal-depression.html.

469 George Slavich is quoted in Caroline Williams, "Is depression a kind of allergic reaction?" *Guardian*, January 4, 2015, http://www.theguardian.com/lifeandstyle/2015/jan/04/depression-allergic-reaction-inflammation-immune-system.

469 "instead of conceptualizing MDD": Turhan Canli, "Reconceptualizing major depressive disorder as an infectious disease," *Biology of Mood & Anxiety Disorders* 4 (2014): 10, http://www.ncbi.nlm.nih.gov/pubmed/25364500.

469 See Kelly Brogan, "Have you been told it's all in your head? The new biology of mental illness," *Kelly Brogan, M.D.*, http://kellybroganmd.com/article/told-head-new-biology-mental-illness.

469 The role of cytokines in depression is investigated in Elisa Brietzke et al., "Comparison of cytokine levels in depressed, manic and euthymic patients with bipolar disorder," *Journal of Affective Disorders* 116, no. 3 (August 2009): 214–17, http://www

.ncbi.nlm.nih.gov/pubmed/19251324; and Neil A. Harrison et al., "Neural origins of human sickness in interoceptive responses to inflammation," *Biological Psychiatry* 66, no. 5 (September 1, 2009): 415–22, http://www.ncbi.nlm.nih.gov/pubmed/19409533.

469 The impact of anti-inflammatory medication on the action of antidepressants is investigated in Norbert Müller et al., "The cyclooxygenase-2 inhibitor celecoxib has therapeutic effects in major depression: Results of a double-blind, randomized, placebo-controlled, add-on pilot study to reboxetine," *Molecular Psychiatry* 11 (2006): 680–84, http://www.ncbi.nlm.nih.gov/pubmed/16491133.

470 Interview with Rob Frankel.

473 Controversies in psychoanalysis are discussed in John Forrester, "Dispatches from the Freud wars," in *Dispatches from the Freud Wars: Psychoanalysis and Its Passions* (Harvard University Press, 1997), http://books.google.com/books?id=xQDZe2HyF CEC&pg=PA208.

473 For documentation of the decline in clinical reliance on talk therapy, see Mark Olfson and Steven C. Marcus, "National trends in outpatient psychotherapy," *American Journal of Psychiatry* 167, no. 12 (December 2010): 145–63, http://www.ncbi.nlm.nih.gov/pubmed/20686187.

474 For further discussion of insurance companies' policies regarding talk therapy, see Brandon A. Gaudiano and Ivan W. Miller, "The evidence-based practice of psychotherapy: Facing the challenges that lie ahead," *Clinical Psychology Review* 33, no. 7 (November 2013): 813–24, http://www.ncbi.nlm.nih.gov/pubmed/23692739; and Brandon Gaudiano, "Psychotherapy's image problem," *New York Times*, September 29, 2013, http://www.nytimes.com/2013/09/30/opinion/psychotherapys-image-problem.html.

474 For examples of antipsychiatry activists' speculation on a causal connection between antidepressants and the massacre at Columbine High School, see Kelly Patricia O'Meara, "Doping kids," *Insight on the News*, June 28, 1999; and Ed Soule, "Deadly prescriptions," *Bangor Daily News*, November 10, 1999.

474 "Why are we worrying about terrorists" and "I am very ashamed": Testimony of Mark Taylor and Dr. Alen J. Salerian, in U.S. Food and Drug Administration, "Joint meeting of the CDER Psychopharmacologic Drugs Advisory Committee and the FDA Pediatric Advisory Committee, Bethesda, Maryland, September 13, 2004," http://www.fda.gov/ohrms/dockets/ac/04/transcripts/2004-4065T1.pdf.

475 Antipsychiatry books cited: Richard Schneeberg, *Legally Drugged: Ten Nuthouse Hospital Stays to $10 Million* (Pittsburgh, Pa.: Dorrance, 2006), http://books.google.com/books/?id=YDek75oVWw0C; David Healy, *Pharmageddon* (Berkeley, Calif.: University of California, 2012), http://books.google.com/books?id=U0ZV4VIiMuAC; Stuart A. Kirk, Tomi Gomory, and David Cohen, *Mad Science: Psychiatric Coercion, Diagnosis, and Drugs* (New Brunswick, N.J.: Transaction Publishers, 2013), http://books.google.com/books?id=0ydro0gSAJMC; and Ann Blake Tracy, *Prozac: Panacea or Pandora?* (West

Psychiatry 85, no. 9 (September 2014): 1003–8, http://www.ncbi.nlm.nih.gov/pubmed/24444853.

465 E-mails from Steve Ogburn, April to July 2014.

466 See "Gartner hype cycle," Gartner, 2014, http://www.gartner.com/technology/research/methodologies/hype-cycle.jsp.

466 Variable responses to DBS are discussed in Jared L. Moreines et al., "Neuropsychological function before and after subcallosal cingulate deep brain stimulation in patients with treatment-resistant depression," *Depression and Anxiety* 31, no. 8 (August 2014): 690–98, http://www.ncbi.nlm.nih.gov/pubmed/24753183.

467 Thomas Insel, personal communication.

467 Successful DBS of the ventral capsule/ventral striatum is documented in Alexander Sartorius et al., "Remission of major depression under deep brain stimulation of the lateral habenula in a therapy-refractory patient," *Biological Psychiatry* 67, no. 2 (January 15, 2010): e9–e11, http://www.ncbi.nlm.nih.gov/pubmed/19846068.

467 Stimulation of the habenula is discussed in Karl Kiening and Alexander Sartorius, "A new translational target for deep brain stimulation to treat depression," *EMBO Molecular Medicine* 5, no. 8 (August 2013): 1151–3, http://www.ncbi.nlm.nih.gov/pubmed/23828711.

467 For reports of the Harvard experiments on the reward system in depression, see Diego A. Pizzagalli, Allison L. Jahn, and James P. O'Shea, "Toward an objective characterization of an anhedonic phenotype: A signal-detection approach," *Biological Psychiatry* 57, no. 4 (February 15, 2005): 319–27, http://www.ncbi.nlm.nih.gov/pmc/articles/PMC2447922; and Diego A. Pizzagalli et al., "Reduced hedonic capacity in major depressive disorder: Evidence from a probabilistic reward task," *Journal of Psychiatric Research* 43, no. 1 (November 2008): 76–87, http://www.ncbi.nlm.nih.gov/pmc/articles/PMC2637997.

467 The study of mice and the reward system is described in Yun-Wei A. Hsu et al., "Role of the dorsal medial habenula in the regulation of voluntary activity, motor function, hedonic state, and primary reinforcement," *Journal of Neuroscience* 34, no. 34 (August 20, 2014): 11366–84, http://www.ncbi.nlm.nih.gov/pubmed/25143617.

468 Christophe D. Proulx, Okihide Hikosaka, and Roberto Malinow, "Reward processing by the lateral habenula in normal and depressive behaviors," *Nature Neuroscience* 17, no. 9 (September 2014): 1146–52, http://www.ncbi.nlm.nih.gov/pubmed/25157511.

468 The ongoing Mt. Sinai Hospital study of DBS is described in U.S. Department of Health and Human Services, National Institutes of Health, "A pilot study of deep brain stimulation to the lateral habenulae in treatment-resistant depression," Study Number NCT01798407 (Wayne Goodman, Mt. Sinai School of Medicine, principal investigator; study start date February 21, 2013), http://clinicaltrials.gov/show/NCT01798407.

468 Focused ultrasound, near-infrared light therapy, low-field magnetic stimulation, and optogenetic stimulation are described in Moacyr Rosa and Sarah Lisanby, "Somatic treatments for mood disorders," *Neuropsychopharmacology Reviews* 37, no. 1 (January 2012): 102–16, http://www.ncbi.nlm.nih.gov/pubmed/21976043. For a recent study of the relationship between photoreceptors and anxiety in mice, see Olivia A. Masseck et al., "Vertebrate cone opsins enable sustained and highly sensitive rapid control of Gi/o signaling in anxiety circuitry," *Neuron* 81, no. 6 (March 19, 2014): 1263–73, http://www.ncbi.nlm.nih.gov/pubmed/24656249.

468 The use of Botox in the treatment of depression is investigated in Eric Finzi and Normal E. Rosenthal, "Treatment of depression with onabotulinumtoxinA: A randomized, double-blind, placebo controlled trial," *Journal of Psychiatric Research* 52 (May 2014): 1–6, http://www.ncbi.nlm.nih.gov/pubmed/24345483; Marc Axel Wollmer et al., "Facing depression with botulinum toxin: A randomized controlled trial," *Journal of Psychiatric Research* 46, no. 5 (May 2012): 574–81, http://www.ncbi.nlm.nih.gov/pubmed/22364892; and Doris Hexsel et al., "Evaluation of self-esteem and depression symptoms in depressed and nondepressed subjects treated with onabotulinumtoxinA for glabellar lines," *Dermatological Surgery* 39, no. 7 (July 2013): 1088–96, http://www.ncbi.nlm.nih.gov/pubmed/23465042. For a nontechnical introduction to the subject, see Richard A. Friedman, "Don't worry, get Botox," *New York Times*, March 23, 2014, http://www.nytimes.com/2014/03/23/opinion/sun day/dont-worry-get-botox.html.

468 See Charles Darwin, *The Expression of the Emotions in Man and Animals* (London: John Murray, 1872), http://www.gutenberg.org/ebooks/1227; and Paul Ekman, "Darwin's contributions to our understanding of emotional expressions," *Philosophical Transactions of the Royal Society B* 364, no. 1535 (December 12, 2009): 3449–51, http://www.ncbi.nlm.nih.gov/pubmed/19884139.

468 "We feel sorry because we cry": William James, "What is an emotion?" *Mind* 9, no. 34 (April 1884), http://psychclassics.yorku.ca/James/emotion.htm.

469 Research finding significant improvement in depressed subjects undergoing treatment for insomnia is described

votes-curtail-cranial-electrotherapy-stimulators.

462 Roland Nadler's concern about the potential deleterious effects of incorrectly applied electrical stimulation was provoked by the findings of Bruno Rütsche et al., "Modulating arithmetic performance: A tDCS/EEG study," *Clinical Neurophysiology* 124, no. 10 (October 2013): e91, http://dx.doi.org/10.1016/j.clinph.2013.04.134.

462 "Shooting electricity through one's brain": Roland Nadler, "'Electroceutical' ads are here: What will regulators say?" Stanford Center for Law and the Biosciences, October 24, 2013, http://blogs.law.stanford.edu/lawandbiosciences/2013/10/24/electroceutical-ads-are-here-what-will-regulators-say.

462 For further discussion of VNS research, see Pilar Cristancho et al., "Effectiveness and safety of vagus nerve stimulation for severe treatment-resistant major depression in clinical practice after FDA approval: Outcomes at 1 year," *Journal of Clinical Psychiatry* 72, no. 10 (October 2011): 1376–82, http://www.ncbi.nlm.nih.gov/pubmed/21295002.

463 Interview with Helen Mayberg. Recent studies on deep brain stimulation coauthored by Mayberg include Paul E. Holtzheimer and Helen S. Mayberg, "Deep brain stimulation for psychiatric disorders," *Annual Review of Neuroscience* 34 (2011): 289–307, http://www.ncbi.nlm.nih.gov/pubmed/21692660; and Patricio Riva-Posse et al., "Practical considerations in the development and refinement of subcallosal cingulate white matter deep brain stimulation for treatment-resistant depression," *World Neurosurgery* 80, nos. 3–4 (September–October 2013): e25–34, http://www.ncbi.nlm.nih.gov/pubmed/23246630. Considerations in the development of ethical guidelines for DBS research are described in Peter Rabins et al., "Scientific and ethical issues related to deep brain stimulation for disorders of mood, behavior, and thought," *Archives of General Psychiatry* 66, no. 9 (September 2009): 931–37, http://www.ncbi.nlm.nih.gov/pubmed/19736349.

463 Helen Mayberg's patient is quoted in Robin L. Carhart-Harris et al., "Mourning and melancholia revisited: Correspondences between principles of Freudian metapsychology and empirical findings in neuropsychiatry," *Annals of General Psychiatry* 7, no. 9 (July 24, 2008): 1–23, http://www.ncbi.nlm.nih.gov/pubmed/18652673.

464 Mayberg and her colleagues found that DBS ameliorated depressive symptoms in a significant number of subjects in Andres M. Lozano et al., "Subcallosal cingulate gyrus deep brain stimulation for treatment-resistant depression," *Biological Psychiatry* 64, no. 6 (September 15, 2008): 461–67, http://www.ncbi.nlm.nih.gov/pubmed/18639234; continued improvement was noted in Sidney H. Kennedy et al., "Deep brain stimulation for treatment-resistant depression: Follow-up after 3 to 6 years," *American Journal of Psychiatry* 168, no. 5 (May 2011): 502–10, http://www.ncbi.nlm.nih.gov/pubmed/21285143. For a European study with similarly positive findings, see Thomas E. Schlaepfer et al., "Rapid effects of deep brain stimulation for treatment-resistant major depression," *Biological Psychiatry* 73, no. 12 (June 15, 2013): 1204–12, http://www.ncbi.nlm.nih.gov/pubmed/23562618. DBS studies through 2011, involving 117 study subjects, are reviewed in Rodney J. Anderson et al., "Deep brain stimulation for treatment-resistant depression: Efficacy, safety and mechanisms of action," *Neuroscience and Biobehavioral Reviews* 36, no. 8 (September 2012): 1920–33, http://www.ncbi.nlm.nih.gov/pubmed/22721950. Efforts to further refine DBS positioning are described in Patricio Riva-Posse et al., "Defining critical white matter pathways mediating successful subcallosal cingulate deep brain stimulation for treatment-resistant depression," *Biological Psychiatry* (forthcoming; published online April 13, 2014), http://www.ncbi.nlm.nih.gov/pubmed/24832866.

464 The termination of St. Jude Medical's BROADEN study is the subject of James Cavuoto's reports "Depressing innovation," *Neurotech Business Report*, December 13, 2013, http://www.neurotechreports.com/pages/publishersletterDec13.html, and "St. Jude Medical struggles to regain traction in neuromodulation market," *Neurotech Business Report*, December 13, 2013, http://www.neurotechreports.com/pages/St_Jude_Medical_profile.html. These are unofficial statements about the reasons the study was halted. The company issued no formal public statements.

464 For a description of futility analysis, see Boris Freidlin, "Futility analysis," in *Encyclopedia of Statistical Sciences* (Wiley, 2013), http://onlinelibrary.wiley.com/doi/10.1002/0471667196.ess7171/abstract.

464 The risks and expense of DBS are discussed in Thomas E. Schlaepfer et al., "Deep brain stimulation of the human reward system for major depression: Rationale, outcomes and outlook," *Neuropsychopharmacology* 39, no. 6 (February 11, 2014): 1303–14, http://www.ncbi.nlm.nih.gov/pubmed/24513970.

465 See John Horgan, "Much-hyped brain-implant treatment for depression suffers setback," *Cross-Check*, March 11, 2014, http://blogs.scientificamerican.com/cross-check/2014/03/11/much-hyped-brain-implant-treatment-for-depression-suffers-setback.

465 See Alison Bass, "Helen Mayberg: A case study in why we need greater transparency about conflicts of interest," *Alison Bass*, May 17, 2011, http://alison-bass.blogspot.com/2011/05/helen-mayberg-case-study-in-why-we-need.html.

465 For further information on the development of procedural and ethical guidelines for DBS, see Bart Nuttin et al., "Consensus on guidelines for stereotactic neurosurgery for psychiatric disorders," *Journal of Neurology, Neurosurgery and*

openlabel extension trial," *Journal of Clinical Psychiatry* 69, no. 3 (March 2008): 441–51, http://www.ncbi.nlm.nih.gov/pubmed/18294022.

Concerns over study bias are expressed in Sidney Klawansky et al., "Metaanalysis of randomized controlled trials of cranial electrostimulation: Efficacy in treating selected psychological and physiological conditions," *Journal of Nervous and Mental Disease* 183, no. 7 (July 1995): 478–84, http://www.ncbi.nlm.nih.gov/pubmed/7623022.

CES devices are sold under the brand names Alpha-Stim, CES Ultra, Fisher Wallace, and Sota BioTuner.

459 For an example of the status of TMS or for CES devices under typical U.S. health insurance policies, see Aetna, "Clinical policy bulletin: Transcranial magnetic stimulation and cranial electrical stimulation," Policy Bulletin 0469, October 11, 2013, http://www.aetna.com/cpb/medical/data/400_499/0469.html.

460 Putative mechanisms of action for CES are discussed in Souroush Zaghi et al., "Noninvasive brain stimulation with low-intensity electrical currents," *Neuroscientist* 16, no. 3 (June 2010): 285–307, http://www.ncbi.nlm.nih.gov/pubmed/20040569.

460 tDCS and tACS are compared in Laura Tadini et al., "Cognitive, mood, and electroencephalographic effects of noninvasive cortical stimulation with weak electrical currents," *Journal of ECT* 27, no. 2 (June 2011): 134–40, http://www.ncbi.nlm.nih.gov/pubmed/20938352; and Abhishek Datta et al., "Cranial electrotherapy stimulation and transcranial pulsed current stimulation: A computer based high-resolution modeling study," *NeuroImage* 65 (January 15, 2013): 280–87, http://www.ncbi.nlm.nih.gov/pubmed/23041337.

460 Increase in alpha brain-wave activity with tACS is documented in Randolph F. Helfrich et al., "Entrainment of brain oscillations by transcranial alternating current stimulation," *Current Biology* 24, no. 3 (February 2014): 333–39, http://www.ncbi.nlm.nih.gov/pubmed/24461998.

460 For further information on the effects of tACS on brain functioning, see Souroush Zaghi et al., "Noninvasive brain stimulation with low-intensity electrical currents," *Neuroscientist* 16, no. 3 (June 2010): 285–307, http://www.ncbi.nlm.nih.gov/pubmed/20040569; and Lidia Gabis, Bentzion Shklar, and Daniel Geva, "Immediate influence of transcranial electrostimulation on pain and beta-endorphin blood levels: An active placebo-controlled study," *American Journal of Physical Medicine and Rehabilitation* 82, no. 2 (February 2003): 81–85, http://www.ncbi.nlm.nih.gov/pubmed/12544752.

460 Some insupportable claims made by CES promoters are described in Stephen Barrett, "Dubious claims made for NutriPax and cranial electrotherapy stimulation," *Quackwatch*, January 28, 2008, http://www.quackwatch.org/01QuackeryRelatedTopics/ces.html.

460 The effect of CES on neurotransmitters is discussed in Lidia Gabis, Bentzion Shklar, and Daniel Geva, "Immediate influence of transcranial electrostimulation on pain and beta-endorphin blood levels: An active placebo-controlled study," *American Journal of Physical Medicine and Rehabilitation* 82, no. 2 (February 2003): 81–84, http://www.ncbi.nlm.nih.gov/pubmed/12544752. The work on cortisol is less than impressive; it is alluded to by C. Norman Shealy in his publications in 1989 and 1998 in the *Journal of Neurological and Orthopaedic Medicine and Surgery*, but without meaningful substantiation.

460 CES protocols are detailed in Harish C. Kavirajan, Kristin Lueck, and Kenneth Chuang, "Alternating current cranial electrotherapy stimulation (CES) for depression," *Cochrane Library*, issue 5 (May 31, 2013): CD010521, http://www.ncbi.nlm.nih.gov/pubmed/25000907.

461 Interview with Igor Galynker. Dr. Galynker's study is described in Samantha Greenman et al., "A single blind, randomized, sham controlled study of cranial electrical stimulation in bipolar II disorder" (poster presented at the 167th Annual Meeting of the American Psychiatric Association, New York, N.Y., May 4–6, 2014), http://www.ensrmedical.com/wp-content/uploads/2014/01/Poster-A-Single-Blind-Randomized-Sham-Controlled-Study-of-Cranial-Electrical-Stimulation-in-Bipolar-II-Disorder-Beth-Israel.pdf. For an additional study involving the Fisher Wallace Stimulator, see U.S. Department of Health and Human Services, National Institutes of Health, "Efficacy and safety of cranial electrical stimulation (CES) for major depressive disorder (MDD)," Study Number NCT01325532 (David Mischoulon, Massachusetts General Hospital, principal investigator; study start date November 2010), http://clinicaltrials.gov/show/NCT01325532.

461 The FDA's rationale for categorizing CES devices as Class 3, which means that they require approval before they can be marketed, and for determining that available valid scientific evidence does not demonstrate that CES will provide a reasonable assurance of effectiveness for the indications of insomnia, depression, or anxiety, is set forth in the agency's "Executive summary prepared for the February 10, 2012, meeting of the Neurological Devices Panel," http://www.fda.gov/downloads/AdvisoryCommittees/CommitteesMeetingMaterials/MedicalDevices/Medical DevicesAdvisoryCommittee/NeurologicalDevicesPanel/UCM330887.pdf; and summarized in Kenneth Bender, "FDA panel votes to curtail cranial electrotherapy stimulators," *Psychiatric Times*, July 2012, http://www.psychiatrictimes.com/neuropsychiatry/fda-panel-

com/2013/08/20/health/a-dry-pipeline-for-psychiatric-drugs.html, and "A new focus on depression," *New York Times*, December 23, 2013, http://well.blogs.ny times.com/2013/12/23/a-new-focus-on-depression.

457 For an example of the work of the Psychiatric Genomics Consortium, see Seung-Hwan Lee et al., "Genetic relationship between five psychiatric disorders estimated from genome-wide SNPs," *Nature Genetics* 45, no. 9 (September 2013): 984–94, http://www.ncbi.nlm.nih.gov/pubmed/23933821.

457 Personal correspondence with Thomas Insel. See also his article "Faulty circuits," *Scientific American* 302, no. 4 (April 2010): 44–51, http://www.nature.com/scientific american/journal/v302/n4/full/scientificamerican0410-44.html.

457 Advances in ECT are surveyed in Colleen K. Loo et al., "A review of ultrabrief pulse width electroconvulsive therapy," *Therapeutic Advances in Chronic Disease* 3, no. 2 (March 2012): 69–85, http://www.ncbi.nlm.nih.gov/pubmed/23251770; and Esmée Verwijk et al., "Neurocognitive effects after brief pulse and ultrabrief pulse unilateral electroconvulsive therapy for major depression," *Journal of Affective Disorders* 140, no. 3 (November 2012): 233–43, http://www.ncbi.nlm.nih.gov/pubmed/20349573.

458 E-mail from Thomas Insel, August 16, 2014.

458 Magnetic seizure therapy is evaluated and compared to ECT in Sarah H. Lisanby et al., "Safety and feasibility of magnetic seizure therapy (MST) in major depression: Randomized within-subject comparison with electroconvulsive therapy," *Neuropsychopharmacology* 28, no. 10 (October 2003): 1852–65, http://www.ncbi.nlm.nih.gov/pubmed/12865903; and Sarah Kayser et al., "Comparable seizure characteristics in magnetic seizure therapy and electroconvulsive therapy for major depression," *European Neuropsychopharmacology* 23, no. 11 (November 2013): 1541–50, http://www.ncbi.nlm.nih.gov/pubmed/23820052.

458 For further information on transcranial magnetic stimulation, see Moacyr Rosa and Sarah Lisanby, "Somatic treatments for mood disorders," *Neuropsychopharmacology Reviews* 37, no. 1 (January 2012): 102–16, http://www.ncbi.nlm.nih.gov/pubmed/21976043; David H. Avery et al., "Transcranial magnetic stimulation in acute treatment of major depressive disorder: Clinical response in an open-label extension trial," *Journal of Clinical Psychiatry* 69, no. 3 (March 2008): 441–51, http://www.ncbi.nlm.nih.gov/pubmed/18294022; and Angel V. Peterchev, D. L. Murphy, and Sarah H. Lisanby, "Repetitive transcranial magnetic stimulator with controllable pulse parameters (cTMS)," *Proceedings of the 2010 Annual International Conference of the IEEE Engineering in Medicine and Biology Society* (September 1–4, 2010): 2922–26, http://www.ncbi.nlm.nih.gov/pubmed/21095986.

458 The serendipitous discovery of an association between MRI scans and improvement in people with bipolar disorder is reported in Michael Rohan et al., "Lowfield magnetic stimulation in bipolar depression using an MRI-based stimulator," *American Journal of Psychiatry* 161, no. 1 (January 2004): 93–98, http://www.ncbi.nlm.nih.gov/pubmed/14702256.

459 Recent reports of research on low-field magnetic stimulation include Michael L. Rohan et al., "Rapid mood-elevating effects of low field magnetic stimulation in depression," *Biological Psychiatry* 76, no. 3 (August 1, 2014): 186–93, http://www.ncbi.nlm.nih.gov/pubmed/24331545; and Mouhsin Shafi, Adam Philip Stern, and Alvaro Pascual-Leone, "Adding low-field magnetic stimulation to noninvasive electromagnetic neuromodulatory therapies," *Biological Psychiatry* 76, no. 3 (August 1, 2014): 170–71, http://www.ncbi.nlm.nih.gov/pubmed/25012043.

459 On the general idea of electroceuticals, see Sara Reardon, "Electroceuticals spark interest," *Nature* 511, no. 7507 (July 3, 2014): 18, http://www.ncbi.nlm.nih.gov/pubmed/24990725.

459 Useful review articles on CES include Mary Gunther and Kenneth D. Phillips, "Cranial electrotherapy stimulation for the treatment of depression," *Journal of Psychosocial Nursing and Mental Health Services* 48, no. 11 (November 2010): 37–42, http://www.ncbi.nlm.nih.gov/pubmed/20669869; Daniel L. Kirsch and Francine Nichols, "Cranial electrotherapy stimulation for treatment of anxiety, depression, and insomnia," *Psychiatric Clinics of North America* 36, no. 1 (March 2013): 169–76, http://www.ncbi.nlm.nih.gov/pubmed/23538086; and Eugene A. DeFelice, "Cranial electrotherapy stimulation (CES) in the treatment of anxiety and other stress-related disorders," *Stress Medicine* 13, no. 1 (January 1997): 31–42, http://onlinelibrary.wiley.com/doi/10.1002/(SICI)1099-1700(199701)13:1%3C31::AID-SMI715%3E3.0.CO;2-G/abstract.

Low-voltage stimulation to the cortex was first described in Giovanni Aldini, *Essai Theorique et Experimental sur le Galvanisme* (1804), cited in Souroush Zaghi et al., "Noninvasive brain stimulation with low-intensity electrical currents," *Neuroscientist* 16, no. 3 (June 2010): 285–307, http://www.ncbi.nlm.nih.gov/pubmed/20040569.

459 Studies finding CES effective in the treatment of anxiety and depression include Alexander Bystritsky, Lauren Kerwin, and Jamie Feusner, "A pilot study of cranial electrotherapy stimulation for generalized anxiety disorder," *Journal of Clinical Psychiatry* 69, no. 3 (March 2008): 412–17, http://www.ncbi.nlm.nih.gov/pubmed/18348596; and David H. Avery et al., "Transcranial magnetic stimulation in the acute treatment of major depressive disorder: Clinical response in an

the antidepressant-like action," *Annales Pharmaceutiques Françaises* 71, no. 3 (May 2013): 143–49, http://www.ncbi.nlm.nih.gov/pubmed/23622692; and Scott J. Russo and Eric J. Nestler, "The brain reward circuitry in mood disorders," *Nature Reviews: Neuroscience* 14, no. 9 (September 2013): 609–25, http://www.ncbi.nlm.nih.gov/pmc/articles/PMC3867253.

455 For detailed information about these medications, see "General information about specific medications," National Alliance on Mental Illness, http://www.nami.org/Template.cfm?Section=About_Medications&Template=/ContentManagement/ContentCombo.cfm&NavMenuID=798&ContentID=23662.

Scholarly review articles discussing specific medications listed here include Karly Garnock-Jones and Paul McCormack, "Escitalopram: A review of its use in the management of major depressive disorder in adults," *CNS Drugs* 24, no. 9 (September 2010): 769–96, http://www.ncbi.nlm.nih.gov/pubmed/20806989; Chi-Un Pae et al., "Milnacipran: Beyond a role of antidepressant," *Clinical Neuropharmacology* 32, no. 6 (November/December 2009): 355–63, http://www.ncbi.nlm.nih.gov/pubmed/19620845; Erica Pearce and Julie Murphy, "Vortioxetine for the treatment of depression," *Annals of Pharmacotherapy* 48, no. 5 (June 2014): 758–65, http://www.ncbi.nlm.nih.gov/pubmed/24676550; Marcus Silva et al., "Olanzapine plus fluoxetine for bipolar disorder: A systematic review and meta-analysis," *Journal of Affective Disorders* 146, no. 3 (April 25, 2013): 310–18, http://www.ncbi.nlm.nih.gov/pubmed/23218251; Sheng-Min Wang et al., "A review of current evidence for vilazodone in major depressive disorder," *International Journal of Psychiatry in Clinical Practice* 17, no. 3 (August 2013): 160–69, http://www.ncbi.nlm.nih.gov/pubmed/23578403; Suzanne M. Clerkin et al., "Guanfacine potentiates the activation of prefrontal cortex evoked by warning signals," *Biological Psychiatry* 66, no. 4 (August 15, 2009): 307–12, http://www.ncbi.nlm.nih.gov/pubmed/19520360; Young Sup Woo, Hee Ryung Wang, and Won-Myong Bahk, "Lurasidone as a potential therapy for bipolar disorder," *Neuropsychiatric Disease and Treatment* 9 (October 8, 2013): 1521–29, http://www.ncbi.nlm.nih.gov/pubmed/24143101; and Nadia Iovieno et al., "Second-tier natural antidepressants: review and critique," *Journal of Affective Disorders* 130, no. 3 (May 2011): 343–57, http://www.ncbi.nlm.nih.gov/pubmed/20579741.

455 The NIMH program is described in Bruce Cuthbert, "Rapidly-acting treatments for treatment-resistant depression (RAPID)," National Institute of Mental Health, May 14, 2010, http://www.nimh.nih.gov/funding/grant-writing-and-application-process/concept-clearances/2010/new-rapidly-acting-treatments-for-treatment-resistent-depression-rapid.shtml.

456 For two helpful reviews on the use of ketamine in the treatment of depression, see Gerard Sanacora, "Ketamine-induced optimism: New hope for the development of rapid-acting antidepressants," *Psychiatric Times*, July 13, 2012, http://www.psychiatrictimes.com/bipolar-disorder/ketamine-induced-optimism-new-hope-development-rapid-acting-antidepressants; and Marie Naughton et al., "A review of ketamine in affective disorders: Current evidence of clinical efficacy, limitations of use and pre-clinical evidence on proposed mechanisms of action," *Journal of Affective Disorders* 156, no. 3 (March 2014): 24–35, http://www.ncbi.nlm.nih.gov/pubmed/24388038.

456 Alan F. Schatzberg, "A word to the wise about ketamine," *American Journal of Psychiatry* 171, no. 3 (March 1, 2014): 262–64, http://www.ncbi.nlm.nih.gov/pubmed/24585328.

456 Rilutek (riluzole) is discussed in Kyle Lapidus, Laili Soleimani, and James Murrough, "Novel glutamatergic drugs for the treatment of mood disorders," *Neuropsychiatric Disease and Treatment* 9 (August 7, 2013): 1101–12, http://www.ncbi.nlm.nih.gov/pubmed/23976856; scopolamine in Robert J. Jaffe, Vladan Novakovic, and Eric D. Peselow, "Scopolamine as an antidepressant: A systematic review," *Clinical Neuropharmacology* 36, no. 1 (January/February 2013): 24–26, http://www.ncbi.nlm.nih.gov/pubmed/23334071; and GLYX-13 in Kenji Hashimoto et al., "Glutamate modulators as potential therapeutic drugs in schizophrenia and affective disorders," *European Archives of Psychiatry and Clinical Neuroscience* 263, no. 4 (August 2013): 367–77, http://www.ncbi.nlm.nih.gov/pubmed/23455590.

The FDA's grant of fast-track designation for GLYX-13—also known as (S)-N-[(2S,3R)-1-amino-3-hydroxy-1-oxobutan-2-yl]-1-[(S)-1-((2S,3R)-2-amino3-hydroxybutanoyl)pyrrolidine-2-carbonyl]pyrrolidine-2-carboxamide—was announced in a Naurex Inc. press release, "FDA grants fast track designation to Naurex's rapid-acting novel antidepressant GLYX-13," *PR Newswire*, March 3, 2014, http://www.prnewswire.com/news-releases/fda-grants-fast-track-designation-to-naurexs-rapid-acting-novel-antidepressant-glyx-13-248174561.html.

457 See Matthew Herper, "Johnson & Johnson is reinventing the party drug Ketamine to treat depression," *Forbes*, May 23, 2013, http://www.forbes.com/sites/matthew herper/2013/05/23/johnson-johnson-is-reinventing-the-party-drug-ketamine-to-treat-depression.

457 For further discussion of the slowdown in psychiatric drug development and collaborative research efforts, see Richard A. Friedman's op-eds, "A dry pipeline for psychiatric drugs," *New York Times*, August 19, 2013, http://www.nytimes.

433 The quotation from Shelley E. Taylor is from *Positive Illusions*, pages 7 and 213.
435 Emmy Gut's thoughts are in *Productive and Unproductive Depression* and are sketched out in chapter 3.
435 The quotation from Julia Kristeva is from *Black Sun*, page 42.
435 These numbers on SSRI prescriptions have been taken from Joseph Glenmullen's *Prozac Backlash*, page 15.
435 The information on TWA flight 800 was given to me by a friend who had lost a relative on that flight in July 1996.
437 The quotation from *Daniel Deronda* is from page 251.
438 Emily Dickinson on despair is in poem 640 on page 318 of Thomas Johnson's edition of *The Complete Poems of Emily Dickinson*. Its first line is "I cannot live with You."
439 The quotation from *Areopagitica* is from *Paradise Lost*, page 384. The first quotation from *Paradise Lost* itself is from page 226 (Book IX, lines 1070–73); the second is from page 263 (Book XI, lines 137–40); and the third is from page 301 (Book XII, lines 641–49).
440 Fyodor Dostoyevsky's famous remarks are in *The Idiot*, page 363.
440 For more on Heidegger and the relationship between anguish and thought, see his monumental masterpiece *Being and Time*.
440 Friedrich Wilhelm Joseph von Schelling's words come from his "On the essence of human freedom," in his *Saemmtliche Werke*, vol. 7, page 399. I thank Andrew Bowie for help in interpreting this passage. For more, see Andrew Bowie's *Schelling and Modern European Philosophy*.
440 The lines from Julia Kristeva on lucidity are from *Black Sun*, pages 4 and 22.
443 The words from Schopenhauer are from his essay "On the sufferings of the world," in *Essays and Aphorisms*, page 45.
443 The flip remark from Tennesee Williams is from *Five O'Clock Angel: Letters of Tennesee Williams to Maria St. Just, 1948–1982*, page 154. I thank the persistently studious Emma Lukic for finding this quotation for me.
443 *The Oxford English Dictionary* defines *joy* as "a vivid emotion of pleasure arising from a sense of well-being or satisfaction; the feeling or state of being highly pleased or delighted; exultation of spirit; gladness, delight," volume 5, page 612.

Chapter 13——此後

448 My trip to Afghanistan resulted in the article "An awakening from the nightmare of the Taliban," *New York Times Magazine*, March 10, 2002, http://www.nytimes.com/2002/03/10/arts/an-awakening-from-the-nightmare-of-the-taliban.html.
448 Andrew Solomon, *Far from the Tree: Parents, Children, and the Search for Identity* (New York: Simon & Schuster, 2012), http://books.simonandschuster.com/Far-From-the-Tree/Andrew-Solomon/9781476773063.
448 Andrew Solomon, *A Stone Boat* (London: Faber & Faber, 1994), http://books.simonandschuster.com/Stone-Boat/Andrew-Solomon/9781476710914.
452 My talk "Depression, the secret we share" was recorded at TEDxMet in October 2013 and may be viewed at http://www.ted.com/talks/andrew_solomon_depres sion_the_secret_we_share.
453 See David Levine, "Vice President Joe Biden addresses American Psychiatric Association Annual Meeting," American Psychiatric Association, May 8, 2014, http://www.elsevier.com/connect/vp-joe-biden-addresses-the-american-psychiatric-association.
453 Interview with Joe Biden.
453 For my tribute to Terry Kirk, see "To an aesthete dying young," *Yale Alumni Magazine*, July 2010, http://www.yalealumnimagazine.com/articles/2920.
454 Former Rhode Island congressman and mental health advocate Patrick Kennedy likened the quest for understanding of mental illness to the quest for understanding of outer space when he introduced Vice President Joe Biden at the annual meeting of the American Psychiatric Association in May 2014. He had expressed similar ideas previously; see Kathleen Kenna, "Patrick Kennedy aims for the moon—a cure for 'brain disease,'" *Toronto Star*, October 4, 2012, http://www.thestar.com/news/world/2012/10/04/patrick_kennedy_aims_for_the_moon_a_ cure_for_brain_disease.html.
455 The neurotrophin hypothesis of depression and the impact of various depression treatments on neurogenesis are discussed in Heath D. Schmidt, Richard C. Shelton, and Ronald S. Duma, "Functional biomarkers of depression: Diagnosis, treatment, and pathophysiology," *Neuropsychopharmacology* 36, no. 12 (November 2011): 2375–94, http://www.ncbi.nlm.nih.gov/pubmed/21814182; Nicola D. Hanson, Michael J. Owens, and Charles B. Nemeroff, "Depression, antidepressants, and neurogenesis: A critical reappraisal," *Neuropsychopharmacology* 36, no. 13 (December 2011): 2589–602, http://www.ncbi.nlm.nih.gov/pubmed/21937982; Indira Mendez-David et al., "Adult hippocampal neurogenesis: An actor in

Darwinian approach to the origins of psychosis," *British Journal of Psychiatry* 167 (1995).

415 On language as a function of brain asymmetry, see Marian Annett, *Left, Right, Hand and Brain: The Right Shift Theory,* and Michael Corballis, *The Lopsided Ape: Evolution of the Generative Mind.*

415 On deaf people and left-hemisphere strokes, see Oliver Sacks, *Seeing Voices.*

416 On deep grammar, see Noam Chomsky's *Reflections on Language.*

416 On the specific effects of right-brain strokes, see Susan Egelko et al., "Relationship among CT scans, neurological exam, and neuropsychological test performance in right-brain-damaged stroke patients," *Journal of Clinical and Experimental Neuropsychology* 10, no. 5 (1988).

416 Timothy Crow's proposition that schizophrenia and affective disorders are the price of a bihemispheric brain is in "Is schizophrenia the price that *Homo sapiens* pays for language?" *Schizophrenia Research* 28 (1997).

417 For general information on prefrontal cortex asymmetries and depression, see Carrie Ellen Schaffer et al., "Frontal and parietal electroencephalogram asymmetry in depressed and nondepressed subjects," *Biological Psychiatry* 18, no. 7 (1983).

417 The work on blood flow abnormalities in the prefrontal cortex of patients with depression is in J. Soares and John Mann, "The functional neuroanatomy of mood disorders," *Journal of Psychiatric Research* 31 (1997), and M. George et al., "SPECT and PET imaging in mood disorders," *Journal of Clinical Psychiatry* 54 (1993).

418 On neurogenesis—the reproducing of adult brain cells—see, for example, P. S. Eriksson "Neurogenesis in the adult human hippocampus," *Nature Medicine* 4 (1998).

418 For a good general discussion of TMS, see Eric Hollander, "TMS," *CNS Spectrums* 2, no. 1 (1997).

418 On learned resilience, still an open field in which the hard data are just beginning to accumulate, see Richard Davidson's "Affective style, psychopathology and resilience: Brain mechanisms and plasticity," to be published in *American Psychologist* in 2001.

418 On left cortex activation and deactivation, see Richard Davidson et al., "Approach-withdrawal and cerebral asymmetry: Emotional expression and brain physiology I," *Journal of Personality and Social Psychology* 58, no. 2 (1990). For work on brain asymmetry and the immune system, see Duck-Hee Kang et al., "Frontal brain asymmetry and immune function," *Behavioral Neuroscience* 105, no. 6 (1991). For Richard Davidson's work with babies and maternal separation, see Richard Davidson and Nathan Fox, "Frontal brain asymmetry predicts infants' response to maternal separation," *Journal of Abnormal Psychology* 98, no. 2 (1989).

418 In support of the assertion that the majority of people are left-side activated, see A. J. Tomarken's "Psychometric properties of resting anterior EEG asymmetry: Temporal stability and internal consistency," *Psychophysiology* 29 (1992).

418 The idea that right-frontal brain activation is often correlated with high levels of cortisol is explored in N. H. Kalen et al., "Asymmetric frontal brain activity, cortisol, and behavior associated with fearful temperament in Rhesus monkeys," *Behavioral Neuroscience* 112 (1998).

418 Timothy Crow's papers on handedness discuss the connections among language, hand skill, and affect. See "Location of the handedness gene on the X and Y chromosomes," *American Journal of Medical Genetics* 67 (1996), and "Evidence for linkage to psychosis and cerebral asymmetry (relative hand skill) on the X chromosome," *American Journal of Medical Genetics* 81 (1998).

419 Hamlet's line is in act 2, scene 2, line 561.

419 That evolution will cast light into the fog of modern psychiatry is one of the central arguments of Michael McGuire and Alfonso Troisi's book, *Darwinian Psychiatry.* The lines quoted here are from page 12.

Chapter 12——希望

424 Angel's move had been from Norristown, which was a residential long-term-care facility or mental hospital, to Pottstown Community Residential Rehab (CRR), then to South Keim Street, which is defined as an Intensive Housing Program, or Supported Housing Arrangement, intended for graduates of the CRR program.

430 The quotations from Thomas Nagel are in his book *The Possibility of Altruism,* pages 126 and 128–29.

430 The lines from *The Winter's Tale* are from act 4, scene 4, lines 86–96.

433 On the matter of a depressive's perceived control over his circumstances, see Shelley E. Taylor's *Positive Illusions.* I also refer to a series of experiments related to me by the documentarian Roberto Guerra.

433 Freud's reference is from his seminal 1917 essay "Mourning and Melancholia," taken from *A General Selection from the Works of Sigmund Freud,* John Rickman, editor, page 128.

Chapter 11 ——演化

401 The quotations from Michael McGuire and Alfonso Troisi are from their book *Darwinian Psychiatry,* pages 150 and 157.
403 The quotation from C. S. Sherrington I take from *The Integrative Action of the Nervous System,* page 22.
403 C. U. M. Smith's explanation of emotion and mood is in his article "Evolutionary biology and psychiatry," *British Journal of Psychiatry* 162 (1993): 150.
404 Jack Kahn's astute observation is quoted from John Price, "Job's battle with God," *ASCAP* 10, no. 12 (December 1997). For more information, see Jack Kahn's *Job's Illness: Loss, Grief and Integration: A Psychological Interpretation.*
404 Anthony Stevens and John Price express their views in their book *Evolutionary Psychiatry.*
404 On the orangutan as a loner, see Nancy Collinge's *Introduction to Primate Behavior,* pages 102–4.
404 On the basic principle of the alpha male, see *Ibid.,* 143–57.
404 A large amount of literature exists on the general matter of depression and rank societies. Leon Sloman et al., "Adaptive function of depression: Psychotherapeutic implications," *American Journal of Psychotherapy* 48, no. 3 (1994), is perhaps one of the first solid formulations of a coherent theory.
405 John Birtchnell's views are in his book *How Humans Relate.*
405 Russell Gardner's thoughts on altered dominance mechanisms in higher mammals are described in a variety of his publications. For the most comprehensive description of his ideas on depression and social interaction, see John Price et al., "The social competition hypothesis of depression," *British Journal of Psychiatry* 164 (1994). For more focused discussions, see Russell Gardner, "Psychiatric syndromes as infrastructure for intra-specific communication," in *Social Fabrics of the Mind,* edited by M. R. A. Chance, and "Mechanisms in manic-depressive disorder," *Archives of General Psychiatry* 39 (1982).
406 Tom Wehr on depression and sleep and energy-conservation strategy is in his "Reply to Healy, D., Waterhouse, J. M.: The circadian system and affective disorders: Clocks or rhythms," *Chronobiology International* 7 (1990).
406 Michael McGuire and Alfonso Troisi on the genome lag may be found in *Darwinian Psychiatry,* page 41.
407 J. H. van den Berg's book was originally published as *Metabletica,* a title I prefer. The ideas expressed here are developed throughout his text.
408 On the difficulties of freedom, see Erich Fromm's classic *Escape from Freedom.* Ernst Becker also has a pertinent discussion of freedom and its relationship to depression in *The Denial of Death,* beginning on page 213.
408 The description of the boy whose family had moved and who hanged himself is in George Colt's *The Enigma of Suicide,* page 50.
408 The statistics on the number of goods in the produce section of the supermarket is taken from Regina Schrambling, "Attention supermarket shoppers!" *Food and Wine,* October 1995, page 93.
409 The work of Paul J. Watson and Paul Andrews I have taken primarily from their unpublished manuscript "An evolutionary theory of unipolar depression as an adaptation for overcoming constraints of the social niche." A shortened version of this paper was published in *ASCAP* 11, no. 5 (May 1998), under the title "Niche change model of depression."
410 The principle that low mood keeps people from overinvesting in excessively difficult strategies is expounded in Randolph Nesse, "Evolutionary explanations of emotions, " *Human Nature* 1, no. 3 (1990). For his current ideas on depression and evolution, see his "Is depression an adaptation?" *Archives of General Psychiatry* 57, no. 1 (2000).
410 The musician is described in Erica Goode, "Viewing depression as a tool for survival," *New York Times,* February 1, 2000.
410 The idea of depression as a means of soliciting altruism is described in the work of Paul J. Watson and Paul Andrews. I have taken their ideas from their unpublished manuscripts "An evolutionary theory of unipolar depression as an adaptation for overcoming constraints of the social niche" and "Unipolar depression and human social life: An evolutionary analysis."
411 Edward Hagen's views are presented in his article "The defection hypothesis of depression: A case study," *ASCAP* 11, no. 4 (April 1998).
414 On the link between depression and interpersonal sensitivity, see K. Sakado et al., "The association between the high interpersonal sensitivity type of personality and a lifetime history of depression in a sample of employed Japanese adults," *Psychological Medicine* 29, no. 5 (1999). On the relationship between depression and anxiety sensitivity, see Steven Taylor et al., "Anxiety sensitivity and depression: how are they related?" *Journal of Abnormal Psychology* 105, no. 3 (1996).
414 Paul MacLean's views on the triune brain are in his book *The Triune Brain in Evolution.*
415 Timothy Crow's views are expressed in a broad range of work, the relevant portion of which is cited in the bibliography. The most straightforward articulation of his linguistic principles and his theories of brain asymmetry is in his article "A

381 This statistic that 25 percent of veterans at VA hospitals suffer from mental illnesses is taken from the testimony of the American Psychiatric Association to the Department of Veterans Affairs, April 13, 2000, and can be found on the APA's website at http://www.psychiatry.org by clicking on "Public Policy and Advocacy," and then "APA Testimony."
381 That more than half of all practicing physicians have had part of their education within the VA health-care system comes from the Veterans Administration website. They report: "The Veterans Administration currently is affiliated with 105 medical schools, 54 dental schools, and more than 1,140 other schools across the country. More than half of all practicing physicians in the United States have had part of their professional education in the VA health-care system. Each year, approximately 100,000 health professionals receive training in VA medical centers." From http://www.defense.gov/news/newsarticle.aspx?id=45625.
386 Kevin Heldman's piece is "7½ Days," published in *City Limits,* June/July 1998.
387 Estimates of the percentage of patients with depressive disorders within state and county mental health facilities are taken from Joanne Atay et al., "Additions and resident patients at end of year, state and county mental hospitals, by age and diagnosis, by state, United States, 1998," published by the U.S. Department of Health and Human Services in May 2000. They report that affective disorders are the second most prevalent disorder among residents at 12.7 percent, page 53. For nonresidents this number increases to 22.7 percent, page 3.
391 The figures for the mental health budget for Pennsylvania were supplied by the Mental Health Association of Southeastern Pennsylvania. I thank Susan Rogers of the Mental Health Association of Southeastern Pennsylvania for her tremendous effort in tracking down this and several other statistics.
391 Regarding the effectiveness of community-based programs, one report declares that community services "are virtually always more effective than institutional services in terms of outcome" is reported in the *Amici Curiae Brief for the October 1998 Supreme Court Case of Tommy Olmstead, Commissioner of the Department of Human Resources of the State of Georgia, et al., vs. L.C. and E.W., Each by Jonathan Zimring, as Guardian ad Litem and Next Friend,* prepared by the National Mental Health Consumers' Self-Help Clearinghouse et al., in support of respondents, page 24. This report cites numerous studies supporting their findings, two of which are especially pertinent: A. Kiesler, "Mental hospitals and alternative care: Noninstitutionalization as potential public policy for mental patients," *American Psychologist* 349 (1982), and Paul Carling, "Major mental illness, housing, and supports," *American Psychologist,* August 1990.
393 Thomas Szasz's views are expressed in his numerous writings. His books *Cruel Compassion* and *Primary Values and Major Contentions* are a good place to start.
393 The story of the lawsuit against Thomas Szasz is told by Kay Jamison in *Night Falls Fast,* page 254.
393 The op-ed on denying care to the mildly mentally ill is Sally L. Satel, "Mentally ill or just feeling sad?" *New York Times,* December 15, 1999.
394 The education programs of the pharmaceutical industry run quite a range. At the annual meeting of the American Psychiatric Association (APA), industrysponsored forums include presentations by some of the most prominent psychiatrists in the United States, many of whom have received independent research grants from pharmaceutical companies. Salesmen in the pharmaceutical industry often end up giving doctors the better part of their continuing education; their work keeps doctors up-to-date on available treatment, but their educative activities are, of course, biased.
394 On the strategies of research and "intellectual property" see Jonathan Rees, "Patents and intellectual property: A salvation for patient-oriented research?" *Lancet* 356 (2000).
397 The quotations from David Healey are from *The Antidepressant Era,* page 169.
397 The suggestion that mood disorders affect a quarter of the world's population is from Myrna Weissman et al., "Cross-national epidemiology of major depression and bipolar disorder," *Journal of the American Medical Association* 276, no. 4 (1996).
398 These quotations from David Healy are from *The Antidepressant Era,* page 163.
398 The idea of taking antidepressants off prescription is in *Ibid.,* 256–65.
398 That the SSRIs are not particularly fatal or dangerous even in overdose is indicated in J. T. Barbey and S. P. Roose, "SSRI safety in overdose," *Journal of Clinical Psychiatry* 59, suppl. 15 (1998), in which they write, "Moderate overdoses—thirty times the common daily dose—are associated with minor or no symptoms." Only at "very high doses—seventy-five times the common daily dose"—do more serious events occur, "including seizures, ECG changes, and decreased consciousness."

Mental_Illness_Insurance_Parity.htm.

372 The figure on overall added costs for first year of parity is in Robert Pear, "Insurance plans skirt requirement on mental health," *New York Times,* December 26, 1998.

373 That over a thousand homicides in 1998 were attributable to people with mental illness is stated in Dr. E. Fuller Torrey and Mary Zdanowicz, "Why deinstitutionalization turned deadly," *Wall Street Journal,* August 4, 1998.

373 The extent of the discrepancy between the proportion of the mentally ill who are dangerous and the media coverage of those people is reported in "Depression: The spirit of the age," *The Economist,* December 19, 1998, page 116.

374 The recent study at MIT that showed that people who have major depression and lose work abilities can return to previous norms on medication is Ernst Berndt et al., "Workplace performance effects from chronic depression and its treatment," *Journal of Health Economics* 17, no. 5 (1998).

374 The two studies showing that supported employment for the mentally ill is the most economically beneficial way of dealing with them are E. S. Rogers et al., "A benefit-cost analysis of a supported employment model for persons with psychiatric disabilities," *Evaluation and Program Planning* 18, no. 2 (1995), and R. E. Clark et al., "A cost-effectiveness comparison of supported employment and rehabilitation day treatment," *Administration and Policy in Mental Health* 24, no. 1 (1996).

376 The McCarran-Ferguson Act was passed in 1945. Dr. Scott Harrington, in his "The history of federal involvement in insurance regulation," quotes the act as stating "that no act of Congress 'shall be construed to invalidate, impair, or supersede' any state law enacted for the purpose of regulating or taxing insurance." This paper is in *Optional Federal Chartering of Insurance,* edited by Peter Wallison.

376 The statistics on Clinton's proposed budget for FY 2000 may be found on-line at the NIMH's website at www.nimh.nih.gov/about/2000budget.cfm. According to the NIMH, the final budget for FY 2000 will not be settled until early 2001.

376 That the Community Health Services Block Grant was increased by 24 percent is in *NAMI E-News* 99–74, February 2, 1999.

378 National-level suggestions for mandatory tuberculosis treatment are issued by the Centers for Disease Control's Division of Tuberculosis Elimination's Directly Observed Treatment (DOT) program. This program proposes weekly meetings with health care workers who deliver treatment and verify compliance with treatment protocols. For more on the Center for Disease Control's recommendations, see: http://www.cdc.gov/tb/publications/newsletters/notes/TBN_3_13/dataguide_toolkit.htm. While all fifty states recognize the DOT program, it is implemented at state and city levels according to local needs. In New York State, for example, mandatory tuberculosis treatment regulations are issued and enforced through the New York State Department of Health in conjunction with city and local governments. The New York State Department of Health stipulates a DOT program that provides for "directly observed administration of antituberculosis medications for people who are unwilling or unable to comply with prescribed drug plans." For more, see http://www.health.ny.gov/diseases/communicable/tubercu losis/fact_sheet.htm. In New York State, more than 80 percent of people with tuberculosis are put into a DOT program. In New York City, the Commissioner's Orders for Adherence to Anti-TB Treatment states, "the Department of Health works with health care providers to facilitate patients' adherence to antituberculosis treatment and to protect the public health. Most individuals adhere to treatment when they are educated about tuberculosis and receive incentives or enablers, assistance with housing problems, enhanced social services, and home or field programs of directly observed therapy (DOT). However, if these measures seem likely to fail or have already failed, the Commissioner of Health is empowered by Section 11.47(d) of the New York City Health Code to issue any order deemed necessary to protect the public health." See the New York City Department of Health's website at http://www.nyc.gov/html/doh/downloads/pdf/tb/tb-commishoarders1003.pdf for more information. For a statistical analysis of mandatory tuberculosis treatment in New York City, see Rose Gasner et al., "The use of legal action in New York City to ensure treatment of tuberculosis," *New England Journal of Medicine* 340, no. 5, 1999.

379 The ACLU position on involuntary treatment of those with mental disabilities may be found in Robert M. Levy and Leonard S. Rubinstein's *The Rights of People with Mental Disabilities,* page 25.

380 For more on Willowbook, see David and Sheila Rothman's *The Willowbrook Wars.*

381 The budget breakdown for mental health spending in the Veterans Administration is in the testimony of the American Psychiatric Association to the Department of Veterans Affairs, April 13, 2000, and can be found on the APA's website at http://www.psychiatry.org by clicking on "Public Policy and Advocacy," and then "APA Testimony."

381 I have taken from Representative Marcy Kaptur the anecdotal evidence that psychiatric disturbances may be the most frequent among veterans.

Chapter 10——政治

361 For a general overview of changing government policies in the area of mental health, there are a number of informative websites focused on mental health advocacy, support, and education. I would particularly recommend the websites for the National Institute of Mental Health (www.nimh.nih.gov), the National Alliance for the Mentally Ill (www.nami.org), the Treatment Advocacy Center (http://www.treatmentadvocacycenter.org), the National Depressive & Manic-Depressive Association (now called the Depression and Bipolar Support Alliance; http://www.dbsalliance.org), and the American Psychiatric Association (http://www.psychiatry.org).

365 For Tipper Gore's remarks on her own depression, see her interview published as "Strip stigma from mental illness," *USA Today,* May 7, 1999.

365 A plethora of articles have been published on Mike Wallace and his depression. See Jolie Solomon, "Breaking the silence," *Newsweek,* May 20, 1996; Walter Goodman, "In confronting depression the first target is shame," *New York Times,* January 6, 1998; and Jane Brody, "Despite the despair of depression, few men seek treatment," *New York Times,* December 30, 1997.

365 For William Styron's description of his depression, see his elegantly written firstperson memoir *Darkness Visible,* which was one of the first open modern portraits of depressive illness.

366 The National Alliance for the Mentally Ill (NAMI) provides excellent information regarding the ADA, including summaries, consumer and advocate information, and contact information. This may be found at http://www.nami.org/helpline/ada.htm.

367 The Civil Aerospace Medical Institute (CAMI) is the medical certification, research, and education wing of the U.S. Department of Transportation Federal Aviation Administration. For the full FAA regulations, see the CAMI website at http://www.faa.gov/about/office_org/headquarters_offices/avs/offices/aam/cami.

368 The quotations from Richard Baron come from his unpublished manuscript "Employment programs for persons with serious mental illness: Drawing the fine line between providing necessary financial support and promoting lifetime economic dependence," pages 5–6, 18, 21.

369 For information on the NIH, as well as its various departments and budgets, see its website at www.nih.gov.

369 The six Nobel winners who spoke before Congress in the testimony mentioned here appeared before an annual hearing of the House Subcommittee on Labor, Health and Human Services, and Education, in the early 1990s. Representative John Porter, among others, has described the event in several oral interviews

369 The figure that over 75 percent of health plans in the United States offer less coverage for mental health than for any other kind of physical health is from Jeffrey Buck et al., "Behavioral health benefits in employer-sponsored health plans, 1997," *Health Affairs* 18, no. 2 (1999).

371 The numbers for my own illness break down as follows: sixteen visits to the psychopharmacologist at $250 per visit; fifty visits to the psychiatrist (approximately three hours per week) at $200 per hour; and bills for medications that add up to at least $3,500 per year.

371 The statistics regarding the financial costs of depression in the workplace come from Robert Hirschfeld et al., "The National Depressive and Manic-Depressive Association consensus statement on the undertreatment of depression," *Journal of the American Medical Association* 277, no. 4 (1997): 335.

371 The Mental Health Parity Act of 1996 took effect January 1, 1998.

372 The statistic that four hundred thousand people fall off the insurance registers for every 1 percent increase in the cost is quoted in a letter from John F. Sheils, Vice President of the Lewin Group, Inc. to Richard Smith, Vice President of Public Policy and Research, American Association of Health Plans, November 17, 1997. Naturally this estimate will vary depending upon "the health policy being analyzed." The letter was provided to me by the Lewin Group, Inc.

372 The economic consequences of insurance parity are extremely complicated and rely on variables too diverse to be reflected in any one study. While many experts seem to agree that insurance parity will raise total insurance costs less than 1 percent—this statistic is quoted regularly in the professional and popular presses— various studies have found other numbers. The Rand Corporation study found that equalizing annual limits would "increase costs by only about one dollar per employee." A report by the National Advisory Mental Health Council's Interim Report on Parity Costs found a number of possibilities—from decreases of 0.2 percent to increases of less than 1 percent. In a Lewin Group study of New Hampshire insurance providers, no cost increases were found. For more information on these various studies, see NAMI's website at http://www2.nami.org/Content/ContentsGroups/E-News/20013/February_20012/The_Cost_Of_

lished by Manpower Demonstration Research Corporation, 1994.

338 That those with psychiatric disorders are 38 percent more likely to receive welfare than those without is shown in R. Jayakody and H. Pollack, "Barriers to selfsufficiency among low-income, single mothers: substance use, mental health problems, and welfare reform." This paper was presented at the Association for Public Policy Analysis and Management in Washington, D.C., November 1997.

338 That the state and federal governments spend roughly $20 billion on cash transfers to poor nonelderly adults and their children, and roughly the same amount for food stamps for such families, is taken from the the U.S. House of Representatives Committee on Ways and Means' *Green Book*, 1998. It cites, on page 411, government expenditures of $11.1 billion and state expenditures of $9.3 billion on Aid to Families with Dependent Children (AFDC) benefits. This does not count an additional $1.6 billion in federal administrative costs and $1.6 billion in state administrative costs. The federal costs for Temporary Assistance for Needy Families (TANF) benefits are cited as $23.5 billion on food stamp benefits and $2 billion on administration. State and local governments spent $1.8 billion on administration. TANF statistics are from page 927.

339 On the woes of the welfare system, in this example, the child welfare system, see Alvin Rosenfeld et al., "Psychiatry and children in the child welfare system," *Child and Adolescent Psychiatric Clinics of North America* 7, no. 3 (1998). They write, "In contrast to the mental health system, nonmedical personnel usually run child welfare Most foster children probably need a psychiatric evaluation; few get one." Page 527.

339 Jeanne Miranda has been a real pioneer in this area. Her most notable publications include Kenneth Wells et al., "Impact of disseminating quality improvement programs for depression in managed primary care: A randomized controlled trial," *Journal of the American Medical Association* 283, no. 2 (2000); Jeanne Miranda et al., "Unmet mental health needs of women in public-sector gynecologic clinics," *American Journal of Obstetrics and Gynecology* 178, no. 2 (1998); "Introduction to the special section on recruiting and retaining minorities in psychotherapy research," *Journal of Consulting Clinical Psychologists* 64, no. 5 (1996); and Jeanne Miranda et al., "Recruiting and retaining low-income Latinos in psychotherapy research," *Journal of Consulting Clinical Psychologists* 64, no. 5 (1996).

340 That total costs per patient for all the mentioned treatment programs are under $1,000 a year was discussed in much correspondence with the researchers. The exact figures for such programs are of course extremely difficult to calculate and compare because of differences in treatment programs, protocol, and services. Jeanne Miranda estimated her costs at under $100 per patient; Emily Hauenstein provided total costs of $638 per person for treatment regimens that include approximately thirty-six therapeutic meetings. Costing for Glenn Treisman's work is based on figures he sent me in an email of October 30, 2000. He estimated his operating costs at between $250,000 and $350,000 per year for an outreach service that provides care for twenty-five hundred to three thousand patients. Average cost per patient is therefore around $109.

343 That depression among the poor is not usually manifest in the cognitive arena of personal failure and guilt, but rather in somaticization, is indicated in Marvin Opler and S. Mouchly Small, "Cultural variables affecting somatic complaints and depression," *Psychosomatics* 9, no. 5 (1968).

347 The article in *The New England Journal of Medicine* on economic hardship and depression is John Lynch et al., "Cumulative impact of sustained economic hardship on physical, cognitive, psychological, and social functioning," vol. 337 (1997).

348 On the phenomenon of learned helplessness, see Martin Seligman's *Learned Optimism.*

353 The rate of schizophrenia among low-income populations is in Carl Cohen, "Poverty and the course of schizophrenia: Implications for research and policy," *Hospital and Community Psychology* 44, no. 10 (1993).

360 The antarctic ozone "hole" is defined as an "area having less than 220 Dobson units (DU) of ozone in the overhead column (i.e., between the ground and space)." As the Environmental Protection Agency's website points out, "The word *hole* is a misnomer; the hole is really a significant thinning, or reduction in ozone concentrations, which results in the destruction of up to 70 percent of the ozone normally found over Antarctica." I take from *One Earth, One Future: Our Changing Global Environment,* page 135: "The first unmistakable sign of human-induced change in the global environment arrived in 1985 when a team of British scientists published findings that stunned the world community of atmospheric chemists. Joseph Farman, of the British Meteorological Survey, and colleagues reported in the scientific journal *Nature* that concentrations of stratospheric ozone above Antarctica had plunged more than 40 percent from 1960s baseline levels during October, the first month of spring in the Southern Hemisphere, between 1977 and 1984. Most scientists greeted the news with disbelief." See the EPA's website dedicated to the ozone hole at http://cfpub.epa.gov/airnow/index.cfw?action=ozone_facts.index. The British Antarctic Survey publishes yearly updates on the state of the antarctic ozone. For current information, see http://www.antarctica.ac.uk/met/jds/ozoneindex.html.

and social functioning," *New England Journal of Medicine* 337 (1997).
336 On depression among women, see chapter 5.
336 On depression among artists, see Kay Jamison's *Touched with Fire.*
336 One example of depression among athletes may be found in Buster Olney, "Harnisch says he is being treated for depression," *New York Times,* April 26, 1997.
336 On depression among alcoholics, see chapter 6.
336 That the poor have a high rate of depression can be adduced from the statistic that welfare recipients have an incidence of depression three times that of nonwelfare recipients, put forth in K. Olsen and L. Pavetti, "Personal and family challenges to the successful transition from welfare to work," published by the Urban Institute, 1996. Sandra Danziger et al.'s "Barriers to the employment of welfare recipients," published by the Poverty Research and Training Center of Ann Arbor, Michigan, indicates that depressed welfare recipients are more likely to be unable to hold jobs, thus completing the circle of poverty and depression. Robert DuRant et al.'s "Factors associated with the use of violence among urban black adolescents," *American Journal of Public Health* 84 (1994), indicates a connection between depression and violence. Ellen Bassuk et al.'s "Prevalence of mental health and substance use disorders among homeless and low-income housed mothers," *American Journal of Psychiatry* 155, no. 11 (1998), reviews a number of studies indicating elevated levels of substance abuse among the depressed.
337 The efficacy of most pharmacological and psychodynamic treatments appears to be fairly consistent across populations. Depression among the indigent should therefore have the same efficacy rates as for a more general population. The difficulty with this population, in the current system, is of getting the treatment to patients.
337 The statistic that 85–95 percent of people with serious mental illness are unemployed in the United States is taken from two studies by W. A. Anthony et al.: "Predicting the vocational capacity of the chronically mentally ill: Research and implications," *American Psychologist* 39 (1984), and "Supported employment for persons with psychiatric disabilities: An historical and conceptual perspective," *Psychosocial Rehabilitation Journal* 11, no. 2 (1982).
337 On the early puberty of children of depressed mothers, see Bruce Ellis and Judy Garber's "Psychosocial antecedents of variation in girls' pubertal timing: Maternal depression, stepfather presence, and marital and family stress," *Child Development* 71, no. 2 (2000).
337 Characteristic behavior of girls with early puberty is described in Lorah Dorn et al., "Biopsychological and cognitive differences in children with premature vs. ontime adrenarche," *Archives of Pediatric Adolescent Medicine* 153, no. 2 (1999). For a broad review of the literature on early puberty, promiscuity, and sexual activity, see Jay Belsky et al., "Childhood experience, interpersonal development, and reproductive strategy: An evolutionary theory of socialization," *Child Development* 62 (1991).
338 On Medicaid programs and the mentally ill, see Lillian Cain, "Obtaining social welfare benefits for persons with serious mental illness," *Hospital and Community Psychiatry* 44, no. 10 (1993); Ellen Hollingsworth, "Use of Medicaid for mental health care by clients of community support programs," *Community Mental Health Journal* 30, no. 6 (1994); Catherine Melfi et al., "Access to treatment for depression in a Medicaid population," *Journal of Health Care for the Poor and Underserved* 10, no. 2 (1999); and Donna McAlpine and David Mechanic, "Utilization of specialty mental health care among persons with severe mental illness: The roles of demographics, need, insurance, and risk," *Health Services Research* 35, no. 1 (2000).
338 Examples of successful aggressive outreach programs may be found in Carol Bush et al., "Operation outreach: Intensive case management for severely psychiatrically disabled adults," *Hospital and Community Psychiatry* 41, no. 6 (1990), and José Arana et al., "Continuous care teams in intensive outpatient treatment of chronic mentally ill patients," *Hospital and Community Psychiatry* 42, no. 5 (1991). For information regarding outreach programs for homeless populations, see Gary Morse et al., "Experimental comparison of the effects of three treatment programs for homeless mentally ill people," *Hospital and Community Psychiatry* 43, no. 10 (1992).
338 L. Lamison-White's *U.S. Bureau of the Census: Current Populations Report* indicates that 13.7 percent of Americans are below the poverty line, as taken from Jeanne Miranda and Bonnie L. Green, "Poverty and mental health services research," page 4.
338 The study showing that 42 percent of heads of households receiving AFDC meet the criteria for clinical depression is K. Moore et al., "The JOBS Evaluation: How well are they faring? AFDC families with preschool-aged children in Atlanta at the outset of the JOBS Evaluation," published by the U.S. Department of Health and Human Services, 1995.
338 The study showing that 53 percent of pregnant welfare mothers meet the criteria for major depression is J. C. Quint et al., "New chance: Interim findings on a comprehensive program for disadvantaged young mothers and their children," pub-

328 The line from Sir William Osler is from his *Aequanimitas,* as quoted in Peter Adams's *The Soul of Medicine,* page 67.
328 Adolf Meyer is a delight to read. I am indebted to Stanley Jackson's *Melancholia and Depression* as well as Myer Mendelson's *Psychoanalytic Concepts of Depression,* and Jacques Quen and Eric Carlson's *American Psychoanalysis,* for much of my discussion of Adolf Meyer. The passages are quoted, in the order they appear in the text, from Myer Mendelson's *Psychoanalytic Concepts of Depression,* page 6; Jacques Quen and Eric Carlson's *American Psychoanalysis,* page 24; Myer Mendelson's *Psychoanalytic Concepts of Depression,* page 6; Adolf Meyer's *Psychobiology,* page 172; Adolf Meyer's *The Collected Papers of Adolf Meyer,* vol. 2, pages 598 and 599; Theodore Lidz's "Adolf Meyer and American psychiatry," published in the *American Journal of Psychiatry* 123 (1966): 326; and from Adolf Meyer's *Psychobiology,* page 158.
328 On Mary Brooks Meyer, see Theodore Lidz's "Adolf Meyer and the development of American psychiatry," published in the *American Journal of Psychiatry* 123 (1966): 328.
329 The quotation on the goal of medicine comes from Adolf Meyer's late essay "The 'complaint' as the center of genetic-dynamic and nosological thinking in psychiatry," *New England Journal of Medicine* 199 (1928).
329 The passages from Sartre come from his novel *Nausea,* pages 4, 95–96, 122, and 170.
329 The passages by Beckett are taken, respectively, from *Malone Dies* and *The Unnamable,* and appear in the volume *Molloy, Malone Dies, The Unnamable,* on pages 256–57 and 333–34.
330 The story of the discovery of antidepressants is told over and over again. A nice version of it is in Peter Kramer's *Listening to Prozac,* and a more technical one in Peter Whybrow's *A Mood Apart.* I have relied on both of these, as well as on the detailed history that forms the backbone of David Healy's *The Antidepressant Era.* I have also incorporated information from oral interviews.
331 The Kline/Lurie–Salzer/Kuhn debate is in David Healy's *The Antidepressant Era,* pages 43–77.
331 The discovery of neurotransmitter theory and the early work on acetylcholine, as well as the discovery of serotonin and the link between substance and emotional function is from *Ibid.,* 145–47.
331 The 1955 article referenced is A. Pletscher et al., "Serotonin release as a possible mechanism of reserpine action," *Science* 122 (1955).
331 The work on lowering serotonin levels is in David Healy's *The Antidepressant Era,* page 148.
332 The development of the MAOIs is in *Ibid.,* 152–55.
332 Axelrod's work on reuptake is in *Ibid.,* 155–161.
332 Joseph Schildkraut's original article is "The catecholamine hypothesis of affective disorders: A review of supporting evidence," *American Journal of Psychiatry* 122 (1965): 509–22.
332 I am indebted to David Healy for his critique of Schildkraut.
333 The Scottish scientists who worked on receptor theory are George Ashcroft, Donald Eccleston, and team members, as is explicated in David Healy's *The Antidepressant Era,* page 162.
333 The story of Carlsson and Wong and serotonin is in *Ibid.,* 165–69.
334 The development of individual drugs is chronicled on the websites maintained by their manufacturers. For information on Prozac, see Lilly's website at www.prozac.com; for information on Zoloft, see Pfizer's website at www.pfizer.com; for information on drugs in development at Du Pont, see their Web site at www.dupont merck.com; for information on Luvox, see Solvay's website at www.solvay.com; for information on drugs in development at Parke-Davis, see their website at www.parke-davis.com; for information on reboxetine and Xanax, see Pharmacia/ Upjohn's website at www2.pnu.com; for information on Celexa, see the website of Forest Laboratories at http://www.frx.com.

Chapter 9——貧窮

335 That the poor depressed tend to become more poor and depressed is indicated by a number of studies. Depression's effect on the ability to earn a living is reviewed in Sandra Danziger et al., "Barriers to the employment of welfare recipients," published by the Poverty Research and Training Center of Ann Arbor, Michigan. This study indicates that among poorer populations, those with a diagnosis of major depression cannot in general work twenty hours or more a week. That they become increasingly depressed can be adduced by studies that show poor treatment records for poor and homeless populations, such as Bonnie Zima et al., "Mental health problems among homeless mothers," *Archives of General Psychiatry* 53 (1996), and Emily Hauenstein, "A nursing practice paradigm for depressed rural women: Theoretical basis," *Archives of Psychiatric Nursing* 10, no. 5 (1996). For an excellent discussion on the relationships between poverty and mental health, see John Lynch et al., "Cumulative impact of sustained economic hardship on physical, cognitive, psychological,

321 Most of Charles Dickens's work cries out for social reform. See, for example, Nicholas Nickleby.
321 For Victor Hugo on social injustice and alienation, see his *Les Misérables.*
321 Oscar Wilde gives voice to the spirit of alienation of his age in "The Ballad of Reading Gaol," from *Complete Poetry,* pages 152–72.
321 Joris-Karl Huysmans seems to indicate something of the alienated quality of late decadence in his famous *À Rebours* or *Against Nature.*
321 The first quotation from *Sartor Resartus* is on page 164; the second is taken directly from William James's essay "Is life worth living?" in *The Will to Believe and Other Essays in Popular Philosophy,* page 42.
321 The views of William James on melancholia crop up throughout his writing. The passages quoted here come from his essay "Is life worth living?" in *The Will to Believe and Other Essays in Popular Philosophy,* pages 43, 39, and 49, respectively. See also, of course, *The Varieties of Religious Experience.*
321 The lines from Matthew Arnold are from "Dover Beach," in *The Poems of Matthew Arnold,* pages 239–43.
322 Maudsley's quotations are taken from his *The Pathology of the Mind,* pages 164–68. John Charles Bucknill and Daniel H. Tuke took up Maudsley's theme in the United States—"a disorder of the intellect not being," they observed, "an essential part of the disorder." They went on to speak of the external treatments for melancholy, many of them age-old, as having a direct effect on the brain. "In all organs of the body, except the brain, great advances have been made into the knowledge of their physiological laws. But it is quite otherwise with the noble organ which lords it over the rest of the body. The physiological principle upon which we have to build a system of cerebral pathology is, that mental health is dependent upon the due nutrition, stimulation, and repose of the brain; that is, upon the conditions of the exhaustion and reparation of its nerve-substance being maintained in a healthy and regular state." And they enthusiastically suggest that opium may be effective in relaxing the brain. The passages from John Charles Bucknill and Daniel H. Tuke may be found in their *A Manual of Psychological Medicine,* pages 152 and 341–42. Richard von Krafft-Ebing also identified this mild illness. "When the innumerable slight causes that do not reach the hospital for the insane are taken into consideration, the prognosis of melancholia is favorable. Numerous cases of this kind pass on to recovery without the occurrence of delusions or errors of the senses." Richard von Krafft-Ebing is quoted from his *Text-Book of Insanity,* page 309.
322 George H. Savage's remarks may be found in his *Insanity and Allied Neuroses,* pages 130 and 151–152.
323 These remarks from Freud are from the "Extracts from the Fliess Papers," in *The Standard Edition of the Complete Psychological Works of Sigmund Freud,* vol. 1, pages 204–6.
323 Karl Abraham's 1911 essay is entitled "Notes on the psycho-analytical investigation and treatment of manic-depressive insanity and allied conditions," in *Selected Papers of Karl Abraham.* These passages are from this essay, pages 137, 146, and 156, respectively.
324 The passages quoted from "Mourning and melancholia" have been taken from *A General Selection from the Works of Sigmund Freud,* pages 125–27, 133, and 138–39.
324 The article alluded to here is "Managing depression in medical outpatients," *New England Journal of Medicine* 343, no. 26 (2000).
325 On Abraham's response to "Mourning and melancholia," see his later essay "Development of the libido," in *Selected Papers of Karl Abraham,* page 456.
326 For this material from Melanie Klein, see her essay "The psychogenesis of manicdepressive states," in *The Selected Melanie Klein,* page 145. Other psychoanalysts writing on the topic include the great Freudian revisionist Sandor Rado. He put together a profile of the kind of person who is subject to melancholy, who is "most happy when living in an atmosphere permeated with libido" but who also has a tendency to be unreasonably demanding of those he loves. Depression, according to Rado, is "a great despairing cry for love." Depression therefore evokes once more that early demand for the mother's breast, the fulfillment of which Rado rather charmingly called "the alimentary orgasm." The depressed person, from infancy on, wants love of any kind—erotic love or maternal love or self-love are all reasonable fulfillments of his need. "The process of melancholia," Rado wrote, "represents an attempt at reparation (cure) on a grand scale, carried out with an iron psychological consistency." The quotations from Sandor Rado are from his essay "The problem of melancholia," in *Psychoanalysis of Behavior,* pages 49–60.
326 Hassoun's writing on depression is in his recently published book *The Cruelty of Depression.*
327 Kraepelin makes for some dull reading. The passages quoted here are from Stanley Jackson's *Melancholia and Depression,* pages 188–95. An excellent discussion of Kraepelin is also included in Myer Mendelson's *Psychoanalytic Concepts of Depression.*

314 The famous line is from Johann Wolfgang von Goethe's *Faust,* part I, scene 6, page 42.
314 Wordsworth's lines are from the poem "Resolution and Independence," in the volume *The Prelude: Selected Poems and Sonnets,* page 138.
314 Keats on easeful death is line 52 of "Ode to a Nightingale," in *The Poems,* page 202. The quotation from "Ode on Melancholy" is lines 21–25, in the same collection, page 214.
314 The quotations from Shelley are from his poem "Mutability," lines 1–4 and 19–21, in *The Complete Poems of Percy Bysshe Shelley,* page 679.
315 Giacomo Leopardi's lines are from "To Himself," in his *Poems,* page 115.
315 "Vanity of vanities" is Ecclesiastes 12:8.
315 The lines from *The Sorrows of Young Werther* are to be found on pages 95 and 120.
315 Baudelaire's lines are from *The Flowers of Evil,* pages 92–93.
316 Bernard of Morlaix, a monk of the order of Cluny, wrote his most well-known poem, *De Contemptu Mundi,* in the twelfth century. It is one of the most lasting apocalyptic meditations.
316 The quotation from Hegel comes from his *Lectures on the Philosophy of History,* as quoted in Wolf Lepenies's *Melancholy and Society,* page 75.
316 Of course everything Kierkegaard wrote seems to be about depression at one level or another, but these passages come, respectively, from a quoted segment in Georg Lukács's *Soul and Form,* page 33, and from Kierkegaard's *The Sickness Unto Death,* page 50.
316 Schopenhauer's comments on melancholia are primarily in his essays rather than in his longer books. I would call attention particularly to his essays "On the sufferings of the world," "On the vanity of existence," and "On suicide." The quotations here are both from "On the sufferings of the world," within the collection *Complete Essays of Schopenhauer,* pages 3–4.
317 Nietzsche's comments on health and illness are in *The Will to Power,* page 29.
317 The passages from Philippe Pinel may be found in his *A Treatise on Insanity,* pages 107, 132, and 53–54, respectively.
317 The quotation from Samuel Tuke is from Andrew Scull's *Social Order/Mental Disorder,* page 75.
318 The master of another asylum to whom I allude here is quoted in *Ibid.,* 77.
318 The statistics on the insane may be found in Marlene Arieno's *Victorian Lunatics,* page 11. The history of the Lunatics Acts is in the same book, pages 15–17.
318 The population of Bedlam in 1850 is in *Ibid.,* 17.
319 Thomas Beddoes's rather insightful quotation is in Stanley Jackson's *Melancholia and Depression,* page 186.
319 Benjamin Rush's ideas and words are in his *Medical Inquiries and Observations,* pages 61–62, 78, and 104–8.
319 J. E. D. Esquirol was among those who stuck quite closely to Pinel. He championed humane asylums in the very early nineteenth century, adding that patients should be treated with a "dry and temperate climate, a clear sky, a pleasant temperature, an agreeable situation, varied scenery," as well as exercise, travel, and laxatives. For the causes of melancholy, he gives a mind-boggling list that includes domestic troubles, masturbation, wounded self-love, falls upon the head, hereditary predisposition, and libertinism, among others. For the symptoms, he said that "this is not a complaint that agitates, complains, shouts, weeps; it is one that silences, that has no tears, that is immobile." Esquirol's quotations come from his *Mental Maladies,* page 226, and from Barbara Tolley's unpublished dissertation "The languages of melancholy in *Le Philosophe Anglais,*" page 11. While some concentrated on the humanity of treatment, others focused on the nature of the illness itself. James Cowles Prichard echoed Nietzsche in defining an illness much closer to sanity, setting up what would become the modern understanding of depression. "It is perhaps impossible," he wrote, "to determine the line which marks a transition from predisposition to disease; but there is a degree of this affection which certainly constitutes disease of mind, and that disease exists without any illusion impressed upon the understanding of reason. The faculty of reason is not manifestly impaired, but a constant feeling of gloom and sadness clouds all the prospects of life. This tendency to morbid sorrow and melancholy, as it does not destroy the understanding, is often subject to control when it first arises, and probably receives a peculiar character from the previous mental state of the individual." The passages here, quoted from James Cowles Prichard, are to be found in his *Treatise,* page 18.
319 Griesinger's ideas may be found in a variety of primary and secondary sources. His *Mental Pathology and Therapeutics* provides an excellent survey of his ideas. Stanley Jackson's *Melancholia and Depression* contains an enlightening summary of Griesinger's ideas.
320 Foucault's ideas are expounded in his famous *Madness and Civilization,* a book whose eloquent speciousness did significant damage to the cause of the mentally ill in the late twentieth century.

311 John Brown's fit disparagement of the British climate, as well as Edmund Burke's remarks, are in *Ibid.*, 126. One could go on for volumes with eighteenth-century comments on melancholy. Jonathan Swift, a splenetic fellow himself, had little mercy for these many accounts. He was very much of the pull-yourself-up-bythe-bootstraps mentality: "A fancy would sometimes take a Yahoo, to retire into a Corner, to lie down and howl, and groan, and spurn away all that came near him, although he were young and fat, and wanted neither Food nor Water; nor did the Servants imagine what could possibly ail him. And the only Remedy they found was to set him to hard Work, after which he would infallibly come to himself." This passage is from *Gulliver's Travels*, page 199.

311 The passage of Voltaire quoted here is from *Candide*, page 140.

311 Horace Walpole's charming prescription is in Roy Porter's *Mind-Forg'd Manacles*, page 241. The question of geography and depression first arose in this period. William Rowley wrote that "England, according to its size and number of inhabitants, produces and contains more insane than any other country in Europe, and suicide is more common. The agitations of passions, the liberty of thinking and acting with less restraint than in other nations, force a great quantity of blood to the head, and produce greater varieties of madness in this country, than is observed in others. Religious and civil toleration are productive of political and religious madness; but where no such toleration exists, no such insanity appears." William Rowley's remarks are in Max Byrd's *Visits to Bedlam*, page 129.

312 The line from Thomas Gray's "Elegy Written in a Country Churchyard" is number 36, to be found on page 38 of *The Complete Poems of Thomas Gray*. The lines from "Ode on a Distant Prospect of Eton College" are on pages 9–10 of the same volume.

312 Coleridge's remarks are to be found in *The Collected Letters of Samuel Taylor Coleridge*, Earl Leslie Griggs, editor, vol. 1, letter 68, page 123.

312 Kant's aphorisms are from his *Observations on the Feeling of the Beautiful and Sublime*, pages 56 and 63.

312 On mental health in the American colonies, see Mary Ann Jimenez's *Changing Faces of Madness*.

312 One example of the U.S. trend toward religious explanations of depression is William Thompson, a minister in seventeenth-century Massachusetts, who became so depressed that he had to give up his work and became "the lively portraiture of Death / A walking tomb, a living sepulcher / In which black melancholy did inter." The devil it was who "vexed his mind with diabolical assaults and horrid, hellish darts." The poem on William Thompson, written by his "family and friends," may be found in *Ibid.*, 13.

313 Cotton Mather on the depression of his wife is in *Ibid.*, 13–15.

313 The quotations from *The Angel of Bethesda* are on pages 130–33.

313 Henry Rose's remarks are in his *An Inaugural Dissertation on the Effects of the Passions upon the Body*, page 12. Other prominent Americans publishing treatises on the subject of depression include Nicholas Robinson, William Cullen, and Edward Cutbush. Nicholas Robinson was much read in the colonies, and his mechanical explanations of melancholy dominated thought there throughout the mid- eighteenth century. For more on Nicholas Robinson in the colonies, see Mary Ann Jimenez's *Changing Faces of Madness*, pages 18–20. William Cullen, publishing in Philadelphia in 1790, a humanist freed from some of religion's constraints, found that a "drier and firmer texture in the medullary substance of the brain" from a "certain want of fluid in that substance" causes melancholy. These words may be found in Cullen's *The First Lines of the Practice of Physic*, vol. 3, page 217. Edward Cutbush, in the colonies, speaks of melancholy as an "atonic madness" in which "the mind is generally fixed to one subject; many are cogitative, silent, morose, and fixed like statues; others wander from their habitation in search of solitary places, they neglect cleanliness, their bodies are generally cold, with a change of color and dry skin; all the different secretions are much diminished, the pulse slow and languid." He saw the brain as constantly in motion (much like the heart or lungs) and thought that all madness came from "an excess or defect of motion, in one or more parts of the brain." He then wondered whether such defects of motion come from the blood and the nervous fluid, as Boerhaave said, from chemical matters, as Willis suggested, or "an electric or electroid fluid" that could cause "the periodical attacks of insanity" in the event of "an accumulation of this electricity in the brain." Cutbush said that overexcitement of the brain could ruin it: "The first impression causes so great a commotion in the brain, that it will exclude, or draw into a vast vortex, every other motion, and insanity with her humerous train of attendants will usurp her way over sovereign reason." Edward Cutbush's views are in his *An Inaugural Dissertation on Insanity*, pages 18, 24, 32–33.

313 On "evangelical anorexia nervosa," see Julius Rubin's *Religious Melancholy and Protestant Experience in America*, pages 82–124 and 156–76. The phrase "starving perfectionists" is on page 158.

314 These words from Kant on the sublime are in *The Philosophy of Kant*, page 4.

307 Boerhaave specifically rejected humoral theory and cultivated a notion of the body as a fibrous mass fed by the hydraulic action of the blood. The primary causes of melancholy were, Boerhaave believed, "all things, which fix, exhaust, or confound the nervous juices from the Brain; as great and unexpected frightful accidents, a great Application upon any Object whatever; strong Love, Waking Solitude, Fear, and hysterical Affections." Other causes to be considered were "immoderate Venery; Drink; Parts of Animal dried in Smoke, Air or Salt; unripe Fruits; mealy unfermented Matters." Those who allowed intemperate activity or consumption to imbalance their blood were likely to produce acidic materials, which Boerhaave called "acrids," and then their bile would undergo "acrimonious degeneration" to create a nasty burning liquid that went around causing trouble throughout the body. In the brain, a "coagulating acid" would solidify the blood, which would cease to circulate to certain essential areas.

307 Secondary sources on Boerhaave's theories abound. Among the best are Stanley Jackson's summary in *Melancholia and Depression,* pages 119–21, and T. H. Jobe's "Medical theories of melancholia in the seventeenth and early eighteenth centuries," *Clio Medica* 11, no. 4 (1976): 224–27. The quotations are taken from Boerhaave's *Aphorisms,* as well as selected quotes from T. H. Jobe's article, pages 226–27.

307 Boerhaave had many followers and disciples. It is interesting to look at how he influenced, for example, Richard Mead. In his magnum opus, published in 1751, Mead stuck with the idea of mechanics but moved them from the blood system to the "animal spirits" that move along the nerves. "Nothing disorders the mind so much as love and religion," he observed. For Mead as for Boerhaave, the brain is "manifestly a large gland" and the nerves are "an excretory duct," and whatever goes along the nerves is a "thin volatile liquor of great force and elasticity." Again, there are shadows of accuracy here: something does come from the brain and in a sense travels along the nerves, and that is the neurotransmitters. The first two quotations from Richard Mead may be found in his *Medical Precepts and Cautions,* pages 76 and 78; the last three quotations may be found in his collected works, entitled *The Medical Works of Richard Mead, M.D.,* page xxi.

307 Julien Offray de La Mettrie is described in some detail in Aram Vartanian's *La Mettrie's L'Homme Machine.* The quote is taken from Vartanian's book, page 22.

308 Friedrich Hoffman said in 1783 that blood became thick through "debility of the brain, from long grief or fear or love." He proposed, further, that mania and depression, long treated as two unrelated problems, "appear to be rather different stages of one; the mania being properly an exacerbation of melancholy, and leaving the patient melancholic in the calmer intervals." He picks up on Boerhaave's ideas in saying that melancholy was "a retardation of the circulation" and mania, "an acceleration of it." The passages from Friedrich Hoffman may be found in his *A System of the Practice of Medicine,* pages 298–303.

308 The quotations from Spinoza are from *The Ethics of Spinoza,* pages 139–40.

309 For a good discussion of Bedlam, see Marlene Arieno's *Victorian Lunatics,* especially pages 16–19. On Bicêtre and its most famous Dr. Philippe Pinel, see Dora Weiner's " 'Le geste de Pinel': The history of a psychiatric myth," published as chapter 12 of *Discovering the History of Psychiatry,* edited by Mark Micale and Roy Porter.

309 Blake's complaint is from Roy Porter's *Mind-Forg'd Manacles,* page 73.

309 There are a multitude of general books on madness and the eighteenth and early nineteenth centuries. My discussion has been influenced by a variety of these including Andrew Scull's *Social Order/Mental Disorder,* Michel Foucault's *Madness and Civilization,* and Roy Porter's *Mind-Forg'd Manacles.*

309 The quotation from John Monro may be found in Andrew Scull's *Social Order/Mental Disorder,* page 59.

309 Depictions of some of the most alarming-looking torture devices of the early eighteenth century are to be found in *Ibid.,* 69–72.

309 Boswell's comments on mental illness, as well as his diaries and correspondence, may be found in Allan Ingram's *The Madhouse of Language,* pages 146–49.

310 Samuel Johnson on Burton is in Roy Porter's *Mind-Forg'd Manacles,* pages 75–77. Johnson on "the black dog" is in Max Byrd's *Visits to Bedlam,* page 127.

310 For Cowper on his depression, including the passages quoted, see Allan Ingram's *The Madhouse of Language,* pages 149–50. The lines of poetry are from his "Lines Written During a Period of Insanity," in *The Poetical Works of William Cowper,* page 290.

311 Edward Young's lines are in his *The Complaint, or Night-Thoughts,* vol. 1, page 11.

311 Tobias Smollett's description of himself as a hospital is in Roy Porter's *Mind-Forg'd Manacles,* endnotes, page 345.

311 The quotation from the Marquise du Deffand comes from Jerome Zerbe and Cyril Connolly, *Les Pavillons of the Eighteenth Century,* page 21.

311 Johnson on Scotland is in Max Byrd's *Visits to Bedlam,* page 126.

297 George Gifford's views are in Winfried Schleiner's *Melancholy, Genius, and Utopia in the Renaissance,* page 182.
297 Discussions of Jan Wier, who also appears under the name Johann Weyer, are from *Ibid.,* 181–87, as well as in Lawrence Babb's *The Elizabethan Malady,* pages 54–56.
297 Freud's remarks on Jan Wier are in his *Standard Edition,* vol. 9, page 245.
297 Reginald Scot's views on witchcraft and the story of King James demanding Scot's book be burned are described in detail in Lawrence Babb's *The Elizabethan Malady,* pages 55–56, and Winfried Schleiner's *Melancholy, Genius, and Utopia in the Renaissance,* pages 183–87.
297 The French case of the rumbling under the short ribs is described in Winfried Schleiner's *Melancholy, Genius, and Utopia in the Renaissance,* page 189.
298 The words from the synod of 1583 are from *Ibid.,* 190.
298 Montaigne on melancholy is a wonderful topic and warrants a long discussion of its own. For the material referenced here see *Ibid.,* 179, 184. A more in-depth discussion can be found in M. A. Screech's *Montaigne & Melancholy.*
298 Andreas Du Laurens is also known as Laurentius. For the sake of simplicity, I have stuck with his non-Latin name. The discussion, including quotations, is taken from Stanley Jackson's *Melancholia and Depression,* pages 86–91, and T. H. Jobe's "Medical theories of melancholia in the seventeenth and early eighteenth centuries," *Clio Medica* 11, no. 4 (1976): 217–21.
299 The doctor of the early seventeenth century to whom I refer here is Richard Napier, and his remarks may be found in Michael MacDonald's *Mystical Bedlam,* pages 159–60. John Archer wrote in his 1673 manuscript that melancholy is the "greatest enemy of nature," as referenced in *Mystical Bedlam,* page 160.
299 References to Levinus Lemnius, Huarte, Luis Mercado, and Joannes Baptista Silvaticus may be found in Lawrence Babb's *The Elizabethan Malady,* page 62.
300 The melancholic barber is in the play *Midas* by Lyly. His line is quoted as it appears in Michael MacDonald's *Mystical Bedlam,* page 151.
300 The physician whose melancholy patients tended to be titled is Richard Napier. The statistics are from *Ibid.,* 151. Napier's account of his practice is unusually thorough and is among the best materials of its period. He seems to have had an acute sensitivity to mental health complaints and is eloquent about them.
301 That those who were truly ill with melancholia had sympathy and respect is borne out in the writings of Timothy Rogers. In his *Discourse* of 1691 he writes extensively about the consideration and understanding that should be extended to the depressed. "Do not urge your Friends under the Disease of Melancholly, to things which they cannot do," he writes. "They are as persons whose bones are broken, and that are in great pain and anguish, and consequently under an incapacity for action . . . if it were possible by any means innocently to divert them, you would do them a great kindness." See *A Discourse Concerning Trouble of the Mind and the Disease of Melancholly,* sections of which are reprinted in Richard Hunter and Ida Macalpine's *300 Years of Psychiatry,* pages 248–51.
301 The quotes from "Il Penseroso" are lines 11–14, 168–69, and 173–76, from John Milton's *Complete Poems and Major Prose,* pages 72 and 76.
301 Robert Burton's *Anatomy of Melancholy* makes excellent reading and contains a great deal of wisdom that I have not been able to reproduce here. Commentaries on Burton abound. For a short and concise summary of his life and work, see Stanley Jackson's *Melancholia and Depression,* pages 95–99. For lengthier discussions, see Lawrence Babb's *The Elizabethan Malady,* Eleanor Vicari's *The View from Minerva's Tower,* Vieda Skultan's *English Madness,* and Rudolph and Margot Wittkower's *Born Under Saturn.* I have also relied heavily upon Paolo Bernardini's unpublished manuscript "*Melancholia gravis:* Robert Burton's *Anatomy* (1621) and the links between suicide and melancholy." The quotations reproduced in the text come from Robert Burton's *Anatomy of Melancholy,* pages 129–39, 162–71, 384–85, and 391. The quotes used in the discussion of Burton and suicide are taken directly from Bernardini's manuscript.
304 The tales of Caspar Barlaeus and the man who had to be packed in straw, Ludovicus a Casanova on the butter man, the story of Charles VI, and the recent exemplar of the glass delusion in Holland are all in F. F. Blok's *Caspar Barlaeus,* pages 105–21.
306 On Descartes and mental health, see Theodore Brown's essay "Descartes, dualism, and psychosomatic medicine," in W. F. Bynum, Roy Porter, and Michael Shepherd, *The Anatomy of Madness,* vol. 1, pages 40–62. Selections of Descartes's *The Passions of the Soul* appear in Richard Hunter and Ida Macalpine's *300 Years of Psychiatry,* pages 133–34.
306 The passages from Willis may be found in his *Two Discourses Concerning the Soul of Brutes,* pages 179, 188–201, and 209. T. H. Jobe's "Medical theories of melancholia in the seventeenth and early eighteenth centuries," *Clio Medica* 11, no. 4 (1976), and Allan Ingram's *The Madhouse of Language* were both useful secondary sources.
307 The passages from Nicholas Robinson may be found in Allan Ingram's *The Madhouse of Language,* pages 24–25.

290 The views of Aretaeus of Capidoccia are described in Giuseppe Roccatagliata's *A History of Ancient Psychiatry,* pages 223–32.
291 There is a great deal of material on Galen, both in general medical histories and in more specific accounts of early psychiatry. I have relied particularly heavily on Stanley Jackson's *Melancholia and Depression* and Giuseppe Roccatagliata's *A History of Ancient Psychiatry.* The quotations here are from the latter, pages 193–209.
291 The information on Aztec treatments is in Tzvetan Todorov's *The Conquest of America,* page 68. I thank Elena Phipps for leading me to this material.
292 The Stoic philosophers and their role in medical wisdom are in Giuseppe Roccatagliata's *A History of Ancient Psychiatry,* pages 133–43.
292 For a discussion of Saint Augustine, including the implications of his positions, see Judith Neaman's *Suggestion of the Devil,* pages 51–65.
292 Nebuchadnezzar is described in the King James Version of the Bible in Daniel 4:33.
292 The phrase "the noonday demon" occurs in the literature on this subject and seems to have been composed from several primary biblical sources. The passage in question is given in the King James Version of the Bible (Psalms 91:6), which sticks closely in this matter to the original Hebrew, as: "the destruction that wasteth at noonday." In the Catholic Douay version of the Old Testament (Psalms 90:6) we have the phrase "the noonday devil," which is a variant translation of the Latin *"daemonio meridiano"* of the Vulgate (attributed to Saint Jerome and commonly used in the medieval Latin West). The Latin phrase in turn derives from the old Greek or Septuagint Bible (Psalms 90:6) which has *"daimoniou mesembrinou."* This last may have been the basis for Cassian's translation of the phrase as "the midday demon" (cited by Stanley Jackson's *Melancholia and Depression* as coming from Cassian's *Institutes of the Conobia;* Jackson himself uses the phrase "noonday demon" in his discussion of Cassian). I thank Dr. Kevin White at the Catholic University of America for help with this matter.
293 Of Evagrius and the use of the term *noonday demon,* Reinhard Kuhn writes in *The Demon of Noontide* on page 43 that "Of the eight vices that Evagrius discusses in his *Of Eight Capital Sins,* acedia is given the longest and most detailed treatment. . . . Evagrius, like many of his followers, referred to acedia as the 'daemon qui etiam meridianus vocatur,' that is, as the 'noontide demon' of the Psalms. . . . " Kuhn seems to have come up with both *demon of noontide* and *noontide demon;* the phrase can, however, equally be translated as *noonday demon.* Stanley Jackson writes on page 66 of *Melancholia and Depression* that acedia, as described by Evagrius, "was characterized by exhaustion, listlessness, sadness, or dejection, restlessness, aversion to the cell and ascetic life, and yearning for family and former life."
293 On "madness" and the Inquisition, see Iago Galdston's *Historic Derivations of Modern Psychiatry,* pages 19–22.
293 For more on Thomas Aquinas in this regard, see *Ibid.,* 31–34. There has been a great deal—some might say more than is necessary—written on Aquinas and dualism.
293 The Parson's monologue was taken from Chaucer's *Canterbury Tales Complete,* pages 588–92.
294 On the distinction between *acedia* and *tristia,* see Stanley Jackson's *Melancholia and Depression,* pages 65–77.
294 Hildegard von Bingen's vivid remark is from *Ibid.,* 326.
295 On the artist Hugo van der Goes, see Rudolph and Margot Wittkower's *Born Under Saturn,* pages 108–13.
295 For an extensive discussion of Marsilio Ficino, see Paul Kristeller's *The Philosophy of Marsilio Ficino.* Many of the quotations I have used are taken from this text, pages 208–14. Additional information and quotations are taken from Winfried Schleiner's *Melancholy, Genius, and Utopia in the Renaissance,* pages 24–26, as well as Klibansky et al.'s *Saturn and Melancholy,* page 159; Barbara Tolley's unpublished dissertation "The languages of melancholy in *Le Philosophe Anglais,*" pages 20–23; and Lawrence Babb's *The Elizabethan Malady,* pages 60–61.
296 On Agrippa, see Winfried Schleiner's *Melancholy, Genius, and Utopia in the Renaissance,* pages 26–27.
296 Vasari's comments on depressiveness among artists are presented erratically and esoterically in both volumes of his *Lives of the Artists.* In volume 1, Vasari discusses Paolo Uccello, whom he describes as ending up "solitary, eccentric, melancholy, and poor" because of "choking his mind with difficult problems," page 95. Correggio, he writes, "was very melancholy in the practice of his art, at which he toiled unceasingly," page 278. For an excellent secondary source on the tradition of melancholy and artistic genius, concerning especially the most supreme, Albrecht Dürer, and the German Renaissance, see Raymond Klibansky, Erwin Panofsky, and Fritz Saxl's truly inspired *Saturn and Melancholy: Studies in the History of Natural Philosophy, Religion, and Art.*
296 The "intercourse or meddling of euill angels" comes from Andreas Du Laurens's *Discourse,* as quoted in Lawrence Babb's *The Elizabethan Malady,* page 49.
297 The man who felt the "evil Spirit enter by his fundament" is described in Lawrence Babb's *The Elizabethan Malady,* page 53.

280 The quotation from A. Alvarez is from *The Savage God,* page 75.
281 The quotation from Nadezhda Mandelstam is in *Ibid.,* 151–52.
281 The quotation from Primo Levi is from the U.S. edition of *The Drowned and the Saved,* pages 70–71.
282 That medications may have been to blame for the suicide of Primo Levi is suggested in Peter Bailey's introduction to the British edition of *The Drowned and the Saved.*
283 Nietzsche writes in *Beyond Good and Evil,* maxim 157, page 103: "The thought of suicide is a powerful solace: by means of it one gets through many a bad night."

Chapter 8——歷史

285 Though I was not able to find any secondary source that plumbed the history of depression in a fully convincing way, I wish to acknowledge my considerable debt to Stanley Jackson's *Melancholia and Depression.*
285 Etymology of the word *depression* is from *The Oxford English Dictionary,* vol. 3, page 220.
285 The Beckett quotation is from *Waiting for Godot.* I have taken it from *The Complete Dramatic Works of Samuel Beckett,* page 31.
286 For a general description of humoral theory as it existed among the Greeks, including the views of Empedocles on melancholy, see Stanley Jackson's *Melancholia and Depression,* pages 7–12.
286 The quotations from the Hippocratic Corpus, which, for the sake of simplicity, I have referenced as from Hippocrates, may be found in *Hippocrates,* W. H. S. Jones and E. T. Withington, trans. and eds., book 2, page 175. The information on his cure of King Perdiccas II is in Giuseppe Roccatagliata's rigorous *A History of Ancient Psychiatry,* page 164.
287 The suggestion that *chole* was conflated with *cholos* comes from Bennett Simon's *Mind and Madness in Ancient Greece,* page 235.
287 The use of black moods in Homer is from *Ibid.*
287 The quotation of Homer from *The Iliad* is in book 6, lines 236–40, page 202.
287 Hippocrates' attacks on the practitioners of sacred medicine is in Giuseppe Roccatagliata's *A History of Ancient Psychiatry,* page 162. That "all that philosophers have written on natural science no more pertains to medicine than to painting" is quoted in Iago Galdston's *Historic Derivations of Modern Psychiatry,* page 12.
287 Socrates' and Plato's opposition to Hippocrates, as well as Plato's model of the human psyche, are described in Bennett Simon's *Mind and Madness in Ancient Greece,* pages 224–27. A good comparison between Plato's and Freud's ideas exists in Iago Galdston's *Historic Derivations of Modern Psychiatry,* pages 14–16. Plato's ideas concerning the importance of childhood and family in the development of the child are discussed in Simon's *Mind and Madness in Ancient Greece,* pages 171–72.
288 Philotimus' prescription of a lead helmet is described in Giuseppe Roccatagliata's *A History of Ancient Psychiatry,* page 101.
288 The examples of Chrysippus of Cnidus' cauliflower remedy, Philistion and Plistonicus' basil mixture, and Philagrius' notion that excessive loss of sperm leads to depressive symptoms are from *Ibid.,* 102–3.
288 Aristotle's formulation of the mind-body relationship, his belief in the heart as the seat of the humors, and his disparagements of the brain are taken from *Ibid.,* 106–12.
288 Aristotle's famous words on the inspired character of the melancholic are in his "Problemata," book 30, page 953a. The following quote is taken from the same piece, pages 954a–b.
The lines from *The Sack of Troy* are quoted from Bennett Simon's *Mind and Madness in Ancient Greece,* page 231.
289 The lines from Seneca are in Rudolph and Margot Wittkower's *Born Under Saturn,* page 99.
289 Menander's grim line is from *Comicorum Atticorum fragmenta,* fragment 18.
289 For more on the Skeptics, including particularly relevant information on Medius, Aristogen, and Metrodorus, see Giuseppe Roccatagliata's *A History of Ancient Psychiatry,* pages 133–35.
289 For more on Erasistratus of Juli see *Ibid.,* 137–38.
289 The line from Herophilus of Calcedonius, as well as the policies of Menodotus of Nicomedia, is from *Ibid.,* 138–40.
289 A lovely chapter on Rufus of Ephesus may be found in Stanley Jackson's *Melancholia and Depression,* pages 35–39. This provides the selected quotations I have used, as well as the recipe for the "sacred remedy."
290 The information on the use of dripping pipes and hammocks is from *Ibid.,* 35. The prescription of light-colored foods and human breast milk is in Barbara Tolley's unpublished dissertation "The languages of melancholy in *Le Philosophe Anglais,*" page 17.

the suicidal patient," *American Journal of Psychiatry* 122 (1956).

257 The numbers on suicide attempts and those showing suicide to be the third leading killer among people fifteen to twenty-four in the United States are taken from D. L. Hoyert et al., "Deaths: Final data for 1997. National Vital Statistics Report," published for the National Center for Health Statistics. It is available on the Web at http://www.cdc.gov/hchs/data/nvsr/nvsr47/nvs47_19.pdf. Attempted suicide was estimated by using the NIMH's statistic that "there are an estimated eight to twenty-five attempted suicides to one completion." The figure of eighty thousand attempts is therefore, unfortunately, a modest estimate. The NIMH report may be found at http://www.hhs.gov/asl/testify/+000208b.html.

257 The catalog of reasons for increased suicidality is taken from George Colt's *The Enigma of Suicide,* page 49.

258 The work on high-achieving adolescents and suicide is presented in Herbert Hendin's *Suicide in America,* page 55.

258 The notion that a protected view of death may lead to some young suicides is discussed in Philip Patros and Tonia Shamoo's *Depression and Suicide in Children and Adolescents,* page 41.

258 For information about suicide rates among men over sixty-five, see Diego de Leo and René F. W. Diekstra's *Depression and Suicide in Late Life,* page 188.

258 The notion that the elderly use particularly lethal technologies for suicide and are particularly secretive about it is from *Ibid.*

259 Higher suicide rates among divorced or widowed men are discussed in *Ibid.*

259 On the development of motor problems, hypochondria, and paranoia among the elderly as a consequence of depression, see *Ibid.*, 24.

259 On the elderly depressed and somaticization, see Laura Musetti et al., "Depression before and after age 65: A reexamination," *British Journal of Psychiatry* 155 (1989): 330.

259 The comparative international suicide rates, which place Hungary at the top of the list with a suicide rate of 40 per 100,000 and Jamaica at the bottom with a rate of 0.4 per 100,000 can be found in Eric Marcus's *Why Suicide?,* pages 25–26.

259 Kay Jamison's catalog of suicide techniques is in her book *Night Falls Fast,* pages 133–34.

263 The WHO position on suicide as a "suicidal act with a fatal outcome" is detailed in their report, *Prevention of Suicide.*

263 Kay Jamison's quotation is in *Night Falls Fast,* page 39.

263 A. Alvarez's quotation is in *The Savage God,* page 89.

263 Albert Camus's quotation is in *The Myth of Sisyphus and Other Essays,* page 5.

263 Julia Kristeva's quotation is in *Black Sun,* page 4.

263 Edwin Shneidman's formulation of the five causes of suicide is taken from his book *The Suicidal Mind.* The direct quotation is from pages 58–59.

264 The Kay Jamison quotation occurs in *Night Falls Fast,* page 74.

265 On Kay Jamison's description of her state of mind during her own suicide attempt, see *Ibid.*, 291. She has also published a memoir of her battles with manic-depressive illness, entitled *An Unquiet Mind.*

265 The suicide note is taken from Kay Jamison's *Night Falls Fast,* page 292.

266 The quotation from Edna St. Vincent Millay is from her "Sonnet in Dialectic," in *Collected Sonnets,* page 159.

268 I have written about my mother's death at some length in the past. I described it in a *New Yorker* story on euthanasia, and it was the basis for the eleventh chapter of my novel, *A Stone Boat.* I have chosen to write about it for what I hope will be the last time because it is part of my story as it exists in this book. I beg the indulgence of readers familiar with my earlier work.

268 The quotation from Fyodor Dostoyevsky's *The Possessed* is on page 96.

269 The British court finding on the diabetic anorexic was brought up in an oral interview with Dr. Deborah Christie, who worked on the case. See Deborah Christie and Russell Viner, "Eating disorders and self-harm in adolescent diabetes," *Journal of Adolescent Health* 27 (2000).

270 The quotation from Alfred Lord Tennyson's "Tithonus" is lines 66–71, in *Tennyson's Poetry,* page 72.

270 The lines from Eliot are in the epigraph to his poem "The Waste Land." *The Complete Poems and Plays* presents the Latin: "Nam Sibyllam quidem Cumis ego ipse oculis meis vidi in ampulla pendere, et cum illi pueri dicerent: Σίβυλλα τί θέλεις; respondebat illa: ἀποθανεῖν θέλω," page 37.

271 This poem by Emily Dickinson is in *The Complete Poems of Emily Dickinson,* page 262.

273 The quotation from E. M. Cioran is in his *A Short History of Decay,* page 36.

273 Virginia Woolf's suicide note is quoted from *The Letters of Virginia Woolf,* vol. 6, pages 486–87.

274 The quotations from Virginia Woolf's diaries come from *The Diary of Virginia Woolf,* pages 110–11.

278 Ronald Dworkin's remarks are in *Life's Dominion,* page 93.

278 The quotation from Rilke is from "Requiem for a Friend," in *The Selected Poetry of Rainer Maria Rilke,* page 85.

253 There are countless studies of the relationship between low serotonin and animal risk-taking. One particularly strong essay is P. T. Mehlman et al., "Low CSF 5-HIAA concentrations and severe aggression and impaired impulse control in nonhuman primates," *American Journal of Psychiatry* 151 (1994). I have also drawn material from a number of articles published in the Across Species Comparison and Psychopathology *ASCAP* newsletters.

253 Levels of norepinephrine and noradrenaline in postsuicide brains have been studied by many researchers. Kay Jamison provides an excellent summary in *Night Falls Fast,* pages 192–93.

253 For more on low levels of essential neurotransmitters, see John Mann, "The neurobiology of suicide," *Lifesavers* 10, no. 4 (1998).

253 For an excellent report on Marie Åsberg's findings, see her "Neurotransmitters and suicidal behavior: The evidence from cerebrospinal fluid studies," *Annals of the New York Academy of Sciences* 836 (1997).

254 The work on tryptophan hydroxylase is in D. Nielsen et al., "Suicidality and 5hydroxindoleacetic acid concentration associated with tryptophan hydroxylase polymorphism," *Archives of General Psychiatry* 51 (1994).

254 Monkeys brought up without mothers have been studied by Gary Kraemer. I have looked specifically at his study "The behavioral neurobiology of self-injurious behavior in rhesus monkeys: Current concepts and relations to impulsive behavior in humans," *Annals of the New York Academy of Sciences* 836, no. 363 (1997), presented at the NIMH's Suicide Research Workshop, November 14–15, 1996.

254 Work on early abuse and lowered serotonin is in Joan Kaufman et al., "Serotonergic functioning in depressed abused children: Clinical and familial correlates," *Biological Psychiatry* 44, no. 10 (1998).

254 For more on the link between fetal neurological damage and suicidality, see Kay Jamison's *Night Falls Fast,* page 183.

254 Comparative male-to-female serotonin levels are described in Simeon Margolis and Karen L. Swartz, "Sex differences in brain serotonin production," *The Johns Hopkins White Papers: Depression and Anxiety,* 1998, page 14. For in-depth information regarding gender and brain monoamine systems, see Uriel Halbreich and Lucille Lumley, "The multiple interactional biological processes that might lead to depression and gender differences in its appearance," *Journal of Affective Disorders* 29, no. 2–3 (1993).

254 The quotation from Kay Jamison is from her book *Night Falls Fast,* page 184.

254 The link between availability of guns and suicide is published in a variety of studies. I have specifically looked at M. Boor et al., "Suicide rates, handgun control laws, and sociodemographic variables," *Psychological Reports* 66 (1990).

254 The information on gas-related suicide in England is in George Colt's *The Enigma of Suicide,* page 335.

255 That more Americans kill themselves with guns than are murdered with them every year is in Kay Jamison's *Night Falls Fast,* page 284. The suicide rates for states according to strictness of gun control laws, as well as the quotation by David Oppenheim, are from George Colt's *The Enigma of Suicide,* page 336.

255 The statistic for the number of Americans who kill themselves every year with guns was taken from the Centers for Disease Control. An online journal offered the following total, the source of which I could not find on the CDC's website: "Figures released on November 18 by the CDC show that the number of suicides using firearms [was] 17,767 in 1997." See www.stats.org/statswork/gunsuicide.htm. A rough estimate can also be calculated using information readily available on the CDC's website. Of the 30,535 people who committed suicide in 1997, the CDC estimates that "nearly 3 out of every 5" of these suicides was committed with a firearm. Calculations using this formula find the total number of firearm suicides to be 18,321. I have chosen 18,000 as an approximate average of these two figures. See the CDC's website at http://www.cdc.gov/violenceprevention/suicide/index.html.

255 The information on modes of suicide in China is in Kay Jamison's *Night Falls Fast,* page 140.

255 The information on modes of suicide in Punjab is in *Ibid.,* 137.

255 For the rates of suicide among artists, scientists, businessmen, poets, and composers, see *Ibid.,* 181.

255 The rate of suicide among alcoholics is taken from George Colt's *The Enigma of Suicide,* page 266.

255 Karl Menninger's quotation is from *Man Against Himself,* page 184.

257 The experiments on rats crowded together have been carried out by Juan López, Delia Vásquez, Derek Chalmers, and Stanley Watson and were presented at the NIMH's Suicide Research Workshop, November 14–15, 1996.

257 The work on rhesus monkeys reared without mothers has been carried out by Gary Kraemer. I have specifically looked at his study "The behavioral neurobiology of self-injurious behavior in rhesus monkeys," presented at the NIMH's Suicide Research Workshop, November 14–15, 1996.

257 The story of the suicidal octopus I take from Marie Åsberg.

257 The work on suicide and trauma of early parental death comes from L. Moss and D. Hamilton, "The psychotherapy of

of Suicide, page 21.

250 The notion that adults, children, and people with psychiatric illnesses who commit suicide are at least two to three times as likely to have a family history of suicide as those who do not is compiled from over thirty studies and reported in Kay Jamison's *Night Falls Fast,* page 169.

250 Paul Wender et al., "Psychiatric disorders in the biological and adoptive families of adopted individuals with affective disorder," *Archives of General Psychiatry* 43 (1986), report higher rates of suicide among biological families than among adoptive families. For a review of studies on identical twins and suicide, see Alec Roy et al., "Genetics of suicide in depression," *Journal of Clinical Psychiatry,* suppl. 2 (1999).

250 The information on suicide clusters is in Kay Jamison's *Night Falls Fast,* pages 144–53 for locations, and pages 276–80 for recent epidemics.

251 The suicide epidemic following the publication of *The Sorrows of Young Werther* is described by Paolo Bernardini in his unpublished manuscript "*Melancholia gravis*: Robert Burton's *Anatomy* (1621) and the links between suicide and melancholy."

251 The report that suicide rates go up when suicide stories occur in the media, and the report of a jump in suicides following the death of Marilyn Monroe, are in George Colt's *The Enigma of Suicide,* pages 90–91.

251 A discussion of how suicide-prevention programs may in fact inspire suicides occurs in Kay Jamison's *Night Falls Fast,* pages 273–75.

251 That suicide attempts predict suicide is reported in Rise Goldstein et al., "The prediction of suicide," *Archives of General Psychiatry* 48 (1991). They write, "We were able to demonstrate that not only a history of prior suicide attempts but also the *number* of attempts is critical, as the risk of suicide increases with each subsequent suicide attempt." Page 421.

251 The quotation from Maria Oquendo et al. is from "Inadequacy of antidepressant treatment for patients with major depression who are at risk for suicidal behavior," *American Journal of Psychiatry* 156, no. 2 (1999): 193.

252 That lithium is the drug most tested for its effects on suicidality is recorded in Kay Jamison's *Night Falls Fast,* pages 239–41.

252 That the rate of suicide among bipolar patients who discontinue use of lithium rises sixteenfold is indicated in Leonardo Tondo et al., "Lithium maintenance treatment reduces risk of suicidal behavior in Bipolar Disorder patients," in *Lithium: Biochemical and Clinical Advances,* edited by Vincent Gallicchio and Nicholas Birch, pages 161–71.

252 That patients treated with ECT have lower suicide rates than those treated with medications is outlined in Jerome Motto's essay "Clinical considerations of biological correlates of suicide," in *The Biology of Suicide,* edited by Ronald Maris.

252 Freud's formulation of suicide as a murderous impulse toward the self is discussed in a number of his writings. In "Mourning and melancholia," he writes, "We have long known, it is true, that no neurotic harbors thoughts of suicide which he has not turned back on himself from murderous impulses against others." See *The Standard Edition of the Complete Psychological Works of Sigmund Freud,* vol. 14, page 252.

252 Edwin Shneidman's description of suicide as murder in the 180th degree is reproduced in George Colt's *The Enigma of Suicide,* page 196.

252 Freud's formulation of the death instinct is described in Robert Litman's essay "Sigmund Freud on suicide," in *Essays in Self-Destruction,* Edwin Shneidman, editor, page 336.

252 Karl Menninger's formulation is cited in George Colt's *The Enigma of Suicide,* page 201.

252 Chesterton's lines are in Glen Evans amd Norman L. Farberow's *The Encyclopedia of Suicide,* page ii.

252 The effects of chronic stress in depleting neurotransmitters have been researched by many people. An excellent summary of these ideas is provided by Kay Jamison's *Night Falls Fast,* pages 192–93. For more information on the brain's response to stress, see Robert Sapolsky et al., "Hippocampal damage associated with prolonged glucocorticoid exposure in primates," *Journal of Neuroscience* 10, no. 9 (1990).

253 The work on suicidality and cholesterol is summarized nicely in Kay Jamison's *Night Falls Fast,* pages 194–95.

253 The work on low levels of serotonin, high numbers of serotonin receptors, inhibition, and suicidality is summarized by John Mann, one of the pioneers in the area, in his "The neurobiology of suicide," *Lifesavers* 10, no. 4 (1998). Hermann van Praag's essay "Affective disorders and aggression disorders: Evidence for a common biological mechanism," in *The Biology of Suicide,* edited by Ronald Maris, is also an excellent review of the findings to date. For further reading, see Alec Roy's "Possible biologic determinants of suicide," in *Current Concepts of Suicide,* edited by David Lester.

253 The information regarding low levels of serotonin in murderers and arsonists may be found in M. Virkkunen et al., "Personality profiles and state aggressiveness in Finnish alcoholics, violent offenders, fire setters, and healthy volunteers," *Archives of General Psychiatry* 51 (1994).

245 Albert Camus's notion that suicide is the one philosophical problem is in *The Myth of Sisyphus and Other Essays*, page 3.
245 Schopenhauer's remarks are from his essay "On suicide" in *The Works of Schopenhauer*, page 437.
246 Santayana's statement comes from Glen Evans's *The Encyclopedia of Suicide*, page ii.
246 Freud's remark on having no way to approach suicide is taken from a speech he gave at a gathering of the Vienna Psychoanalytical Society on the subject of suicide, April 20 and 27, 1910. I have taken it as quoted in Litman's essay "Sigmund Freud on suicide," in *Essays in Self-Destruction*, edited by Edwin Shneidman, page 330.
246 Albert Camus speaks of the illogic of postponing death in *The Myth of Sisyphus and Other Essays*, page 3.
247 Pliny's quotation is taken from *The Works of Schopenhauer*, page 433.
247 These lines are to be found in John Donne's *Biathanatos*, page 39.
247 The quotation from Schopenhauer is in the book *Essays and Aphorisms*, page 78.
247 The quotations from Thomas Szasz come from his book *The Second Sin*, page 67.
247 The Harvard study is described in Herbert Hendin's *Suicide in America*, page 216.
248 Edwin Shneidman's quotation about the split is from his book *The Suicidal Mind*, pages 58–59.
248 Edwin Shneidman's statement about the right to belch is quoted from George Colt's *The Enigma of Suicide*, page 341.
248 The assertion that someone commits suicide every seventeen minutes was calculated using statistics for total number of suicides per year, provided by the NIMH (31,000 for year 1996). The calculation: 524,160 minutes per year divided by 31,000 suicides per year equals one suicide every 16.9 minutes.
248 That suicide ranks number three among causes of death for young people is taken from NIMH Suicide Facts websites (statistics are for year 1996). That suicide ranks number two among college students is taken from Kay Jamison's *Night Falls Fast*, page 21. The comparative statistics on suicide and AIDS and the figure for suicide-attempt-related hospitalizations are both taken from Kay Jamison's *Night Falls Fast*, pages 23 and 24 respectively.
248 The World Health Organization (WHO) statistic on suicide comes from *The World Health Report*, 1999. The study that found suicide to have increased 260 percent within a geographic area is U. Åsgård et al., "Birth cohort analysis of changing suicide risk by sex and age in Sweden 1952 to 1981," *Acta Psychiatrica Scandinavica* 76 (1987).
248 The statistics on suicide and manic-depression, and suicide and major depression, are taken from Kay Jamison's *Night Falls Fast*, page 110.
248 The connection between suicidality and first episode is in M. Oquendo et al., "Suicide: Risk factors and prevention in refractory major depression," *Depression and Anxiety* 5 (1997): 203.
248 The figures on suicide attempts and completed suicides are in George Colt's *The Enigma of Suicide*, page 311.
248 The document containing the apparently conflicting statistics is Aaron Beck's *Depression*. On page 57, in a survey of suicide research, Beck cites two studies that claim radically different findings. The first study's findings "suggest that the risk of suicide in a patient hospitalized for depression is about five hundred times the national average." The second study, presented in the next paragraph, states, "The suicide rate for depressed patients, therefore, was twenty-five times the expected rate "
249 The NIMH position that "research has shown that 90 percent of people who kill themselves have depression or another diagnosable mental or substance abuse disorder" is on the HHS website at http://www.hhs.gov/asl/testify/+000208b.html.
249 That Monday and Friday have the highest rate of suicide is reported in Eric Marcus's *Why Suicide?* page 23.
249 The rate of suicide by hour of the day is in M. Gallerani et al., "The time for suicide," *Psychological Medicine* 26 (1996).
249 The increase of suicide during spring is reported in David Lester's *Making Sense of Suicide*, page 153.
249 That women have a higher rate of suicide during the first week (menstrual phase) of their menstrual cycle is discussed in Richard Wetzel and James McClure Jr., "Suicide and the menstrual cycle: A review," *Comprehensive Psychiatry* 13, no. 4 (1972). They also review studies that point to elevated rates of suicide attempts during the last week (luteal phase) of the menstrual cycle. There is, however, controversy regarding the methodological validity of many of these studies. For a critical review of the literature, see Enrique Baca-García et al., "The relationship between menstrual cycle phases and suicide attempts," *Psychosomatic Medicine* 62 (2000). The effect of pregnancy and childbirth on maternal suicidality is reported by E. C. Harris and Brian Barraclough, "Suicide as an outcome for medical disorders," *Medicine* 73 (1994).
249 Émile Durkheim's watershed book was published in 1897 as *Le Suicide*. My discussion of Durkheim's classifications is taken from Steve Taylor's rigorous book *Durkheim and the Study of Suicide*.
250 The quotation from Charles Bukowski I got from a billboard on Sunset Boulevard. I have not been able to find its precise location within his work. I do not recommend driving on Sunset Boulevard during rush hour to locate this reference.
250 The quotation from Alexis de Tocqueville comes from his justly famous *Democracy in America*, page 296.
250 Émile Durkheim's extemporization on the social origins of suicide is discussed in Steve Taylor's *Durkheim and the Study*

230 The general effects of amphetamines and cocaine on the neurotransmitters are described in R. J. M. Niesink et al.'s *Drugs of Abuse and Addiction,* pages 159–165.
230 That acute craving can last for decades is indicated in Mark Gold and Andrew Slaby's *Dual Diagnosis in Substance Abuse,* page 110.
230 The use of a ten-week course of antidepressants to endure the drug crash is described in Bruce Rounsaville et al., "Psychiatric diagnoses of treatment-seeking cocaine abusers," *Archives of General Psychiatry* 48 (1991).
231 The permanent effect of amphetamines and cocaine on the dopamine system is described in Mark Gold and Andrew Slaby's *Dual Diagnosis in Substance Abuse,* page 110. They write, "Animal studies have documented occasional dopaminergic neuronal degeneration with chronic stimulant administration."
231 The work on cocaine and CRF is in Thomas Kosten et al., "Depression and stimulant dependence," *Journal of Nervous and Mental Disease* 186, no. 12 (1998).
231 The figures on depression among opiate abusers comes from Abdul-Missagh Ghadirian and Heinz Edgar Lehmann's *Environment and Psychopathology,* pages 110–11.
232 The high rate of depression among people on methadone is described in Mark Gold and Andrew Slaby's *Dual Diagnosis in Substance Abuse,* page 110.
232 The statistics on Vietnam veterans and heroin addiction are in Craig Lambert, "Deep cravings," *Harvard Magazine* 102, no. 4 (2000): 67.
233 The work on ecstasy and serotonin axons is summarized in R. J. M. Niesink et al., *Drugs of Abuse and Addiction,* pages 164–65. That ecstasy reduces serotonin levels 30 to 35 percent may be found in U. McCann et al., "Serotonin neurotoxicity after 3,4methylenedioxymethamphetamine: A controlled study in humans," *Neuropsychopharmacology* 10 (1994). For more on ecstasy and the monoamines, see S. R. White et al., "The Effects of methylenedioxymethamphetamine on monoaminergic neurotransmission in the central nervous system," *Progress in Neurobiology* 49 (1996). For a lively and varied discussion of ecstasy and neurotoxicity, see J. J. D. Turner and A. C. Parrott, " 'Is MDMA a human neurotoxin?': Diverse views from the discussants," *Neuropsychobiology* 42 (2000).
234 For my discussion of the benzodiazepines, I have relied on the work of Dr. Richard A. Friedman of Cornell, and in particular on oral interviews conducted with him in the spring of 2000.
234 The dangers of excessive benzos are discussed in Mark Gold and Andrew Slaby's *Dual Diagnosis in Substance Abuse,* pages 20–21.
234 For a fuller description of roofies, see David McDowell and Henry Spitz's *Substance Abuse,* pages 65–66.
235 The origins of heroin with Bayer are discussed in Craig Lambert, "Deep cravings," *Harvard Magazine* 102, no. 4 (2000): 60.
235 David McDowell and Henry Spitz's *Substance Abuse* provides a short history of ecstasy, pages 59–60.
235 Michael Pollan's piece appeared under the title "A very fine line," *New York Times Magazine,* September 12, 1999.
238 Keith Richards's remark was discovered in Dave Hickey's brilliant book *Air Guitar,* before the title page. I thank the very hip Stephen Bitterolf for sharing it with me.

Chapter 7——自殺

243 The idea that there is often no clear causal link between depression and suicidality is taken from a number of authors intimate with both phenomena. As George Colt writes on page 43 in *The Enigma of Suicide,* suicide is no longer thought of as "depression's last stop."
243 The quotation from George Colt is from *Ibid.,* 312.
243 That over 40 percent of the people in the general public who committed suicide had had psychiatric in-patient care is taken from Jane Pirkis and Philip Burgess, "Suicide and recency of health care contacts: A systematic review," *British Journal of Psychiatry* 173 (1998): 463.
244 A. Alvarez's remark on attempts at exorcism is from his *The Savage God,* page 96. His words about suicide and ambition appear on page 75.
245 These famous lines from *Hamlet* are in act 3, scene 1, lines 79–80; the second quotation is from act 3, scene 1, lines 83–85. There is of course no single and clear interpretation for this speech from Hamlet. I would point readers toward C. S. Lewis's *Studies in Words,* for example, which devotes a whole chapter to the relationship between "conscience" and "conscious." I would also emphasize the brilliantly lucid interpretation provided by Harold Bloom in *Shakespeare: The Invention of the Human.*

223 Work on endorphin levels and alcohol use has been published in J. C. Aguirre et al., "Plasma beta-endorphin levels in chronic alcoholics," *Alcohol* 7, no. 5 (1990).
224 The four origins of addiction I take from David McDowell and Henry Spitz's *Substance Abuse.*
224 The statistics on Irish and Israeli teetotalism were discussed in an oral interview with Dr. Herbert Kleber, March 9, 2000.
225 The quotation from Eliot appears in his poem "Gerontion," in *The Complete Poems and Plays,* page 22.
225 These remarks on substitution come from Mark Gold and Andrew Slaby's *Dual Diagnosis in Substance Abuse,* page 199.
225 The story of chili in the elephant's eye I take from Sue Macartney-Snape, who has spent much time in Nepal and has interviewed numerous howdah drivers.
225 Work on decreased oxygenation of the blood of smokers is reviewed in Marc Galanter and Herbert Kleber's *Textbook of Substance Abuse Treatment,* page 216.
225 Work on smoking and serotonin may be found in David Gilbert's *Smoking,* pages 49–59.
226 For a fuller account of my life with Russian artists, see *The Irony Tower: Soviet Artists in a Time of Glasnost.*
227 That the rationale behind alcohol taxes in Scandinavia includes the benefits of reduced suicide was discussed with Håkan Leifman and Mats Ramstedt of the Swedish Institute of Social Research on Alcohol and Drugs (SoRAD). Statistical information is provided in a study to be published in a forthcoming supplement of *Addiction* entitled "Alcohol and suicide in 14 European countries," by Mats Ramstedt. For more information on the relationship between alcohol consumption and suicide, see George Murphy, *Suicide in Alcoholism,* and I. Rossow, "Alcohol and suicide—beyond the link at the individual level," *Addiction* 91 (1996).
228 On serious alcoholism and cognitive impairment, see David McDowell and Henry Spitz's *Substance Abuse,* pages 45–46.
228 For alcohol's toxic effects on the liver, the stomach, and the immune system, see *Ibid.,* 46–47.
228 That the mortality rate is higher among alcoholics than among nonalcoholics is stated in Donald Goodwin's *Alcoholism, the Facts,* page 52.
228 The statistic that 90 percent of Americans have had alcohol and the figures on physiological addiction to alcohol in the United States are from David McDowell and Henry Spitz's *Substance Abuse,* pages 41–42.
228 The role of serotonin and cortisol in resisting alcohol consumption is discussed in Marc Galanter and Herbert Kleber's *Textbook of Substance Abuse Treatment,* pages 6–7 and 130–31.
228 Information on the GABA receptors I take from personal correspondence with Steven Hyman and David McDowell. For an in-depth discussion on alcohol, GABA, and other brain neurotransmitters, see Marc Galanter and Herbert Kleber's *Textbook of Substance Abuse Treatment,* pages 3–8. Work on serotonin's reinforcing alcohol consumption is in R. J. M. Niesink et al.'s *Drugs of Abuse and Addiction,* pages 134–37.
228 The superiority of psychodynamic therapies for dual-diagnosis patients seems more a clinical reality than a well-studied fact. Most of the clinicians I've spoken with have espoused a belief that for real recovery a dual-diagnosis patient must understand how the abuse affects the depression and vice versa. Marc Galanter and Herbert Kleber write in their *Textbook of Substance Abuse Treatment* that for "patients for whom affect regulation is an issue, psychodynamic psychotherapy may be especially valuable." Page 312.
228 The Columbia practice is in the S.T.A.R.S. (Substance Treatment and Research Service) Program.
229 A great deal has been published on Antabuse. For a detailed description of its mode of action, see David McDowell and Henry Spitz's *Substance Abuse,* pages 217–19.
229 On use of Naltrexone for withdrawal from alcohol and heroin, see *Ibid.,* 48–51.
229 For information on the history of marijuana, see *Ibid.,* 68.
230 Marijuana's lung toxicity is discussed in Marc Galanter and Herbert Kleber's *Textbook of Substance Abuse Treatment,* pages 172–73.
230 The work on depression in the families of stimulant abusers is from Mark Gold and Andrew Slaby's *Dual Diagnosis in Substance Abuse,* page 18.
230 The percentage of cocaine users who become addicted is in David McDowell and Henry Spitz's *Substance Abuse,* page 93.
230 Work on lab rats choosing stimulants over food and sex is in R. A. Yokel et al., "Amphetamine-type reinforcement by dopaminergic agonists in the rat," *Psychopharmacology* 58 (1978). There have also been numerous studies involving rhesus monkeys, with the same results. See, for example, T. G. Aigner et al., "Choice behavior in rhesus monkeys: Cocaine versus food," *Science* 201 (1978).
230 The neurophysiology of the cocaine crash is expounded in Mark Gold and Andrew Slaby's *Dual Diagnosis in Substance Abuse,* pages 109–10.

holics," *Alcoholism: Clinical and Experimental Research* 17, no. 1 (1993). For a more general and recent review of alcohol and brain damage, see Marcia Barinaga, "A new clue to how alcohol damages brains," *Science*, February 11, 2000. That memory loss is a problem in this population is discussed in Andrey Ryabinin, "Role of hippocampus in alcohol-induced memory impairment: Implications from behavioral and immediate early gene studies," *Psychopharmacology* 139 (1998).

220 A description of the use of SSRIs to bring alcoholics off alcohol is in David McDowell and Henry Spitz's *Substance Abuse*, page 220. Mark Gold and Andrew Slaby, however, disagree with this position in their book *Dual Diagnosis in Substance Abuse*. They write, pages 210–11, "Antidepressant medication should not be prescribed for active alcoholics because the appropriate treatment is much more likely to be a period of sobriety."

220 Increased REM latency has long been established as a hallmark sign of depression. See Francis Mondimore's *Depression: The Mood Disease*, pages 174–78, for a good general discussion of depression and sleep. The work on REM sleep, alcoholism, and depression is taken from two studies: D. H. Overstreet et al., "Alcoholism and depressive disorder," *Alcohol & Alcoholism* 24 (1989); and P. Shiromani et al., "Acetylcholine and the regulation of REM sleep," *Annual Review of Pharmacological Toxicology* 27 (1987).

221 The statement on early-onset alcoholism and depression is taken from Mark Gold and Andrew Slaby's *Dual Diagnosis in Substance Abuse*, pages 7–10.

221 On work with tests to diagnose primary versus secondary depression, see *Ibid.*, 108–9.

221 The figures on the proportion of depressives who suffer from secondary alcoholism and vice versa I take from Barbara Powell et al., "Primary and secondary depression in alcoholic men: An important distinction?" *Journal of Clinical Psychiatry* 48, no. 3 (1987). For more on this complicated topic, see Bridget Grant et al., "The relationship between *DSM-IV* alcohol use disorders and *DSM-IV* major depression: Examination of the primary-secondary distinction in a general population sample," *Journal of Affective Disorders* 38 (1996).

221 That substance abuse often begins in adolescence is discussed in Boris Segal and Jacqueline Stewart, "Substance use and abuse in adolescence: An overview," *Child Psychiatry and Human Development* 26, no. 4 (1996). They write lucidly: "Considering the epidemiological factors further, one must notice that adolescence is the primary risk period for the initiation of use of substances; those who have not experimented with licit or illicit drugs by age twenty-one are unlikely to do so after." Page 196.

221 That substance abusers are more likely to relapse when depressed is indicated in Mark Gold and Andrew Slaby's *Dual Diagnosis in Substance Abuse*: "Alcoholics reporting depression during periods of sobriety return to drinking more frequently than those with normal mood," page 108.

221 R. E. Meyer's views here quoted come from *Psychopathology and Addictive Disorder*, pages 3–16.

221 The remission of apparently schizophrenic symptoms (paranoia, delusions, hallucinations, etc.) in patients with depression and stimulant-abuse problems is related to the fact that mania can often be precipitated by excess dopamine. Abstinence from stimulant use may help to control such excesses. For more on the relationships among stimulants, mania, and psychosis, see Robert Post et al., "Cocaine, kindling, and psychosis," *American Journal of Psychiatry* 133, no. 6 (1976), and John Griffith et al., "Dextroamphetamine: Evaluation of psychomimetic properties in man," *Archives of General Psychiatry* 26 (1972).

221 The severity of each illness in dual-diagnosis cases is reviewed in Mark Gold and Andrew Slaby's *Dual Diagnosis in Substance Abuse*.

222 On the depression-engendering effects of withdrawal from cocaine, sedatives, hypnotics, and anxiolytics, see *Ibid.*, 105–15.

222 Work on the capacity of substances, especially alcohol, to exacerbate suicidality is summarized in Ghadirian and Lehmann's *Environment and Psychopathology*, page 112. Mark Gold and Andrew Slaby's *Dual Diagnosis in Substance Abuse* says "rates of self-reported suicide attempts increase progressively with increased use of licit and illicit substances." Page 14.

222 That depression often remits because of abstinence can be adduced from a number of studies. Mark Gold and Andrew Slaby's *Dual Diagnosis in Substance Abuse* says, "For the majority of these primary alcoholics, secondary depressive symptoms tend to remit by the second week of treatment and continue to decrease more gradually with three to four weeks of abstinence." Pages 107–8.

222 Alcohol, in fact, causes all medications to be absorbed more rapidly; and it is a primary principle of antidepressant therapy that peaks of absorption exacerbate side effects.

222 Howard Shaffer's pithy remark about addictive dice was published in Craig Lambert, "Deep cravings," *Harvard Magazine* 102, no. 4 (2000). Bertha Madras's comments appear in the same article.

al., "The association between health risk behaviors and sexual orientation among a school-based sample of adolescents," *Pediatrics* 101 (1998). The authors found that the homosexuals in the group were also more likely to engage in multiple drug abuse, high-risk sexual behavior, and other high-risk behaviors.

204 The fact that suicide rates were particularly high among Jews in Berlin between the wars is published in *Charlotte Salomon: Life? Or Theatre?* on page 10, though it is given more ample exposition in text panels that were mounted as part of the exhibition of Salomon's remarkable work at The Jewish Museum in early 2001. I thank Jennie Livingston for steering me toward this material, and for proposing the link between this Jewish suicidality in pre–Nazi Germany and gay suicidality in modern America.

205 The *New Yorker* questionnaire about parents' preferring unhappy straight-identified children to happy gay-identified children is in Hendrik Hertzberg, "The Narcissus survey," *The New Yorker*, January 5, 1998.

208 Jean Malaurie's *The Last Kings of Thule,* though much maligned in recent years, gives a particularly stirring and passionate account of traditional Inuit life in Greenland.

208 The suicide rate in Greenland was published in Tine Curtis and Peter Bjerregaard's *Health Research in Greenland,* page 31.

213 The descriptions of polar hysteria, mountain wanderer syndrome, and kayak anxiety come from Inge Lynge, "Mental disorders in Greenland," *Man & Society* 21 (1997). I must thank John Hart for providing the parallel to "running amok."

213 Malaurie's quote here is from *The Last Kings of Thule,* page 109.

Chapter 6 ——上癮

217 That there are about twenty-five common substances of abuse was taken from the National Institute of Drug Abuse's website at http://www.drugabuse.gov/drugs-abuse.

217 The three-stage mechanism of substances of abuse is described in David McDowell and Henry Spitz's *Substance Abuse,* page 19.

217 Peter Whybrow provides a concise summary of the interactions between cocaine and dopamine in *A Mood Apart,* page 213. A more in-depth analysis is provided by Marc Galanter and Herbert Kleber's *Textbook of Substance Abuse Treatment,* pages 21–31.

217 Work on morphine and dopamine may be found in Marc Galanter and Herbert Kleber's *Textbook of Substance Abuse Treatment,* pages 11–19.

217 For work on alcohol's effect on serotonin, see *Ibid.,* 6–7, 130–31.

218 That levels of the neurotransmitter enkephalin are affected by many of the substances of abuse is indicated in Craig Lambert, "Deep cravings," *Harvard Magazine* 102, no. 4 (2000).

218 The brain's response to increased levels of dopamine is explicated in Nora Volkow, "Imaging studies on the role of dopamine in cocaine reinforcement and addiction in humans," *Journal of Psychopharmacology* 13, no. 4 (1999).

218 The dynamics of addictive substances leading to addiction is discussed at some length in Nora Volkow et al., "Addiction, a disease of compulsion and drive: involvement of the orbitofrontal cortex," *Cerebral Cortex* 10 (2000).

218 The statistics on proportions of addiction to specific substances are taken from James Anthony et al., "Comparative epidemiology of dependence on tobacco, alcohol, controlled substances, and inhalants: Basic findings from the National Comorbidity Survey," *Experimental and Clinical Psychopharmacology* 2, no. 3 (1994).

218 Work on substances of abuse and the blood-brain barrier may be found in David McDowell and Henry Spitz's *Substance Abuse,* pages 22–24.

218 The number of years it takes to develop dependence on alcohol and cocaine is described in H. D. Abraham et al., "Order of onset of substance abuse and depression in a sample of depressed outpatients," *Comprehensive Psychiatry* 40, no. 1 (1999).

219 The work with PET scans showing limited recovery even at the three-month period has been done by Dr. Nora Volkow. See, for example, "Long-term frontal brain metabolic changes in cocaine abusers," *Synapse* 11 (1992). That chronic drug use has persistent neurological consequences is illustrated in Alvaro Pascual-Leone et al., "Cerebral atrophy in habitual cocaine abusers: A planimetric CT study," *Neurology* 41 (1991), and Roy Mathew and William Wilson, "Substance abuse and cerebral blood flow," *American Journal of Psychiatry* 148, no. 3 (1991). For information regarding cognitive impairment, including deficits in memory, attention, and abstraction, see Alfredo Ardila et al., "Neuropsychological deficits in chronic cocaine abusers," *International Journal of Neuroscience* 57 (1991), and William Beatty et al., "Neuropsychological performance of recently abstinent alcoholics and cocaine abusers," *Drug and Alcohol Dependence* 37 (1995).

220 A thorough review of the multiple causes of lesions in alcoholics is provided by Michael Charness, "Brain lesions in alco-

Friedman at some length and he provided some supplementary information in anticipation of that book, and my quotations in several instances bridge the two articles with language approved by Friedman and Downey.

202 The 1999 study of male twins is in R. Herrel et al., "Sexual orientation and suicidality: A co-twin control study in adult men," *Archives of General Psychiatry* 56 (1999). They used a registry that had been set up during the Vietnam War and compared those who were exclusively heterosexual to those who had had samesex partners. In addition to the shocking rates of suicide attempts, the study indicated that while straight men had a 25.5 percent rate of suicidal ideation, among gay people the proportion was 55.3 percent.

202 The 2000 study of suicide attempts in men between the ages of seventeen and thirty-nine was conducted by Cochran and Mays, and actually considered 3,648 randomly selected cohorts. It was published as "Lifetime prevalence of suicide symptoms and affective disorders among men reporting same-sex sexual partners: Results from NHANES III," *American Journal of Public Health* 90, no. 4 (2000). The same researchers using a different database of 9,908 cohorts considered panic disorders in people who had had sex only with members of the opposite sex and those who had had same-sex partners during the previous year. This work was published as "Relation between psychiatric syndromes and behaviorally defined sexual orientation in a sample of the U.S. population," *American Journal of Epidemiology* 151, no. 5 (2000). Of those considered for the latter study, 2,479 had to be turned away because they (rather depressingly, I think) had had no sexual partners during the previous year.

202 The New Zealand longitudinal study, which asked cohorts to comment on their sexual orientation and their sexual relationships from age sixteen onward, and showed risk factors for many complaints, was published by D. M. Fergusson et al., "Is sexual orientation related to mental health problems and suicidality in young people?" *Archives of General Psychiatry* 56, no. 10 (1999).

202 The Dutch study conducted in 1999 had 5,998 cohorts, and in it both homosexual men and women were seen to have at least one *DSM-III-R* psychiatric diagnosis more frequently than heterosexuals. Gay men had increased rates of present and lifetime depression and anxiety; gay women had higher prevalence of major depression and alcohol and drug dependence. See the study by T. G. Sandfort et al., "Same-sex sexual behavior and psychiatric disorders: Findings from the Netherlands Mental Health Survey and Incidence Study (NEMESIS)," *Archives of General Psychiatry* 58, no. 1 (2001).

202 The study of youth in Minnesota included 36,254 students from seventh to twelfth grades and was published by G. Remafedi et al., "The relationship between suicide risk and sexual orientation: Results of a population-based study," *American Journal of Public Health* 88, no. 1 (1998). It indicated no variation for suicidal ideation between lesbians and straight women, but showed that while straight men had a 4.2 percent rate of suicidal ideation, gay males came in at 28.1 percent.

202 The study showing that homosexual males were 6.5 times as likely to make a suicide attempt as heterosexual males had 3,365 cohorts, and is found in R. Garofalo et al., "Sexual orientation and risk of suicide attempts among a representative sample of youth," *Archives of Pediatrics and Adolescent Medicine* 153 (1999).

202 The study that showed that 7.3 percent of homosexuals had made four or more suicide attempts as opposed to 1 percent of heterosexuals included 1,563 cohorts. Homosexual/bisexual students in this study showed greater incidence of suicidal ideation than straight students; 12 percent of homosexuals had attempted suicide as opposed to 2.3 percent of heterosexuals, and 7.7 percent of homosexuals had made a suicide attempt requiring medical attention in the previous twelve months as opposed to 1.3 percent of heterosexual youth. See the study by A. H. Faulkner and K. Cranston, "Correlates of same-sex sexual behavior in a random sample of Massachusetts high school students," *American Journal of Public Health* 88, no. 2 (1998). The study showed that gay students were at elevated risk of injury, disease, death from violence, substance abuse, and suicidal behavior.

202 The finding that 10 percent of suicides in San Diego County were committed by gay men is in C. L. Rich et al., "San Diego suicide study I: Young vs. old subjects," *Archives of General Psychiatry* 43, no. 6 (1986). This was an uncontrolled study. D. Shaffer et al., attempted to reproduce these results in the New York City area in 1995 in the article "Sexual orientation in adolescents who commit suicide," *Suicide and Life Threatening Behaviors* 25, supp. 4 (1995), and were not able to do so, but these researchers were working on youth suicide only and took information about sexual orientation from family members and peers who are in many instances unlikely to know and in other instances unwilling to admit even to themselves the details of their children's sexual orientation.

202 The work on the socialization of gay men and children's upbringing in homophobic environments and the early incorporation of homophobic attitudes is in A. K. Maylon, "Biphasic aspects of homosexual identity formation," *Psychotherapy: Theory, Research and Practice* 19 (1982).

204 The study showing that gay students were likely to have their property stolen or deliberately damaged is in R. Garofalo et

tients with and without dementia disorders," *International Clinical Psychopharmacology,* suppl. 6, no. 5 (1992).
189 On the idea that older people in nursing homes are twice as likely to be depressed as those living in their own communities, see *Ibid.*
189 On the suggestion that one-third of nursing-home residents are depressed, see *Ibid.*
189 On the social dimensions of elderly depression and the importance of having a good friend, see Judith Hays et al., "Social correlates of the dimensions of depression in the elderly," *Journal of Gerontology* 53B, no. 1 (1998).
189 That levels of neurotransmitters are low in the elderly is confirmed in C. G. Gottfries et al., "Treatment of depression in elderly patients with and without dementia disorders," *International Clinical Psychopharmacology,* suppl. 6, no. 5 (1992).
189 On the comparative levels of serotonin in the very elderly, see *Ibid.*
189 That the diminution of serotonin through natural aging does not necessarily have immediate dire consequences is proposed by a number of studies. B. A. Lawlor et al.'s "Evidence for a decline with age in behavioral responsivity to the serotonin agonist, m-chlorophenylpiperazine, in healthy human subjects," *Psychiatry Research* 29, no. 1 (1989), eloquently states: "The functional significance of alterations in brain serotonin (5HT) associated with normal aging in both animals and humans is largely unknown."
189 The information on the delayed response to antidepressants among the elderly is in George Zubenko et al., "Impact of acute psychiatric inpatient treatment on major depression in late life and prediction of response," *American Journal of Psychiatry* 151, no. 7 (1994).
190 On the success rate for treatment of depression among the elderly, see *Ibid.*
190 On prescription of short-term hospitalization for the elderly depressed, see *Ibid.*
190 The symptoms of depression among the elderly are described in Diego de Leo and René F. W. Diekstra's *Depression and Suicide in Late Life,* pages 21–38.
190 The term "emotional incontinence" is used in Nathan Herrmann et al., "Behavioral disorders in demented elderly patients," *CNS Drugs* 6, no. 4 (1996).
192 The role of depression in predicting Alzheimer's and senility is discussed in Myron Weiner et al., "Prevalence and incidence of major depression in Alzheimer's disease," *American Journal of Psychiatry* 151, no. 7 (1994).
192 On serotonin levels in Alzheimer's patients, see *Ibid.*
193 Work on whether lowered levels of serotonin may cause dementia is to be found in Alan Cross et al., "Serotonin receptor changes in dementia of the Alzheimer type," *Journal of Neurochemistry* 43 (1984), and Alan Cross, "Serotonin in Alzheimer-type dementia and other dementing illnesses," *Annals of the New York Academy of Sciences* 600 (1990).
193 On the effect of SSRIs on intellectual and motor skills, see C. G. Gottfries et al., "Treatment of depression in elderly patients with and without dementia disorders," *International Clinical Psychopharmacology,* suppl. 6, no. 5 (1992).
193 M. Jackuelyn Harris et al.'s "Recognition and treatment of depression in Alzheimer's disease," *Geriatrics* 44, no. 12 (1989), is my source on long-term use of low dosages of SSRIs. They write, "Generally, Alzheimer's patients require lower dosages of medication and longer drug treatment trials than younger patients treated for depression." Page 26.
193 Use of trazodone and benzodiazepines for depression in the elderly is described in Nathan Herrmann et al., "Behavioral disorders in demented elderly patients," *CNS Drugs* 6, no. 4 (1996).
193 On proposal of hormone therapies for sexual aggressivity in Alzheimer's, see *Ibid.*
193 For a discussion of and statistics related to depression and stroke, see Allan House et al., "Depression associated with stroke," *Journal of Neuropsychiatry* 8, no. 4 (1996).
193 For a review of the work on strokes in the left frontal lobe, see *Ibid.*
193 The anecdote of the weepy man is in Grethe Andersen, "Treatment of uncontrolled crying after stroke," *Drugs & Aging* 6, no. 2 (1995).
193 For the anecdote of the man who returned belatedly to work, see *Ibid.*
194 The quotation from *Mad Travelers* is taken from the book's introduction, pages 1–5.
195 The quotation from *Willow Weep for Me* is on pages 18–19.
200 The Singapore magazine is *Brave,* and the article is by Shawn Tan and appeared in the 1999 final edition.
202 The passages on gay depression draw heavily from the work of Richard C. Friedman and Jennifer Downey, especially from their "Internalized homophobia and the negative therapeutic reaction," *Journal of the American Academy of Psychoanalysis* 23, no. 1 (1995), and their "Internal homophobia and gender-valued self-esteem in the psychoanalysis of gay patients," *Psychoanalytic Review* 86, no. 3 (1999). This work will ultimately be combined and augmented and published as a book to be called *Psychoanalysis and Sexual Orientation: Sexual Science and Clinical Practice.* I consulted with Richard

185 That tricyclics are not effective in children and adolescents is reported in N. D. Ryan et al., "Imipramine in adolescent major depression: Plasma level and clinical response," *Acta Psychiatrica Scandinavica* 73 (1986). There are fewer studies concerning MAOIs and child and adolescent depression, largely because, as Christopher Kye and Neal Ryan write in "Pharmacologic treatment of child and adolescent depression," *Child and Adolescent Psychiatric Clinics of North America* 4, no. 2 (1995), these drugs "require an especially high sensitivity for the impulsivity, compliance, and maturity of the depressed adolescent," page 276. The general idea held by most clinicians today is nicely summed up in Paul Ambrosini, "A review of the pharmacotherapy of major depression in children and adolescents," *Psychiatric Services* 51, no. 5 (2000). He writes that the studies to date "could suggest that affective disorders among children and adolescents represent a distinct biological entity that has a differing response pattern to pharmacotherapy," page 632.

187 The course of life depression for those who have been depressed as children is described in Myrna Weissman et al., "Depressed adolescents grown up," *Journal of the American Medical Association* 281, no. 18 (1999), pages 1707–13.

187 Only in the post-Freudian world have many of the questions surrounding childhood depression finally been asked. While childhood depression is now well documented as a clinical reality, the numbers seem to surge during adolescence. Myrna Weissman et al. write in their article "Depressed adolescents grown up," *Journal of the American Medical Association* 281, no. 18 (1999), "It is now clear that major depressive disorder often has an onset in adolescence." That approximately 5 percent of teens suffer from depression is an oft-cited statistic; I have taken it from Patricia Meisol's "The dark cloud," published in the May 1, 1999, edition of *The Sun.*

187 I recommend strongly the video *Day for Night: Recognizing Teenage Depression,* produced by the Depression and Related Affective Disorders Association (DRADA) working in cooperation with the Johns Hopkins University School of Medicine. It is an eloquent and inspiring record of the kinds of depression that afflict young people today.

187 That parents underestimate the depression of their children can be adduced from a number of studies and statistics. One such statistic, from Howard Chua-Eoan, "How to spot a troubled kid," *Time* 153, no. 21 (1999), is that "57% of teens who had attempted suicide were found to be suffering from major depression. But only 13% of the parents of suicides believed their child was depressed," pages 46–47.

187 The statistic for suicidal thoughts among high school students is from George Colt's *The Enigma of Suicide,* page 39.

187 Pioneering work done by Myrna Weissman and others has begun to shed light on the clinical reality of childhood and adolescent depression. Many researchers are beginning to look at the long-term effects of early diagnosis. The article "Depressed adolescents grown up," coauthored by Weissman and published in *The Journal of the American Medical Association* 281, no. 18 (1999), notes: "The major findings are a poor outcome of adolescent-onset Major Depressive Disorder and the continuity and specificity of MDD arising in and continuing into adulthood." Page 1171.

188 The multiplicand for the correlation between early depression and adult depression is in Eric Fombonne's essay "Depressive disorders: Time trends and possible explanatory mechanisms," in Michael Rutter and David J. Smith's *Psychosocial Disorders in Young People,* page 573.

188 The figure of 70 percent is from Leonard Milling and Barbara Martin's essay "Depression and suicidal behavior in preadolescent children," in Walker and Roberts's *Handbook of Clinical Child Psychology,* page 325.

188 The idea that sexual abuse causes depression is discussed in Jill Astbury's *Crazy for You,* pages 159–91. Gemma Gladstone et al., "Characteristics of depressed patients who report childhood sexual abuse," *American Journal of Psychiatry* 156, no. 3 (1999), discusses sexual abuse as an indirect cause of depression, pages 431–37.

188 The Russian orphanage adoption story was recounted in Margaret Talbot, "Attachment theory: The ultimate experiment," *New York Times Magazine,* May 24, 1998.

189 That the elderly depressed are undertreated is indicated by a number of articles and studies, both academic and popular. Sara Rimer explores the various causes and consequences in "Gaps seen in treatment of depression in elderly," *New York Times,* September 5, 1999. In the article, Dr. Ira Katz, director of geriatric psychiatry at the University of Pennsylvania School of Medicine, is quoted as saying, "More than one in six older patients who go to a primary-care doctor's office have a clinically significant degree of depression, but only one in six of those get adequate treatment." George Zubenko et al.'s "Impact of acute psychiatric inpatient treatment on major depression in late life and prediction of response," *American Journal of Psychiatry* 151, no. 7 (1994), explains, "It has been observed that recognition of major depression in the elderly is hampered because depressed mood seems less prominent in older patients than among younger adults. Moreover, the increasing burden of physical disorders with increasing age complicates the differential diagnosis of major depression in the elderly, especially when a crosssectional assessment is made."

189 Emil Kraepelin's comments on the elderly depressed are in C. G. Gottfries et al., "Treatment of depression in elderly pa-

"Cross-national epidemiology of major depression and bipolar disorder," *Journal of the American Medical Association* 276, no. 4 (1996).

180 The statistics on depression among Jewish men may be found in Bruce Bower, "Depression: Rates in women, men . . . and stress effects across the sexes," *Science News,* June 3, 1995, page 346.

180 The qualities of children with a depressed mother are spelled out in Marian Radke-Yarrow et al., "Affective interactions of depressed and nondepressed mothers and their children," *Journal of Abnormal Child Psychology* 21, no. 6 (1993). Also see Anne Riley's NIMH grant proposal entitled "Effects on children of treating maternal depression," page 32.

181 Bruce Bower's "Depressive aftermath for new mothers," *Science News,* August 25, 1990, reports on a variety of studies that have found infant depression as early as three months of age.

181 The effects of a mother's depression upon her young appear immediate and grave. Tiffany Field, an expert in the field who has been publishing for over two decades, writes concerning an almost "neonatal" depression: "Infants show 'dysregulation' in their behavior, physiology, and biochemistry, which probably derives from prenatal exposure to a biochemical imbalance in their mothers," page 200. See Tiffany Field, "Maternal depression: Effects on infants and early interventions," *Preventive Medicine* 27 (1998). Unfortunately, these malignant effects also seem to endure. Nancy Aaron Jones et al., "EEG stability in infants/children of depressed mothers," *Child Psychiatry and Human Development* 28, no. 2 (1997), describes a study in which the children of depressed mothers were followed from three months to three years of age. Seven of the eight children who had shown EEG asymmetry as infants still showed this pattern of dysregulation at three years of age. However, studies have also shown that even the most basic of maternal attention and interaction can alleviate much of the problem. Martha Peláez-Nogueras et al., "Depressed mothers' touching increases infants' positive affect and attention in still-face interaction," *Child Development* 67 (1996), claims that the calm and intimate interaction of a mother touching her infant can have drastically positive effects on the infant's mood and sociability. Other studies, such as Sybil Hart et al., "Depressed mothers' neonates improve following the MABI and Brazelton demonstration," *Journal of Pediatric Psychology* 23, no. 6 (1998), and Tiffany Field et al., "Effects of parent training on teenage mothers and their infants," *Pediatrics* 69, no. 6 (1982), demonstrate that parent education can ameliorate much of the damage done by maternal depression.

181 The study of children of depressed mothers nearly one year after maternal improvement is Catherine Lee and Ian Gotlib's "Adjustment of children of depressed mothers: A 10-month follow-up," *Journal of Abnormal Psychology* 100, no. 4 (1991).

181 The information on a ten-year follow-up of social impairment, depression, panic disorders, and alcohol dependence is in Myrna Weissman et al., "Offspring of depressed parents," *Archives of General Psychiatry* 54 (1997).

181 The comparison of children with a depressed mother and children with a schizophrenic mother is in Anne Riley's NIMH grant proposal entitled "Effects on children of treating maternal depression," page 32.

181 The problems of attention deficit disorder, separation anxiety, conduct disorder, and increased somatic complaints are described in Leonard Milling and Barbara Martin's essay "Depression and suicidal behavior in preadolescent children" in Walker and Roberts's *Handbook of Clinical Child Psychology,* pages 319–39. Also see Dr. David Fassler and Lynne Dumas's monograph on childhood depression entitled *Help Me, I'm Sad: Recognizing, Treating, and Preventing Childhood Depression.*

182 Sameroff's work on two-to-four-year-old children of depressed mothers is in Arnold J. Sameroff et al., "Early development of children at risk for emotional disorder," *Monographs of the Society for Research in Child Development* 47, no. 7 (1982).

182 The study on high blood pressure is in A. C. Guyton et al., "Circulation: Overall regulation," *Annual Review of Physiology* 34 (1972), edited by J. M. Luck and V. E. Hall. The information cited here is in the table on page 12.

183 Anaclitic depression is outlined by René Spitz, "Anaclitic depression," *Psychoanalytic Study of the Child* 2 (1946). For a case example, see René Spitz et al., "Anaclitic depression in an infant raised in an institution," *Journal of the American Academy of Child Psychiatry* 4, no. 4 (1965).

183 My description of "failure to thrive" is taken from oral interviews with Paramjit T. Joshi at Johns Hopkins and Deborah Christie at the Adolescent Medical Unit at University College London and Middlesex Hospital.

184 The study that came up with the 1 percent statistic is E. Poznanski et al.'s "Childhood depression: Clinical characteristics of overtly depressed children," *Archives of General Psychiatry* 23 (1970). The study that came up with the 60 percent statistic is T. A. Petti's "Depression in hospitalized child psychiatry patients: Approaches to measuring depression," *Journal of the American Academy of Child Psychiatry* 22 (1978).

184 The figures on child suicide are taken from Leonard Milling and Barbara Martin's essay "Depression and suicidal behavior in preadolescent children" in Walker and Roberts's *Handbook of Clinical Child Psychology,* page 328. According to statistics for 1997, from the NIMH's website, suicide was the third leading cause of death for children aged ten to fourteen.

of the prevalence of nonpsychotic depression in women during the postpartum period range from 3 to 33 percent." She provides an average of 8.2 percent. These quotations come from her book *Sex Differences in Depression,* pages 62–65. Verta Taylor, in her book on postpartum depression entitled *Rock-A-By Baby,* reports that 10 to 26 percent of new mothers experience this malady.

174 The statistics concerning severe postpartum and mild postpartum depression are taken from Susan Nolen-Hoeksema's *Sex Differences in Depression,* pages 62–64. Menopausal depression is described on pages 70–71.

174 The statistic on rate of serotonin synthesis is to be found in Simeon Margolis and Karen L. Swartz, "Sex differences in brain serotonin production," *The Johns Hopkins White Papers (*1998): 14.

174 The question of disenfranchisement as the source of women's depression is amply discussed in a number of books and publications, including Susan Nolen-Hoeksema's *Sex Differences in Depression,* Jill Astbury's *Crazy for You,* and Dana Crowley Jack's *Silencing the Self.*

174 The statistics on postpartum depression in stressed women are in Susan Nolen-Hoeksema's *Sex Differences in Depression,* page 68. Her quote is from pages 60–61.

175 On the parity of male and female rates of depression among college students, as well as proposed explanations, see *Ibid.,* 26–28.

175 The overall statistics on male-to-female depression rates are in Myrna Weissman's "Cross-national epidemiology of major depression and bipolar disorder," *Journal of the American Medical Association* 276, no. 4 (1996), working on the basis of her epidemiological studies (see the first note for chapter five, page 173, above). That women have higher rates of panic disorders and eating disorders while men have higher incidences of autism, attention deficit hyperactivity disorder, and alcoholism was discussed in a personal correspondence with Steven Hyman.

175 The information on the nature of female disenfranchisement is not taken verbatim from any one source. Numerous authors have described and explained these various phenomena in different ways. My list is not meant to be either definitive or exhaustive. For the reader who would like more in-depth explanations of these ideas, I recommend Susan Nolen-Hoeksema's *Sex Differences in Depression,* Jill Astbury's *Crazy for You,* and Dana Crowley Jack's *Silencing the Self.*

175 The two feminist explanations of depression, as well as various summaries concerning the connection between depression and marital status, may be found in Susan Nolen-Hoeksema's *Sex Differences in Depression,* pages 96–101.

175 Brown has also done much interesting work regarding "the role of life events in the onset of depressive disorders." Various studies by him and his colleagues have found humiliation and entrapment to be key descriptive factors of depressogenic events for women. See "Loss, humiliation and entrapment among women developing depression: A patient and non-patient comparison," *Psychological Medicine* 25 (1995). Other scientists' findings on the importance of roles in defining depression are reported in numerous articles. That a woman's concern for her offspring should be a typical depressogenic event for her is consistent with traditional gender roles. However, one article states: "When in practice the man also had significant involvement in domestic roles this gender difference in onset did not occur." For more on this topic, see J. Y. Nazroo et al., "Gender differences in the onset of depression following a shared life event: A study of couples," *Psychological Medicine* 27 (1997): 9.

175 Myrna Weissman's evolutionary theories about depression and women I have taken from an oral interview.

176 The information about depression among adult survivors of childhood sexual abuse is in Gemma Gladstone et al., "Characteristics of depressed patients who report childhood sexual abuse," *American Journal of Psychiatry* 156, no. 3 (1999): 431–37.

176 For information about anorexia and depression, see Christine Pollice et al., "Relationship of depression, anxiety, and obsessionality to state of illness in anorexia nervosa," *International Journal of Eating Disorders* 21 (1997), and Kenneth Altshuler et al., "Anorexia nervosa and depression: A dissenting view," *American Journal of Psychiatry* 142, no. 3 (1985).

176 Freud's description of Dora occurs in his essay "Fragment of an analysis of a case of hysteria," in volume 7 of *The Standard Edition of the Complete Psychological Works of Sigmund Freud.* For a feminist discussion of Dora, see Jill Astbury's *Crazy for You,* pages 109–32.

176 For a discussion of ideas of femininity and depression, see Susan Nolen-Hoeksema's *Sex Differences in Depression.* For a discussion of the expectations of motherhood and postpartum depression, see Verta Taylor's *Rock-A-By Baby,* pages 35–58.

176 The quotations from Dana Crowley Jack may be found in her book *Silencing the Self,* pages 32–48.

177 Jill Astbury's analysis is in her book *Crazy for You.* The quotation comes from pages 2–3.

178 The comparative rate of male-to-female suicide is in Eric Marcus's *Why Suicide?,* in which he states, "Of the approximately thirty thousand people a year who take their lives, twenty-four thousand are men and six thousand are women," page 15.

178 The discussion of the rates of depression in single, divorced, or widowed men may be found in Myrna Weissman et al.,

stjohnwort. A recent article also reviews the current data on the subject; see A. Fugh-Berman, "Herb-drug interactions," *Lancet* 355, no. 9198 (2000).

147 The catalog of drugs whose efficacy is reduced when they are taken with Saint-John's-wort is from *Consumer Reports,* "Emotional 'aspirin'?" December 2000, pages 60–63.

147 For controlled studies of S-adenosylmethionine (SAMe), see G. M. Bressa, "S-adenosyl-l-methionine (SAMe) as antidepressant: Meta-analysis of clinical studies," *Acta Neurologica Scandinavica* 89, suppl. 154 (1994).

148 The tendency of SAMe to precipitate mania is described in *Consumer Reports,* "Emotional 'aspirin'?" December 2000, pages 60–63.

148 The information about SAMe and animal neurotransmitter levels may be found in Richard Brown et al., *Stop Depression Now,* pages 74–75.

148 The connection between SAMe and methylation is proposed in Joseph Lipinski et al., "Open trial of S-adenosylmethionine for treatment of depression," *American Journal of Psychiatry* 143, no. 3 (1984).

148 The figure on annual American expenditure on acupuncture may be found on the National Institutes of Health's National Center for Complementary and Alternative Medicine's website https://nccih.nih.gov/health/acupuncture.

149 Claudia Weaver's homeopathic treatments were prescribed and administered by Pami Singh.

158 Hellinger's seminal book is *Love's Hidden Symmetry.* Reinhard Lier runs the Linderhof Therapy Center in Bavaria, which is where he conducts most of his practice. Reinhard Lier's visit to America was arranged by Regine Olsen.

162 The quotations from Frank Rusakoff's writings are taken from unpublished manuscripts.

166 For a discussion of the tradition of witchcraft among the Senegalese, see William Simmons's *Eyes of the Night.*

171 Reboxetine has passed all testing to date and awaits approval from the Food and Drug Administration. In a recent e-mail, Pharmacia writes: "With regard to reboxetine, we have not received Food and Drug Administration (FDA) approval in the United States, and we cannot speculate on a date when this medication may be available. Based on the approval letter Pharmacia received from the FDA on February 23, 2000, additional U.S. clinical trials must be conducted before the product can be approved." For further information, I recommend visiting Pharmacia's website at www2.pnu.com.

171 For more on substance P, see Merck's website at http://www.merck.com. An introduction to substance P as an antidepressant is provided by David Nutt, "Substance-P antagonists: A new treatment for depression?" *Lancet* 352 (1998).

172 I take the number "about thirty thousand" from Craig J. Venter, "The sequence of the human genome," *Science* 291, no. 5507 (2001), which said, in part, "Analysis of the genome sequence revealed 26,588 protein-encoding transcripts for which there was strong corroborating evidence and an additional 12,000 computationally derived genes with mouse matches or other weak supporting evidence." I thank Edward R. Winstead for bringing this article to my attention. I thank Polly Shulman for her advice on the mathematical meaning of ten variations for each of thirty thousand genes.

Chapter 5——族群

173 That women suffer depression twice as often as men is repeated throughout the general literature. The statistical work to support this assertion was done and collated internationally by Myrna Weissman at Columbia University and was published as "Cross-national epidemiology of major depression and bipolar disorder," *Journal of the American Medical Association* 276, no. 4 (1996).

173 That sex differences for depression begin at puberty is a fairly common idea, prevalent in most of the literature on the subject. See Susan Nolen-Hoeksema's *Sex Differences in Depression.*

173 While arguments about the biological components of women's depression are inconclusive, it is undeniably the case that mood effects result from fluctuations of estrogen and progesterone in the hypothalamic and pituitary hormone systems. A discussion of these phenomena may be found in Susan Nolen-Hoeksema's *Sex Differences in Depression,* pages 64–76.

174 The statistics on suicide among women who are pregnant or have just given birth are from E. Clare Harris and Brian Barraclough, "Suicide as an outcome for medical disorders," *Medicine* 73 (1994).

174 This figure on postpartum depression reflects an extremely varied set of statistics on this issue. There are two problems in arriving at an accurate figure. First, how stringently one defines postpartum depression radically affects its apparent frequency. Second, many symptoms resembling those found in depression can in fact occur as physiological repercussions of childbirth. Susan Nolen-Hoeksema writes about one study in which "the seemingly high rates of depression in new mothers resulted from their acknowledgment of the aches and pains and problems in sleeping that come with pregnancy and having a new baby, rather than the presence of the full range of depressive symptoms." She continues, "Estimates

139 The relationship of fish oil and omega-3 fatty acids to depressive symptoms is described in J. R. Calabrese et al., "Fish oils and bipolar disorder," *Archives of General Psychiatry* 56 (1999).
139 TMS and rTMS have been plagued simultaneously by low efficacy rates and high rates of depressive relapse. For a general introduction to the process, theory, and method of TMS, see Eric Hollander, "TMS," *CNS Spectrums* 2, no. 1 (1997). For more specific academic and research-oriented information, see W. J. Triggs et al., "Effects of left frontal transcranial magnetic stimulation on depressed mood, cognition, and corticomotor threshold," *Biological Psychiatry* 45, no. 11 (1999), and Alvaro Pascual-Leone et al., "Rapid-rate transcranial magnetic stimulation of left dorsolateral prefrontal cortex in drug-resistant depression," *Lancet* 348 (1996).
140 Norman Rosenthal lays out his views on SAD in his book *Winter Blues.*
140 The figures on light levels under artificial and actual light can be adduced from Michael J. Norden's *Beyond Prozac: Brain Toxic Lifestyles, Natural Antidotes and New Generation Antidepressants,* page 36. Calculations were based on 300 lux for domestic interior lighting; 10,000 lux for new light boxes; and 100,000 lux for a sunny day.
140 The literature on EMDR is spotty, but the best book on the subject as it relates to depression is *Extending EMDR,* edited by Philip Manfield.
141 My treatments in Sedona were at the Enchantment Resort.
142 Callahan's interesting ideas appear, summarized, in Fred Gallo's *Energy Psychology.* For Callahan's discussion of his techniques in reference to trauma, see Roger J. Callahan and Joanne Callahan, *Stop the Nightmares of Trauma: Thought Field Therapy.* I am not persuaded that his work has real clinical significance, though his modes of thinking are useful to people practicing more conventional therapies.
142 The passage from Kurt Hahn is from *Readings from the Hurricane Island Outward Bound School,* page 71, a wonderful commonplace book published by Hurricane Island Outward Bound and sold through its store, the School Locker.
144 Michael Yapko has written an impressive and helpful monograph on the subject of hypnosis and mood disorders entitled *Hypnosis and the Treatment of Depression.*
144 For theories of sleep and depression, see the work of Michael Thase at the University of Pittsburgh and David Dingle of the University of Pennsylvania. Thomas Wehr at the NIMH is also an expert in the field. The description of altered sleep phases comes from a number of sources, both printed and verbal. See Thomas Wehr, "Phase advance of the circadian sleep-wake cycle as an antidepressant," *Science* 206 (1979); his "Reply to Healy, D., Waterhouse, J. M.: The circadian system and affective disorders: Clocks or rhythms," *Chronobiology International* 7 (1990); his "Improvement of depression and triggering of mania by sleep deprivation," *Journal of the American Medical Association* 267, no. 4 (1992); and M. Berger et al., "Sleep deprivation combined with consecutive sleep phase advance as fast-acting therapy in depression," *American Journal of Psychiatry* 154, no. 6 (1997). For more on this topic, see also the review chapter entitled "Biological processes in depression: An updated review and integration," by Michael Thase and Robert Howland in *The Handbook of Depression,* edited by E. Edward Beckham and William Leber, pages 213–79.
144 The quotation from F. Scott Fitzgerald comes from *The Crack-Up,* page 75. I thank the ever-vigilant Claudia Swan for suggesting this passage.
146 On arctic resignation, see A. S. Blix's material in *Symposium on Living in the Cold,* edited by André Malan and Bernard Canguilhem.
146 There is a vast literature on Saint-John's-wort, most of it repetitive, some of it sensationalist, and much of it goopy. I have drawn here on Norman Rosenthal's book *St. John's Wort.* The information regarding hypericum and interleukin-6 was taken from the National Institutes of Health's National Center for Complementary and Alternative Medicine's website at https://nccih.nih.gov/health/stjohnswort.
147 I find Andrew Weil's writing intensely annoying and cannot recommend any of it. His views on these subjects are nicely summed up in Jonathan Zuess's *The Natural Prozac Program,* pages 66–67.
147 Dr. Thomas Brown of Tulane University has objected to Saint-John's-wort as "touted somewhat illogically by many as natural and therefore safe." See Thomas Brown, "Acute St. John's wort toxicity," *American Journal of Emergency Medicine* 18, no. 2 (2000). Like other antidepressants, the plant has triggered episodes of acute mania. See Andrew Nierenberg et al., "Mania associated with St. John's wort," *Biological Psychiatry* 46 (1999). There is evidence that the plant may cause skin sensitivities at high dosages in cows and sheep. See O. S. Araya and E. J. Ford, "An investigation of the type of photosensitization caused by the ingestion of St. John's Wort (*Hypericum perforatum*) by calves," *Journal of Comprehensive Pathology* 91, no. 1 (1981).
147 For information about Saint-John's-wort and drug interactions, see the NIH website at https://www.nccih.nih.gov/events/

151 (1994).
114 The work on monkey rank and serotonin is reviewed in Michael McGuire and Alfonso Troisi's *Darwinian Psychiatry,* pages 93–94; 172–74.
114 The evidence that SSRIs can reverse patterns of aggression is in C. Sanchez et al., "The role of serotonergic mechanisms in inhibition of isolation-induced aggression in male mice," *Psychopharmacology* 110, no. 1-2 (1993).
115 There is some controversy regarding the frequency of side effects from many of the SSRIs, most notably Prozac. Most doctors and clinicians feel that the frequency of many of the side effects, especially reduced sexual drive and anorgasmia, was radically underestimated by the pharmaceutical companies in their initial testings.
115 The information from Anita Clayton is drawn from her presentation "Epidemiology, classification, and assessment of sexual dysfunction" delivered on May 13 at APA 2000 in Chicago.
116 The statistic on the discontinuation of antidepressants after six months comes from Dr. H. George Nurnberg's presentation "Management of antidepressantassociated sexual dysfunction" delivered on May 13 at APA 2000 in Chicago.
116 For this catalog of pro-sexual drugs, see *Ibid.*
117 For Viagra's effect on nocturnal penile tumescence, see *Ibid.*
117 For the idea of taking Viagra daily, see *Ibid.*
117 Dr. Andrew Nierenberg presented his research in "Prevalence and assessment of antidepressant-associated dysfunction"; Dr. Julia Warnock presented her research in "Hormonal aspects of sexual dysfunction in women: Improvement with hormone replacement therapy." Both presentations were delivered on May 13 at APA 2000 in Chicago.
118 Considerable care must be taken in prescribing antidepressants of any kind to people with manic-depressive illness. In general, people with manic-depressive illness need to take a mood stabilizer—lithium or an anticonvulsant—with antidepressants.
119 I thank Dr. David McDowell of Columbia University for his discussion regarding the problem of benzodiazepine addiction.
120 Numbers concerning the efficacy of ECT vary: Peter Whybrow in his book *A Mood Apart* cites a rate of 85–90 percent, page 216; Francis Mondimore, in his book *Depression: The Mood Disease,* estimates a higher rate of over 90 percent, page 65. The numbers I have given reflect an approximate average of many published efficacy rates.
121 That right unilateral ECT is less impairing than, while just as effective as, bilateral ECT is reported in Harold Sackein et al., "A prospective, randomized, doubleblind comparison of bilateral and right unilateral electroconvulsive therapy at different stimulus intensities," *Archives of General Psychiatry* 57, no. 5 (2000). They report that right unilateral ECT, when given at 500 percent of seizure threshold, is as effective as bilateral ECT, but causes less than one-sixth of the cognitive side effects of bilateral ECT.
122 For a general discussion of the methods of ECT, see Francis Mondimore's *Depression: The Mood Disease,* and Elliot Valenstein's *Great and Desperate Cures.*
122 The statistic on death from ECT-based complications comes from Stacey Pamela Patton, "Electrogirl," *Washington Post,* September 19, 1999.
122 The quotation from Richard Abrams comes from his book *Electroconvulsive Therapy,* page 75.
123 Manning described these pickets to me, which included groups of people organizing together and handing out leaflets against "electronic mind control." Opposition such as this took place at an event sponsored by a private Northampton, Massachusetts, bookstore, but held at the Smith College library.
125 The passage from the Unabomber, Ted Kaczynski, is taken from his manifesto. I would like to affirm that I admire his insights and deplore his methods.
133 Charlotte Brontë's words appear in Juliet Barker's *The Brontës,* page 599. I thank the artist Elaine Reichek for calling my attention to this passage.

Chapter 4——另類療法

135 I have taken the Chekhov quotation from the epigraph to Jane Kenyon's poem "Having It Out with Melancholy," in the volume *Constance,* page 21.
137 There are many studies on exercise and depression: one of the most rigorous is J. A. Blumenthal et al., "Effects of exercise training on older patients with major depression," *Archives of Internal Medicine* 159 (1999).
138 An extremely accessible discussion of the role of diet in combating depression may be found in *The Food Doctor,* by Vicki Edgson and Ian Marber, pages 62–65.

major depression," *Journal of the American Medical Association* 281, no. 1 (1999), concludes, "Combined treatment using both [treatment strategies] appears to be the optimal clinical strategy in preserving recovery." Initial studies in this area, such as Gerald Klerman et al., "Treatment of depression by drugs and psychotherapy," *American Journal of Psychiatry* 131 (1974), and Myrna Weissman and Eugene Paykel, *The Depressed Woman: A Study of Social Relationships,* also point toward the improved efficacy of combination therapy.

107 The basic description of the methodology of CBT can be found in Beck's seminal work, *Depression.* Among more contemporary publications, see especially Mark Williams's *The Psychological Treatment of Depression,* 2nd edition.

107 The phrase "learned optimism" comes from Martin Seligman and is the title of his 1990 book.

109 The basic methodology of IPT is described thoroughly in Myrna Weissman, John Markowitz, and Gerald Klerman's *Comprehensive Guide to Interpersonal Psychotherapy.*

111 The study concerning professors as therapists is Hans Strupp and Suzanne Hadley, "Specific vs. nonspecific factors in psychotherapy: A controlled study of outcome," *Archives of General Psychiatry* 36, no. 10 (1979). They write, "The results of this investigation were consistent and straightforward. Patients undergoing psychotherapy with college professors showed, on average, quantitatively as much improvement as patients treated by experienced professional psychotherapists," page 1134.

111 My discussion of the neurotransmitter levels of depressed people was garnered from books, articles, and interviews too numerous to mention. Many of these ideas, however, are elucidated clearly in Peter Whybrow's *A Mood Apart.*

111 For a discussion of tryptophan and depression, see T. Delgado et al., "Serotonin function and the mechanism of antidepressant action: Reversal of antidepressant by rapid depletion of plasma tryptophan," *Archives of General Psychiatry* 47 (1990), and K. Smith et al., "Relapse of depression after rapid depletion of tryptophan," *Lancet* 349 (1997).

112 For an excellent and insightful examination of serotonin's synthesis and function, see Peter Whybrow's *A Mood Apart,* pages 224–27.

112 Receptor theory is fully explicated in David Healy's exceptional book *The Antidepressant Era,* pages 161–63; 173–77.

112 The notion of indirect function for the drugs that effect neurotransmitters, and the problem of homeostasis, are discussed provocatively in Peter Whybrow's *A Mood Apart,* pages 150–67.

113 The effects of the SSRIs on REM sleep was described in Michael Thase's presentation, "Sleep and depression," at APA 2000, the annual conference of the American Psychiatric Association, delivered on May 14, 2000, in Chicago. The effects of the SSRIs on brain temperature is part of the larger chemistry of depression. It has been noted that in depression the body's temperature, especially at night, is often elevated. However, this elevation is only relative; the body's temperature simply drops less at night in depression than it normally would. This higher nocturnal temperature in depression goes along with other measures of hyperarousal, such as insomnia. That antidepressants reduce this elevated temperature is probably good—a normalization, so to speak. Some of these points are discussed in a review chapter entitled "Biological processes in depression: An updated review and integration," by Michael Thase and Robert Howland in *The Handbook of Depression,* edited by E. Edward Beckham and William Leber, pages 213–79.

113 Most of the information regarding animal studies, maternal separation, aggression, and altered neurobiology comes from the NIMH-sponsored "Suicide Research Workshop" held November 14–15, 1996. Much, however, has been published in this area in general. I would particularly recommend A. Susan Clarke et al., "Rearing experience and biogenic amine activity in infant rhesus monkeys," *Biological Psychiatry* 40, no. 5 (1996), as an introduction to the topic.

113 There has been much work on maternal separations and cortisol. See Gayle Byrne and Stephen Suomi, "Social separation in infant *cebus apella*: Patterns of behavioral and cortisol response," *International Journal of Developmental Neuroscience* 17, no. 3 (1999), and David Lyons et al., "Separation induced changes in squirrel monkey hypothalamic-pituitary-adrenal physiology resemble aspects of hypercortisolism in humans," *Psychoneuroendocrinology* 24 (1999). That antidepressants can alleviate this condition is explicated in Pavel Hrdina et al., "Pharmacological modification of experimental depression in infant macaques," *Psychopharmacology* 64 (1979).

113 The work on dominant vervet monkeys is in Michael Raleigh et al., "Social and environmental influences on blood serotonin concentrations in monkeys," *Archives of General Psychiatry* 41 (1984). That raising serotonin will alleviate these problems is discussed in Michael Raleigh and Michael McGuire, "Bidirectional relationships between tryptophan and social behavior in vervet monkeys," *Advances in Experimental Medicine and Biology* 294 (1991), and Michael Raleigh et al., "Serotonergic mechanisms promote dominance acquisition in adult male vervet monkeys," *Brain Research* 559 (1991).

114 The work on animal risk-taking, aggression, and serotonin can be found in P. T. Mehlman et al., "Low CSF 5-HIAA concentrations and severe aggression and impaired impulse control in nonhuman primates," *American Journal of Psychiatry*

61 The friend to whom I allude here is Dièry Prudent, whose story is told in chapter 5.
62 That the first episode of depression is highly related to life events, with recurrent episodes being less dependent on such events, is an idea first espoused by Emil Kraepelin in *Manic-Depressive Insanity and Paranoia*. This idea has been studied rather extensively with great consistency in the findings. One of the most recent studies—Ken Kendler et al., "Stressful life events and previous episodes in the etiology of major depression in women: An evaluation of the 'kindling' hypothesis," *American Journal of Psychiatry* 157, no. 8 (2000)—reviews the literature on the subject, while finding in its own research "strong and consistent evidence for a negative interaction. That is, with each new previous depressive episode, the association between stressful life events and onsets of major depression became progressively weaker."
62 George Brown's work on the relationship between depression and loss is published in a variety of academic journals, a small selection of which are referenced in the bibliography. For a particularly good introduction to his work I would recommend his essay "Loss and depressive disorders," published in *Adversity, Stress and Psychopathology,* edited by B. P. Dohrenwend.
63 This important idea from Kay Jamison is nicely summed up in a line from her book on suicide, *Night Falls Fast:* "The absolute hopelessness of suicidal depression is, by its nature, contagious, and it renders those who would help impotent to do so," page 294.
65 Thomas Aquinas's remarks on fear occur in his *Summa Theologiae* I-II, q. 25, a. 4, vol. 6, page 187. For a reliable English translation, see his *Summa Theologica: Complete English Edition in Five Volumes,* q. 25, a. 4, vol. 2, pages 702–3. I thank Dr. John F. Wippel and Dr. Kevin White from the Catholic University of America for help in locating, translating, and interpreting these passages.
65 The overlap among affective disorders, alcoholism, and genetics is extremely complicated. For an excellent summary of current positions, studies, and conclusions see Frederick Goodwin and Kay Jamison's "Alcohol and drug abuse in manicdepressive illness," beginning on page 210 in their book *Manic-Depressive Illness*. I would also highly recommend David McDowell and Henry Spitz's *Substance Abuse* and Marc Galanter and Herbert Kleber's *Textbook of Substance Abuse Treatment*.
65 This statistic on anxiety disorder is taken from Stephen Hall, "Fear itself," *New York Times Magazine,* February 28, 1999, page 45.
65 For a more in-depth discussion of anxiety and sleep, see T. A. Mellman and T. W. Uhde, "Sleep and panic and generalized anxiety disorders," in *The Neurobiology of Panic Disorder,* edited by James Ballenger.
66 The quote from Sylvia Plath is from *The Bell Jar,* page 3.
66 The Jane Kenyon quotation comes from "Having It Out with Melancholy" in the volume *Constance,* page 25.
77 The quotation from Daniil Kharms comes from *Incidences,* page 4.
78 The quotation from Artaud is taken from the title of one of his drawings. See the Artaud catalog from the Museum of Modern Art exhibition *Antonin Artaud: Works on Paper,* 1996.
78 The quotation from F. Scott Fitzgerald's *The Great Gatsby* occurs on page 66.
79 The Jane Kenyon quotation comes from "Back" in the volume *Constance,* page 32.
85 The standard textbook on emergency medicine is titled *Emergency Medicine: Concepts and Clinical Practice,* 4th ed., 3 vols., edited by Peter Rosen et al.

Chapter 3——治療

101 The quotation from T. M. Luhrmann is in her remarkable book *Of Two Minds,* page 7.
102 For the Luhrmann quotation, see *Ibid.,* 290.
103 The quotation from *The Years* may be found on page 378.
103 Russ Newman, the executive director for professional practice at the American Psychological Association, writes in a letter to the editor of *U.S. News & World Report,* April 26, 1999, "The research has been quite clear that in many cases of depression the treatment of choice is really 'treatments of choice': a combination of psychotherapy and medication," page 8. A recent study has found similar results. See Martin Keller et al., "A comparison of nefazodone, the cognitive behavioralanalysis system of psychotherapy, and their combination for the treatment of chronic depression," *New England Journal of Medicine* 342, no. 20 (2000). For a summary of this study in the popular press, see Erica Goode, "Chronic-depression study backs the pairing of therapy and drugs," *New York Times,* May 18, 2000. Ellen Frank has done a number of studies comparing talking and pharmaceutical therapies with different specific populations. Her geriatric study (coauthored with Charles F. Reynolds, III) entitled "Nortriptyline and interpersonal psychotherapy as maintenance therapies for recurrent

55 The quotation from Leonard Woolf may be found in his book *Beginning Again,* on pages 163–64.
55 The catalog of what is going on during depression is drawn from multiple sources too numerous to list, as well as from countless interviews with doctors, clinicians, and specialists. For superb and vivid descriptions of the basics of the majority of these processes see Peter Whybrow's *A Mood Apart,* pages 150–67. The April 1999 edition of *Psychology Today* offers another summary of the biologies of depression. Charles Nemeroff's summary of the neurobiology of depression, found in the June 1998 *Scientific American,* also provides a more detailed, nonacademic discussion of many of the complex issues brought up here.
56 The idea that raising levels of TRH can be a useful treatment in depression, at least temporarily, is spelled out in Fred Goodwin and Kay Jamison's *Manic-Depressive Illness,* page 465.
56 There is now a large body of work to support the idea that depressions become more severe during a lifetime. I have discussed the matter in particular detail with Robert Post of the NIMH and John Greden of the University of Michigan.
56 The quotation from Kay Jamison is taken from *Night Falls Fast,* page 198.
56 The insight about seizures in the animal brain comes largely from the work of Suzanne Weiss and Robert Post. For information on the "kindling" phenomenon and its use as a model for affective disorders, see their coauthored article "Kindling: Separate vs. shared mechanisms in affective disorder and epilepsy," *Neuropsychology* 38, no. 3 (1998).
57 The information on the lesioning of monoamine systems in animal brains comes from Juan López et al., "Regulation of 5-HT receptors and the hypothalamicpituitary-adrenal axis: Implications for the neurobiology of suicide," *Annals of the New York Academy of Sciences* 836 (1997). On depression and the monoamine system and cortisol, see Juan López et al., "Neural circuits mediating stress," *Biological Psychiatry* 46 (1999).
57 This explanation of stress responses in depression is based on the work of Juan López and Elizabeth Young at the University of Michigan, and Ken Kendler at the Medical College of Virginia in Richmond. There are as many explanations of depression as there are stars in the night sky, but I think the Michigan scientists' stress-based model is particularly convincing.
58 For the study using ketoconazole on an experimental basis, see O. M. Wolkowitz et al., "Antiglucocorticoid treatment of depression: double-blind ketoconazole," *Biological Psychiatry* 45, no. 8 (1999).
58 The studies on baboons were done by Robert Sapolsky and described to me in an oral interview with Elizabeth Young. The work on air traffic controllers may be found in R. M. Rose et al., "Endocrine activity in air traffic controllers at work. II. Biological, psychological and work correlates," *Psychoneuroendocrinology* 7 (1982).
58 That the heart is weakened after a myocardial infarction is a well-established idea. However, the severity of damage done to the heart depends upon the size of the area of dead tissue within the heart. While the data indicate that isolation lesions don't necessarily put one at a higher rate of relapse than controls, diffuse coronary disease almost certainly does. Nonetheless, close attention must be paid to the heart condition of anyone who has experienced a heart attack, and therapies to prevent relapse are in order for such a person. I thank Dr. Joseph Hayes of Cornell for his assistance with this matter.
59 Juan López's work with the stress systems of rats may be found in Juan López et al., "Regulation of 5-HT1A receptor, glucocorticoid and mineralocorticoid receptor in rat and human hippocampus: Implications for the neurobiology of depression," *Biological Psychiatry* 43 (1998). The work on cortisol levels and adrenal enlargement postsuicide is found in Juan López et al., "Regulation of 5-HT receptors and the hypothalamic-pituitary-adrenal axis: Implications for the neurobiology of suicide," *Annals of the New York Academy of Sciences* 836 (1997).
60 Work on the effects of continued stress on the brain may be found in a number of articles, a large majority of them headed by Robert Sapolsky. For information on the brain's response to stress, see Robert Sapolsky et al., "Hippocampal damage associated with prolonged glucocorticoid exposure in primates," *Journal of Neuroscience* 10, no. 9 (1990). For studies concerning the interaction of biological stress and social status, see Robert Sapolsky, "Stress in the wild," *Scientific American* 262, no. 1 (January 1990), and his "Social subordinance as a marker of hypercortisolism: Some unexpected subtleties," *Annals of the New York Academy of Sciences* 771 (1995). Greden's discussion of the epidemiology of major depression is in Barbara Burns et al., "General medical and specialty mental health service use for major depression," *International Journal of Psychiatry in Medicine* 30, no. 2 (2000).
60 The literature on antidepressants is based primarily on short-term studies and indicates that antidepressants take effect within two to four weeks and reach optimal function within six weeks. My own experience suggests strongly that it takes many months to get the full results of these medications.
60 That 80 percent of patients respond to medication but only 50 percent to any particular medication is spelled out in Mary Whooley and Gregory Simon's "Managing depression in medical outpatients," *New England Journal of Medicine* 343, no. 26 (2000).

documented. Some recent researchers have proposed a figure of 6 percent, but this is based on a population sample that seems to contain a deceptively high number of people treated as inpatients (see H. M. Inskip, E. Clare Harris, and Brian Barraclough, "Lifetime risk of suicide for affective disorder, alcoholism, and schizophrenia," *British Journal of Psychiatry* 172 (1998). The most recent work is by J. M. Bostwick and S. Pancratz, "Affective disorders and suicide risk: a re-examination," *American Journal of Psychiatry* (in press). This work establishes a rate of 6 percent for those who have been hospitalized for depression, 4.1 percent for those who have had inpatient treatment, and 2 percent for those who have had no inpatient treatment. It should be emphasized that the statistical problems involved in these calculations are extremely complicated, and that different methods of calculating proportionate mortality have given varying rates, mostly higher than those established by Bostwick and Pancratz.

25 The comparative rates of cumulative depression were taken from the Cross-National Collaborative Group, "The changing rate of major depression," *Journal of the American Medical Association* 268, no. 21 (1992); see Figure 1, page 3100.

26 The notion that depression is occurring in a younger population is taken from D. A. Regier et al., "Comparing age at onset of major depression and other psychiatric disorders by birth cohorts in five U.S. community populations," *Archives of General Psychiatry* 48, no. 9 (1991).

26 For a particularly eloquent exegesis on the supermodel's negative effects on women, see *The Beauty Myth* by Naomi R. Wolf.

27 Herman Spitz's *The Raising of Intelligence* states, "On the Wechsler Intelligence Scales mild retardation is encompassed by IQs of 55 to 69, and on the Stanford-Binet Intelligence Scale by IQs of 52–67," page 4.

30 The pills I see in these colors are BuSpar and Zyprexa (white); Effexor immediate release (pink); Effexor sustained release (dark red); and Wellbutrin (turquoise).

31 That skin cancer rates are rising is indicated by numerous studies. H. Irene Ball et al., "Update on the incidence and mortality from melanoma in the United States," published in the *Journal of the American Academy of Dermatology* 40 (1999), states, "Over the past few decades, melanoma has become much more common; its increase in both incidence and mortality rates have been among the largest of any cancer," page 35.

31 Hippocrates' views on depression are discussed at length in chapter 8.

33 The horrors of the Khmer Rouge are extensively documented. For a vivid reenaction of the atrocities, I would commend the film *The Killing Fields.*

38 The quotation from Ovid I have taken from Kay Jamison's *Night Falls Fast,* page 66.

Chapter 2——崩潰

44 The story of my life with the Russians is told in my first book, *The Irony Tower,* and in these subsequent articles for *The New York Times Magazine:* "Three days in August," published September 29, 1991; "Artist of the Soviet wreckage," published September 20, 1992; and "Young Russia's defiant decadence," published July 18, 1993.

44 The rock band in question was Middle Russian Elevation.

45 The quotation from Gerhard Richter may be found in his poetical diary, published as *The Daily Practice of Painting,* on page 122.

47 The article I was closing during my kidney stones was published in the August 28, 1994, edition of *The New York Times Magazine* as "Defiantly deaf."

48 The idea of hypothalamic and cortical function coinciding has been put forward on many occasions and is explicated in Peter Whybrow's *A Mood Apart,* pages 153–65.

48 The percentages are based, in my view, on difficult and still uncertain science and therefore show wide discrepancies. I have, nonetheless, taken these statistics, which reflect the general consensus, from Eric Fombonne's essay "Depressive disorders: Time trends and possible explanatory mechanisms," published in Michael Rutter and David J. Smith's *Psychosocial Disorders in Young People,* page 576.

48 I have not treated manic-depressive illness at great length; it is a topic that warrants books of its own. For a scholarly examination of the specifics of the disease, see Fred Goodwin and Kay Jamison's *Manic-Depressive Illness.*

52 The remarks by Julia Kristeva are from *Black Sun* and occur on page 53.

52 The Emily Dickinson poem, which is among my favorite poems ever in the whole history of the world, is in *The Complete Poems of Emily Dickinson,* pages 128–29.

53 The quotation from Daphne Merkin appeared in *The New Yorker,* January 8, 2001, page 37.

54 The Elizabeth Prince poem is unpublished.

17 For a discussion of "legally dead," see Sherwin Nuland's *How We Die,* page 123.

19 Anhedonia is "the inability to experience pleasure," as defined by Francis Mondimore in *Depression: The Mood Disease,* page 22.

21 The depression formula comes from the 1989 edition of the *Comprehensive Textbook of Psychiatry,* page 870.

24 Both quotations come from Schopenhauer's *Essays and Aphorisms:* the first is on pages 42–43; the second is on page 43.

25 The number 19 million comes from the NIMH's website at www.nimh.nih.gov/depression/index1.htm. That approximately 2.5 million children suffer depression may be adduced through the compilation of a number of statistics. "The MECA Study," by D. Shaffer et al., in the *Journal of the American Academy of Child and Adolescent Psychiatry* 35, no. 7 (1996), found that approximately 6.2 percent of children age nine to seventeen had a mood disorder within a six-month period, and that 4.9 percent suffered a major depressive disorder. This latter percentage, applied to 1990 census statistics for children age five to seventeen (roughly 45 million) equals a rough estimate of 2.5 million. I thank Faith Bitterolf and the Sewickley Academy Library for their help with this matter.

25 The number 2.3 million comes from the NIMH's website at www.nimh.nih.gov/publicat/manic.cfm.

25 That unipolar depression is the leading cause of disability in the United States and worldwide for persons age five and up is taken from the NIMH website at www.nimh.nih.gov/publicat/invisible.cfm. The statistic ranking major depression as second in magnitude of disease burden in the developed world also comes from the NIMH at www.nimh.nih.gov/publicat/burden.cfm.

25 That depression claims more years than war, cancer, and HIV/AIDS put together is taken from the World Health Organization's *World Health Report 2000,* which can be viewed on-line at www.who.int/whr/2000/index.htm. The information is taken from Annex Table 4, and is valid for lung cancer and skin cancer, in some mortality strata in the Americas and Eastern Mediterranean, and in all mortality strata in Europe, Southeast Asia, and the Western Pacific. For Annex Table 4 specifically, see www.who.int/whr/2000/en/statistics.htm.

25 The idea that somatic illness masks depression is a commonplace. Jeffrey De Wester, in his article "Recognizing and treating the patient with somatic manifestations of depression," *Journal of Family Practice* 43, suppl. 6 (1996), writes that while "it has been estimated that 77 percent of all mental health visits in the United States occur in a primary care physician's office . . . less than 20 percent of these patients complain of psychological symptoms or distress," page S4. Elizabeth McCauley et al., in "The role of somatic complaints in the diagnosis of depression in children and adolescents," *Journal of the American Academy of Child and Adolescent Psychiatry* 30, no. 4 (1991), write that "somatization has been well documented as one way in which depression presents itself, especially in those individuals and/or cultures in which acknowledgment and expression of affect states is not acceptable," page 631. For more, see also Remi Cadoret et al., "Somatic complaints," *Journal of Affective Disorders* 2 (1980).

25 The percentages given here may be found in D. A. Regier et al., "The de facto mental and addictive disorders service system. Epidemiologic Catchment Area prospective 1-year prevalence rates of disorders and services," *Archives of General Psychiatry* 50, no. 2 (1993). The study states, "Those with Major Unipolar Depression had an intermediate rate of mental health service use, in which almost half (49%) had some professional care, with 27.8% using the [specialty mental health/addictive] sector and 25.3% [general medical] sector care," page 91.

25 That over 95 percent of the general population suffering from depression are treated by general practitioners is stated in Jogin Thakore and David John, "Prescriptions of antidepressants by general practitioners: Recommendations by FHSAs and health boards," *British Journal of General Practice* 46 (1996).

25 That depression is recognized only 40 percent of the time for adults, and only 20 percent of the time for children was set out by Steven Hyman, the director of the National Institute of Mental Health (NIMH), in an oral interview on January 29, 1997.

25 The estimated number of people on Prozac and on the other SSRIs is taken from Joseph Glenmullen's *Prozac Backlash,* page 15.

25 The mortality rates for depression have been studied extensively and the results are not fully consistent. The figure of 15 percent was originally established by S. B. Guze and E. Robins, "Suicide and affective disorders," *British Journal of Psychiatry* 117 (1970), and was confirmed by Frederick Goodwin and Kay Jamison in a comprehensive review of thirty studies included in their book *Manic-Depressive Illness* (see the chart on pages 152–53). The lower rates are based on the work of G. W. Blair-West, G. W. Mellsop, and M. L. Eyeson-Annan, "Down-rating lifetime suicide risk in major depression," *Acta Psychiatrica Scandinavica* 95 (1997). This study demonstrated that taking current estimates of depression levels and applying the 15 percent figure would give an overall number of suicides at least four times as high as is currently

註解
Notes

這些說明中的許多網址都是二〇一一年我在寫作本書初版時獲得訊息的地方。想要參考原始線上資源的讀者可以在Wayback Machine（http://www.archive.org）輸入相關網址來搜尋網頁。

許多關於抑鬱症的優秀書籍都影響這本書。我特別要讚揚Peter Whybrow莊嚴而易懂的*A Mood Apart*，凱．傑米森的《躁鬱之心》（*An Unquiet Mind*）及《夜，驟然而降》，茱莉亞．克莉斯蒂娃那玄奧、由一系列片段組成的出色著作《黑太陽：抑鬱症與憂鬱》（*Black Sun*），Rudolph Wittkower及Margot Wittkower的*Born Under Saturn*，以及Stanley Jackson嚴密的*Melancholia and Depression*。我已確定所有直接引用的內容都來自紙本。所有其他引言都來自一九九五至二〇一五年間的訪談。

（中文編按：以下註解句首所列的參照頁碼為原書頁碼。）

9 The epigraph is from the closing paragraph of Mikhail Bulgakov's *The White Guard,* page 302.

關於本書寫法

11 The *New Yorker* article appeared as "Anatomy of melancholy" in the issue of January 12, 1998.
12 The quotation from Graham Greene comes from his *Ways of Escape,* page 285.
13 My father's company is Forest Laboratories. The company was not involved in the development of Celexa, though they have worked on producing its enantiomer.
13 The novel to which I allude is *A Stone Boat.*
13 Kay Redfield Jamison, Martha Manning, and Meri Danquah are among the authors who have discussed the toxicity of this subject matter.

Chapter 1 ——憂鬱

15 The words *depression* and *melancholy* are grossly general and, despite the efforts of some authors to distinguish between them, are synonymous. The term *major depression,* however, refers to the psychiatric condition defined under the rubric "Major Depressive Disorder" in *DSM-IV,* pages 339–45.
16 I have taken the story of Saint Anthony in the desert from a lecture by Elaine Pagels.
16 The first quotation from *Jacob's Room* is on pages 140–41. The second is on page 168.

正午惡魔 憂鬱症的全面圖像｜下冊

The Noonday Demon: An Atlas of Depression

作　　者　安德魯・所羅門（Andrew Solomon）
譯　　者　齊若蘭
譯文審校　黃天豪
校　　對　魏秋綢
責任編輯　賴淑玲
行銷企畫　陳詩韻

總 編 輯　賴淑玲
出　　版　大家出版／遠足文化事業股份有限公司
發　　行　遠足文化事業股份有限公司（讀書共和國出版集團）
231新北市新店區民權路108-2號9樓
電　　話　(02) 2218-1417
傳　　真　(02) 8667-1065
劃撥帳號　19504465　戶名・遠足文化事業股份有限公司
法律顧問　華洋法律事務所　蘇文生律師
定　　價　800元（上下冊不分售）
初版一刷　2020年7月
初版四刷　2024年1月

I S B N　978-957-9542-96-8

正午惡魔：憂鬱症的全面圖像／安德魯・所羅門（Andrew Solomon）作；齊若蘭譯.
－初版.－新北市：大家，2020.06
面；　公分
譯自 : The noonday demon : an atlas of depression
ISBN 978-957-9542-96-8(平裝)
1. 憂鬱症 2. 個案研究
415.985　　109006525

有著作權・侵犯必究｜本書如有缺頁、破損、裝訂錯誤，請寄回更換
本書僅代表作者言論，不代表本公司／出版集團之立場與意見

The Noonday Demon: An Atlas of Depression
Copyright © 2001, Andrew Solomon
Traditional Chinese language edition
© 2020 by Common Master Press Published
in agreement with The Wylie Agency (UK) Ltd.
All Rights Reserved